Jens H. Stupin, Ute Schäfer-Graf, Michael Hummel (Hrsg.)

Diabetes in der Schwangerschaft

Jens H. Stupin, Ute Schäfer-Graf,
Michael Hummel (Hrsg.)

Diabetes in der Schwangerschaft

Praxisorientiertes Wissen zu Gestationsdiabetes,
Diabetes mellitus Typ 1 und 2, MODY

DE GRUYTER

Herausgeber

Dr. med. Jens H. Stupin
Charité – Universitätsmedizin Berlin
Campus Virchow-Klinikum
Klinik für Gynäkologie
Augustenburger Platz 1
D-13353 Berlin
E-Mail: jens.stupin@charite.de

Prof. Dr. med. Ute Schäfer-Graf
St. Joseph Krankenhaus Berlin
Berliner Diabeteszentrum für Schwangere
Wüsthoffstr. 15
D-12101 Berlin
E-Mail: ute.schaefer-graf@sjk.dev

Prof. Dr. med. Michael Hummel
Forschergruppe Diabetes
Klinikum Rechts der Isar
TU München
Ismaninger Str. 22
D-81675 München
und
Diabetologische Schwerpunktpraxis
Max-Josef-Platz 21
D-83022 Rosenheim
E-Mail: michael.hummel@lrz.uni-muenchen.de

ISBN: 978-3-11-056861-5
e-ISBN (PDF): 978-3-11-056918-6
e-ISBN (EPUB): 978-3-11-056865-3

Library of Congress Control Number: 2019951665

Bibliografische Information der Deutschen Nationalbibliothek
Die Deutsche Nationalbibliothek verzeichnet diese Publikation in der Deutschen Nationalbiblio-
graphie; detaillierte bibliografische Daten sind im Internet über http://dnb.d-nb.de abrufbar.

© 2020 Walter de Gruyter GmbH, Berlin/Boston
Einbandabbildung: retales botijero / Moment / Getty Images
Satz/Datenkonvertierung: L42 AG, Berlin
Druck und Bindung: CPI Books GmbH, Leck

www.degruyter.com

Vorwort

Ein neues Buch im deutschen Sprachraum, das sich sowohl den theoretischen Grundlagen als auch dem praxisrelevantem Vorgehen bei „Diabetes in der Schwangerschaft" widmet, bedarf mangels Alternativen keiner Rechtfertigung. Was hat uns zu diesem durchaus gewagten Unternehmen in Zeiten, wo Informationen zunehmend online statt in gedruckter Form rezipiert werden, bewegt?

Diabetes in der Schwangerschaft stellt eine Risikokonstellation für Mutter und Kind und eine interdisziplinäre Herausforderung an Diabetologen, Geburtsmediziner und Neonatologen dar. Die Forderung der St. Vincent Deklaration von 1989 nach einem „normalen bzw. ähnlichen Schwangerschaftsverlauf von Schwangeren mit Diabetes mellitus im Vergleich zu Schwangeren ohne Diabetes" ist bisher nicht verwirklicht worden [1].

Vor 8 Jahren, am 3. März 2012 wurde in Deutschland durch den Gemeinsamen Bundesausschuss (G-BA) nach mehr als zwei Jahrzehnten dauernden engagierten Bemühungen von Mitgliedern der DDG Arbeitsgemeinschaft „Diabetes und Schwangerschaft" und der DGGG ein obligates Screening aller Schwangeren auf Gestationsdiabetes (GDM) als Leistung der gesetzlichen Krankenkassen in die deutschen Mutterschaftsrichtlinien aufgenommen. Dazu heißt es dort: „Jeder Schwangeren, die nicht bereits einen manifesten Diabetes hat, soll ein Screening auf Schwangerschaftsdiabetes ... angeboten werden." Dies ist und wird ein gesundheitspolitischer Meilenstein bleiben, auch wenn die vom G-BA gewählte Screeningmethode (50 g-Screeningtest) in Bezug auf ihre Validität durchaus kritisch zu bewerten ist. Eine aktuelle Studie aus Belgien zeigte eine Sensitivität von nur 66 % des 50 g-Screeningtests bei dem derzeitig gültigen Blutglukose-Grenzwert von ≥ 135 mg/dl bzw. 7,5 mmol/l [2]. Der orale Glukosetoleranztest (oGTT) mit 75 g Glukose ist nur im Anschluss an einen pathologischen 50 g-Screeningtest vorgesehen. Dieses zweiseitige Vorgehen wird international weder durch die WHO, noch Fachgesellschaften wie die FIGO (International Federation of Gynecology and Obstetrics), die IDF (International Diabetes Federation), ADA (American Diabetes Association) oder IADPSG (International Association of Diabetes and Pregnancy Study Groups) unterstützt. Zusätzlich fehlt bei diesem Screening die Nüchternblutglukose-Bestimmung. In der HAPO-Population wäre bei 33 % der Fälle die Diagnose „Gestationsdiabetes" nur über isoliert pathologische Nüchternwerte gestellt worden [3]. Diese Schwangeren werden durch den 50 g-Screeningtest nicht erfasst.

Der Gestationsdiabetes zählt zu den häufigsten Schwangerschaftserkrankungen. Er betrifft inzwischen weltweit jede 7. Schwangerschaft. In Deutschland ist die Prävalenz seit Einführung des Screenings um 20 % auf 5,9 % aller Geburten (2017) gestiegen [4]. Beigetragen haben dazu neben dem steigenden Alter der Schwangeren bei Geburt des ersten Kindes vor allem zunehmendes Übergewicht und Adipositas, die heute bereits etwa ein Drittel aller Frauen im reproduktiven Alter betreffen. Adipositas verursacht auch eine Zunahme des Anteils von Schwangeren mit einem Diabetes mellitus Typ 2, der nicht selten erst in der Schwangerschaft diagnostiziert wird.

https://doi.org/10.1515/9783110569186-201

Dadurch ist die Prävalenz des präexistenten Diabetes mellitus bei Schwangeren insgesamt zwischen 2003 und 2017 von 0,62 auf 0,9 % angestiegen. Ein Drittel entfällt etwa auf Diabetes mellitus Typ 2 [4]. Ein Screening in der Frühschwangerschaft bei Risikogruppen für Diabetes wird in den Mutterschaftsrichtlinien nicht berücksichtigt.

Das vorliegende Buch will auf der Grundlage der gültigen Leitlinien zum Gestationsdiabetes und zum präexistenten Diabetes in der Schwangerschaft zu einem tieferen Verständnis dieser speziellen Krankheitssituation, von epidemiologischen und pathophysiologischen Aspekten als auch praktischen diagnostischen und therapeutischen Fragestellungen beitragen. Gemeinsam ist allen (unzureichend behandelten Formen) von Diabetes in der Schwangerschaft eine mütterliche Hyperglykämie, die beim Ungeborenen eine fetale Hyperinsulinämie auslöst, die sich in einer diabetischen Fetopathie mit kurzfristigen Risiken und langfristigen metabolischen Folgen für Mutter und Kind zeigen kann. In einer dem Leibnizschen Ideal angenäherten Verbindung von *theoria cum praxi* sollen durch weiterführende theoretische Beiträge zu Prävention, Stillen und Perinataler Programmierung Möglichkeiten aufgezeigt werden, im Sinne der Nachhaltigkeit das einzigartige „window of opportunity" der Schwangerschaft für Lebensstilmodifikationen und eine Weichenstellung hin zu einer gesunden Zukunft für Mutter und Kind zu nutzen. So könnten das Risiko der Entwicklung eines manifesten Diabetes mellitus Typ 2 nach Gestationsdiabetes von bis zu 60 % innerhalb von 10 Jahren als auch der *circulus vitiosus* einer „Diabesity"-Hypothek für die Nachkommen deutlich vermindert werden.

Aber auch Themen wie Diabetes bei Schwangeren mit Migrationshintergrund und das neue Feld der Anwendung von Smartphone-basierten Apps im Rahmen der eHealth, die in den letzten Jahren verstärkt in den Fokus des klinischen und wissenschaftlichen Interesses getreten sind, sowie länderspezifische Eigenheiten (Österreich, Schweiz) werden präsentiert. Real existierende Fälle aus der Praxis und Flowcharts sowie Checklisten für Diagnostik und Therapie im Anhang sollen in der täglichen Arbeit praxisrelevante Fragestellungen beantworten helfen.

Der interdisziplinäre Ansatz des Buches, der sich in der Teamarbeit einer breiten Vielfalt von renommierten Autorinnen und Autoren verschiedener Fachdisziplinen widerspiegelt, soll ein ebenso interdisziplinäres Lesepublikum erreichen. Gleichwohl ist uns bewusst, wie wichtig es ist, stets aufs Neue Fragen zu stellen. Deshalb soll durch dieses Buch nicht nur gesichertes und abgeschlossenes Wissen vermittelt, sondern zu produktivem Selbst- und Weiterdenken, zu interdisziplinärem Diskurs und Zusammenarbeit angeregt werden.

Wenn es uns gelänge, den Lesern etwas von diesem Geist zu vermitteln, wäre die primäre Intention unseres Buchprojektes erfüllt.

Jens H. Stupin, Ute Schäfer-Graf, Michael Hummel
Berlin und München, im Januar 2020

Literatur

[1]   Diabetes care and research in Europe: the Saint Vincent declaration. Diabet Med 1990;7:360.

[2]   Benhalima K, Van Crombrugge P, Moyson C, Verhaeghe J, Vandeginste S, Verlaenen H, Ver-
      cammen C, Maes T, Dufraimont E, De Block C, Jacquemyn Y, Mekahli F, De Clippel K, Van Den
      Bruel A, Loccufier A, Laenen A, Devlieger R, Mathieu C. The Sensitivity and Specificity of the
      Glucose Challenge Test in a Universal Two-Step Screening Strategy for Gestational Diabetes
      Mellitus Using the 2013 World Health Organization Criteria. Diabetes Care 2018;41:e111-e112.

[3]   Sacks DA, Hadden DR, Maresh M, Deerochanawong C, Dyer AR, Metzger BE, Lowe LP, Coustan
      DR, Hod M, Oats JJ, Persson B, Trimble ER; HAPO Study Cooperative Research Group. Frequency
      of gestational diabetes mellitus at collaborating centers based on IADPSG consensus panel-
      recommended criteria: the Hyperglycemia and Adverse Pregnancy Outcome (HAPO) Study.
      Diabetes Care 2012;35:526-8.

[4]   Institut für Qualitätssicherung und Transparenz im Gesundheitswesen (IQTiG). Bundesaus-
      wertung zum Erfassungsjahr 2017 – Geburtshilfe - Qualitätsindikatoren. Stand: 01.08.2018.
      https://iqtig.org/downloads/berichte/2017/QSKH_Bundesauswertung_2017-BUAW-
      IN_2018-08-01.zip. Zugriff: 01.05.2019

Autorenverzeichnis

Dr. med. Heinke Adamczewski
Diabetesschwerpunktpraxis Köln Ost
Rolshover Str. 99
D-51105 Köln
E-Mail: hm.adamczewski@netcologne.de
Kapitel 5.3.1, 5.3.2

Prof. Dr. med. Dr. h.c. Birgit Arabin
Clara Angela Foundation Witten & Berlin
Alfred-Herrhausen-Str. 44
D-58455 Witten
und
Charité – Universitätsmedizin Berlin
Campus Virchow-Klinikum
Klinik für Geburtsmedizin
Augustenburger Platz 1
D-13353 Berlin
E-Mail: bine.clara.angela@gmail.com
Kapitel 6.8

Faize Berger
DDG AG „Diabetes und Migranten"
August-Prell-Straße 17
D-40885 Ratingen
E-Mail: fb@faizeberger.com
Kapitel 7

Dr. med. Norbert Demandt
diabetologikum kiel
Diabetes-Schwerpunktpraxis u.
Schulungszentrum
Alter Markt 11
D-24103 Kiel
E-Mail: arzt@diabetologikum-kiel.de
Kapitel 2.1.2, 2.4, 9.1, 9.2

Prof. Dr. phil. Gernot Desoye
Medizinische Universität Graz
Universitätsklinik für Frauenheilkunde und
Geburtshilfe
Auenbruggerplatz 14
A-8036 Graz
E-Mail: gernot.desoye@medunigraz.at
Kapitel 1.3

Prof. Dr. med. Claudia Eberle
Hochschule Fulda –
University of Applied Sciences
Medizin mit Schwerpunkt Innere Medizin
und Allgemeinmedizin
Leipziger Str. 123
D-36037 Fulda
E-Mail: claudia.eberle@hs-fulda.de
Kapitel 6.5, 8

Dr. med. Nina Ferrari
Kölner Zentrum für Prävention
im Kindes- und Jugendalter
Herzzentrum Universität Köln
Kerpener Str. 62
D-50931 Köln
E-Mail: nina.ferrari@uk-koeln.de
Kapitel 5.3.3

Dr. med. Guido Freckmann
Institut für Diabetes-Technologie Forschungs-
und Entwicklungsgesellschaft mbH
an der Universität Ulm
Lise-Meitner-Str. 8/2
D-89081 Ulm
E-Mail: guido.freckmann@idt-ulm.de
Kapitel 4.2

Prof. Dr. med. Ulrich Gembruch
Universitätsklinikum Bonn
Abteilung für Geburtshilfe
und Pränatale Medizin
Venusberg-Campus 1
D-53127 Bonn
E-Mail: ulrich.gembruch@ukbonn.de
Kapitel 2.2

Prof. Dr. med. Christine Graf
Sporthochschule Köln
Institut für Bewegungs- und
Neurowissenschaften
Am Sportpark Müngersdorf 6
D-50933 Köln
E-Mail: c.graf@dshs-koeln.de
Kapitel 5.3.3

PD Dr. med. Tanja Groten
Universitätsklinikum Jena
Klinik für Geburtsmedizin
Am Klinikum 1
D-07740 Jena
E-Mail: tanja.groten@med.uni-jena.de
Kapitel 4.3

Dr. med. Jürgen Harreiter
Medizinische Universität Wien
Abteilung Gender-Medizin
Abteilung für Endokrinologie und Stoffwechsel
Universitätsklinik für Innere Medizin III
Währinger Gürtel 18–20
A-1090 Wien
E-Mail: juergen.harreiter@meduniwien.ac.at
Kapitel 6.6

Prof. Dr. med. Lutz Heinemann
Science Consulting in Diabetes GmbH
Geulenstr. 50
D-41462 Neuss
E-Mail: lutz.heinemann@profil.com
Kapitel 4.2

Prof. Dr. med. Irene Hösli
Universitätsspital Basel
Klinik für Geburtshilfe und
Schwangerschaftsmedizin
Spitalstrasse 21
CH-4031 Basel
E-Mail: irene.hoesli@usb.ch
Kapitel 10.2

Dr. med. Dieter Hüseman
Klinikum Barnim
Werner Forßmann Krankenhaus
Klinik für Kinder- und Jugendmedizin
Rudolf-Breitscheid-Straße 100
D-16225 Eberswalde
E-Mail: dieter.hueseman@klinikum-barnim.de
Kapitel 6.2

Dr. med. Evelyn A. Huhn
Universitätsspital Basel
Klinik für Geburtshilfe und
Schwangerschaftsmedizin
Spitalstrasse 21
CH-4031 Basel
E-Mail: evelyn.huhn@usb.ch
Kapitel 10.2

Prof. Dr. med. Michael Hummel
Forschergruppe Diabetes
Klinikum Rechts der Isar
TU München
Ismaninger Str. 22
D-81675 München
und
Diabetologische Schwerpunktpraxis
Max-Josefs-Platz 21
D-83022 Rosenheim
E-Mail: michael.hummel@lrz.uni-muenchen.de
Kapitel 3, 9.4

Prof. Dr. med. Alexandra Kautzky-Willer
Medizinische Universität Wien
Abteilung Gender-Medizin
Abteilung für Endokrinologie und Stoffwechsel
Universitätsklinik für Innere Medizin III
Währinger Gürtel 18–20
A-1090 Wien
E-Mail: alexandra.kautzky-willer@meduniwien.ac.at
Kapitel 6.6, 10.1

Prof. Dr. med. Heribert Kentenich
Fertility Center Berlin
Spandauer Damm 130
D-14050 Berlin
E-Mail: kentenich@fertilitycenterberlin.de
Kapitel 2.1.1

Dr. med. Christine Klapp
Charité – Universitätsmedizin Berlin
Campus Virchow-Klinikum
Klinik für Geburtsmedizin
Augustenburger Platz 1
D-13353 Berlin
E-Mail: christine.klapp@charite.de
Kapitel 6.7

Dr. med. Helmut Kleinwechter
c/o diabetologikum kiel
Diabetes-Schwerpunktpraxis
u. Schulungszentrum
Alter Markt 11
D-24103 Kiel
E-Mail: hkleinwechter@gmail.com
Kapitel 2.1.2, 2.4, 9.1, 9.2

Bettina Kraus
St. Joseph Krankenhaus Berlin
Klinik für Frauenheilkunde und Geburtshilfe
Wüsthoffstrasse 15
D-12101 Berlin
E-Mail: stillen-geburtshilfe@sjk.de
Kapitel 6.3

Prof. Dr. med. Maritta Kühnert
Universitätsklinikum Gießen/Marburg
Klinik für Frauenheilkunde und Geburtshilfe
Baldingerstr.
D-35043 Marburg
E-Mail: maritta.kuehnert@med.uni-marburg.de
Kapitel 5.2

Dr. med. Andreas Lueg
Diabeteszentrum L1 Hameln
Diabetologische Schwerpunktpraxis KVN,
Fußambulanz KVN, Schulungszentrum
Lohstraße 1–2
D-31785 Hameln
E-Mail: lueg@doclueg.de
Kapitel 2.3, 2.5

Dr. med. Babett Ramsauer
Vivantes Klinikum Neukölln
Klinik für Geburtsmedizin
Rudower Straße 48
D-12351 Berlin
E-Mail: babett.ramsauer@vivantes.de
Kapitel 5.1

Prof. Dr. med. Ute Schäfer-Graf
St. Joseph Krankenhaus Berlin Tempelhof
Berliner Diabeteszentrum für Schwangere
Wüsthoffstr. 15
D-12101 Berlin
E-Mail: ute.schaefer-graf@sjk.de
Kapitel 4.1

PD Dr. med. Dietmar Schlembach
Vivantes Klinikum Neukölln
Klinik für Geburtsmedizin
Rudower Straße 48
D-12351 Berlin
E-Mail: dietmar.schlembach@vivantes.de
Kapitel 5.1

Prof. Dr. med. Markus Schmidt
Sana Kliniken Duisburg
Klinik für Frauenheilkunde und Geburtshilfe
Zu den Rehwiesen 3–9
D-47055 Duisburg
E-Mail: markus.schmidt@sana.de
Kapitel 5.2

Dr. rer. medic. Judith Scholler-Sachs
Diabetologische Schwerpunktpraxis
Dr. Gernot Sachs
Parkhofstr.64
D-41836 Hückelhoven
E-Mail: judithscholler@gmail.com
Kapitel 5.4

Antje Schröder
Praxis Diabetes am Ring
Hohenstaufenring 30
D-50674 Köln
E-Mail: schruethers@t-online.de
Kapitel 5.3.1, 5.3.2

Dr. med. Jens H. Stupin
Charité – Universitätsmedizin Berlin
Campus Virchow-Klinikum
Klinik für Gynäkologie
Augustenburger Platz 1
D-13353 Berlin
E-Mail: jens.stupin@charite.de
Kapitel 1.1, 1.2, 1.4, 6.1, 6.4, 6.5, 9.3

Verzeichnis der Abkürzungen

A., Aa.	Arterie, Arterien
ACHOIS	Australian Carbohydrate Intolerance Study
ADA	American Diabetes Association
AFI	Amniotic Fluid Index
AU	Abdomenumfang (fetale Biometrie)
BG	Blutglukose
BGAT	Blood Glucose Awareness Training
BMI	Body-Mass-Index
bzw.	beziehungsweise
CGM	Continuous Glucose Monitoring
CSII	Continuous Subcutaneous Insulin Infusion
CTG	Kardiotokographie
DAR	Diabetes and Ramadan
DCCT	Diabetes Control and Complications Trial
DEGUM	Deutsche Gesellschaft für Ultraschall in der Medizin
DiabB	Diabetesberaterin
DIY-AID	Do-it-Yourself-Automated Insulin Delivery
DM	Diabetes mellitus
DMA	diabetische Makroangiopathie
DN	diabetische Nephropathie
DNP	diabetische Neuropathie
DRP	diabetische Retinopathie
DSP	Diabetes Schwerpunktpraxis
DXA	Dual Energy X-ray Absorptiometry
EPDS	Edinburgh-Postnatal-Depressions-Skala
FGM	Flash Glucose Monitoring
GADA	Glutamatdecarboxylase-Autoantikörper
GCK	Glukokinase
GCK-MODY	Glucokinase-Maturity-Onset Diabetes of the Young
GCT	Glucose Challenge Test
GDM	Gestationsdiabetes mellitus
GI	Glykämischer Index
HAPO	Hyperglycemia and Adverse Pregnancy Outcome Study
HbA1c	glykosyliertes Hämoglobin
HR	Hazard Ratio
IA2A	Autoantikörper gegen Thyrosinphosphatase IA2
IAA	Insulin-Autoantikörper
IADPSG	International Association of Diabetes and Pregnancy Study Groups
ICSI	intracytoplasmatische Spermieninjektion
ICT	Intensified Conventional Therapy
IDF	International Diabetes Federation
IFCC	International Federation of Clinical Chemistry
IQTiG	Institut für Qualitätssicherung und Transparenz im Gesundheitswesen
IUGR	intrauterine Wachstumsrestriktion-/verzögerung
IVF	In-vitro-Fertilisation
IVOM	intravitreale operative Medikation
KE	Kohlenhydrateinheit

https://doi.org/10.1515/9783110569186-202

KH	Kohlenhydrat
KHK	koronare Herzkrankheit
KI	Konfidenzintervall
KiGGS	Studie zur Gesundheit von Kindern und Jugendlichen in Deutschland
KU	Kopfumfang (fetale Biometrie)
LGA	Large for Gestational Age
MARD	mittlere absolute relative Differenz
MD	Minimal Difference
MEtSy	metabolisches Syndrom
MODY	Maturity Onset Diabetes in the Young
NaF	Natriumfluorid
NAFLD	nichtalkoholische Fettlebererkrankung
NCEP-ATP-III	National Cholesterol Education Program – Adult Treatment Panel Guidelines
NGS	next-generation sequencing
NICU	Neonatal Intensive Care Unit
NRD	Neuralrohrdefekt
OAD	orale Antidiabetika
oGTT	oraler Glucosetoleranztest
OHSS	ovarielles Überstimulationssyndrom
OR	Odds Ratio
pAVK	periphere arterielle Verschlusskrankheit
PCOS	Syndrom der polyzystischen Ovarien
PLGS	Predictive Low Glucose Suspend
POCT	Point of Care Test
RR	Relative Risk
SGA	Small for Gestational Age
SMBG	Selbstmonitoring der Blutglukose
SOP	Standard Operating Procedure
SSW	Schwangerschaftswochen
SU	Sulfonylharnstoff
SUP	sensorunterstützte Pumpentherapie
T1DM	Typ-1-Diabetes-mellitus
T2DM	Typ-2-Diabetes-mellitus
TIR	Time in Range
RCT	Randomized Controlled Trial
WHO	Weltgesundheitsorganisation/World Health Organisation
ZnT8A	Zink-Transporter-8-Autoantikörper

Inhalt

1 Diabetes und Schwangerschaft

1.1 Diabetes und Schwangerschaft: Definition und Klassifikation

Jens H. Stupin

Der Begriff „Diabetes mellitus" (Wortschöpfung aus altgriech. διαβήτης bzw. διαβαίνειν „hindurchgehen, durchfließen" und lat. mellitus „honigsüß"), umfasst heterogene Störungen des Stoffwechsels, denen eine Hyperglykämie als Leitsymptom gemein ist. Die Ursache ist eine gestörte Insulinsekretion oder eine gestörte Insulinwirkung infolge Insulinresistenz bzw. eine Kombination aus beidem [1,2].

Die ätiologische Klassifikation unterscheidet nach der Amerikanischen Diabetesgesellschaft (ADA) vier Hauptkategorien [3]:

1. Diabetes mellitus Typ 1 (T1DM): infolge einer autoimmun-vermittelten β-Zellzerstörung, die zu einem absoluten Insulinmangel führt.
2. Diabetes mellitus Typ 2 (T2DM): infolge eines progressiven Verlusts der Insulin-Sekretion der β-Zelle mit einer Insulinresistenz bzw. einer vorwiegenden Insulinresistenz mit relativem Insulinmangel unter meist ursächlicher Begleitung durch ein Metabolisches Syndrom.
3. Andere spezifische Diabetes-Typen: Genetische Defekte der β-Zell-Funktion, z. B. MODY (Maturity-Onset Diabetes of the Young)-Formen, Erkrankungen des exokrinen Pankreas, Endokrinopathien oder medikamentös-chemisch induzierte Typen.
4. Gestationsdiabetes (GDM).

Der Gestationsdiabetes mellitus (GDM, ICD-10: O24.4 G) wird definiert als eine „Glukosetoleranzstörung, die erstmals in der Schwangerschaft mit einem 75 g-oralen Glukosetoleranztest (oGTT) unter standardisierten Bedingungen und qualitätsgesicherter Glukosemessung aus venösem Plasma diagnostiziert wird." Bereits ein erhöhter Glukosewert ist für die Diagnose ausreichend.

Ein Gestationsdiabetes liegt vor, wenn zwischen 24 und 28 Schwangerschaftswochen (SSW) einer der folgenden Werte im 75 g-oGTT erreicht wird:

1. Nüchtern-Plasmaglukose: ≥ 92 mg/dl (5,1 mmol/l)
2. 1-Stunden-Plasmaglukose: ≥ 180 mg/dl (10,0 mmol/l)
3. 2-Stunden-Plasmaglukose: ≥ 153 mg/dl (8,5 mmol/l)

Diese Grenzwerte wurden im Jahr 2010 durch eine internationale Konsensbildung von Experten der International Association of Diabetes and Pregnancy Study Groups (IADPSG) erarbeitet [4]. Sie beruhen auf den Ergebnissen der HAPO (Hyperglycemia and Adverse Pregnancy Outcome)-Studie, einer multizentrischen Beobachtungsstudie an weltweit mehr als 23.000 Schwangeren, die einen oGTT erhalten hatten [5]. Als primäre Endpunkte wurden die Häufigkeiten maternaler, fetaler und neonataler

https://doi.org/10.1515/9783110569186-001

Komplikationen (primäre Sektiones, Geburtsgewicht > 90. Perzentile, C-Peptid im Nabelschnurblut > 90. Perzentile [fetaler Hyperinsulinismus] und neonatale Hypoglykämie) erfasst, an denen sich die Grenzwerte orientieren. Mit ansteigenden Blutglukosewerten stiegen im Sinne eines Kontinuums zwischen „gesund" und „krank" zugleich die Raten geburtshilflicher Komplikationen.

Die diagnostischen Kriterien nach IADPSG wurden seit 2013 durch die WHO, die FIGO (International Federation of Gynecology and Obstetrics) und die ADA übernommen, sodass bis auf wenige Ausnahmen weltweit einheitliche Diagnosekriterien gelten.

Bei einer auf diese Weise diagnostizierten Glukosetoleranzstörung kann es sich um einen GDM handeln oder einen präexistenten Diabetes mellitus, der dann als erstmals „in der Schwangerschaft diagnostizierter Diabetes" bezeichnet und durch Bestimmung der Auto-Antikörper gegen β-Zellen bzw. einer Genanalyse in T1DM oder T2DM bzw. monogenen Diabetes GCK (Glukokinase)-MODY differenziert wird [6].

Für die Diagnose des präexistenten Diabetes mellitus gelten die Kriterien des 75 g-oGTT für einen Diabetes außerhalb der Schwangerschaft [1,2]:
–   Nüchtern-Plasmaglukose: ≥ 126 mg/dl (7,0 mmol/l) – Zweitmessung am folgenden Tag oder HbA1c als Bestätigung nötig – oder
–   2-Stunden-Plasmaglukose: ≥ 200 mg/dl (11,1 mmol/l) und / oder
–   HbA1c ≥ 6,5 %.

Ein präkonzeptioneller Diabetes mellitus muss immer dann angenommen werden, wenn die Kriterien für einen manifesten Diabetes bereits vor der 20. SSW erfüllt werden.

Das mehrfach modifizierte Klassifikationssystem diabetischer Schwangerschaften nach Manifestationsalter, Diabetesdauer und mütterlichen Komplikationen, das von Priscilla White eingeführt wurde (White Classification of Diabetic Pregnancies) [7] hat heute für die klinische Entscheidungsfindung keine Bedeutung mehr.

Literatur

[1]   Nauck M, Petersmann A, Müller-Wieland D, Schleicher E, Müller UA, et al. Definition, Klassifikation und Diagnostik des Diabetes mellitus. Diabetologie. 2018;13(2):S90-6.

[2]   Bundesärztekammer (BÄK), Kassenärztliche Bundesvereinigung (KBV), Arbeitsgemeinschaft der Wissenschaftlichen Medizinischen Fachgesellschaften (AWMF). Nationale Versorgungs-Leitlinie Therapie des Typ-2-Diabetes – Langfassung. 1. Aufl. Version 4; 2013. zuletzt geändert: November 2014. Im Internet: http://www.deutsche-diabetes-gesellschaft.de/fileadmin/Redakteur/Leitlinien/Evidenzbasierte_Leitlinien/dm-therapie-1aufl-vers4-lang.pdf; Zugriff: 01.05.2019.

[3]   American Diabetes Association (ADA). 2. Classification and diagnosis of diabetes. Diabetes Care. 2017;40(1):S11-24.

[4]   International Association of Diabetes and Pregnancy Study Groups Consensus Panel, Metzger BE, Gabbe SG, Persson B, Buchanan TA, et al. International association of diabetes and preg-

nancy study groups recommendations on the diagnosis and classification of hyperglycemia in pregnancy. Diabetes Care. 2010;33(3):676-82.

[5]   HAPO Study Cooperative Research Group, Metzger BE, Lowe LP, Dyer AR, Trimble ER, et al. Hyperglycemia and adverse pregnancy outcomes. N Engl J Med. 2008;358:1991-2002.

[6]   Deutsche Diabetes Gesellschaft (DDG), Deutsche Gesellschaft für Gynäkologie und Geburtshilfe (DGGG). S3-Leitlinie Gestationsdiabetes mellitus (GDM), Diagnostik, Therapie und Nachsorge. 2. Aufl. AWMF-Registernummer 057–008; 2018. Im Internet: https://www.awmf.org/uploads/tx_szleitlinien/057-008l_S3_Gestationsdiabetes-mellitus-GDM-Diagnostik-Therapie-Nachsorge_2018-03.pdf; Zugriff: 01.05.2019.

[7]   Hare JW, White P. Gestational diabetes and the White classification. Diabetes Care. 1980;3:394.

1.2 Pathophysiologie und Risikofaktoren

Jens H. Stupin

1.2.1 Pathophysiologie des Gestationsdiabetes und des Diabetes mellitus Typ 2

Gestationsdiabetes (GDM) und Diabetes mellitus Typ 2 (T2DM) teilen sowohl Risikofaktoren wie Übergewicht / Adipositas und Lebensstilfaktoren wie Bewegungsmangel und hochkalorische Ernährung als auch das gemeinsame Leitsymptom Hyperglykämie.

Das klinische Krankheitsbild entwickelt sich auf der Grundlage einer genetischen Prädisposition. Genomweite Assoziationsstudien zeigten, dass Kandidatengene für T2DM auch beim GDM wirken, u. a. Varianten in TCF7L2, MTNR1B, KCNJ11, IGF2BP2, CDKAL1, GCK und KCNQ1 [1,2].

Bisher sind die zugrundeliegenden pathophysiologischen Mechanismen des GDM nicht vollständig geklärt. Die physiologischen Adaptationen von Insulinsekretion und -sensitivität während der Schwangerschaft sind entscheidend für die Aufrechterhaltung der Glukosehomöostase und stellen eine adäquate Versorgung des wachsenden Fetus sicher.

Zu einer häufig präkonzeptionell vorhandenen chronisch verminderten Insulinsensitivität gesellt sich jenseits der 20. Schwangerschaftswoche (SSW) eine zunehmende physiologisch bedingte Insulinresistenz durch Anstieg kontra-insulinärer Hormone (z. B. Progesteron, Östriol, Prolaktin, Kortisol, plazentares Laktogen), die auch in nicht diabetischen Schwangerschaften auftritt [3]. Zusätzlich wirkt das plazentaspezifische Wachstumshormon GH-V (growth hormone variant) als Insulinantagonist und vermindert dessen Wirkung [4]. Die Insulinresistenz erleichtert die Energiezufuhr zum Fetus bei bis um das Vierfache steigendem Insulinbedarf. Eine für den GDM typische veränderte Freisetzung von Zytokinen aus Fettgewebe und Plazenta führt zu einem Anstieg von z. B. TNF-α, IL-6 und IL-1β und löst eine subklinische Inflammation aus, die die Insulinresistenz verstärkt [5,6]. Ebenso findet man eine Veränderung im Sekretionsmuster von Adipokinen mit einer Verminderung von Adiponektin im Fettgewebe und einer Zunahme von Leptin in Fettgewebe und Pla-

normale Schwangerschaft

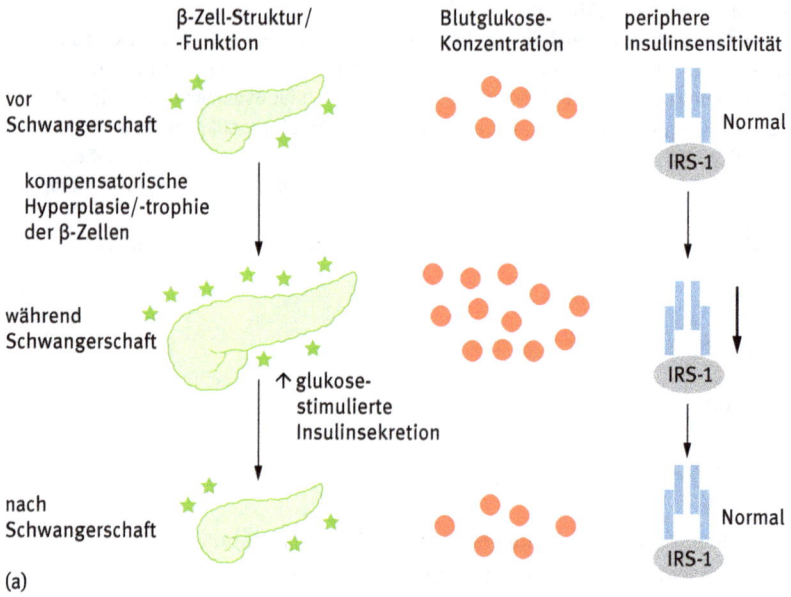

β-Zell-Struktur/
-Funktion

Blutglukose-
Konzentration

periphere
Insulinsensitivität

vor
Schwangerschaft

Normal

IRS-1

kompensatorische
Hyperplasie/-trophie
der β-Zellen

während
Schwangerschaft

↓

IRS-1

↑ glukose-
stimulierte
Insulinsekretion

nach
Schwangerschaft

Normal

IRS-1

(a)

Gestationsdiabetes

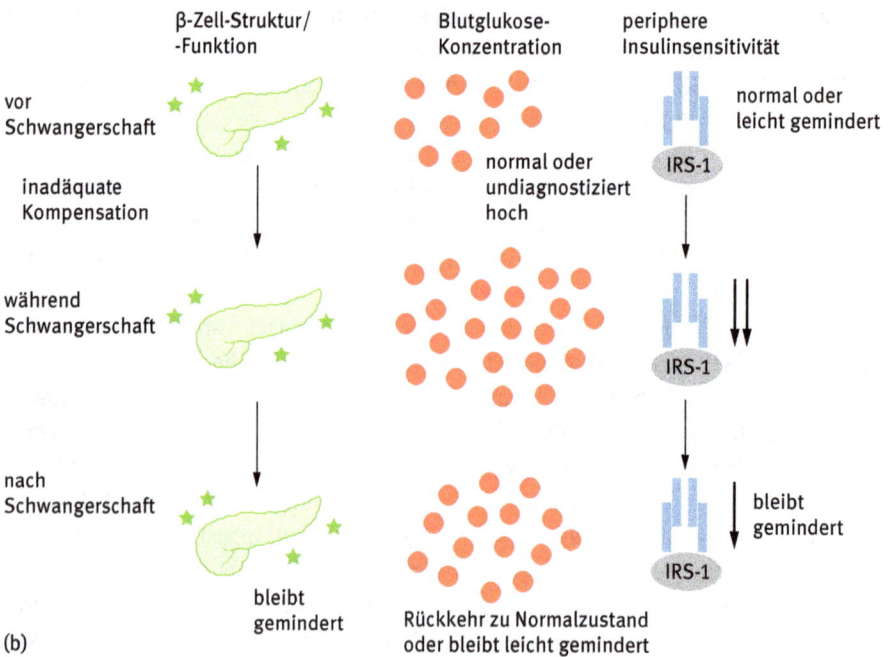

β-Zell-Struktur/
-Funktion

Blutglukose-
Konzentration

periphere
Insulinsensitivität

vor
Schwangerschaft

normal oder
leicht gemindert

IRS-1

inadäquate
Kompensation

normal oder
undiagnostiziert
hoch

während
Schwangerschaft

⇊

IRS-1

nach
Schwangerschaft

bleibt
gemindert

IRS-1

bleibt
gemindert

Rückkehr zu Normalzustand
oder bleibt leicht gemindert

(b)

◄ **Abb. 1.1:** β-Zellen, Blutglukose und Insulinsensitivität. (a) während normaler Schwangerschaft: β-Zellen entwickeln Hyperplasie und Hypertrophie, um die metabolischen Anforderungen der Schwangerschaft zu erfüllen. Die Blutglukose steigt, während die Insulinsensitivität fällt. Nach der Schwangerschaft Rückkehr zum Normalzustand. (b) während GDM: β-Zellen versagen bei der Kompensation der Anforderungen durch die Schwangerschaft. Wenn gleichzeitig eine verminderte Insulinsensitivität vorliegt, resultiert eine Hyperglykämie. Nach der Schwangerschaft Rückkehr zum Normalzustand oder bleibende Schädigung, die zu GDM in der Folgeschwangerschaft und T2DM im späteren Leben führen kann (nach [9]).

zenta, die nicht nur zur peripheren Insulinresistenz beitragen, sondern auch zentral im Hypothalamus wirken und eine erhöhte Nahrungsaufnahme fördern kann [7,8].

Die Insulinresistenz wird bei stoffwechselgesunden Schwangeren durch eine Hypertrophie und -plasie der β-Zellen des Pankreas, die einen Anstieg der Insulinsekretion bewirkt, kompensiert. Schwangere mit einer eingeschränkten β-Zellkapazität sind hingegen zu dieser Adaptation nicht in der Lage [9,10]. Der GDM wird daher auch als eine Form des Prä-Typ-2-Diabetes angesehen. Glukoseintoleranz und Anstieg der Blutglukosespiegel bzw. Hyperglykämie werden durch eine Kombination aus Insulinresistenz und relativem Insulinmangel, d. h. verminderter Insulinsekretion durch die β-Zellen, hervorgerufen [9–12] (Abb. 1.1).

Die Ursachen des T2DM sind ähnlich wie beim GDM in unzureichender Insulinsekretion, unzureichender Insulinwirksamkeit (Insulinresistenz) oder einer Kombination aus beiden Störungen zu suchen. Eine Insulinresistenz in Verbindung mit einer gestörten Insulinsekretion führt zu einer Hyperglykämie. Bei Krankheitsbeginn ist die Insulinsekretion nach einem Sekretionsreiz in der Frühphase verspätet bzw. unzureichend, während das Insulin im Blut basal und in der Spätphase normal oder sogar erhöht sein kann (Hyperinsulinämie). Die endogene Insulinsekretion nimmt im Krankheitsverlauf um ca. 4 %/Jahr ab und kann in der Spätphase zum Erliegen kommen [13].

Auch der Protein-, Lipid- und Elektrolytstoffwechsel und nachfolgend zahlreiche Körperfunktionen sind betroffen. Typische Folgekomplikationen der Makroangiopathie finden sich an Herz (Ischämie, Myokardinfarkt), Hirn (Apoplexie) und Extremitäten (Diabetisches Fußsyndrom), der Mikroangiopathie an Augen (Retinopathie), Nieren (Nephropathie) und Nervensystem (Polyneuropathie) [13–15].

1.2.2 Risikofaktoren des Gestationsdiabetes und des Diabetes mellitus Typ 2

Wichtigste Risikofaktoren für einen GDM sind das Alter der Schwangeren [16] (Abb. 1.2), der Body-Mass-Index (BMI) [16] (Abb. 1.3), die Parität, eine frühere Schwangerschaft mit GDM, eine positive Familienanamnese für T2DM und eine nicht-kaukasische Ethnizität [17]. Diese können mit einer erhöhten Insulinresistenz und / oder einer verminderten Insulinsekretionsleistung einhergehen.

Risikofaktoren für die Entstehung eines GDM nach AWMF-Leitlinie „Gestationsdiabetes" [1]:

– GDM in der Anamnese
– BMI > 35 kg/m2
– Alter > 40 Jahre
– Verwandte 1. Grades mit Diabetes
– Verwandte 2. Grades mit Diabetes
– Ovulationsinduktion
– nichtkaukasische Abstammung (z. B. Süd- und Südost-Asien, Lateinamerika)
– Geburtsgewicht in vorangegangener Schwangerschaft > 4.500 g
– präkonzeptionelle Stoffwechselstörung wie Prä-Diabetes (i. e. Nüchternblutzucker ≥ 100 oder 2 h-oGTT-Wert ≥ 140 mg/dl [7,8 mmol/l], HbA1c ≥ 5,7 %) oder vor Schwangerschaft bestehende Dyslipidämie (HDL < 35 mg/dl [1,9 mmol/l], Triglyzeride > 250 mg/dl [13,9 mmol/l])
– arterielle Hypertonie oder Einnahme von blutdrucksenkenden Medikamenten
– polyzystisches Ovarsyndrom oder andere Erkrankungen, die mit Insulinresistenz assoziiert sind
– Abortus habitualis (≥ 3 aufeinanderfolgende Aborte)
– Geburt eines Kindes nach intrauterinem Fruchttod oder mit kongenitalen Fehlbildungen bei unauffälligem Karyotyp
– Anamnese mit koronarer Herzkrankheit, peripherer arterieller Verschlusskrankheit, zerebraler arterieller Durchblutungsstörung
– Einnahme von Glukokortikoiden oder anderer Medikation in der Schwangerschaft, die zur Hyperglykämie führen können

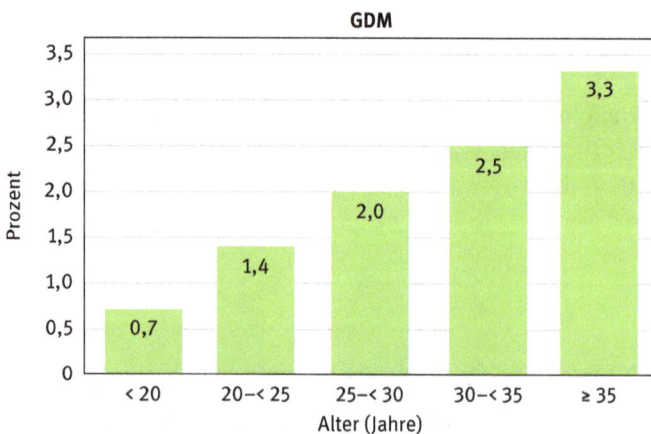

Abb. 1.2: GDM und Alter der Schwangeren, Geburtsjahrgang 2006 (668.000 Neugeborene), MIPH (Mannheimer Institute of Public Health) (nach [16]).

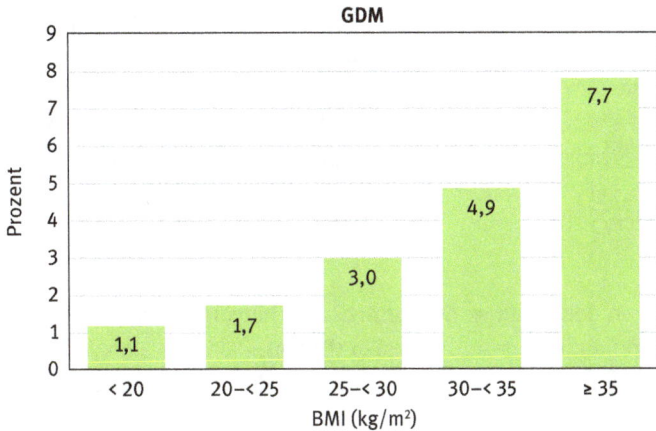

Abb. 1.3: GDM und BMI der Schwangeren, Geburtsjahrgang 2006 (668.000 Neugeborene), MIPH (Mannheimer Institute of Public Health) (nach [16]).

Ähnlich verhält es sich beim T2DM: höheres Lebensalter, familiäre Belastung, die Hauptmerkmale des metabolischen Syndroms (u. a. abdominale Adipositas, Insulinresistenz), Lebensstilfaktoren (u. a. fettreiche Ernährung, Bewegungsmangel) sowie ein GDM gelten hier als Risikofaktoren [18].

Alter

Mit zunehmendem Alter sinkt die Sekretionsleistung des Pankreas, wodurch das Risiko, einen GDM zu entwickeln, steigt. Eine zuverlässige Altersgrenze existiert bisher nicht, die Angaben schwanken zwischen > 25 bzw. > 35 Jahren [19–21]. Studien beschreiben einen stetigen Risikoanstieg (25 Jahre: 8,5 %, 35 Jahre: 14,3 %) [22] und das Alter bei kaukasischer bzw. hispanischer Ethnizität als unabhängigen Risikofaktor [21].

Body-Mass-Index

Ein steigender mütterlicher BMI, insbesondere eine Adipositas bzw. ein metabolisches Syndrom vor der Schwangerschaft, die mit einer Insulinresistenz einhergehen, zieht einen kontinuierlichen Prävalenzanstieg des GDM nach sich [21–23]. In einer Metaanalyse von 70 Studien mit 670.000 Patientinnen war das Risiko, einen GDM zu entwickeln im Vergleich zu normalgewichtigen Frauen bei untergewichtigen Frauen erniedrigt (OR 0,75), bei übergewichtigen (OR 1,97), adipösen (OR 3,01) und morbid adipösen (OR 5,55) Frauen sukzessive erhöht, mit einer Steigerung der Prävalenz um 0,9 % pro Zunahme des BMI um 1 kg/m^2 [22].

Frühere Schwangerschaft mit Gestationsdiabetes, positive Familienanamnese für Diabetes mellitus Typ 2

Ein vorausgegangener GDM hat ein bis zu 16-faches Risiko für die Entwicklung eines GDM in der Folgeschwangerschaft und ist damit neben Alter, BMI und Familienanamnese für T2DM der stärkste unabhängige Risikofaktor, während eine positive Familienanamnese für T2DM die Prävalenz fast verdoppelt [21].

In einer Metaanalyse von 18 Studien an 19.053 Frauen konnte eine Gesamtrezidivrate des GDM von 48 % gezeigt werden, wobei Frauen hispanischer, afroamerikanischer und asiatischer Ethnizität ein höheres Risiko (56 vs. 38 %) als kaukasische Frauen hatten [24].

Ethnizität

Neuere Studien bestätigen den Einfluss der Ethnizität dahingehend, dass Schwangere aus dem arabischen Raum, Süd- und Ostasien (Indien, Pakistan, Bangladesch) und Afrika gegenüber Kaukasierinnen ein höheres Krankheitsrisiko zeigen [20,21,24].

Polyzystisches Ovarsyndrom (PCOS)

Frauen mit einem Polyzystischen Ovarsyndrom (PCOS) hatten in einer populationsbasierten Studie ein 2,4-fach erhöhtes Risiko für die Entwicklung eins GDM gegenüber Frauen ohne PCOS [25].

Ernährung

Einen großen Einfluss auf das Risiko eines GDM übt die Ernährung aus. Während eine an gesättigten Fettsäuren, raffiniertem Zucker, rotem und verarbeitetem Fleisch reiche Ernährung mit einem erhöhten GDM-Risiko korreliert [26,27], senkt eine an Ballaststoffen und mehrfach ungesättigten Fettsäuren reiche Ernährung, z. B. Fisch, das Risiko [28,29]. Die prospektive Nurses Health Study II zeigte hinsichtlich des Risikos für einen GDM die Vorteile einer vorzugsweisen Ernährung mit Obst, Gemüse, Geflügel und Fisch gegenüber einer „westlich" dominierten Ernährung mit rotem und verarbeitetem Fleisch, Weißmehlprodukten, Süßigkeiten oder Pizza [27].

Jüngeren Datums ist eine Metaanalyse an 16.500 Patientinnen, die bei Vitamin-D-Mangel einen Anstieg des GDM-Risikos um 45 % zeigte [30]. Eine weitere Metaanalyse von 20 Beobachtungsstudien an 9.209 Patientinnen fand bei Serum-Vitamin-D-Werten < 4,93 mmol/l ein 1,53-fach erhöhtes Risiko für GDM [31].

1.2.3 Pathophysiologie und Risikofaktoren des Diabetes mellitus Typ 1

Beim Diabetes mellitus Typ 1 (T1DM) erfolgt eine progrediente, zellulär vermittelte, autoimmune Zerstörung der insulinproduzierenden β-Zellen in den Langerhans'schen Inseln des Pankreas [32,33]. Für die Diagnose ist der Nachweis von z. B. Inselzellantikörpern (ICA), Insulinautoantikörpern (IAA), Autoantikörpern gegen Glutamat-Decarboxylase der β-Zelle (GAD65A) oder Tyrosinphosphatase (IA-2A) zielführend [34].

Individuell unterschiedlich entwickelt sich über ein Vorstadium fulminant inner-halb weniger Monate oder chronisch über Jahre hinweg ein absoluter Insulinmangel. Die klassischen Symptome umfassen Polyurie, Polydipsie, Ketoazidose und Gewichts-verlust. Da die Betroffenen nicht mehr in der Lage sind, Insulin zu produzieren, be-nötigen sie exogenes Insulin sowohl für den basalen als auch postprandialen Bedarf.

Eine prädisponierende Rolle spielen genetische Faktoren. So bestehen Assozia-tionen mit bestimmten HLADR/DQA sowie HLADR/DQB-Allelen, aber auch Non-HLA-Genen, die ein Risiko für T1DM darstellen [35]. Eine positive Familienanamnese liegt bei etwa 10 % der Erkrankten vor [36].

Die auslösende Ursache des autoreaktiven Prozesses ist nach wie vor ungeklärt, exogene Faktoren, wie z. B. virale Infektionen, Nahrungsproteine, Toxine, Vitamin-D-Mangel, werden vermutet [32,37,38]. Zu den Viren, die zytolytisch auf β-Zellen wirken können, gehören dsRNA-Viren, während andere (Entero-, Rota- oder Zytomegalie-Vi-ren) als indirekte Trigger der Autoimmunreaktion fungieren [38,39]. Werden Kinder jünger 3 Monate mit glutenhaltigen Nahrungsmitteln (Zerealien) oder Kuhmilch er-nährt, kann dies zur Bildung von Inselzellantikörpern bzw. Insulinautoantikörpern führen [40,41].

Neuere Untersuchungen zeigen auch einen Einfluss des Mikrobioms des Darmes. Die Reduktion bestimmter Bakterien, die suppressiv auf autoimmune Prozesse wir-ken, kann einen Prozess der Immunzellaktivierung gegen sich selbst in Gang setzen [42].

Literatur

[1]   Watanabe RM, Allayee H, Xiang AH, Trigo E, Hartiala J, et al. Transcription factor 7-like 2 (TCF7L2) is associated with gestational diabetes mellitus and interacts with adiposity to alter insulin secretion in Mexican Americans. Diabetes. 2007;56:1481-5.

[2]   Kleinberger JW, Maloney KA, Pollin TI. The genetic architecture of diabetes in pregnancy: im-plications for clinical practice. Am J Perinatol. 2016;33:1319-26.

[3]   Buchanan TA, Xiang AH. Gestational diabetes mellitus. J Clin Invest. 2005;115:485-91.

[4]   Newbern D, Freemark M. Placental hormones and the control of maternal metabolism and fetal growth. Curr Opin Endocrinol Diabetes Obes. 2011;18:409-16.

[5]   Worda C, Leipold H, Gruber C, Kautzky-Willer A, Knöfler M, et al. Decreased plasma adipo-nectin concentrations in women with gestational diabetes mellitus. Am J Obstet Gynecol. 2004;191:2120-4.

[6]   Friedman JE, Kirwan JP, Jing M, Presley L, Catalano PM. Increased skeletal muscle tumor necrosis factor-alpha and impaired insulin signaling persist in obese women with gestational diabetes mellitus 1 year postpartum. Diabetes. 2008;57:606-13.

[7]   Williams MA, Qiu C, Muy-Rivera M, Vadachkoria S, Song T, et al. Plasma adiponectin concentra-tions in early pregnancy and subsequent risk of gestational diabetes mellitus. J Clin Endocrinol Metab. 2004;89:2306-11.

[8]   Honnorat D, Disse E, Millot L, Mathiotte E, Claret M, et al. Are third-trimester adipokines associated with higher metabolic risk among women with gestational diabetes? Diabetes Metab. 2015;41:393-400.

[9]   Plows JF, Stanley JL, Baker PN, Reynolds CM, Vickers MH. The pathophysiology of gestational diabetes mellitus. Int J Mol Sci. 2018;19(11).

[10]   Kautzky-Willer A, Prager R, Waldhäusl W, Pacini G, Thomaseth K, et al. Pronounced insulin resistance and inadequate beta-cell secretion characterize lean gestational diabetes during and after pregnancy. Diabetes Care. 1997;20:1717-23.

[11]   Catalano PM, Kirwan JP, Haugel-de Mouzon S, King J. Gestational diabetes and insulin resistance: role in short- and long-term implications for mother and fetus. J Nutr. 2003;133(2):1674S-83S.

[12]   Barbour LA, McCurdy CE, Hernandez TL, Kirwan JP, Catalano PM, et al. Cellular mechanisms for insulin resistance in normal pregnancy and gestational diabetes. Diabetes Care. 2007;30(2):S112-9. Erratum in: Diabetes Care. 2007;30:3154.

[13]   Chatterjee S, Khunti K, Davies MJ. Type 2 diabetes. Lancet. 2017;389:2239-51.

[14]   U.K. Prospective Diabetes Study Group. U.K. prospective diabetes study 16. Overview of 6 years' therapy of type II diabetes: a progressive disease. Diabetes. 1995;44:1249-58.

[15]   Brunton S. Pathophysiology of type 2 diabetes: the evolution of our understanding. J Fam Pract. 2016;65(4).

[16]   Kleinwechter H, Schäfer-Graf U. Diabetes und Schwangerschaft. In: Deutsche Diabetes Gesellschaft (DDG) und diabetesDE – Deutsche Diabetes-Hilfe, Hrsg. Deutscher Gesundheitsbericht Diabetes 2019 – Die Bestandsaufnahme. Mainz: Kirchheim; 2019.

[17]   Deutsche Diabetes Gesellschaft (DDG), Deutsche Gesellschaft für Gynäkologie und Geburtshilfe (DGGG). S3-Leitlinie Gestationsdiabetes mellitus (GDM), Diagnostik, Therapie und Nachsorge. 2. Aufl. AWMF-Registernummer 057–008; 2018. Im Internet: https://www.awmf.org/uploads/tx_szleitlinien/057-008l_S3_Gestationsdiabetes-mellitus-GDM-Diagnostik-Therapie-Nachsorge_2018-03.pdf; Zugriff: 01.05.2019.

[18]   Schulze MB, Hoffmann K, Boeing H, Linseisen J, Rohrmann S, et al. An accurate risk score based on anthropometric, dietary, and lifestyle factors to predict the development of type 2 diabetes. Diabetes Care. 2007;30:510-5.

[19]   Mohan MA, Chandrakumar A. Evaluation of prevalence and risk factors of gestational diabetes in a tertiary care hospital in Kerala. Diabetes Metab Syndr. 2016;10:68-71.

[20]   Pu J, Zhao B, Wang EJ, Nimbal V, Osmundson S, et al. Racial/ethnic differences in gestational diabetes prevalence and contribution of common risk factors. Paediatr Perinat Epidemiol. 2015;29:436-43.

[21]   Teede HJ, Harrison CL, Teh WT, Paul E, Allan CA. Gestational diabetes: development of an early risk prediction tool to facilitate opportunities for prevention. Aust N Z J Obstet Gynaecol. 2011;51:499-504.

[22]   Torloni MR, Betrán AP, Horta BL, Nakamura MU, Atallah AN, et al. Prepregnancy BMI and the risk of gestational diabetes: a systematic review of the literature with meta-analysis. Obes Rev. 2009;10:194-203.

[23]   Bouthoorn SH, Silva LM, Murray SE, Steegers EA, Jaddoe VW, et al. Low-educated women have an increased risk of gestational diabetes mellitus: the Generation R Study. Acta Diabetol. 2015;52:445-52.

[24]   Schwartz N, Nachum Z, Green MS. The prevalence of gestational diabetes mellitus recurrence--effect of ethnicity and parity: a metaanalysis. Am J Obstet Gynecol. 2015;213:310-7.

[25]   Lo JC, Feigenbaum SL, Escobar GJ, Yang J, Crites YM, et al. Increased prevalence of gestational diabetes mellitus among women with diagnosed polycystic ovary syndrome: a population-based study. Diabetes Care. 2006;29:1915-7.

[26]   Bowers K, Tobias DK, Yeung E, Hu FB, Zhang C. A prospective study of prepregnancy dietary fat intake and risk of gestational diabetes. Am J Clin Nutr. 2012;95:446-53.

[27] Zhang C, Schulze MB, Solomon CG, Hu FB. A prospective study of dietary patterns, meat intake and the risk of gestational diabetes mellitus. Diabetologia. 2006;49:2604-13.

[28] Taschereau-Charron A, Da Silva MS, Bilodeau JF, Morisset AS, Julien P, et al. Alterations of fatty acid profiles in gestational diabetes and influence of the diet. Maturitas. 2017;99:98-104.

[29] Zhang C, Liu S, Solomon CG, Hu FB. Dietary fiber intake, dietary glycemic load, and the risk for gestational diabetes mellitus. Diabetes Care. 2006;29:2223-30.

[30] Lu M, Xu Y, Lv L, Zhang M. Association between vitamin D status and the risk of gestational diabetes mellitus: a meta-analysis. Arch Gynecol Obstet. 2016;293:959-66.

[31] Zhang MX, Pan GT, Guo JF, Li BY, Qin LQ, et al. Vitamin D deficiency increases the risk of gestational diabetes mellitus: a meta-analysis of observational studies. Nutrients. 2015;7:8366-75.

[32] Saberzadeh-Ardestani B, Karamzadeh R, Basiri M, Hajizadeh-Saffar E, Farhadi A, et al. Type 1 diabetes mellitus: cellular and molecular pathophysiology at a glance. Cell J. 2018;20:294-301.

[33] DiMeglio LA, Evans-Molina C, Oram RA. Type 1 diabetes. Lancet. 2018;391:2449-62.

[34] Schlosser M, Mueller PW, Torn C, et. al. Diabetes antibody standardization program: evaluation of assays for insulin autoantibodies. Diabetologia. 2010;53:2611-20.

[35] Cordell HJ, Todd JA. Multifactorial inheritance in type 1 diabetes. Trends Genet. 1995;11:499-504.

[36] Cantor AB, Krischer JP, Cuthbertson DD, et. al. Age and family relationship accentuate the risk of insulin-dependent diabetes mellitus (IDDM) in relatives of patients with IDDM. J Clin Endocrinol Metab. 1995;80:3739-43.

[37] Rewers M, Ludvigsson J. Environmental risk factors for type 1 diabetes. Lancet. 2016;387:2340-8.

[38] Knip M, Simell O. Environmental triggers of type 1 diabetes. Cold Spring Harb Perspect Med. 2012;2:a007690.

[39] von Herrath M. Can we learn from viruses how to prevent type 1 diabetes? The role of viral infections in the pathogenesis of type 1 diabetes and the development of novel combination therapies. Diabetes. 2009;58:2-11.

[40] Ziegler AG, Schmid S, Huber D, Hummel M, Bonifacio E. Early infant feeding and risk of developing type 1 diabetes-associated autoantibodies. JAMA. 2003;290:1721-8.

[41] Virtanen SM, Nevalainen J, Kronberg-Kippilä C, Ahonen S, Tapanainen H, et al. Food consumption and advanced β cell autoimmunity in young children with HLA-conferred susceptibility to type 1 diabetes: a nested case-control design. Am J Clin Nutr. 2012;95:471-8.

[42] Itoh A, Ridgway WM. Targeting innate immunity to downmodulate adaptive immunity and reverse type 1 diabetes. Immunotargets Ther. 2017;6:31-8.

1.3 Rolle der Plazenta bei diabetischen Schwangerschaften

Gernot Desoye

1.3.1 Einleitung

Die Lage der Plazenta zwischen Mutter und Fetus prädestiniert sie für Einflüsse auf beide Individuen. Dies ist allerdings keine Einbahnstraße, sondern wirkt bidirektional, d. h. auch Mutter und Fetus wirken auf die Plazenta. Die Auswirkungen auf Plazentastruktur und -funktion ändern sich jedoch im zeitlichen Verlauf der Schwangerschaft: Während zunächst die Mutter und mütterliche Signale stark mit der Plazenta interagieren, nimmt vor allem in der zweiten Hälfte der Schwangerschaft der Einfluss des Fetus zu [1]. Beispiele dafür sind die abnehmende Wirkung mütterlichen Insulins auf die Plazenta bei gleichzeitiger Zunahme derjenigen des fetalen Insulins [2]. Die molekulare Grundlage dafür liegt in der Verschiebung der Lokalisation der Insulinrezeptoren: Zunächst sind sie vor allem an derjenigen Seite der Plazenta, die der mütterlichen Zirkulation zugewandt ist (Synzytiotrophoblast), während sie im Verlauf der Schwangerschaft immer mehr an den Endothelzellen der feto-plazentaren Zirkulation zu finden sind und damit die Plazenta bzw. die plazentaren Gefäße dem fetalen Einfluss unterliegen. Ein weiteres Beispiel ist die sinkende Produktion von mütterlichem, hypophysärem Wachstumshormon (hGH) bis zur Mitte der Schwangerschaft und die zunehmende Sekretion des plazentaren Wachstumshormons (hGH-V) in der zweiten Schwangerschaftshälfte. Teleologisch betrachtet reduziert die Plazenta mit diesen Verschiebungen mögliche „störende", mütterliche Einflüsse auf die feto-plazentare Einheit.

Im Folgenden wird die potenzielle Rolle der Plazenta für metabolische Veränderungen der Mutter und damit potenzielle Beiträge zur Entstehung von Gestationsdiabetes (GDM) beschrieben. Danach werden die strukturellen und funktionellen Veränderungen der Plazenta bei Diabetes sowie die möglichen Auswirkungen auf den Fetus diskutiert. Aus Platzgründen können nur die am wesentlichsten erscheinenden Phänomene beschrieben werden. Für tiefergehende Erörterungen wird auf umfangreichere Übersichtsarbeiten verwiesen.

1.3.2 (Dys-)Regulation des mütterlichen Metabolismus durch plazentare Hormone / Peptide

Gestationsdiabetes ist charakterisiert durch inadäquate Betazell-Kompensation der vorherrschenden Insulinresistenz. Beide, Betazell-Entwicklung und Insulinresistenz, werden unter anderem von Plazentahormonen beeinflusst. Unter diesen sind das Plazenta-Laktogen (hPL) und hGH-V die am besten untersuchten. Andere Faktoren, wie Choriongonadotropin, Hepatozyten-Wachstums-Faktor, Leptin und Kisspeptin, tragen vermutlich auch zu den Veränderungen in der Mutter bei (Tab. 1.1). Allerdings stammen die meisten Daten von experimentellen Modellsystemen (Tiermodelle, Gewebe, Zellen) und mögen daher wenig Aussagekraft für humane Schwangerschaft haben. Für diese ist die Datenlage weniger überzeugend, vermutlich wegen der Vielzahl an bekannten und unbekannten Einflussfaktoren in klinischen Studien. Allerdings gibt es doch Ergebnisse, die eine Rolle der plazentaren Hormone und Peptide zumindest für die Betazell-Adaptation in der Schwangerschaft unterstützen.

Tab. 1.1: Effekte plazentarer Hormone / Peptide auf Betazell-Adaptation und Insulinresistenz.

Hormone / Peptide	Effekt	Veränderung bei Diabetes	Referenz
Humanes Plazenta-Laktogen (hPL)	stimuliert β-Zell-Expansion in der Mutter	Bei GDM: Serumkonzentration = mehr mRNA in Plazenta	[28–32]
Plazentavariante des humanen Wachstums-hormones (hGH-V)	erhöht mütterliche Insulinresistenz	Korrelation mit mütterlicher Nüchtern- und post-load-Glukosekonzentration in T1DM und T2DM, aber nicht in GDM	[33,34]
Humanes Chorion-gonadotropin (hCG)	stimuliert Insulin-sekretion in der Mutter	Serumkonzentration reduziert im ersten Trimester von Frauen, die später GDM entwickeln	[35,36]
Hepatozyten-Wachs-tumsfaktor (HGF)	stimuliert β-Zell-Expansion in der Mutter	Serumkonzentration erhöht bei Frauen mit Adipositas	[37,38]
Leptin	erhöht mütterliche Insulinresistenz reduziert Insulin-synthese in der Mutter	Serumkonzentration erhöht in GDM	[39–42]
Kisspeptin	stimuliert Insulin-sekretion in der Mutter	Serumkonzentration reduziert in GDM	[43,44]

1.3.3 Veränderungen der Plazenta bei Diabetes mellitus

Mütterliche Einflüsse

Wie schon oben ausgeführt, spielen die mütterlichen Einflüsse auf die Plazenta vor allem am Anfang der Schwangerschaft eine Rolle. Die Plazenta wachst am stärksten um die 10.–12. Schwangerschaftswoche. Es ist bekannt, dass schnellwachsende Gewebe besonders anfällig für Störeinflüsse sind. Die Veränderungen der Spiralarterien zu dieser Zeit führen zu einer Zunahme des Sauerstoffpartialdrucks im intervillösen Raum, weil nach Weitstellung der Spiralarterien volloxygeniertes, mütterliches Blut in den intervillösen Raum gelangt. Dies ist mit physiologischem oxidativen Stress verbunden [3]. Bei Typ-1-Diabetes-mellitus (T1DM) führt die Hyperglykämie, die trotz bester metabolischer Kontrolle zumindest temporär immer vorhanden ist, zu zusätzlichem oxidativen Stress, dessen Auswirkungen unklar sind [4]. Ältere Studien legen den Schluss nahe, dass dieser zu reduziertem Wachstum von Plazenta und Fetus führen kann [5]. Dies würde ein zeitlich beschränktes Phänomen sein, denn zumindest das fetale Wachstum bei T1DM ist bi-phasisch mit Aufholwachstum zwischen der 14. und 27. Schwangerschaftswoche [6].

Nicht nur Glukose, sondern möglicherweise auch Insulin, kann plazentares Wachstum beeinflussen. So korreliert der mütterliche Insulinresponse auf einen intravenösen Glukosetoleranztest in der 12.–14. Schwangerschaftswoche mit dem Plazentagewicht, nicht jedoch der Insulinresponse vor oder im letzten Trimester der Schwangerschaft [7]. Molekular aktiviert Insulin eine Protease (MMP14), die die Fusion des Zytotrophoblasten mit dem Syncytiotrophoblasten stimuliert [8]. Diese Protease ist bei T1DM-Plazenten des ersten Trimesters hinaufreguliert, wobei dessen Menge mit der täglichen Insulindosis der schwangeren Frauen mit Typ-1-Diabetes korreliert [9]. Dieser insulin-stimulierte Fusionsprozess kann zu einer Vergrößerung der Oberfläche, und damit vermutlich des Plazentavolumens, führen. Dies ist deshalb von Bedeutung, da das Plazentavolumen zwischen der 11. und 17. Schwangerschaftswoche mit anthropometrischen Parametern des Fetus der 36. Schwangerschaftswoche sowie mit dem Geburtsgewicht assoziiert [10–12]. Damit hätten frühe Faktoren, die das Plazentawachstum und vermutlich auch dessen Funktion beeinflussen, langfristige Auswirkungen auf die Plazenta und den Phänotyp des Neugeborenen.

Grundlage für diesen frühen Einfluss der Plazenta auf den fetalen und neonatalen Phänotyp kann frühe Hyperinsulinämie des Fetus sein. Diese wäre das Ergebnis kontinuierlicher Überstimulation des fetalen Pankreas mit Glukose, denn In-vitro-Daten zeigen einen hochregulierenden Effekt von Insulin auf den ubiquitären Glukosetransporter GLUT1 im Trophoblasten des ersten Trimesters [13].

Fetale Hyperinsulinämie führt zu verstärkter Extraktion von Glukose aus der fetalen Zirkulation und dessen Aufnahme in periphere Gewebe. Damit sinkt vorübergehend die Konzentration an zirkulierender Glukose und der materno-fetale Konzentrationsgradient für Glukose wird steiler. Daraus resultiert ein vermehrter Glukosefluss von der Mutter zum Fetus, ohne dass die mütterliche Glukosekonzentration eine Rolle spielt. Ist diese auch noch erhöht, wie postprandial oder bei suboptimal eingestellter mütterlicher Glukosehomöostase, dann erfolgt ein ausgeprägter Glukosefluss zum Fetus mit allen nachteiligen Konsequenzen [14].

Dieser Logik folgend ist es also essenziell schon möglichst früh für adäquate metabolische Balance zu sorgen, vor allem aber ein homöostatisches Ungleichgewicht zu entdecken. Dies gilt nicht nur für Typ-1-Diabetikerinnen, sondern auch für diejenigen, die schon frühe Betazell-Dysfunktion zeigen bzw. diese schon vor der Schwangerschaft hatten [15], unabhängig davon, ob sie später mit GDM diagnostiziert werden oder nicht.

Nach derzeitigem Wissen ist die Plazenta am Anfang der Schwangerschaft empfindlich für metabolische, und vermutlich auch inflammatorische, Störungen in der Mutter. Diese könnten zu gestörtem Plazentawachstum und vermehrtem materno-fetalem Glukosetransport führen, auch wenn dies noch zu bestätigen ist.

Fetale Einflüsse

Zum Unterschied der frühen Schwangerschaft, sind für das dritte Trimester bzw. die Zeit um die Geburt viele strukturelle, funktionelle und molekulare Veränderungen in der Plazenta beschrieben worden, die mit GDM assoziiert sind [16–19]. Es würde zu weit führen, alle diese experimentellen Befunde zu besprechen, vor allem auch, weil es in den allermeisten Fällen unklar ist, ob sie Auswirkungen auf den Fetus haben, oder Anpassungen der Plazenta auf die metabolischen Veränderungen vor allem im Fetus darstellen. Exemplarisch sind im Folgenden zwei Beispiele herausgegriffen, die diese Anpassungsfähigkeit der Plazenta demonstrieren:

Bei GDM- aber auch T1DM-Schwangerschaften finden sich erhöhte Erythropoietin-konzentrationen ebenso wie vermehrt fetale Erythrozyten im Nabelschnurblut [20,21]. Diese lassen auf reduzierte Sauerstoffversorgung schließen. Dies ist vermutlich ein Ergebnis erhöhten Sauerstoffbedarfs als Konsequenz des durch Insulin verstärkten fetalen Metabolismus. In vielen Fällen reagiert die Plazenta darauf mit einer Vergrößerung der Austauschflächen für Sauerstoff. Dies wird erzielt durch Hypervaskularisierung als Folge verstärkter Angiogenese. Diese ist ein komplexer Prozess, der durch multiple pro- und anti-angiogene Faktoren reguliert wird, die fein aufeinander abgestimmt agieren müssen. Fetales Insulin ist einer der pro-angiogenen Faktoren. Dessen Konzentration korreliert mit der Gefäßoberfläche der Plazenta [22]. Die zugrundeliegenden molekularen Wirkmechanismen in der Plazenta wurden zum Großteil identifiziert. Wir haben kürzlich auch einen anti-angiogenen Faktor identifiziert, der bei GDM in geringerer Menge von der Plazenta produziert wird, und damit auch indirekt zur Hypervaskularisierung und zur besseren Sauerstoffversorgung des Fetus beitragen kann.

Bei einigen metabolischen Störungen der Mutter, wie z. B. Typ-1-Diabetes-mellitus oder Hyperlipidämie, wurden prä-atherosklerotische Läsionen (akute Atherose, Schaumzellen) auf der mütterlichen Seite der Plazenta (Spiralarterien, intervillöser Raum) sowie in fetalen Aorten gefunden. In der gesamten Literatur fehlen aber Hinweise, dass solche Läsionen auch in plazentaren Gefäßen, d. h. solchen des fetoplazentaren Gefäßsystems vorkommen. Dies ist das Ergebnis von äußerst effizienten Mechanismen in der Plazenta, vor allem in den plazentaren Endothelzellen, Cholesterin auszuschleusen und im Fetus zu ‚entsorgen‘. Diese Mechanismen sind deswegen auch von besonderer Bedeutung, weil bei GDM mehr Cholesterin in diesen Endothelzellen produziert wird. In der fetalen Zirkulation sind die Konzentrationen von Oxidationsprodukten von Cholesterin, den Oxysterolen, bei GDM erhöht vor allem wegen des verstärkten oxidativen Stresses. Gemeinsam mit Insulin und vermutlich anderen noch zu identifizierenden Faktoren, tragen diese zur Entfernung des Cholesterins aus den Endothelzellen bei [23–26].

1.3.4 Zusammenfassung

Diese beiden Beispiele zeigen, dass Veränderungen in der Plazenta bei GDM nicht notwendigerweise nachteilig für den Fetus sein müssen. Die Kapazität der Plazenta zu diesen Anpassungsmechanismen hat natürlich ihre Grenzen. Bei ausgeprägten metabolischen Störungen können sie versagen [27]. Ob daraus unmittelbare Konsequenzen für den Fetus resultieren ist derzeit noch unerforscht. Interessant ist jedenfalls, dass die Signale, die diese Anpassungsmechanismen ermöglichen, nicht nur oftmals vom Fetus selbst kommen, sondern auch als unmittelbare Konsequenz von GDM vermehrt vorhanden sind, wie z. B. Oxysterole, Insulin.

Die Zukunft wird zeigen, ob auch andere Veränderungen in der Plazenta bei GDM und anderen Formen mütterlichen Diabetes, die am Ende der Schwangerschaft beschrieben werden, als Anpassungsmechanismen zu betrachten sind, oder ob sie Auswirkungen auf den Fetus und dessen Entwicklung haben. Derzeit gibt es noch keine Hinweise dafür.

Literatur

[1] Desoye G, Hauguel-de Mouzon S. The human placenta in gestational diabetes mellitus. The insulin and cytokine network. Diabetes Care. 2007;30(2):S120-6.

[2] Hiden U, Maier A, Bilban M, Ghaffari-Tabrizi N, Wadsack C, et al. Insulin control of placental gene expression shifts from mother to foetus over the course of pregnancy. Diabetologia. 2006;49(1):123-31.

[3] Hoch D, Gauster M, Hauguel-de Mouzon S, Desoye G. Diabesity-associated oxidative and inflammatory stress signalling in the early human placenta. Mol Aspects Med. 2019;66:21-30.

[4] Gauster M, Majali-Martinez A, Maninger S, Gutschi E, Greimel PH, et al. Maternal Type 1 diabetes activates stress response in early placenta. Placenta. 2017;50:110-6.

[5] Pedersen JF, Molsted-Pedersen L, Mortensen HB. Fetal growth delay and maternal hemoglobin A1c in early diabetic pregnancy. Obstet Gynecol. 1984;64(3):351-2.

[6] Siddiqi TA, Miodovnik M, Mimouni F, Clark EA, Khoury JC, et al. Biphasic intrauterine growth in insulin-dependent diabetic pregnancies. J Am Coll Nutr. 1989;8(3):225-34.

[7] O'Tierney-Ginn P, Presley L, Myers S, Catalano P. Placental growth response to maternal insulin in early pregnancy. J Clin Endocrinol Metab. 2015;100(1):159-65.

[8] Hiden U, Ghaffari-Tabrizi N, Gauster M, Tam-Amersdorfer C, Cetin I, et al. Membrane-type matrix metalloproteinase 1 regulates trophoblast functions and is reduced in fetal growth restriction. Am J Pathol. 2013;182(5):1563-71.

[9] Hiden U, Glitzner E, Ivanisevic M, Djelmis J, Wadsack C, et al. MT1-MMP expression in first-trimester placental tissue is upregulated in type 1 diabetes as a result of elevated insulin and tumor necrosis factor-alpha levels. Diabetes. 2008;57(1):150-7.

[10] Effendi M, Demers S, Giguere Y, Forest JC, Brassard N, et al. Association between first-trimester placental volume and birth weight. Placenta. 2014;35(2):99-102.

[11] Plasencia W, Akolekar R, Dagklis T, Veduta A, Nicolaides KH. Placental volume at 11-13 weeks' gestation in the prediction of birth weight percentile. Fetal diagn Ther. 2011;30(1):23-8.

[12] Thame M, Osmond C, Bennett F, Wilks R, Forrester T. Fetal growth is directly related to maternal anthropometry and placental volume. Eur J Clin Nutr. 2004;58(6):894-900.

[13] Gordon MC, Zimmerman PD, Landon MB, Gabbe SG, Kniss DA. Insulin and glucose modulate glucose transporter messenger ribonucleic acid expression and glucose uptake in trophoblasts isolated from first-trimester chorionic villi. Am J Obstet Gynecol. 1995;173(4):1089-97.

[14] Desoye G, Nolan CJ. The fetal glucose steal: an underappreciated phenomenon in diabetic pregnancy. Diabetologia. 2016;59(6):1089-94.

[15] Buchanan TA, Xiang AH, Page KA. Gestational diabetes mellitus: risks and management during and after pregnancy. Nat Rev Endocrinol. 2012;8(11):639-49.

[16] Desoye G, van Poppel M. The feto-placental dialogue and diabesity. Best Pract Res Clin Obstet Gynaecol. 2015;29(1):15-23.

[17] Gauster M, Desoye G, Totsch M, Hiden U. The placenta and gestational diabetes mellitus. Curr Diab Rep. 2012;12(1):16-23.

[18] Hiden U, Glitzner E, Hartmann M, Desoye G. Insulin and the IGF system in the human placenta of normal and diabetic pregnancies. J Anat. 2009;215(1):60-8.

[19] Desoye G, Shafrir E. Placental metabolism and its regulation in health and diabetes. Mol Asp Med. 1994;15(6):505-682.

[20] Widness JA, Susa JB, Garcia JF, Singer DB, Sehgal P, et al. Increased erythropoiesis and elevated erythropoietin in infants born to diabetic mothers and in hyperinsulinemic rhesus fetuses. J Clin Invest. 1981;67(3):637-42.

[21] Yeruchimovich M, Mimouni FB, Green DW, Dollberg S. Nucleated red blood cells in healthy infants of women with gestational diabetes. Obstet Gynecol. 2000;95(1):84-6.

[22] Nelson SM, Coan PM, Burton GJ, Lindsay RS. Placental structure in type 1 diabetes: relation to fetal insulin, leptin, and IGF-I. Diabetes. 2009;58(11):2634-41.

[23] Stefulj J, Panzenboeck U, Becker T, Hirschmugl B, Schweinzer C, et al. Human endothelial cells of the placental barrier efficiently deliver cholesterol to the fetal circulation via ABCA1 and ABCG1. Circ Res. 2009;104(5):600-8.

[24] Scholler M, Wadsack C, Metso J, Chirackal Manavalan AP, Sreckovic I, et al. Phospholipid transfer protein is differentially expressed in human arterial and venous placental endothelial cells and enhances cholesterol efflux to fetal HDL. J Clin Endocrinol Metab. 2012;97(7):2466-74.

[25] Scholler M, Wadsack C, Lang I, Etschmaier K, Schweinzer C, et al. Phospholipid transfer protein in the placental endothelium is affected by gestational diabetes mellitus. J Clin Endocrinol Metab. 2012;97(2):437-45.

[26] Sun Y, Kopp S, Strutz J, Gali CC, Zandl-Lang M, et al. Gestational diabetes mellitus modulates cholesterol homeostasis in human fetoplacental endothelium. Biochim Biophys Acta Mol Cell Biol Lipids. 2018;1863(9):968-79.

[27] Desoye G. The human placenta in diabetes and obesity: friend or foe? The 2017 Norbert Freinkel Award Lecture. Diabetes Care. 2018;41(7):1362-9.

[28] Lombardo MF, De Angelis F, Bova L, Bartolini B, Bertuzzi F, et al. Human placental lactogen (hPL-A) activates signaling pathways linked to cell survival and improves insulin secretion in human pancreatic islets. Islets. 2011;3(5):250-8.

[29] Donadel G, Pastore D, Della-Morte D, Capuani B, Lombardo MF, et al. FGF-2b and h-PL transform duct and non-endocrine human pancreatic cells into endocrine insulin secreting cells by modulating differentiating genes. Int J Mol Sci. 2017;18(11).

[30] Newbern D, Freemark M. Placental hormones and the control of maternal metabolism and fetal growth. Curr Opin Endocrinol Diabetes Obes. 2011;18(6):409-16.

[31] Muralimanoharan S, Maloyan A, Myatt L. Mitochondrial function and glucose metabolism in the placenta with gestational diabetes mellitus: role of miR-143. Clinical Sci (London). 2016;130(11):931-41.

[32] Retnakaran R, Ye C, Kramer CK, Connelly PW, Hanley AJ, et al. Evaluation of circulating determinants of Beta-Cell function in women with and without gestational diabetes. J Clin Endocrinol Metab. 2016;101(7):2683-91.

[33] McIntyre HD, Serek R, Crane DI, Veveris-Lowe T, Parry A, et al. Placental growth hormone (GH), GH-binding protein, and insulin-like growth factor axis in normal, growth-retarded, and diabetic pregnancies: correlations with fetal growth. J Clin Endocrinol Metab. 2000;85(3):1143-50.

[34] Liao S, Vickers MH, Stanley JL, Baker PN, Perry JK. Human placental growth hormone variant in pathological pregnancies. Endocrinology. 2018;159(5):2186-98.

[35] Parkash J, Lei Z, Rao CV. The presence of human chorionic gonadotropin / luteinizing hormone receptors in pancreatic beta-cells. Reprod Sci. 2015;22(8):1000-7.

[36] Donovan BM, Nidey NL, Jasper EA, Robinson JG, Bao W, et al. First trimester prenatal screening biomarkers and gestational diabetes mellitus: a systematic review and meta-analysis. PloS one. 2018;13(7):e0201319.

[37] Visiedo F, Bugatto F, Carrasco-Fernandez C, Saez-Benito A, Mateos RM, et al. Hepatocyte growth factor is elevated in amniotic fluid from obese women and regulates placental glucose and fatty acid metabolism. Placenta. 2015;36(4):381-8.

[38] Simpson S, Smith L, Bowe J. Placental peptides regulating islet adaptation to pregnancy: clinical potential in gestational diabetes mellitus. Curr Opin Pharmacol. 2018;43:59-65.

[39] Seufert J, Kieffer TJ, Leech CA, Holz GG, Moritz W, et al. Leptin suppression of insulin secretion and gene expression in human pancreatic islets: implications for the development of adipogenic diabetes mellitus. J Clin Endocrinol Metab. 1999;84(2):670-6.

[40] Bajoria R, Sooranna SR, Ward BS, Chatterjee R. Prospective function of placental leptin at maternal-fetal interface. Placenta. 2002;23(2-3):103-15.

[41] Hauguel-de Mouzon S, Lepercq J, Catalano P. The known and unknown of leptin in pregnancy. Am J Obstet Gynecol. 2006;194(6):1537-45.

[42] Uzelac PS, Li X, Lin J, Neese LD, Lin L, et al. Dysregulation of leptin and testosterone production and their receptor expression in the human placenta with gestational diabetes mellitus. Placenta. 2010;31(7):581-8.

[43] Izzi-Engbeaya C, Comninos AN, Clarke SA, Jomard A, Yang L, et al. The effects of kisspeptin on beta-cell function, serum metabolites and appetite in humans. Diabetes Obes Metab. 2018;20(12):2800-10.

[44] Cetkovic A, Miljic D, Ljubic A, Patterson M, Ghatei M, et al. Plasma kisspeptin levels in pregnancies with diabetes and hypertensive disease as a potential marker of placental dysfunction and adverse perinatal outcome. Endocr Res. 2012;37(2):78-88.

1.4 Epidemiologie

Jens H. Stupin

1.4.1 Gestationsdiabetes

Im Jahr 2017 waren nach Schätzungen der International Diabetes Federation (IDF) weltweit 21,3 Millionen Geburten (16,2 %) durch Hyperglykämie in der Schwangerschaft betroffen, davon 18 Millionen (14 %) durch einen Gestationsdiabetes (GDM) [1]. Je nach untersuchter Region variieren die altersadjustierten Prävalenzen für einen GDM zwischen 24,2 % (Südostasien) und 10,5 % (Afrika) [1].

Die länderspezifischen GDM-Prävalenzen zeigen in Abhängigkeit von der untersuchten Population, insbesondere der Ethnizität, eine Varianz zwischen 1,9 und 25 % [2–6]. Zu den Bevölkerungsgruppen mit dem höchsten Risiko zählen Frauen aus dem Mittleren Osten, der Aborigines in Australien und der Pazifischen Insulaner [7].

In den USA stieg die Prävalenz des GDM zwischen 2012 und 2016 von 5,2 auf 6,0 % an, während sie für einen präexistenten Diabetes mellitus stabil blieb (0,8–0,9 %) [8]. Innerhalb der USA sind Frauen mit asiatischer, hispanischer, afro-amerikanischer Ethnizität sowie Native Americans von einem höheren GDM-Risiko betroffen als Kaukasierinnen [9,10].

Die Prävalenz des GDM in der HAPO (Hyperglycemia and Adverse Pregnancy Outcome)-Studie betrug im Mittel 17,8 % mit einer Spanne von 9,3–25,5 % in den verschiedenen Studienzentren (field centers) in 10 Ländern [11]. Hier lag ein 75 g-oGTT nach den aktuellen, aus dieser Studie hervorgegangenen Kriterien der IADPSG (International Association of Diabetes and Pregnancy Study Groups) ohne vorgeschalteten Screening-Test der Diagnose zugrunde [12].

Einen Einfluss auf die Prävalenz des GDM scheint auch die jeweilige Jahreszeit zu haben, mit einer höheren Zahl an Diagnosen im Sommer als im Winter [13].

Zum weltweit beobachteten Prävalenzanstieg des GDM in den vergangenen 20 Jahren [2,3,5,14–16] trugen sowohl die Einführung eines generellen Glukoseintoleranz-Screenings nach den neuen diagnostischen Grenzwerten der IADPSG [12] als auch eine Zunahme von diabetes-assoziierten Risikofaktoren wie Alter und Adipositas [14,17] (siehe Kap. 1.2) der Mütter, sowie der Prävalenzen von Adipositas und Diabetes mellitus Typ 2 (T2DM) in der Allgemeinpopulation bei [18,19].

Da die von der IADPSG festgelegten Grenzwerte niedriger als die anderer Guidelines sind und nur ein pathologischer Wert für die Diagnosestellung ausreicht, sind die Zahl der diagnostizierten Fälle und die Behandlungskosten deutlich gestiegen. Allerdings würde eine Beschränkung des Screenings auf Schwangere mit Risiken (erhöhtes Alter, Übergewicht/ Adipositas, nicht-kaukasische Ethnizität, positive Familienanamnese für T2DM) eine erhebliche Zahl von Fällen mit GDM verpassen ohne signifikant die Kosten reduzieren zu können [20–22].

In westlichen Industrienationen gehört der GDM neben hypertensiven Erkrankungen zu den häufigsten Schwangerschaftskomplikationen.

Nach Angaben des Instituts für Qualitätssicherung und Transparenz im Gesundheitswesen (IQTiG) betrug im Jahr 2017 auf Grundlage der Perinatalerhebung unter Auswertung von 761.176 Geburten die Prävalenz des GDM in Deutschland 5,9 % aller Geburten, was 44.907 Schwangeren entspricht [23] (Abb. 1.4, Abb. 1.5). Die Häufigkeit des GDM ist damit seit Einführung des Screenings im Jahr 2012 um 20 % angestiegen.

Demgegenüber zeigte eine Analyse von Leistungsdaten aller gesetzlich Krankenversicherten in Deutschland (2014–2015) eine deutlich höhere Prävalenz (13,2 %) mit einem altersabhängigen Anstieg von 8 % (< 20 Jahre) auf 26 % (≥ 45 Jahre) [24]. Leider erklärt die Publikation einige unplausible Daten nicht. Unter anderem ist kritisch anzumerken, dass hier bei 1,8 % der Fälle die Diagnose „Gestationsdiabetes" ohne Glukosebelastungstest erfolgte, außerdem bei 4,4 % die Diagnose nur aufgrund des 50 g-Screeningtests gestellt wurde, was einen 1 h-Blutglukosewert > 200 mg/dl (11,1 mmol/l) voraussetzen würde. Weiterhin sind 1,3 % Fälle mit vorbestehendem Diabetes mellitus mitberücksichtigt worden, was die Gesamtprävalenz auf 11,9 % reduzieren würde.

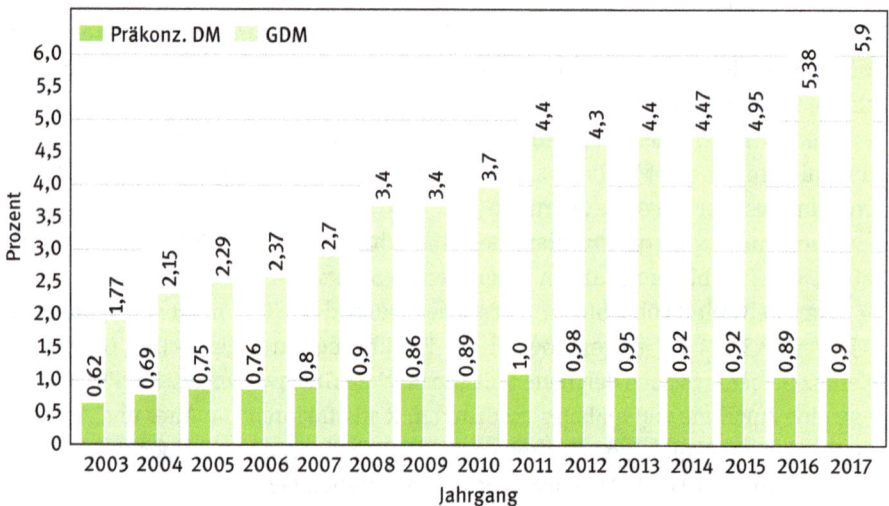

Abb. 1.4: Qualitätssicherung Geburtshilfe 2003–2017. Prozentuale Häufigkeiten des präkonzeptionell bekannten Diabetes und des GDM. Auswertungen 2003–2008: BQS, 2009–2014: AQUA, ab 2015: IQTiG (nach [5]).

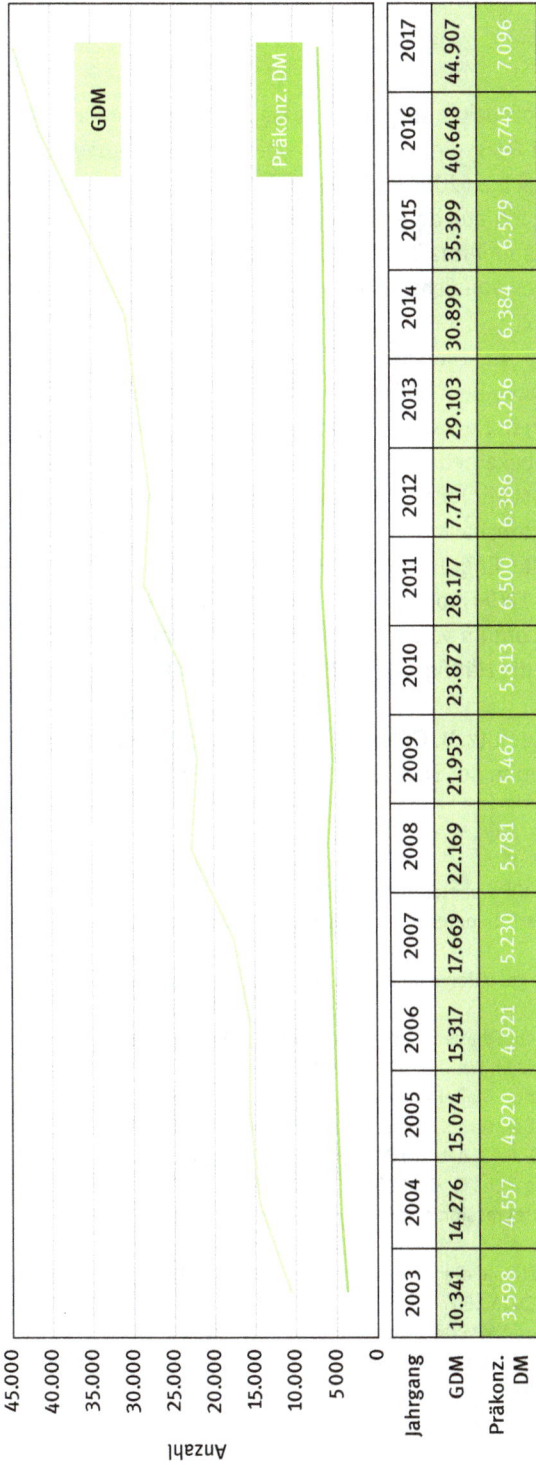

Jahrgang	2003	2004	2005	2006	2007	2008	2009	2010	2011	2012	2013	2014	2015	2016	2017
GDM	10.341	14.276	15.074	15.317	17.669	22.169	21.953	23.872	28.177	7.717	29.103	30.899	35.399	40.648	44.907
Präkonz. DM	3.598	4.557	4.920	4.921	5.230	5.781	5.467	5.813	6.500	6.386	6.256	6.384	6.579	6.745	7.096

Abb. 1.5: Qualitätssicherung Geburtshilfe 2003–2017, absolute Häufigkeiten des präkonzeptionell bekannten Diabetes und des GDM. Auswertungen 2003–2008: BQS, 2009–2014: AQUA, ab 2015: IQTiG (nach [5]).

1.4.2 Präkonzeptioneller Diabetes (Diabetes mellitus Typ 1 und Typ 2) und GCK-MODY

Ein bereits vor der Schwangerschaft bekannter Diabetes lag nach Angaben des IQTiG in Deutschland im Jahr 2017 bei 0,93 % der Geburten oder 7.096 Schwangeren vor [23] (Abb. 1.4., Abb. 1.5). Im Vergleich zu 2003 (0,62 %) ist damit die Prävalenz um ein Drittel angestiegen. Leider lässt sich aus den Auswertungen der Perinatalerhebung keine Differenzierung in Diabetes mellitus Typ 1 und Typ 2 (T1DM, T2DM) ableiten [23]. In Deutschland wird der Anteil von Schwangerschaften mit T2DM auf etwa 30 % geschätzt [25].

Im UK National Pregnancy in Diabetes (NPID) Audit von 2015 wurden 3.036 Schwangere mit präkonzeptionellem Diabetes mellitus aus 155 Krankenhäusern des NHS (National Health Service) in England, Wales und der Isle of Man erfasst [26]. Schwangere mit T2DM stellten dabei einen Anteil von 46 % (n = 1.386), in den großen Metropolenregionen (London, West Midlands, Yorkshire und Humber) von über 50 %.

In einer ähnlichen populationsbasierten britischen Studie aus den Jahren 2002/2003 (CEMACH = Confidential Enquiry into Maternal and Child Health) hatte der Anteil der Schwangeren mit T2DM noch 27,6 %, mit regionalen Schwankungen zwischen Wales von 13,3 % und London von 44,5 % betragen [27]. Innerhalb von etwas mehr als 10 Jahren hat damit die Häufigkeit des T2DM die des T1DM erreicht bzw. übertroffen.

Monogenetische Diabetesformen (z. B. GCK-MODY) stellen einen Anteil von 2 % an allen Glukosetoleranzstörungen in der Schwangerschaft dar [28].

Literatur

[1] International Diabetes Federation. IDF diabetes atlas. 8th ed. Brussels: International Diabetes Federation; 2017. Im Internet: https://diabetesatlas.org/IDF_Diabetes_Atlas_8e_interactive_EN; Zugriff: 01.05.2019.

[2] Dickens LT, Thomas CC. Updates in gestational diabetes prevalence, treatment, and health policy. Curr Diab Rep. 2019;19:33.

[3] Mirghani Dirar A, Doupis J. Gestational diabetes from A to Z. World J Diabetes 2017;8:489-511.

[4] Guariguata L, Linnenkamp U, Beagley J, Whiting DR, Cho NH. Global estimates of the prevalence of hyperglycaemia in pregnancy. Diabetes Res Clin Pract. 2014;103:176-85.

[5] Ignell C, Claesson R, Anderberg E, Berntorp K. Trends in the prevalence of gestational diabetes mellitus in southern Sweden, 2003-2012. Acta Obstet Gynecol Scand. 2014;93:420-4.

[6] Mwanri AW, Kinabo J, Ramaiya K, Feskens EJ. Gestational diabetes mellitus in sub-Saharan Africa: systematic review and metaregression on prevalence and risk factors. Trop Med Int Health. 2015;20:983-1002.

[7] Zhu Y, Zhang C. Prevalence of gestational diabetes and risk of progression to type 2 diabetes: a global perspective. Curr Diab Rep. 2016;16:7.

[8] Deputy NP, Kim SY, Conrey EJ, Bullard KM. Prevalence and changes in preexisting diabetes and gestational diabetes among women who had a live birth – United States, 2012-2016. MMWR Morb Mortal Wkly Rep. 2018;67:1201-7.

[9] Yuen L, Wong VW. Gestational diabetes mellitus: challenges for different ethnic groups. World J Diabetes. 2015;6:1024-32.

[10] Yuen L, Wong VW, Simmons D. Ethnic disparities in gestational diabetes. Curr Diab Rep. 2018;18(9):68.

[11] Sacks DA, Hadden DR, Maresh M, Deerochanawong C, Dyer AR, et al. Frequency of gestational diabetes mellitus at collaborating centers based on IADPSG consensus panel-recommended criteria: the Hyperglycemia and Adverse Pregnancy Outcome (HAPO) Study. Diabetes Care. 2012;35:526-8.

[12] International Association of Diabetes and Pregnancy Study Groups (IADPSG) Consensus Panel. International Association of Diabetes and Pregnancy Study Groups recommendations on the diagnosis and classification of hyperglycemia in pregnancy. Diabetes Care. 2010;33:676-82.

[13] Moses RG, Wong VC, Lambert K, Morris GJ, San Gil F. Seasonal changes in the prevalence of gestational diabetes mellitus. Diabetes Care. 2016;39:1218-21.

[14] Leng J, Shao P, Zhang C, Tian H, Zhang F, et al. Prevalence of gestational diabetes mellitus and its risk factors in Chinese pregnant women: a prospective population-based study in Tianjin, China. PLoS One. 2015;10:e0121029.

[15] Abouzeid M, Versace VL, Janus ED, Davey MA, Philpot B, et al. A population-based observational study of diabetes during pregnancy in Victoria, Australia, 1999-2008. BMJ Open. 2014;4:e005394.

[16] Lacaria E, Lencioni C, Russo L, Romano M, Lemmi P, et al. Selective screening for GDM in Italy: application and effectiveness of national guidelines. J Matern Fetal Neonatal Med. 2015;28:1842-4.

[17] Helseth R, Salvesen O, Stafne SN, Mørkved S, Salvesen KA, Carlsen SM. Gestational diabetes mellitus among Nordic Caucasian women: prevalence and risk factors according to WHO and simplified IADPSG criteria. Scand J Clin Lab Invest 2014;74:620-8.

[18] Albrecht SS, Kuklina EV, Bansil P, Jamieson DJ, Whiteman MK, et al. Diabetes trends among delivery hospitalizations in the U.S., 1994-2004. Diabetes Care. 2010;33:768-73.

[19] DeSisto CL, Kim SY, Sharma AJ. Prevalence estimates of gestational diabetes mellitus in the United States, Pregnancy Risk Assessment Monitoring System (PRAMS), 2007-2010. Prev Chronic Dis. 2014;11:E104.

[20] Egan AM, Vellinga A, Harreiter J, Simmons D, Desoye G, et al. Epidemiology of gestational diabetes mellitus according to IADPSG/WHO 2013 criteria among obese pregnant women in Europe. Diabetologia. 2017;60:1913-21.

[21] Capula C, Chiefari E, Vero A, Arcidiacono B, Iiritano S, et al. Gestational diabetes mellitus: screening and outcomes in southern Italian pregnant women. ISRN Endocrinol. 2013;2013:387495.

[22] Griffin ME, Coffey M, Johnson H, Scanlon P, Foley M, et al. Universal vs. risk factor-based screening for gestational diabetes mellitus: detection rates, gestation at diagnosis and outcome. Diabet Med. 2000;17:26-32.

[23] Institut für Qualitätssicherung und Transparenz im Gesundheitswesen (IQTiG). Bundesauswertung zum Erfassungsjahr 2017 – Geburtshilfe – Qualitätsindikatoren. Stand 01.08.2018. Im Internet: https://iqtig.org/downloads/berichte/2017/QSKH_Bundesauswertung_2017-BUAW-IN_2018-08-01.zip; Zugriff: 01.05.2019

[24] Melchior H, Kurch-Bek D, Mund M. The prevalence of gestational diabetes – a population-based analysis of a nationwide screening program. Dtsch Arztebl Int. 2017;114:412-8.

[25] Kleinwechter H, Schäfer-Graf U. Diabetes und Schwangerschaft. In: Deutsche Diabetes Gesellschaft (DDG) und diabetesDE – Deutsche Diabetes-Hilfe, Hrsg. Deutscher Gesundheitsbericht Diabetes 2019 – Die Bestandsaufnahme. Mainz: Kirchheim; 2019. S. 150-7.

[26] Murphy HR, Bell R, Cartwright C, Curnow P, Maresh M, et al. Improved pregnancy outcomes in women with type 1 and type 2 diabetes but substantial clinic-to-clinic variations: a prospective nationwide study. Diabetologia. 2017;60:1668-77.

[27] Confidential Enquiry into Maternal and Child Health. Pregnancy in women with type 1 and type 2 diabetes in 2002-03, England, Wales and Northern Ireland. London: CEMACH; 2005. Im Internet: https://www.hqip.org.uk/resource/cmace-and-cemach-reports; Zugriff: 01.05.2019

[28] Chakera AJ, Spyer G, Vincent N, Ellard S, Hattersley AT, et al. The 0,1 % of the population with glucokinase monogenic diabetes can be recognized by clinical characteristics in pregnancy. The Atlantic Diabetes in Pregnancy cohort. Diabetes Care. 2014;37:1230-6.

2 Diabetes mellitus Typ 1/2 und Schwangerschaft

2.1 Präkonzeptionelle Beratung

2.1.1 Kinderwunsch, Reproduktionsmedizin, PCOS

Heribert Kentenich

Hintergrund und Definition

Bei regelmäßigem Sexualverkehr sind etwa 92 % aller Paare mit Kinderwunsch nach einem Jahr schwanger. Etwa 8 % gelten danach als unfruchtbar [1]. Die Ursachen können vielfältig sein: Störungen der Eileiter der Frau, schwere Samenzellprobleme des Mannes und auch Hormonstörungen der Frau.

Typ-1-Diabetes

Bei Frauen mit Diabetes mellitus Typ 1 bestehen verschiedene funktionelle reproduktive Veränderungen. Insbesondere bei ungenügender metabolischer Kontrolle haben sie eine hohe Prävalenz für Amenorrhö / Oligoamenorrhö, Hypogonadismus und Infertilität. Dies äußert sich bereits in einer verspäteten Pubertät und Menarche, danach folgen menstruelle Irregularitäten, ein milder Hyperandrogenismus, eventuell ein polycystisches Ovarialsyndrom (PCOS). Letztendlich haben sie weniger lebend geborene Kinder und erreichen die Menopause früher. Die primäre Ursache ist eine veränderte Hypothalamus-Hypophysen-Gonadenachse, die zur Down-Regulierung der Hormone LH und FSH führt und nachfolgend niedrigen Östradiolwerten. In Studien konnte gezeigt werden, dass die Hirnanhangdrüse auf die Gabe von GnRH normal reagiert. Durch die adäquate Insulinbehandlung von Typ-1-Diabetes lässt sich die Amenorrhö und Oligomenorrhö behandeln. Die Insulinrezeptoren werden in verschiedenen Geweben ausgebildet. Insulin stimuliert die Androgensekretion in den Theka-Zellen. Es wirkt insofern als ein „Co-Gonadotropin".

Schließlich kann auch ein Hyperandrogenismus im Rahmen der Pubertätsentwicklung entstehen mit menstruellen Irregularitäten und längeren Menstrualzyklen. Unterscheidet man Frauen mit Typ-1-Diabetes und PCOS-Frauen ohne Typ-1-Diabetes, dann tritt ein Hyperandrogenismus in der ersten Gruppe relativ spät und in der zweiten Gruppe hingegen bereits in der Perimenarche auf. In der ersten Gruppe ist der Hirsutismus mild ausgeprägt, in der zweiten Gruppe deutlicher. Bei Typ-1-Diabetes sind die freien Testosteronspiegel normal oder leicht erhöht, ebenso die AMH (Anti-Müller-Hormon)-Werte während bei PCOS das freie Testosteron und die AMH-Werte deutlich erhöht sind . Unter Insulintherapie können ein PCOS und eine Hyperandrogenämie häufiger entstehen. Die Behandlung mit Insulin verbessert die Prognose zur Erlangung einer Schwangerschaft mit und ohne Reproduktionsmedizin [2]. Jedoch auch bei einer adäquaten Insulinbehandlung gibt es Hinweise auf weniger Schwangerschaften und weniger Lebendgeburten (eingeschränkte Fekundabilität).

https://doi.org/10.1515/9783110569186-002

Ein weiterer Grund ist die sexuelle Dysfunktion [2]. Beim Mann gibt es wenige Studien zu Diabetes mellitus und Samenqualität, die zudem nicht einheitlich sind. Veränderungen auf der molekularbiologischen Ebene sind bedeutsame Faktoren für die Qualität und Funktion von Spermien, wobei Zahl, Beweglichkeit und Morphologie verändert sein können. Weitere Ursachen sind auch histologische Veränderungen der Epididymis mit einem negativen Einfluss auf den Spermientransport. Mit einzubeziehen sind endokrine Veränderungen, Neuropathien und auch möglicherweise vermehrter oxidativer Stress. Oft vermindert sich der Testosteronspiegel aufgrund eines Defekts der Leydig-Zellen. Die Spermatogeneseveränderungen bei Typ-1-Diabetes können mitunter auch als lokale Autoimmunveränderungen angesehen werden. Auch hier ist die optimale Einschätzung des Insulin- und Glukosehaushalt primäres Ziel [3].

PCOS

Das Syndrom der polyzystischen Ovarien ist eine der häufigsten hormonellen Störungen der Frau – oft auch im Zusammenhang von Sterilität. Es betrifft etwa 8–13 % aller Frauen im reproduktiven Alter (mit und ohne Sterilitätsproblemen) [4,5]. Frauen mit PCOS haben häufiger psychologische Folgeprobleme wie Angststörungen oder Depressionen [6]. Zugleich sind damit oft metabolische Störungen verbunden, wie Insulinresistenz, metabolisches Syndrom, Prä-Diabetes, Diabetes Typ 2 und kardiovaskuläre Risikofaktoren [7,8].

Zur diagnostischen Eingrenzung des PCOS eignen sich die Rotterdam-Kriterien, die gemeinsam von der ESHRE (European Society of Human Reproduction and Embryology) und der ASRM (American Society of Reproductive Medicine) definiert wurden (International Evidence-based Guideline for the Assessment and Management of Polycystic Ovary Syndrome 2018) [9].

Rotterdam-Kriterien: Von drei Parametern müssen zwei vorhanden sein:
– Oligo- und / oder Anovulation,
– klinische und / oder biochemische Zeichen des Hyperandrogenismus,
– polyzystische Ovarien,
bei einem Ausschluss von anderen Ätiologien der o. a. Symptome.

Einschätzung und Behandlung von PCOS

Im Folgenden wird eine Kurzfassung der Leitlinie mit dem Fokus „Kinderwunsch und Reproduktionsmedizin" gegeben.

Screening, Diagnostik und Risikoeinschätzung. Bei Adoleszenten (unter 20 Jahre) sollte bei irregulären Menstruationen (über 35 Tage oder unter 21 Tage) 2 Jahre nach Beginn der Menarche die Diagnose des PCOS in Erwägung gezogen werden. Irreguläre Menstruationszyklen (über 35 Tage oder unter 21 Tage) bei erwachsenen Frauen geben einen Hinweis auf eine Ovulationsdysfunktion. Allerdings kann eine Ovulationsdysfunktion auch bei regulären Zyklen auftreten.

Biochemischer Hyperandrogenismus. Die Messung der Bioaktivität von Testosteron, freiem Testosteron und freiem Androgenindex sollte zur Einschätzung eines biochemischen Hyperandrogenismus benutzt werden. Androstendion und DHEAS können in der Diagnostik erwogen werden, wenn das gesamte oder freie Testosteron nicht erhöht sind. Allerdings trägt dies nur begrenzt zur Information bei. Unter hormoneller Kontrazeption kann ein biochemischer Hyperandrogenismus nicht eingeschätzt werden. Wenn unter hormoneller Kontrazeption der biochemische Hyperandrogenismus eingeschätzt werden sollte, so müsste die hormonelle Kontrazeption für drei Monate oder länger unterbrochen / beendet werden.

Klinischer Hyperandrogenismus. Eine genaue Erfassung der Anamnese und eine körperliche Untersuchung sollten erfolgen, um Zeichen des klinischen Hyperandrogenismus einschließlich Akne, Haarverlust oder Hirsutismus zu erkennen. Eine ethnische Variation im Haarbewuchs ist zu berücksichtigen, ebenso eine Überschätzung des Hirsutismus.

Ultraschall und PCO-Morphologie. Bei Adoleszenten sollte der Ultraschall wegen der hohen Häufigkeit von multifollikulären Ovarien nicht benutzt werden. Vaginaler Ultraschall sollte bevorzugt werden zur Diagnostik des PCO, wenn es für die Patientin akzeptabel ist und sie sexuell vaginal aktiv war / ist. Bei Patientinnen mit irregulären Menstruationszyklen und Hyperandrogenismus ist ein ovarieller Ultraschall nicht unbedingt notwendig zur PCOS-Diagnose, kann aber hilfreich sein.

Anti-Müller-Hormon. (AMH)-Serumuntersuchungen sollten nicht als alternative Methode zur Feststellung des PCO-Syndroms oder als einziger Test für die Diagnose genutzt werden.

2.1.1.1 Gestationsdiabetes, gestörte Glukosetoleranz und Typ-2-Diabetes
Bei Patientinnen mit PCOS ist die Prävalenz von Gestationsdiabetes, gestörter Glukosetoleranz und Typ-2-Diabetes erhöht (fünffach in Asien, vierfach in Amerika und dreifach in Europa) unabhängig vom Alter. Übergewicht erhöht das Risiko weiter. Ein oraler Glukosetoleranztest (oGTT) sollte durchgeführt werden bei Patientinnen mit einem hohen Risiko für PCOS (BMI über 25 kg/m^2 bei Europäerinnen oder BMI über 23 bei Asiatinnen, bei erhöhter Nüchternglukose, Glukoseintoleranz oder Z. n. Gestationsdiabetes, bei Familienhistorie von Typ-2-Diabetes und Hochdruck). Nüchtern-Plasma-Glukose oder HbA1c sollten bei PCO-Frauen ohne andere Diabetes-Risikofaktoren bestimmt werden.

Endometrium-Karzinom. Das Risiko bei Frauen mit PCOS ist zwei- bis sechsfach erhöht. mitunter bereits entstehend vor der Menopause. Das absolute Risiko ist jedoch relativ niedrig.

2.1.1.2 Einschätzung und Behandlung der emotionalen Befindlichkeit / Lebensqualität

PCOS kann einen beeinträchtigenden Einfluss auf die Lebensqualität haben. PCOS-Frauen haben eine hohe Prävalenz von moderaten bis schweren Angststörungen und depressiven Symptomen im Erwachsenenalter und eine leicht erhöhte Prävalenz bei Adoleszenten. Sollte eine Behandlung notwendig sein, so empfiehlt sich Psychotherapie und / oder pharmakologische Therapie, die den Patientinnen mit PCOS entsprechend dem nationalen Standard angeboten werden sollte.

Psychosexuelle Funktionsstörungen. Patientinnen mit PCOS haben eine erhöhte Prävalenz von psychosexuellen Dysfunktionen und sollten diesbezüglich auch befragt werden. Übergewicht und Infertilität sind häufig bei Patientinnen mit PCOS vorhanden und können psychosexuelle Dysfunktionen verstärken.

Lifestyle. Eine realistische Gewichtsreduktion von 5–10 % innerhalb von 6 Monaten führt meist zu einer Verbesserung der klinischen Symptomatik.

Diätinterventionen. Eine Vielzahl von Diätinterventionen kann empfohlen werden, um die Energieaufnahme zu reduzieren und Gewichtsverlust zu bewirken (entsprechend einer allgemeinen Gesundheitsempfehlung). Um einen adäquaten Gewichtsverlust zu erreichen, sollte ein Energiedefizit von 30 % oder 500–700 kcal pro Tag verschrieben werden unter Berücksichtigung des individuellen Energiebedarfs abhängig von Gewicht und physischer Aktivität. Es gibt keinen Hinweis auf die besondere Wirksamkeit spezifischer Diäten.

Physische Interventionen. Patientinnen mit PCO und Übergewicht sollte empfohlen werden: Bei Erwachsenen im Alter von 18–64 Jahren ein Minimum von 150 Minuten/ Woche von moderat-intensiver physischer Aktivität. Bei Adoleszenten sollten mindestens 60 Minuten mäßig bis kräftige physische Aktivität pro Tag empfohlen werden, einschließlich Muskel- und Knochenaufbau, mindestens 3×/Woche. Die Einnahme von Inosistol ist experimentell.

Einschätzung von Faktoren, die die Fertilitätsbehandlung beeinflussen können

Faktoren wie Blutglukose, Gewicht, Blutdruck, Rauchen, Alkohol, Diät, Bewegung, Schlaf, mentale und Sexualfaktoren sollten bei Frauen mit PCO-Syndrom optimiert werden, um das reproduktive und geburtshilfliche Outcome zu verbessern. Bei Frauen mit PCO und Infertilität wegen Anovulation sollte bei normalen Samenparametern die Frage der Eileiterüberprüfung diskutiert werden.

Prinzipien der Eizellreifung

Medikamente wie Letrozol und Metformin sind weiterhin Off-Label-Use, worüber informiert werden soll. Bei mehr als 12 erfolglosen Stimulationszyklen sollte diese Therapieform nicht fortgeführt werden.

Letrozol. Letrozol sollte als First-line-Medikament für die Stimulationsbehandlung genommen werden. Frauen mit PCO-Syndrom haben verglichen mit Clomifenzitrat mit Letrozol ein geringeres Risiko bezüglich Mehrlingsschwangerschaften.

Clomifenzitrat und Metformin. Clomifenzitrat allein kann bei Frauen mit PCOS und Anovulation benutzt werden. Metformin allein kann bei Frauen mit PCOS und Anovulation benutzt werden, aber sie sollten darüber informiert werden, dass andere Medikamente geeigneter sind. Falls Metformin bei Patientinnen mit BMI über 30 benutzt wird, sollte dies mit Clomifenzitrat kombiniert werden. Das Risiko für Mehrlingsschwangerschaften ist bei Clomifenzitrat erhöht.

Gonadotropine. Gonadotropine können benutzt werden als Second-line-Medikation bei Frauen mit PCOS, bei denen eine orale Stimulationsbehandlung nicht erfolgreich war. Gonadotropine oder laparoskopische Ovarialchirurgie können benutzt werden bei Frauen mit PCO und anovulatorischer Infertilität, bei Clomifenresistenz und ohne andere Infertilitätsfaktoren, nach Beratung über die Vorteile und Risiken dieser Therapie. Nach Gonadotropin-Stimulation soll eine Ovulationsinduktion nur erfolgen, wenn zwei oder weniger Follikel über 14 mm vorhanden sind.

Laparoskopische Chirurgie (Ovarian drilling). Laparoskopische Ovarchirurgie kann als Second-line-Therapie bei PCOS-Frauen, die clomifenresistent sind, bei Anovulation und ohne andere Infertilitätsfaktoren benutzt werden. Laparoskopische Ovarchirurgie kann First-line-Therapie sein, wenn eine Laparoskopie aus anderen Gründen notwendig erscheint.

Bariatrische Operation. Bariatrische Operationen können als eine experimentelle Therapie bei Frauen mit PCOS erwogen werden.

In-vitro-Fertilisation. In Abwesenheit anderer Indikationen für IVF-/ICSI kann Frauen mit PCOS und anovulatorischer Infertilität die IVF-Methode angeboten werden, wenn die anderen Therapieoptionen nicht erfolgreich waren. Bei Frauen mit anovulatorischer PCOS ist die Behandlung von IVF effektiv, wenn ein elektiver Single-embryo-Transfer genutzt wird, um die Rate an multiplen Schwangerschaften zu minimieren. Die Zugabe von rekombinantem LH sollte nicht in Kombination mit einer FSH-Therapie routinemäßig erfolgen. Bei einer FSH-Stimulation sollte ein Antagonistenprotokoll bevorzugt werden. Die letzte Eizellreifung kann mit GnRH-Agonisten (beim Antagonistenprotokoll) getriggert werden und eine Freeze-all-Strategie kann erwogen werden bei Frauen mit PCOS und einem IVF-Zyklus, der ein erhöhtes Risiko für OHSS hat, oder wenn ein frischer Embryotransfer nicht geplant ist. Eine zusätzliche Metformintherapie kann erwogen werden.

- Auf Grundlage einer Diagnostik nach den Rotterdam-Kriterien ist eine medizinische Beratung zu allen kurzfristigen und langfristigen Aspekten der mütterlichen (und kindlichen) Gesundheit notwendig.
- Wegen des hohen psychischen Leidensdrucks sollten die Patientinnen nach psychosomatischen Gesichtspunkten diagnostiziert und therapiert werden.
- Eine Beratung zu Lifestyle-Aspekten sollte erfolgen, wobei bereits geringe Gewichtsverluste (5–10 %) einen therapeutischen Effekt haben können.
- Die Diagnostik ist vereinfacht worden. Es gibt keinen (eindeutigen) Hinweis auf den Sinn von Insulin- und Insulinresistenzbestimmung.
- Der Einsatz des Medikaments Metformin (Off-Label-Use) wird weitgehend empfohlen.
- Bei oraler Stimulation ist das Medikament Letrozol (Off-Label-Use) first line.
- Experimentelle Verfahren sind Inosistol und bariatrische Operation.

Besondere Hinweise sind zur Behandlung von Adoleszenten und bei verschiedenen Ethnien vorhanden.

Literatur

[1]   NICE Guideline (2013) Fertility: Assessment and treatment for people with fertility problems. Im Internet: www.evidence.nhs.uk; Zugriff 21.10.2019.

[2]   Codner E, Merino PM, Tena-Sempere M. Female reproductive and type 1 diabetes: from mechanisms to clinical findings. Human Reproduction Update. 2012;18(5):568-85.

[3]   La Vignera S, Condorelli R, Vicari E, D´Agata R, Calogero AE. Diabetes mellitus and sperm parameters. J of Andrology. 2013;33(2):145-53.

[4]   March W, et al. The prevalence of polycystic ovary syndrome in a community sample assessed under contrasting diagnostic criteria. Human Reproduction. 2010;25(2):544-51.

[5]   Bozdag G, et al. The prevalence and phenotypic features of polycystic ovary syndrome: a systematic review and meta-analysis. Hum Reprod. 2016;31(12):2841-55.

[6]   Moran L, et al. Polycystic ovary syndrome: a biopsychosocial understanding in young women to improve knowledge and treatment options. Psychosom Obstet Gynaecol. 2010;31(1):24-31.

[7]   Apridonidze T, et al. Prevalence and characteristics of the metabolic syndrome in women with polycystic ovary syndrome. Journal of Clinical Endocrinology & Metabolism. 2005;90(4):1929-35.

[8]   Legro R, et al. Prevalence and predictors of risk for type 2 diabetes mellitus and impaired glucose tolerance in polycystic ovary syndrome: a prospective, controlled study in 254 affected women. Journal of Clinical Endocrinology & Metababolism. 1999;84(1):165-8.

[9]   International Evidence-based Guideline for the Assessment and Management of Polycystic Ovary Syndrome 2018. Im Internet: http://pcos-cre.edu.au/wp-content/uploads/2018/02/PCOS-guideline_MASTER_05022018_7-1.pdf; Zugriff 21.10.2019.

2.1.2 Stoffwechseloptimierung, Evaluation von Spätkomplikationen, Medikation

Norbert Demandt, Helmut Kleinwechter

Hintergrund

2017 lag der Anteil präkonzeptionell bekannten Diabetes bei 0,93 % der Schwangeren, was gut 7.000 Fällen entsprach [1]. Dem Kinderwunsch von an Diabetes erkrankten Frauen stehen hohe Hürden und Risiken gegenüber. Waren es historisch betrachtet zunächst Infertilität und mütterliche Mortalität, stehen nun mütterliche und fetale Schwangerschaftskomplikationen wie Präeklampsie, frühzeitige Entbindung, Sectio, Totgeburt und Fehlbildungen, als Komplikationen im Vordergrund (Risiken diabetischer Schwangerschaften: siehe Tab. 2.1).

Tab. 2.1: Risiken diabetischer Schwangerschaften.

Endpunkte	Häufigkeit (in %)	Risikosteigerung verglichen mit nichtdiabetischen Schwangerschaften
Perinatale Mortalität	2–4	2- bis 8-fach
Kongenitale Fehlbildungen	6–10	2-bis 4-fach
Frühgeburt < 37 + 0 SSW	25–58	3-bis 7-fach
Präeklampsie	11–66	2- bis 10-fach
Makrosomie / LGA	20–40	2- bis 4-fach
Entbindung per Sectio	40–80	1,5- bis 3-fach

Mit einem zwei- bis vierfach erhöhten Risiko großer kongenitaler Fehlbildungen bei vorbestehendem Diabetes der Mutter ist das nun vor bereits 30 Jahren formulierte Ziel der St.-Vincent-Deklaration eines gleichen Schwangerschaftsergebnisses von Frauen mit und ohne Diabetes weiterhin weit von seiner Erfüllung entfernt. Auch in Deutschland konnte hier in den letzten 10 Jahren kein Fortschritt erreicht werden [2]. Sowohl für kindliche Fehlbildungen als auch für die kindliche Mortalität besteht eine enge Verbindung zur prä- und perikonzeptionellen Stoffwechsellage. Relevante Verbesserungen für Mutter und Kind werden sich nur bei gezielter Planung und Betreuung bereits im Vorfeld der Schwangerschaft erreichen lassen. Dies gilt umso mehr, als auch gesellschaftliche Entwicklungen wie das zunehmende Lebensalter bei Eintritt der Schwangerschaft, die Zunahme von Übergewicht und Adipositas bei Frauen mit Kinderwunsch, und das frühzeitigere und häufigere Vorliegen eines Typ-2-Diabetes bei Frauen im reproduktiven Alter, oft bereits kombiniert mit den unterschiedlichen Facetten des metabolischen Syndroms, den Verlauf und das Schwangerschaftsergebnis gefährden.

Die Quote an Frauen mit Typ-1-Diabetes, die mit gezielter Stoffwechseloptimierung eine Schwangerschaft anstreben, liegt bestenfalls bei 30–50 %. Die entsprechende Quote bei Frauen mit Typ-2-Diabetes liegt deutlich darunter. Kürzere Laufzeit der Erkrankung, bessere HbA1c-Werte im Vergleich zu Frauen mit Typ-1-Diabetes und eine Therapie mit Diät allein oder einer Medikation ohne Insulin führen zu einer Bagatellisierung der Erkrankung. Oft leitet der Hausarzt allein die Diabetestherapie und die Bedeutung der präkonzeptionellen Phase wird nicht erkannt. Hier sollte ein Kinderwunsch vom Hausarzt und betreuenden Gynäkologen regelmäßig erfragt und dann gegebenenfalls eine diabetologische Mitbetreuung veranlasst werden. Ein wichtiger Schritt, eine Verbesserung zu erreichen, ist die frühzeitige und wiederholte Information der Zielgruppe. Ab der Pubertät gehören die Themen Kontrazeption und Schwangerschaft in die Schulung und eventuell Einzelberatung. Frauen im reproduktiven Alter sollten immer wieder informiert werden, ihren Kinderwunsch mitzuteilen, sodass eine gezielte gynäkologische und diabetologische Vorbereitung erfolgen kann.

> Frauen mit Typ-2-Diabetes und Kinderwunsch sollen umgehend in einer Diabetes-Schwerpunkteinrichtung vorgestellt werden

Anamnese

Zunächst ist die individuelle Vorgeschichte bei ratsuchenden Frauen, die sich an einen Diabetologen und sein Team wenden, zu erfassen oder erneut zu überprüfen und hierbei auch noch einmal die Festlegung des Diabetestyps zu kontrollieren. Ergeben sich hier Verdachtsmomente auf einen GCK-MODY (MODY 2-Diabetes mit genetischer Variante der Glukokinase) wie BMI < 25 kg/m², Diabetes in der Familie über drei Generationen und vornehmlich erhöhte Nüchternwerte, empfiehlt sich eine genetische Untersuchung, da sich hieraus Konsequenzen für die Art der Betreuung in der Schwangerschaft sowie später das Kind ergeben (siehe Kap. 3).

Weiter bedeutsam sind die Diabetesdauer und das Vorliegen von Retinopathie, Polyneuropathie oder Nephropathie. Sind weitere Erkrankungen des metabolischen Syndroms wie arterielle Hypertonie, Hyperlipidämie oder Adipositas, vorhanden? Bei Typ-1-Diabetes: Gibt es Hinweise auf weitere Autoimmunerkrankungen, insbesondere der Schilddrüse? Bei Typ-2-Diabetes: Gibt es Hinweise auf ein Schlaf-Apnoe-Syndrom? Insbesondere bei gleichzeitigem Auftreten mit einer arteriellen Hypertonie und einer Adipositas: Ergeben sich Verdachtsmomente für eine koronare Herzerkrankung (KHK) oder eine periphere arterielle Durchblutungsstörung (pAVK)? Raucht die Patientin (in Industrienationen über 10 % der Schwangeren, dadurch Fehlbildungsrisiko verdreifacht), wird Alkohol getrunken oder werden andere Genuss- und Rauschmittel konsumiert? Wie ist die körperliche Aktivität? Welche Medikamente werden eingenommen? Wie ist der Impfstatus?

Folsäure

Ein ausreichender Folatspiegel (Erythrozyten-Folatspiegel > 906 nmol/l) bei Schwangeren könnte in Deutschland bis zu 500 Fälle von Neuralrohrdefekten jährlich vermeiden [3], hinzu käme eine Reduktion von Fehlbildungen im Lippen-Kiefer-Bereich sowie des Herzens. Da der Verschluss des Neuralrohrs bis zur vierten Schwangerschaftswoche erfolgt, empfiehlt sich die bereits präkonzeptionelle Gabe von 800 µg Folsäure täglich über einen Zeitraum von mindesten 2 Monaten [4].

> Folsäuresubstitution erst nach Diagnose der Schwangerschaft ist ineffektiv zur Reduzierung von Neuralrohrdefekten.

Ziele der Diabetestherapie

Abhängig vom präkonzeptionellen HbA1c-Wert ist das Risiko für große Fehlbildungen sowie fetale Mortalität und frühen Kindstod erhöht. Das Fehlbildungsrisiko steigt linear mit höheren HbA1c-Werten über 6,3 % um je 30 % pro 1 % Anstieg, es ist insgesamt gegenüber nichtdiabetischen Schwangeren zwei- bis vierfach erhöht. Das Vorliegen einer Nephropathie verschlechtert die Situation zusätzlich [5] (Abb. 2.1).

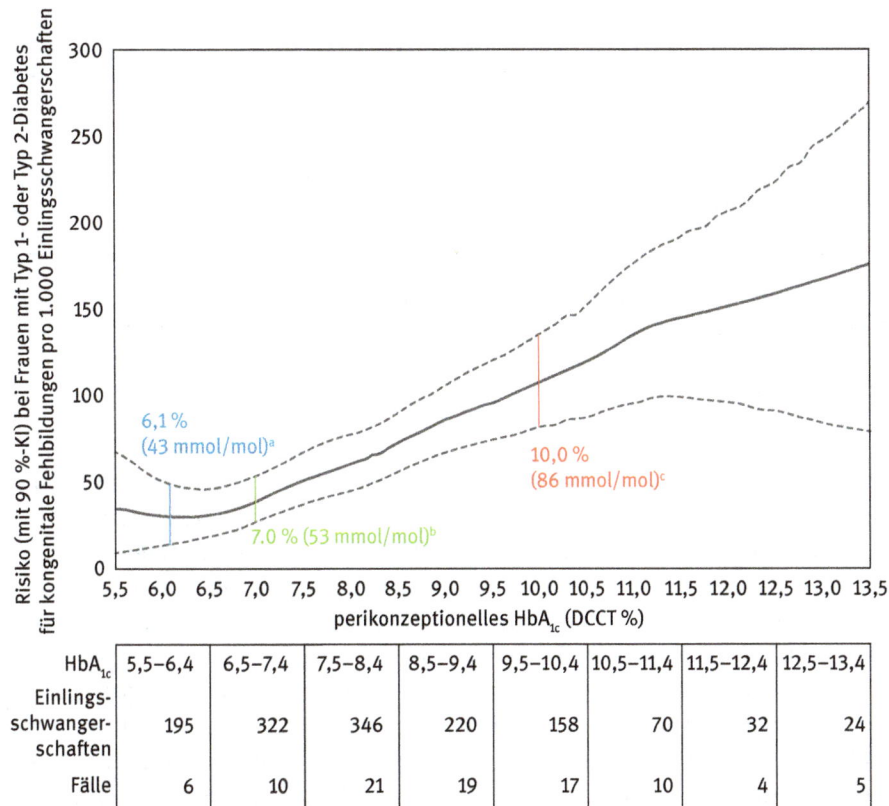

HbA$_{1c}$	5,5–6,4	6,5–7,4	7,5–8,4	8,5–9,4	9,5–10,4	10,5–11,4	11,5–12,4	12,5–13,4
Einlingsschwangerschaften	195	322	346	220	158	70	32	24
Fälle	6	10	21	19	17	10	4	5

Abb. 2.1: Beziehung zwischen perikonzeptionellem HbA1c bei Frauen mit bekanntem Diabetes und das Risiko (mit 95-%-KI) einer Schwangerschaft mit großer kongenitaler Fehlbildung (aus [5]).

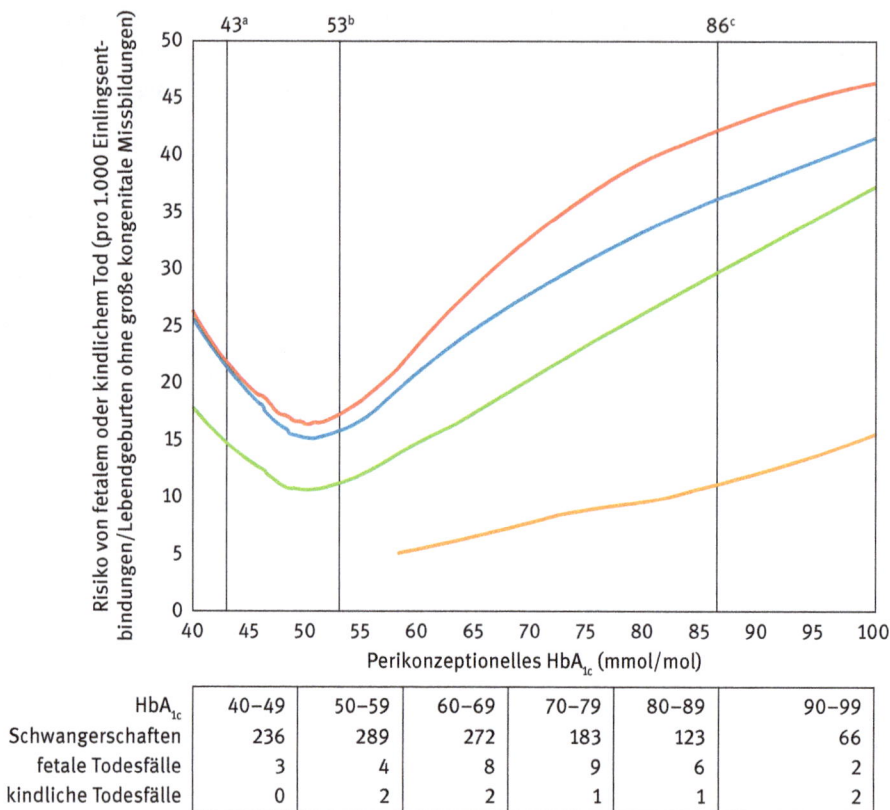

Y-axis label: Risiko von fetalem oder kindlichem Tod (pro 1.000 Einlingsentbindungen/Lebendgeburten ohne große kongenitale Missbildungen)

X-axis label: Perikonzeptionelles HbA$_{1c}$ (mmol/mol)

Top markers: 43[a]   53[b]   86[c]

HbA$_{1c}$	40–49	50–59	60–69	70–79	80–89	90–99
Schwangerschaften	236	289	272	183	123	66
fetale Todesfälle	3	4	8	9	6	2
kindliche Todesfälle	0	2	2	1	1	2

Abb. 2.2: Beziehung zwischen perikonzeptionellem HbA1c bei Frauen mit bekanntem Diabetes und Risiko von fetalem Tod (rot), Totgeburt (blau) und später Totgeburt (grün) – also keine Lebenszeichen nach > 20 SSW, nach > 24 SSW und nach > 28 SSW sowie Kindstod bei Lebendgeburt innerhalb des ersten Jahres (orange) (aus [6]).

Die perinatale Mortalität ist vierfach, der kindliche Tod innerhalb des ersten Lebensjahres zweifach bei Vorliegen eines Diabetes gesteigert. Diese Risiken sind bei einem Ausgangs-HbA1c von 6,6 % am geringsten [6] (Abb. 2.2). Unter anderem aufgrund dieser Daten wird zumindest über 3 Monate präkonzeptionell ein HbA1c-Wert unter 7 %, noch optimaler bei Meidung von Hypoglykämien unter 6,5 % angestrebt, somit maximal 0,5–1 % oberhalb des Referenzwerts.

Eine effektive Verhütung ist notwendig, bis die hyperglykämisch assoziierten teratogenen Risiken minimiert sind. Das Risiko schwerer Hypoglykämien ist in der Frühschwangerschaft drei- bis fünffach erhöht als vor der Schwangerschaft, 80 % der Ereignisse treten in der ersten Schwangerschaftshälfte auf. Aufgrund dessen und da der Zeitraum bis zum Schwangerschaftseintritt nicht abgeschätzt werden kann, sollten die Blutzuckerziele präkonzeptionell noch nicht auf die schwangerschaftsspezifisch erniedrigten Werte (präprandial 65–95 mg/dl – 3,6–5,3 mmol/l, 1 h postprandial unter 140 mg/dl – 7,8 mmol/l sowie 2 h postprandial unter 120 mg/dl – 6,7 mmol/l) eingestellt werden.

Schulung / Beratung

Die Vorbereitungsphase zur Schwangerschaft ist optimal, die zusätzliche Motivation der Patientin für lebensstiländernde Maßnahmen sowie eine Verbesserung des Diabetesstoffwechsels zu nutzen. Hierzu zählen u. a. Raucherentwöhnungsprogramme und Programme zur Gewichtsreduktion, die bei Erfolg die Risiken in der Schwangerschaft erheblich reduzieren können. Jede Frau mit Diabetes und Schwangerschaftswunsch sollte bezüglich ihrer Therapie optimal informiert sein und ansonsten an einer (Wiederholungs-)Schulung teilnehmen. Da insbesondere in der ersten Schwangerschaftshälfte schwere Hypoglykämien gehäuft auftreten, empfiehlt sich bei anamnestisch bekannten schweren Hypoglykämien beziehungsweise einer Hypoglykämie-Wahrnehmungsstörung die Teilnahme an einer Schulung zur verbesserten Blutzuckerwahrnehmung (z. B. BGAT-Schulung – Blut Glukose Awareness Training, HyPOS). Ebenso sollte bei Einsatz von Diabetestechnik wie Pumpen (z. B. INPUT) oder kontinuierlicher Messsysteme (z. B. FLASH, SPECTRUM) der adäquate Umgang mit dieser über eine entsprechende Schulung abgesichert werden.

> Frauen mit Typ-1-Diabetes und ≥ 2 schweren Hypoglykämien in den letzten 12 Monaten und / oder einer Hypoglykämie-Wahrnehmungsstörung haben die höchsten Risiken für Hypoglykämien in der Schwangerschaft.

Antidiabetika

Die Maßgaben der Therapieführung unterscheiden sich in der präkonzeptionellen Phase nicht von der sonstigen Diabetestherapie. Regelmäßige Bewegung sowie ein gleichmäßiger Tagesablauf erleichtern die Einstellung. Bei Schwangerschaftswunsch sollten die oralen Antidiabetika sowie GLP-1-Analoga abgesetzt werden, da diese nicht für den Einsatz in der Schwangerschaft zugelassen sind. Lediglich wenn gynäkologischerseits, zum Beispiel im Rahmen einer Kinderwunschbehandlung, der Einsatz von Metformin gewünscht wird, kann dieses bis zur Bestätigung der Schwangerschaft verwendet werden. Allerdings hat die Analyse von EURAmediCAT-Daten ein möglicherweise erhöhtes Risiko für Pulmonalklappenatresien bei Einsatz von Metformin im ersten Trimenon gezeigt [7].

Unter den Insulinen sind die Humaninsuline die erste Wahl. Insbesondere bei Nichterreichen der HbA1c-Ziele oder einer Hypoglykämiewahrnehmungsstörung können Analoga eingesetzt werden. Hier liegen bei den kurzwirkenden Analoga Daten zu Aspart und Lispro, bei den langwirkenden Analoga zu Detemir und Glargin vor. Die beste Datenlage aufgrund randomisierter Studien besteht für Aspart und

Detemir, für Glargin gibt es umfangreiche Erfahrungen. Eine Metaanalyse für Lispro ergab ein erhöhtes LGA-Risiko [8]. Da zu Glulisin, Glargin U300, Degludec sowie die Biosimilar-Insuline Lispro und Glargin keine Studien zum Einsatz in der Schwangerschaft vorliegen, sollten diese nicht primär verwendet werden. Therapie der Wahl ist eine intensivierte Insulintherapie, gegebenenfalls in Form einer Pumpentherapie. Bei schwierigen Rahmenbedingungen (z. B. Frauen mit Migrationshintergrund) kann eine konventionelle Insulintherapie die sinnvollste Option sein.

> Metformin soll mit Diagnose der Schwangerschaft durch Insulin ersetzt werden.

Diabetestechnik

Bei Frauen mit Typ-1-Diabetes kann die Insulinpumpentherapie, zum Beispiel bei einem Dawn-Phänomen oder schweren Hypoglykämien, eine deutliche Stoffwechselverbesserung einbringen. Auch hier ist ein Wechsel präkonzeptionell sinnvoll, um die wechselbedingten Schwankungen in der Schwangerschaft zu vermeiden. Der generelle Einsatz einer Pumpentherapie in der Schwangerschaft könnte nachteilig sein (schlechtere Einstellung, vermehrte neonatale Hypoglykämien und Zuweisungen auf die Neugeborenen-Intensivstation bei Pumpentherapie versus Mehrfachspritzenkonzept, CONCEPTT-Studie [9]; LGA-Risiko erhöht [10]). Insbesondere bei gehäuften schweren Hypoglykämien trotz Pumpentherapie oder bei unzureichender Stoffwechselqualität trotz Ausschöpfung aller sonstigen Maßnahmen ist der Einsatz kontinuierlicher Messsysteme mit Alarmfunktion, bei Hypoglykämiewahrnehmungsstörung gekoppelt mit der Insulinpumpenfunktion (SUP – sensorunterstütze Pumpentherapie, ggf. mit LGS – low glucose suspend = passageres Stoppen der Basalrate bei Hypoglykämie oder PLGS – predictive low glucose suspend = passageres Stoppen der Basalrate bei erwarteter Hypoglykämie) zu erwägen. Dieser sollte dann kontinuierlich erfolgen, da Studien zum diskontinuierlichen Einsatz keinen positiven Einfluss nachweisen konnten. In allen Studien bedingte der vermehrte Technikeinsatz einen deutlich erhöhten Betreuungsaufwand.

Das FreeStyle libre®-Gerät als (intermittend scanning) iscCGM-System ist für die Schwangerschaft zugelassen. Für therapeutische Entscheidungen sollte die MARD (mean absolute relative difference – ein Wert, der zur Beurteilung der Messgenauigkeit der Sensormessung verwendet wird) jedoch stabil unter 10 % liegen, was das System nicht durchgängig gewährleistet. Insofern sollte es eher additiv zur Blutzuckerselbstkontrolle zur Erfassung von Verläufen eingesetzt werden und diese nicht vollständig ersetzen [11]. Die zur Blutzuckerselbstkontrolle genutzten Geräte müssen die DIN EN ISO 15197 in der jeweils aktuellen Fassung erfüllen, die Einweisung hat durch trainiertes Fachpersonal zu erfolgen und es sollten regelmäßige Kontrollen mit der gerätespezifischen Kontrolllösung erfolgen.

Diabetesspezifische Begleitrisiken

Schwangerschaft per se ist kein eigenständiger Risikofaktor für das Auftreten einer Retinopathie, Nephropathie oder peripheren Polyneuropathie. Allerdings können eine diabetische Retinopathie und Nephropathie sich im Schwangerschaftsverlauf erheblich verschlechtern und beinhalten damit Risiken für Mutter und Kind. Bei Vorliegen einer diabetischen Retinopathie sollte eine eventuelle augenärztliche Therapie, wie Lasertherapie oder IVOM (intravitreale operative Medikamentengabe), vor Eintritt der Schwangerschaft abgeschlossen sein. Ist es in einer vorherigen Schwangerschaft zu einer starken Progression einer Retinopathie gekommen, müssen die Risiken einer weiteren Schwangerschaft durch den Augenarzt beurteilt werden. Bei unauffälligem augenärztlichem Befund sollte alle drei Monate eine Fundoskopie erfolgen.

Bei Vorliegen einer Nephropathie steigen die Risiken für eine Präeklampsie, Fehlbildungen, Frühgeburt und Sectio [12]. Da bereits bei einer normotonen Mikroalbuminurie das Präeklampsierisiko erhöht ist, kann die Gabe von α-Methyl-Dopa erwogen werden. Generell kann bei Vorliegen eines Diabetes, umso mehr, wenn begleitet von einer Nephropathie, die Gabe von ASS 150 mg, beginnend vor 16. SSW bis 36. SSW, zur Präeklampsieprophylaxe empfohlen werden. Bei einer Kreatinin-Clearance unter 60 ml/min/1,73 m² mit progredientem Funktionsverlust ist von einer Schwangerschaft abzuraten. Nach Nierentransplantation sollte mindestens ein Jahr bis zur Schwangerschaft gewartet werden. Eine gewünschte Schwangerschaft sollte bei Vorliegen von Folgeschäden immer mit den beteiligten Fachgebieten erörtert werden.

> **Merke:** Die häufigste Folgekomplikation bei Schwangeren ist die diabetische Retinopathie; die diabetische Nephropathie ist mit den höchsten Risiken assoziiert (siehe auch Kap. 2.3).

Arterielle Hypertonie

Gut 5 % der Frauen im Reproduktionsalter werden antihypertensiv behandelt. Die oft primär eingesetzten RAS-Blocker (Blocker des Renin-Angiotensin-Systems, AT1-Antagonisten und ACE-Hemmer) sind zumindest fetotoxisch. Arterielle Hypertonie per se erhöht das Fehlbildungsrisiko um 20–30 %, insbesondere kardiale Fehlbildungen [16]. Mittel der Wahl ist α-Methyl-Dopa (bis 2 g/Tag), das bei unzureichendem alleinigem Effekt mit Metoprolol kombiniert werden kann.

Adipositas

Insbesondere bei Frauen mit Typ-2-Diabetes liegt oft gleichzeitig eine Adipositas vor. Eine Adipositas der Mutter steigert das Risiko für Aborte, Gestationshypertonie, Präeklampsie, venösen Thrombosen, Sectio, Frühgeburt, Makrosomie, LGA, Totgeburt, kongenitale Fehlbildungen, Schulterdystokie, neonatale Hypoglykämien und neonatalen Tod [14]. Bei den Kindern treten Adipositas, KHK, Schlaganfall, Typ-2-Diabetes und Asthma gehäuft auf [15]. Bei Zustand nach bariatrischer Operation muss die verbesserte Fertilität berücksichtigt und auf einen guten Kontrazeptionsschutz geachtet werden. Eine Konzeption sollte frühesten ein bis zwei Jahre nach dem Eingriff erfolgen. Während der Schwangerschaft kann, je nach Art der Operation, ein erhöhtes Risiko für eine Darminvagination bestehen. Auf eine eventuell notwendige Substitution von Vitaminen, Mineralstoffen und Eisen aufgrund der iatrogenen Malabsorption ist zu achten. Die Mitbetreuung im zuständigen Adipositaszentrum ist ratsam.

Schilddrüse

Eine Schilddrüsenfehlfunktion kann zu Subfertilität führen. Bereits eine latente Hypothyreose (ca. 3 % der Schwangeren) ist mit Fehlgeburten, Präeklampsie und perinataler Mortalität gekoppelt. TPO-Antikörper finden sich bei 5–10 % der Frauen und sind mit Fehl- und Frühgeburten sowie postpartalen Schilddrüsenerkrankungen verbunden. Eine LT4-Substitution sollte spätestens bei einem TSH-Wert > 10 mIU/l erfolgen, bei Vorliegen von TPO-Antikörpern bei > 5 mIU/l. Tageszeitliche Schwankungen des TSH-Wertes (später Vormittag 30 % niedriger als nüchtern morgens) sind zu beachten. Eine manifeste Hyperthyreose ist in 0,3–0,4 % der Schwangerschaften nachweisbar. Sowohl Propylthiouracil als auch Carbimazol können die Plazenta passieren, sodass die niedrigste, effektive Dosis gewählt werden sollte. Die hCG-induzierte und oft mit Hyperemesis gravidarum verbundene Hyperthyreose (2–3 % der Schwangeren) klingt nach der 12. SSW üblicherweise spontan ab.

Merke: Ziel der L-T4-Substitution bei einer latenten (subklinischen) Hypothyreose ist die Einstellung des TSH-Wertes im Referenzbereich des Labors, eine TSH-Suppression soll vermieden werden (siehe auch Kap. 2.3).

Lipidsenker

Alle Lipidsenker, sofern sie überhaupt indiziert sind, sollten bei Planung einer Schwangerschaft abgesetzt werden. Auch wenn Fehlbildungen vornehmlich bei den lipophilen CSE-Hemmern wie Simvastatin und Atorvastatin, beobachtet wurden, gibt es auch für Pravastatin keine abschließende Unbedenklichkeit. Zudem sind durch das Pausieren der Therapie bis zum Ende der Stillzeit keine quantifizierbaren Nachteile für die Mutter zu erwarten.

Psychopharmaka / Antiepileptika

Antidepressiva sind in den USA bei 18–44 Jahre alten Menschen die am häufigsten verordnete Medikamentengruppe. Die Medikation sollte bei Feststellung einer Schwangerschaft nicht abrupt abgesetzt werden. Für die Mittel der Wahl (trizyklische Antidepressiva: Amitriptylin, Imipramin, Nortriptylin; selektive Serotonin-Wiederaufnahme-Hemmstoffe (SSRI): Sertralin, Citalopram) hat sich keines als eindeutig teratogen erwiesen.

Antiepileptika (Valproinsäure, Carbamazepin, Phenobarbital, Primidon, Phenytoin) sind embryotoxisch, das Risiko scheint für Valproinsäure am höchsten zu sein (funktionelle Entwicklungsstörungen des ZNS). Soweit eine Therapie notwendig ist, ist Lamotrigen, wenn ausreichend wirksam, Mittel der Wahl. Zu den weiteren neueren Antiepileptika gibt es noch keine ausreichenden Kenntnisse [16]. Eine fachärztliche Mitbehandlung ist notwendig.

Vererbungsrisiko

Das Risiko, einen Typ-2-Diabetes während seines Lebens zu entwickeln, liegt bei 40–50 %, wenn ein Elternteil diese Erkrankung hat. Ist die Mutter bereits während der Schwangerschaft betroffen, ist die Wahrscheinlichkeit für die Nachkommen noch höher. Das Vererbungsrisiko eines Typ-1-Diabetes liegt zwischen 3 und 8 %, wobei die Vererbung bei väterlicher Erkrankung deutlich stärker ausgeprägt ist. Die humangenetische Beratung kann sich nur auf empirische Beobachtungsdaten stützen, da kein definierter Erbgang vorliegt.

Wesentliche Bausteine auf dem Weg zu einer risikoarmen Schwangerschaft sind Diabetes-Schulung, Kontrazeptionsberatung ab Menarche, präkonzeptionelle Beratung bei Kinderwunsch, regelmäßige Bestandsaufnahme bezüglich Folge- und Begleiterkrankungen, Absetzen der Kontrazeption erst bei stabil erreichten BZ- und HbA1c-Zielen, Hypoglykämieprävention bei Typ-1-DM (ggf. CSII, SUP), rechtzeitige Folsäureeinnahme sowie Umstellung oder Absetzen risikobehafteter Begleitmedikation (u. a. Antihypertensiva, Lipidsenker), was spätestens bei Kinderwunsch einer spezialisierten diabetologischen Betreuung bedarf.

Literatur

[1] https://iqtig.org/downloads/auswertung/2017/16n1gebh/QSKH_16n1-GEBH_2017_BUAW_V02_2018-08-01.pdf; Zugriff: 17.04.2019.

[2] Beyerlein A, Lack N, von Kries R. No further improvement in pregnancy-related outcomes in the offspring of mothers with pre-gestational diabetes in Bavaria, Germany, between 2001 and 2016. Diabet Med. 2018;35:1420-4.

[3] Obeid R, Pietrzik K. Neuralrohrdefekte: Das Veto gegen Folsäure im Mehl sollte überdacht werden. Dtsch Aerztebl. 2018;115:A1329-30.

[4] Obeid R, Schön C, Wilhelm M, Pietrzik K, Pilz S, et al. The effectiveness of daily supplementation with 400 or 800 µg/day folate in reaching protective red blood folate concentrations in non-pregnant women: a randomized trial. Eur J Nutr. 2017;57(5):1771-80.

[5] Bell R, Glinianaia S, Tennant P, Bilous RW, Rankin J, et al. Peri-conception hyperglycaemia and nephropathy are associated with risk of congenital anomaly in women with pre-existing diabetes: a population-based cohort study. Diabetologia. 2012;55:936-47.

[6] Tennant P, Glinianaia S, Bilous R, Rankin J, Bell R, et al. Pre-existing diabetes, maternal glycated haemoglobin, and the risks of fetal and infant death: a population-based study. Diabetologia. 2014;57:285-94.

[7] Given J, Loane M, Garne E, Addor MC, Bakker M, et al. Metformin exposure in first trimester of pregnancy and risk of all or specific congenital anomalies: exploratory case-control study. BMJ. 2018;361:k2477.

[8]   Blanco C, Ballesteros A, Saladich I, Corcoy Pla R, et al. Glycemic control and pregnancy out-
       comes in women with type 1 diabetes mellitus using lispro versus regular insulin: a systematic
       review and meta-analysis. Diabetes Technol Ther. 2011;13(9):907-11.

[9]   Feig D, Corcoy R, Donovan L, Murphy KE, Barrett JFR, et al. Pumps or multiple daily injections in
       pregnancy involving type 1 diabetes: a prespecified analysis of the CONCEPTT randomized trial.
       Diabetes Care. 2018;41:2471-9.

[10] Hauffe F, Schaefer-Graf UM, Fauzan R, Schohe AL, Scholle D, et al (2019) Higher rates of large-
       for-gestational-age newborns mediated by excess maternal weight gain in pregnancies with
       Type 1 diabetes and use of continuous subcutaneous insulin infusion vs multiple dose insulin
       injection. Diabet Med. 2019;36:158-66.

[11] Freckmann G, Schlüter G, Heinemann L. Replacement of blood glucose measurements by
       measurements with systems for real-time coninuous glucose monitoring (rtCGM) or CGM with
       intermittend scanning (iscCGM): a German view. J Diabetes Sci Technol. 2017;11:653-6.

[12] Klemetti M, Laivuori H, Tikkanen M, Nuutila M, Hiilesmaa V, et al. Obstetric and perinatal
       outcome in Type 1 diabetes mellitus with diabetic nephropathy during 1988-2011. Diabetologia.
       2015;58:678-86.

[13] Bateman B, Huybrechts K, Fischer M, Seely EW, Ecker JL, et al . Chronic hypertension in
       pregnancy and the risk of congenital malformations: a cohort study. Am J Obstet Gynecol.
       2015;212(3):337.e1-14.

[14] Poston L, Caleyachetti R, Cnattingius S, Corvalán C, Uauy R, et al. Preconceptional and
       maternal obesity: epidemiology and health consequences. Lancet Diabetes Endocrinol. 2016;
       4(12):1025-1036.

[15] Godfrey K, Reynolds R, Prescott S, Nyirenda M, Jaddoe VW, et al. Influence of maternal obesity
       on the long-term health of offspring. Lancet Diabetes Endocrinol. 2016;5(1):53-64.

[16] https://www.embryotox.de; Zugriff: 17.04.2019

2.2 Humangenetische Beratung, Aborte, Fehlbildungen – Pränataldiagnostik

Ulrich Gembruch

2.2.1 Hintergrund

Der Anteil der Schwangeren mit präexistentem Diabetes mellitus (Diabetes mellitus Typ 1 und Typ 2) hat in den letzten Jahrzehnten kontinuierlich zugenommen und liegt derzeit zwischen 0,6 und 0,9 % der Schwangeren mit Lebendgeburten [15,31,48]. Einerseits gelingt es einer zunehmenden Zahl von Typ-1-Diabetikerinnen schwanger zu werden, andererseits steigt im Einklang mit der Anzahl adipöser Schwangerer auch der von Typ-2-Diabetikerinnen im gebärfähigen Alter, deren relativer Anteil gegenüber den Typ-1-Diabetikerinnen stetig zunimmt und diesen in manchen Populationen bereits übersteigt. Zudem weist ein mit dem maternalen Alter zunehmender Anteil von Frauen im gebärfähigen Alter einen noch nicht diagnostizierten Diabetes mellitus auf [37].

Die humangenetische Beratung und das erhöhte Risiko von Aborten und Fehlbildungen im Rahmen der diabetischen Embryopathie sowie das Vorgehen und die

Besonderheit der pränatalen Diagnostik werden im Folgenden besprochen, hingegen werden die anderen Komplikationen diabetischer Schwangerschaften, wie Präeklampsie, Wachstumsrestriktion, Makrosomie und Frühgeburt, sowie die maternale und fetale Überwachung in anderen Kapiteln dieses Buches zusammengefasst.

2.2.2 Humangenetische Beratung

Für einen Diabetes mellitus Typ 1 besteht ein erhöhtes familiäres Risiko durch polygene genetische Faktoren; so ist das Risiko von Kindern mit einem Verwandten 1. Grades mit Typ-1-Diabetes-mellitus bezüglich Auftreten einer Autoimmunität und eines nachfolgenden Diabetes mellitus zehnfach höher als in der Allgemeinbevölkerung [8,29] und ist bei Erkrankung beider Eltern weiter erhöht [8]. Diese genetische Prädisposition zeigt eine starke Assoziation zum HLA-System; so weisen 90 % der Europäer mit Diabetes mellitus Typ 1 die Allele HLA-DR3 oder HLA-DR4 auf. Autosomal-dominant monogen vererbt wird hingegen der „maturity-onset type diabetes of young people" (MODY), wobei die Mehrzahl der Fälle auf Mutationen von *HNF1A*, *HNF4a* und *GCK* (MODY 3, 1, bzw. 2) beruht; der Glucokinase (GCK)-MODY macht bis zu 1–2 % der Fälle des Diabetes mellitus aus. Bei Typ-2-Diabetes-mellitus sind neben dem genetischen Risiko Lebensstil und Adipositas maßgebend. Das Risiko einen Typ-2-Diabetes-mellitus im Laufe des Lebens zu entwickeln, liegt bei 40–50 %, wenn ein Elternteil an einem Typ-2-Diabetes-mellitus erkrankt ist. Hat die Mutter bereits während der Schwangerschaft einen Typ-2-Diabetes-mellitus, ist das Risiko noch höher; es ist anzunehmen, dass unter anderem über ein „fetal programming" eine Disposition für einen Typ-2-Diabetes-mellitus übertragen wird.

Das Risiko eines Aborts oder einer diabetischen Embryopathie mit schwerwiegenden Fehlbildungen des Kindes ist bei vorbestehendem maternalem Diabetes mellitus erhöht, kann aber durch eine gute perikonzeptionelle Blutzuckereinstellung dem einer nicht-diabetischen Schwangeren angenähert werden. Diabetische Stoffwechselstörungen des Vaters oder anderer Verwandte haben auf das Entstehen einer diabetischen Embryopathie keinen Einfluss.

2.2.3 Pathogenese der diabetischen Embryopathie

Die diabetische Embryopathie wird als multifaktorielle Störung der Embryogenese angesehen, wobei äußere Einflüsse, aber auch modifizierend genetische Faktoren zur embryonalen Dysmorphogenese beitragen, was auch gehäuft zu Frühaborten führt. Die zuvor erwähnten Studien weisen eindeutig darauf hin, dass zwischen der Qualität der Blutzuckereinstellung perikonzeptionell und in den ersten Schwangerschaftswochen, die mittels des HbA1c-Wertes eingeschätzt werden kann, und der Häufigkeit des Auftretens von Fehlbildungen ein fester Zusammenhang besteht. Allerdings scheinen auch sogar kurzfristige Hyperglykämien, die sich nicht in erhöhten HbA1c-Werten widerspiegeln, teratogene Effekte ausüben zu können. In Tierversuchen zeigt sich die Hyperglykämie bzw. ihr Ausmaß als wichtigster ursächlicher Faktor für das Auftreten von Fehlbildungen. Andere Faktoren im Rahmen des Diabetes mellitus, wie eine Ketonämie und die Glykation von Proteinen, Lipiden und Nukleinsäuren, können synergistisch wirken. Gleiches gilt für eine Vielzahl genetischer Besonderheiten, die über ganz unterschiedliche Wege die Anfälligkeit der embryonalen Entwicklung gegenüber einer Hyperglykämie unterschiedlich stark modifizieren und somit als disponierende Faktoren anzusehen sind, insgesamt oder nur im Rahmen der Entwicklung einzelner Organsysteme [5]. Sie können familiär oder als De-novo-Mutationen auftreten. Diese Mutationen wichtiger Entwicklungsgene, wie Transkriptionsfaktoren, Signalproteine, histonmodifizierende Enzyme, können auch die Entwicklung mehrerer Organsysteme stören und so zu Mehrorganfehlbildungen führen; ihre Auswirkungen treten teilweise erst in Interaktion mit anderen genetischen und äußeren Faktoren zu Tage.

In vielen Tierversuchen konnte gezeigt werden, dass die Hyperglykämie der entscheidende teratogene Faktor bei der Entstehung einer diabetischen Embryopathie ist, wobei ein starker oxidativer Stress eine diabetische Embryopathie und auch frühe Wachstumsrestriktion bewirkt. Die Hyperglykämie selbst und der mit dem Anstieg reaktiver Sauerstoffradikale (ROS) einhergehende oxidative Stress, aber auch ein nitrosativer Stress sowie eine Dysfunktion des endoplasmatischen Retikulums führen auf zellulärer Ebene zu einer verstärkten Apoptose sowie zu einer veränderten Proliferation und Differenzierung infolge einer gestörten Genexpression und Transkription. Eine Vielzahl von Entwicklungsgenen und konsekutiven Signalproteinen (Wnt-, Hif1α-, Tgfβ- und andere Signaltransduktionswege) scheinen hierbei relevant zu sein. Darüber hinaus kommt es zu tiefgreifenden epigenetischen Veränderungen [5,12,22,78,81,82,84]. Oxidativer Stress ist zudem mit einer verstärkten Lipidperoxidation, einer verminderten antioxidativen *defense capacity*, einer Vermehrung von Sorbitol und Isoprostane, einem Mangel von Prostaglandin E$_2$ und Inositol assoziiert. Eine diabetesinduzierte Foxo3a-Aktivierung inhibiert die Makroautophagie im embryonalen Neuroepithel, ein essenzieller Prozess im Rahmen der Neurulation [79]. Ein weiterer möglicher Mechanismus könnte auch eine primäre diabetische Vaskulopathie innerhalb des Dottersacks sein, die ihrerseits zu Störungen der embryonalen Morphogenese führen kann [17]. An Mäusen konnte zudem gezeigt werden, dass ein perikonzeptioneller Diabetes mellitus zu einer Hyperglykolisierung in Eileiter und Uterusepithel führt, die Blastozystenentwicklung bremst, eine verminderte Implantationsrate bedingt, ferner auch Wachstum und Entwicklung des Feten in der Schwangerschaft verzögert [10]; auch die Immunadaptation an die Schwangerschaft wird tiefgreifend gestört [10]. Antioxidantien, wie Vitamin C und E, Folsäure, Thioredoxin, ein Antioxidans und endogener ASK1 Inhibitor, Inhibitoren der Caspasen, Prostaglandin Inhibitoren, Inosotol scheinen die Glukotoxität und embryonale Dysmorphogenese zu mindern.

Die Hyperglykämie ist der entscheidende teratogene Faktor, der zur mehr oder weniger tiefgreifen-den Störung der Embryogenese führen kann, gefolgt von Abort, Fehlbildungen und früher Wachs-tumsrestriktion. Eine genetische Disposition sowie andere äußere Einflüsse scheinen modifizie-rend zu wirken. Die Wege der Schädigung sind vielfältig und ihre Relevanz teilweise unklar. Ihre weitere Erforschung bietet Möglichkeiten, präventiv einzugreifen.

Abzugrenzen ist die diabetische Embryopathie von der diabetischen Kardiomyo-pathie des Fetus, die im Rahmen einer diabetischen Fetopathie auftreten kann und mehr oder weniger stark ausgeprägt bei bis zu 50 % der Kinder von Schwangeren mit vorbestehendem Diabetes mellitus nachweisbar ist, aber auch bei einem schlecht ein-gestellten Gestationsdiabetes zu beobachten ist. Sie führt zu einer im dritten Trimes-ter nachweisbaren Myokardhypertrophie (Abb. 2.3) und gilt als reversibel. Prolifera-

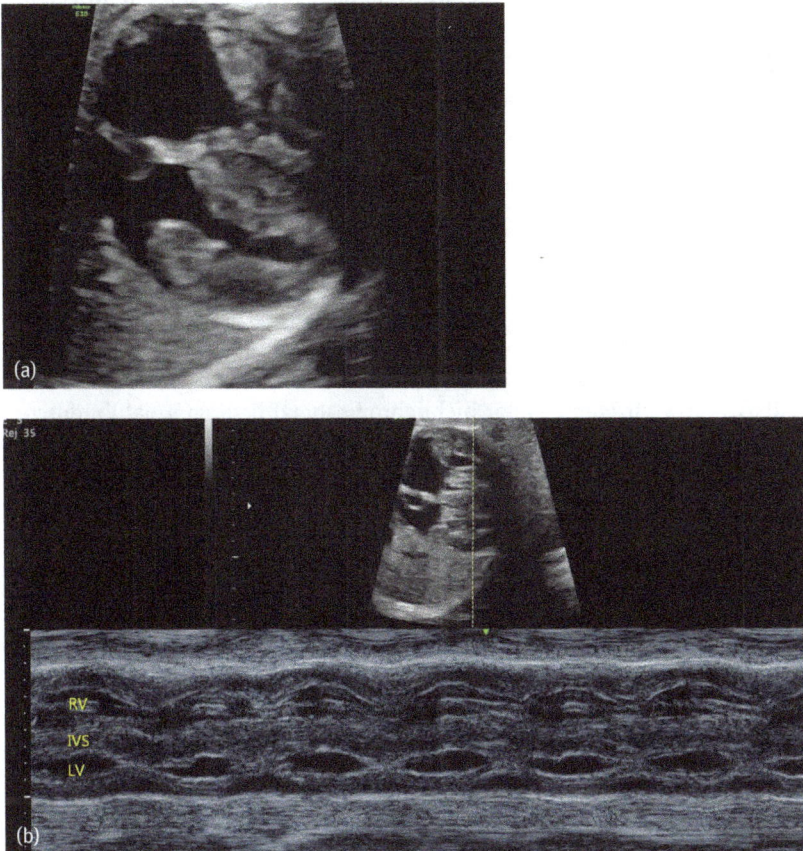

Abb. 2.3: (a) Fetus (33 + 1 SSW) mit schwerer diabetischer Kardiomyopathie bei entgleistem, schwer einstellbarem Typ-1-Diabetes-mellitus (10 Jahre zuvor im 20. Lebensjahr diagnostiziert). Es besteht eine ausgeprägte biventrikuläre Myokardhypertrophie; die Septumdicke beträgt diastolisch 9,4 mm. (b) Im M-Mode ist die enorme Myokardhypertrophie gut zu erkennen; systolisch kommt es zu einer relevanten Einengung des linksventrikulären Lumens.

tion und Hypertrophie der kardialen Myozyten und eine Fibrose kennzeichnen die diabetische Kardiomyopathie. Bei einem vorbestehenden Diabetes mellitus scheinen bereits sehr früh in der Schwangerschaft kardiale Funktionseinschränkungen aufzutreten [3,61,73] und im Mausmodell lassen sich die strukturellen Veränderungen einer diabetischen Kardiomyopathie bereits früh in der Schwangerschaft nachweisen [40].

2.2.4 Aborte

Das Abortrisiko in der Frühschwangerschaft ist bei vorbestehendem Diabetes mellitus ungefähr dreifach erhöht [33,46] korreliert stark mit der perikonzeptionellen Blutzuckereinstellung [33,51,63] und ist zudem bei diabetischen Schwangeren mit diabetischer Vaskulopathie deutlich höher [51]. Weitere Faktoren wirken modifizierend, insbesondere das Alter der Schwangeren, aber auch die damit zunehmende Häufigkeit von Adipositas und anderen Erkrankungen. Durch eine gute perikonzeptionelle Blutzuckereinstellung kann das Abortrisiko fast auf das Niveau nicht-diabetischer Schwangerer gesenkt werden [36].

2.2.5 Fehlbildungen

Prävalenz von Fehlbildungen

Trotz aller Verbesserungen der Betreuung von Typ-1- und Typ-2-Diabetikerinnen vor und während der Schwangerschaft ist bei präkonzeptionell bekanntem Diabetes mellitus das Risiko des Auftretens fetaler nicht-chromosomal bedingter Fehlbildungen gegenüber Schwangeren ohne vorbestehendem Diabetes mellitus weiterhin deutlich erhöht, wobei die Prävalenz entscheidend von der Güte der Blutzuckereinstellung perikonzeptionell und im ersten Trimester beeinflusst wird. Auch bei Gestationsdiabetikerinnen, die durch sehr hohe Blutzuckerwerte im diagnostischen oGTT auffallen, muss mit einer erhöhten Fehlbildungsrate gerechnet werden, da vermutlich bereits bei Konzeption eine Hyperglykämie im Sinne eines nicht erkannten Typ-2-Diabetes bestanden hat [64]. Phänotypisch variieren die im Rahmen dieser als diabetische Embryopathie auftretenden und subsummierten Fehlbildungen stark; sie können isoliert oder als Mehrorganfehlbildungen auftreten und eine Vielzahl von Organen betreffen; aufgrund des beobachteten Spektrums an Fehlbildungen manifestiert sich die Störung der Morphogenese früh zwischen der 3. und 7. Embryonalwoche.

Während in der Normalbevölkerung die Rate an relevanten Fehlbildungen bei 2–3 % der Lebendgeborenen angesetzt wird, so ist sie bei präexistentem Diabetes mellitus der Schwangeren zwischen drei- bis sechsfach (im Mittel vierfach) höher [2,6,43]; sie liegen in den meisten neueren Studien zwischen 5 und 10 %. Zwischen Schwangeren mit Typ-1- und Typ-2-Diabetes-mellitus bestehen keine Unterschiede bezüglich Häufigkeit und Verteilung der Art der Fehlbildungen. Die zum Insulin alternative Behandlung diabetischer Schwangerer mit Metformin und Insulinanaloga scheint die Fehlbildungsrate nicht weiter zu erhöhen [26,75].

Beeinträchtigt wird die Vergleichbarkeit der Studien zur Prävalenz der diabetischen Embryopathie und zum Verteilungsmuster der hierbei zu beobachtenden Fehlbildungen aber nicht nur durch die Besonderheiten bezüglich Population, wie Ethnizität, mütterliches Alter, maternale Adipositas und perikonzeptionelle Folsäuresupplementation und Zeitraum der Untersuchung, sondern auch durch Faktoren wie Definition und Diagnose eines Diabetes mellitus Typ 1 und 2 sowie der Qualität des prä- und perikonzeptionellen Managements und der Schwangerenbetreuung, hierbei insbesondere der Qualität und konsequenten Angebots von pränataler Diagnostik. Ferner differieren in den Studien Diagnostik, Definition und Klassifikation der Anomalien, u. a. durch ausschließliche Berücksichtigung von „major anomalies". Diese inkludieren tödliche und potenziell lebensbedrohliche Fehlbildungen und Fehlbildungen, die, wenn nicht operativ korrigiert, zu schweren Behinderungen und auch zu schwerwiegenden kosmetischen Defekten führen. Andere Studien berücksichtigen auch „minor anomalies" oder nur strukturelle nicht-chromosomal bedingte Anomalien, Einschluss oder Ausschluss von Aborten, Schwangerschaftsabbrüchen und Totgeburten. Ferner entbinden Schwangere mit Diabetes mellitus häufiger an Zentren, ihre Kinder bedürfen eher einer neonatologischen Behandlung und werden im Rahmen dessen oder auch generell intensiver untersucht als die Neugeborenen gesunder Schwangerer. Auch das Follow-up in den Studien differiert, was insbesondere bei „minor anomalies" zu bedeutsamen Abweichungen führen kann.

Angeborene Fehlbildungen sind eine der wichtigsten Ursachen der perinatalen und neonatalen Mortalität und aber auch teilweise lebenslanger Morbidität; in einigen Fällen führen sie bereits zuvor zum Schwangerschaftsabbruch [6,48,57]. Auch wenn unter den lebendgeborenen Kindern die Prävalenz von Fehlbildungen in den vergangenen Jahrzehnten abzunehmen scheint, so ist die Differenz der Prävalenzen zwischen Schwangerschaften mit und ohne präexistentem Diabetes mellitus nicht kleiner geworden [2]. Trotz aller Bemühungen ist es in den letzten Jahrzehnten nicht gelungen, die Prävalenz zumindest der kardiovaskulären Fehlbildungen unter den Lebendgeborenen signifikant zu senken oder gar der in der Normalbevölkerung anzugleichen [39,55].

Entscheidend modifiziert wird die Prävalenz der diabetischen Embryopathie durch die Qualität der perikonzeptionellen Blutzuckereinstellung. Als Surrogat zur Beurteilung der Blutzuckereinstellung dient in den hierzu erfolgten Studien der Anteil des glykosylierten Hämoglobins (HbA1c-Wert) im maternalen Blut, das die Blutzuckereinstellung der letzten 8 bis 12 Wochen widerspiegelt. So zeigte sich in einer neueren Kohortenstudie (Nordengland, 1996–2008, 401.149 Einlingsschwangerschaften, davon 1677 (4,2 ‰) mit präexistentem Typ-1- oder Typ-2-Diabetes-mellitus, Einschluss aller „major anomalies", auch die Fälle von Spätaborten, Totgeburten und Schwangerschaftsabbrüchen) ein linearer Anstieg der adjustierten Odds Ratio für „major anomalies" um 1,3 (95-%-KI: 1,2–1,4) pro 1 % (11 mmol/l) HbA1c über 6,3 %

(45 mmol/l) Die Prävalenz von „major anomalies" betrug 82/1.000 Schwangerschaften bei Typ-1- und 58/1.000 bei Typ-2-Diabetes-mellitus, ein Unterschied, der nicht signifikant war (OR 1,4; 95-%-KI: 0,9–2,2). Insgesamt war das relative Risiko 3,3-fach höher, nach Ausschluss der chromosomal bedingten Anomalien, die selbst keine erhöhte Prävalenz aufwiesen, 3,8-fach höher (95-%-KI: 3,2–4,5) als in der Kontrollgruppe [6]. Auch andere Studien bestätigten die Korrelation zwischen dem HbA1c in der Frühschwangerschaft und somit der Qualität der perikonzeptionellen Blutzuckereinstellung und des Risikos einer diabetischen Embryopathie [21,33,34,69], auch wenn die HbA1c-Werte bei Vorliegen einer diabetischen Embryopathie in der Gruppe von Typ-2-Diabetikerinnen niedriger als bei den Typ-1-Diabetikerinnen lagen [4], möglicherweise ein Hinweis auf das Einwirken anderer Faktoren, wie maternales Alter und Adipositas. Dementsprechend ist die Prävalenz der diabetischen Embryopathie bei Planung einer Schwangerschaft signifikant geringer als bei ungeplanten Schwangerschaften [21], insbesondere durch die Optimierung der Blutzuckereinstellung [62]. Viele Studien bestätigen, dass die Qualität der perikonzeptionellen Blutzuckereinstellung entscheidend die embryonale Morphogenese und das Auftreten einer diabetischen Embryopathie modifiziert. Bei sehr guter perikonzeptioneller Blutzuckereinstellung (HbA1c < 6,1 %) besteht ein fast gleiches Risiko wie bei nicht-diabetische Schwangeren, bei den angepeilten HbA1c-Werten < 6,5 % ist das Risiko allerdings schon höher als bei nicht-diabetischen Schwangeren [47]. Auch wenn alle Studien klar darlegen, dass die perikonzeptionelle Blutzuckereinstellung entscheidend das Auftreten von Fehlbildungen beeinflusst, so ist es weiterhin unklar, welcher Zielwert des HbA1c anzustreben ist, um das Auftreten von Fehlbildungen zu vermeiden. Indirekt auf eine schlechte Blutzuckereinstellung als Hauptursache der diabetischen Embryopathie weist auch die Beobachtung hin, dass unter den Typ-1-Diabetikerinnen die Häufigkeit einer Embryopathie unter den LGA-Feten erhöht war [58].

Ein weiterer unabhängiger Prädiktor für das Auftreten einer diabetischen Embryopathie ist eine präexistente Nephropathie (adjustierte OR 2,5; 95-%-KI: 1,1–1,4) [6], was mit den Ergebnissen älterer Studien übereinstimmt, die neben der perikonzeptionellen Blutzuckereinstellung auch das Ausmaß der diabetischen Mikrovaskulopathie anhand der White-Klassifikation als Risikofaktor aufzeigten [51].

> Die Häufigkeit von Fehlbildungen bzw. der diabetischen Embryopathie korreliert mit der Blutzuckereinstellung perikonzeptionell und in den Wochen der Organogenese, die sich im HbA1c-Wert widerspiegelt. Allerdings ist das Fehlbildungsrisiko auch bei niedrigem HBA1c leicht erhöht. Anzunehmen ist, dass auch transiente Hyperglykämien und eine diabetische Mikrovaskulopathie negative Effekte ausüben können.

Allerdings existieren auch Hinweise, dass nicht nur die langfristige perikonzeptionelle Blutzuckereinstellung, wie sie sich in den HbA1c-Werten widerspiegelt, entscheidend ist, zumal auch bei sehr guter Einstellung bzw. niedrigen HbA1c-Werten vermehrt Fehlbildungen auftreten, sondern dass transiente leichte Blutzuckererhöhungen sowohl bei maternalem Diabetes mellitus [60] als auch sogar bei nicht-diabetischen Schwangeren [28] mit einem erhöhten Risiko für das Auftreten von fetalen Herzfehlern assoziiert sind. Diese kurzfristige Schwankung der Blutzuckerwerte wird durch den HbA1c nicht erfasst. Transiente Blutzuckeranstiege können trotz anschließender Normoglykämie persistierende epigenetische Effekte sowie eine veränderte Genexpression bewirken [20]. Dies erklärt einerseits die bei Schwangeren mit Gestationsdiabetes mellitus ebenfalls leicht erhöhte Fehlbildungsrate [64,83] – wobei sich in diesem Kollektiv auch Schwangere mit unerkanntem Typ-2-Diabetes-mellitus, selten auch mit GCK-MODY befinden. Andererseits impliziert dies auch, dass Fluktuationen der maternalen Blutzuckerkonzentrationen, die sich ja infolge der erleichterten Diffusion direkt in den fetalen Blutzuckerkonzentrationen widerspiegeln, in der kritischen Phase der Organogenese auch bei der großen Zahl von Schwangeren mit Prädiabetes bis hin zu den Stoffwechselgesunden möglicherweise einen modifizierenden teratogenen Effekt haben.

Spektrum der Fehlbildungen

Die bei Schwangeren mit präexistentem Diabetes mellitus auftretenden fetalen Fehlbildungen können grundsätzlich alle Organe betreffen. Auch wenn die nicht-chromosomal und nicht-syndromal bedingten Fehlbildungen bei Schwangeren als diabetische Embryopathie klassifiziert werden, ist ihre Ätiologie nicht immer auf das Vorliegen des maternalen Diabetes bzw. einer ungenügenden Blutzuckereinstellung zurückzuführen, da alle diese Fehlbildungen auch bei nicht-diabetischen Schwangeren auftreten, sodass der Begriff diabetische Embryopathie teilweise fehlerhaft den maternalen Diabetes mellitus als Ursache impliziert. Allerdings zeigt sich gegenüber dem Fehlbildungsspektrum nicht-diabetischer Schwangerer eine besondere Häufung von Fehlbildungen des Herzens, zentralen Nervensystems, Skeletts, Urogenital- und Gastrointestinaltrakts sowie im Gesichtsbereich, auch treten Mehrorganfehlbildungen (15–20 %) deutlich häufiger auf als bei nicht-diabetischen Schwangeren. Keine Unterschiede finden sich im Verteilungsmuster der Fehlbildungen zwischen Typ-1- und Typ-2-Diabetes-mellitus [4,6,14,18,19,23,24,35,53,64,76,82,83]. Eine Besonderheit im Rahmen der diabetischen Embryopathie stellt das kaudale Regressionssyndrom dar, das auch hierbei sehr selten auftritt (bei 0,1–0,5 % der Diabetikerinnen), allerdings 200-fach bis 600-fach häufiger als bei nicht-diabetischen Schwangeren.

In allen Studien überwiegen anteilsmäßig die kardiovaskulären Anomalien, die zwischen 30 und 40 % der Fehlbildungen im Rahmen der diabetischen Embryopathie ausmachen, gefolgt von den Fehlbildungen des zentralen Nervensystems (10–15 %) und des Skeletts (10–20 %) [14,53].

Das Risiko numerischer und struktureller chromosomaler Anomalien ist nicht erhöht. Die Fehlbildungen im Rahmen der diabetischen Fetopathie sind nicht-chromosomal bedingt und können letztlich alle Organsysteme betreffen. Fehlbildungen des Herzens, des zentralen Nervensystems und des Skeletts treten besonders gehäuft auf.

Das Auftreten von kardiovaskulären Anomalien, hier handelt es sich um Herzfehler, nicht aber um die erst in späteren Schwangerschaften als Folge einer ungenügenden Blutzuckereinstellung mehr oder weniger ausgeprägt einsetzende diabetische Kardiomyopathie [45], ist drei- bis fünffach höher als bei nicht-diabetischen Schwangeren [30,39,41,42,45,77]. Alle Herzfehler können bei den Feten diabetischer Schwangerer auftreten; es zeigt sich aber einer Häufung von Herzfehlern, die auf Störungen der Lateralisation und der Drehung (cardiac looping) beruhen. Insbesondere sind dies Heterotaxie-Syndrome, Dextrokardie, Truncus arteriosus communis, korrigierte Transposition der großen Arterien (Abb. 2.4) und weitere konotrunkale Anomalien, wie Fallot's Tetralogie (Abb. 2.5) und Double outlet right ventricle. Ferner werden auch eine Coarctatio aortae und ein atrioventrikulärer Septumdefekt außerhalb einer Heterotaxie als gehäuft auftretend beschrieben. Hingegen scheinen Rechtsherzobstruktionen (Pulmonalatresie und schwere Pulmonalstenose mit intaktem Septum bzw. hypoplastisches Rechtsherz), Linksherzobstruktionen (Aortenstenose und -atresie bzw. hypoplastisches Linksherz), Ebsteins Anomalie und komplette Transposition der großen Arterien gering oder nicht gehäuft aufzutreten [30,45].

Die Häufung von Fehlbildungen des zentralen Nervensystems, die dreifach häufiger als bei nicht-diabetischen Schwangeren auftreten, beruht größtenteils auf der Häufung von neuralen Verschlussstörungen. Anenzephalie, Enzephalozele und Spina bifida aperta wurden als gehäuft auftretend beschrieben [44,53,82,83]; dies gilt auch für die, Holoprosenzephalie.

Isolierte Lippen- und Lippen-Kiefer-Gaumen-Spalten, hemifaziale Mikrosomie, Mikrotie bis hin zur okulo-aurikulo-vertebralen Dysplasie des Fetus werden bei Schwangeren mit präexistentem Diabetes gehäuft beschrieben [53,82].

Unter den skelettären Anomalien finden sich Anomalien der Wirbelsäule, wie Halbwirbel, Keilwirbel, Spina bifida, sakrale Agenesie, die isoliert oder häufig im Rahmen von Mehrorganfehlbildungen auftreten; typisch hierfür ist die VA(C)TER(L)-Assoziation [25]; gleiches gilt für Reduktionsanomalien der oberen und unteren Extremitäten. Ferner sind Polydaktylien gehäuft zu beobachten. Das fast ausschließlich bei diabetischer Stoffwechselstörung auftretende kaudale Regressionssyndrom beinhaltet eine unterschiedlich ausgeprägte Agenesie des Os sacrum und Os coccygeum, selten auch von Lendenwirbelkörpern (Abb. 2.6), mit neurologischen Störungen der Motorik von Bein, Blase und Analsphinkter und begleitend eine Fehlentwicklung des Beckens, eine konsekutiven Atrophie der Beinmuskulatur sowie Fuß- und Extremitätenfehlstellung (Klumpfuß, Schneider- oder Buddha-Sitzhaltung), ferner weitere Fehlbildungen der unteren Extremitäten, der Nieren und ableitenden Harnwege,

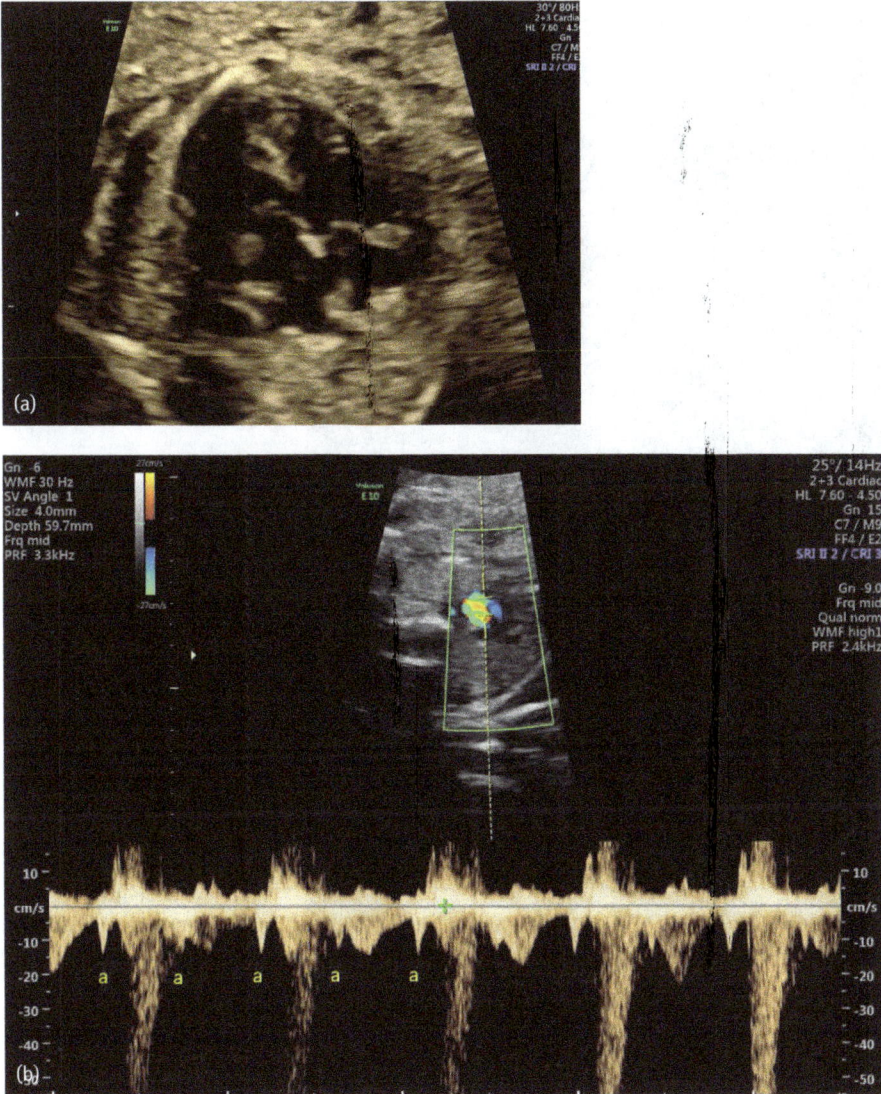

Abb. 2.4: (a) Fetus (26 + 5 SSW) mit einer korrigierten (levo-)Transposition der großen Arterien mit perimembranösen Ventrikelseptumdefekt sowie einem AV-Block II. Grades bei maternalem Diabetes Typ 1 (11 Jahre zuvor im 12. Lebensjahr diagnostiziert). Die atrioventrikuläre Diskordanz bei Inversion der Ventrikel und ein großer Ventrikelseptumdefekt lassen sich gut erkennen; der glatte spitzen-bildende und somit anatomisch linke Ventrikel liegt rechts in Konnektion mit dem rechten Vorhof, der stärker trabekularisierte, nicht spitzenbildende, anatomisch rechte Ventrikel liegt links in Konnektion mit dem linken Vorhof; zusätzlich besteht eine ventrikulo-arterielle Diskordanz. (b) Im simultan regis-trierten Blutflussmuster der V. brachiocephalica und des Aortenbogens lassen sich regelmäßig ein-fallende Vorhofaktionen (a) erkennen; nur jede zweite von ihnen ist von einem Blutfluss in der Aorta gefolgt.

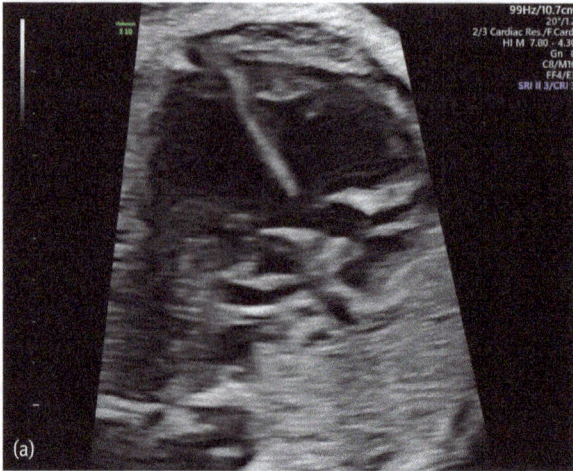

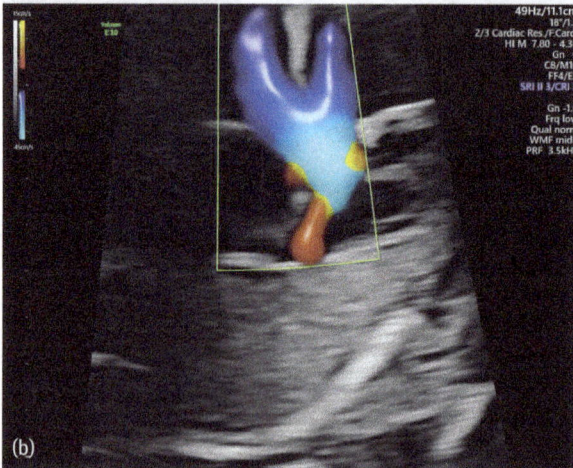

Abb. 2.5: (a) Fetus (27 + 0 SSW) mit einer Fallot'schen Tetralogie, bereits mit 14 + 5 SSW diagnostiziert, bei maternalem Diabetes mellitus Typ 1. Im linksventrikulären Ausflusstrakt-Schnitt lässt sich die verbreiterte Aorta ascendens in überreitender Position bei perimembranösem Outlet-Ventrikelseptumdefekt erkennen. (b) Farbdopplersonographisch lässt sich der Ausfluss der beiden Ventrikel in die überreitende und verbreiterte Aorta ascendens erkennen.

wie renale Agenesie, multizystisch-dysplastische Niere oder andere Anomalien des CAKUT-Spektrums [53,70,82,83].

Im Bereich des Gastrointestinaltrakts wurde das vermehrte Auftreten anorektaler Malformationen beschrieben. Eine singuläre Nabelarterie tritt gehäuft auf, oft assoziiert mit renalen Fehlbildungen des CAKUT-Spektrums oder auch im Rahmen der VA(C)TER(L)-Assoziation.

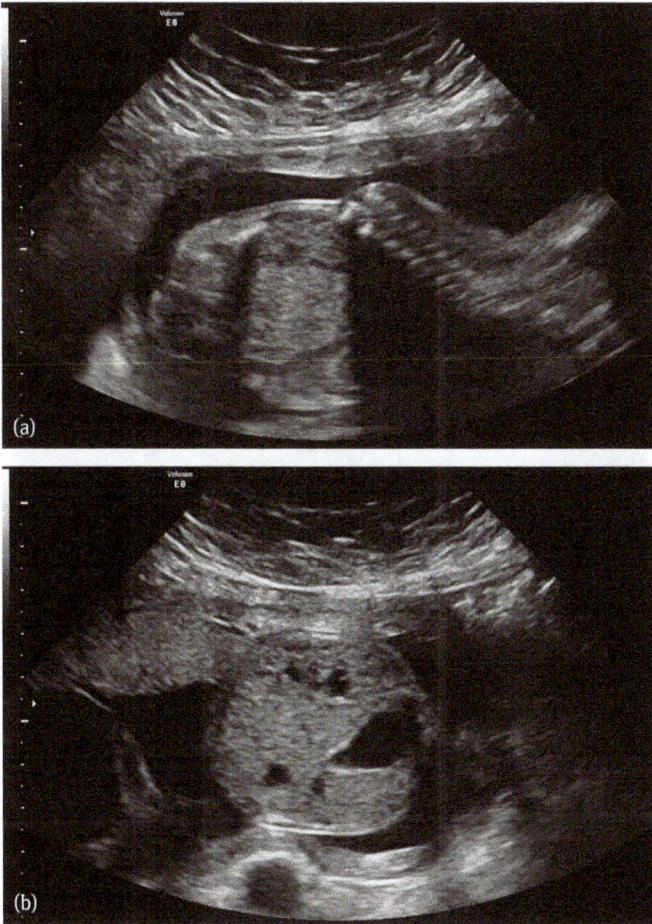

Abb. 2.6: (a) Fetus (22 + 3 SSW) mit schwerer Form eines kaudalen Regressionssyndrom mit kompletter lumbosakraler Agenesie (plötzliches „Abreißen" der Wirbelsäule im Längsschnitt); zudem wies der Fetus verkürzte gebogene Femures, eine Fehlstellung von Beinen und Füßen mit hypotropher Beinmuskulatur auf. Die Schwangere hatte einen in der Frühschwangerschaft schlecht eingestellten Diabetes mellitus Typ 1 (9 Jahre zuvor im 15. Lebensjahr diagnostiziert), mittlerweile mittels Insulinpumpe besser kontrolliert. In der vorherigen Schwangerschaft hatte sie, ebenfalls bei schlecht eingestelltem Blutzucker, ein Kind mit levo-Transposition der großen Arterien geboren. (b) Fetus (22 + 3 SSW) mit schwerer Form eines kaudalen Regressionssyndrom mit kompletter lumbosakraler Agenesie; im Querschnitt auf Nabelhöhe sind der untere Teil des Magens sowie eine Niere sichtbar, allerdings keine Wirbelkörper.

2.2.6 Pränatale Diagnostik

In den Mutterschaftsrichtlinien sind im Rahmen des Ultraschallscreenings drei Basis-Ultraschalluntersuchungen vorgesehen, und zwar zwischen 8 + 0 und 11 + 6 SSW, zwischen 18 + 0 und 21 + 6 SSW und zwischen 28 + 0 und 31 + 6 SSW. Auch wenn im zweiten Trimester eine erweiterte Basis-Untersuchung vorgesehen ist, so sind die Anforderungen hierbei unzureichend, da bei Einhaltung der Vorgaben eine Vielzahl von relevanten Fehlbildungen nicht erfasst werden können. Aufgrund der geringen Anforderungen an diese Untersuchung sind die Daten bezüglich Fehlbildungsentdeckungsraten beim Zweittrimester-Ultraschall nicht mit denen anderer Länder vergleichbar, die seit Jahren einen weit umfassenderen „fetal anomaly scan" fest in die Schwangerenbetreuung integriert haben (ACOG, NHS (U.K.), SCOG, ASUM, CSOGF, ISUOG).

Aufgrund des erhöhten Risikos bezüglich fetaler Fehlbildungen besteht aber gemäß den Mutterschaftsrichtlinien die Indikation, bei einem präexistenten Diabetes mellitus Typ 1 und 2 eine weiterführende Ultraschalluntersuchung zum gezielten Ausschluss von Fehlbildungen zu veranlassen bzw. durchzuführen, deren Qualitätsanforderungen jedoch in den Mutterschaftsrichtlinien nicht festgelegt sind. Diese sonographische Untersuchung erfolgt in der Regel um 20 SSW, bei Auffälligkeiten jederzeit, und umfasst eine detaillierte Untersuchung des Fetus – „von Kopf bis Fuß" –, wobei die meisten Untersucher, die für die Untersuchung qualifiziert sind, dem Protokoll und den Qualitätsanforderungen der DEGUM an die weiterführende differenzierte Ultraschalluntersuchung (DEGUM-Stufe II) im zweiten Trimester folgen [49]. Dies entspricht den Anforderungen an einen „fetal anomaly scan" in anderen Ländern; mittlerweile ist auch die für die Diagnose vieler Herzfehler, insbesondere der bei Diabetes mellitus häufig auftretenden konotrunkalen Anomalien, unerläßliche Darstellung der beiden ventrikulären Ausflusstrakte und großen Arterien obligater Bestandteil dieser Untersuchung.

Darüber hinaus ist bei Schwangeren mit vorbestehendem Diabetes mellitus wegen des damit erhöhten Risikos eines Herzfehlers beim Fetus auch immer eine fetale Echokardiographie im zweiten Trimester indiziert, eine umfassendere strukturelle kardiale Untersuchung (segmentales Vorgehen) ergänzt durch eine Untersuchung der prä-, intra- und postkardialen Blutflüsse mittels Farb- und Spektraldoppler beinhaltet [11,13,16].

Mittlerweile ist die Qualität der Ultraschallgeräte so gut, dass sowohl eine detaillierte Fehlbildungsausschlussdiagnostik als auch eine fetale Echokardiographie bereits Ende des ersten und zu Beginn des zweiten Trimesters erfolgen kann [3,62], bevorzugt zwischen 12 + 0 und 15 + 6 SSW. Diese Untersuchung kann mit einem Aneuploidie-Screening (Nackentransparenz, ggf. erweitert mit Darstellung des Nasenbeins, des Blutflusses im Ductus venosus oder über die Trikuspidalklappe in Kombination mit biochemischen Markern [PAPP-A und free β-HCG]) und einem Präeklampsie-Screening verbunden werden [38]. Hierbei ist es aufgrund der höheren Auflösung bei unzureichender Darstellung des Fetus oder auch nur einzelner seiner Organe sinnvoll, ergänzend eine transvaginale Sonographie mit einem höher frequenten Schallkopf durchzuführen, der sowohl bei der Fehlbildungsausschlussdiagnostik als auch bei der fetalen Echokardiographie die fetalen Strukturen und Blutflüsse oftmals besser darstellt. Sowohl eine frühe Fehlbildungsdiagnostik als auch eine frühe fetale Echokardiographie sollten daher bei Schwangeren mit vorbestehendem Diabetes mellitus obligat erfolgen.

> Ein vorbestehender Diabetes mellitus erfordert eine detaillierte Ultraschalluntersuchung zum Ausschluss von Fehlbildungen, inklusive einer fetalen Echokardiographie. Diese Untersuchungen sollten schon zwischen 12 und 16 SSW erfolgen.

Da aufgrund eines präexistenten Diabetes mellitus kein erhöhtes Risiko für das Auftreten fetaler Aneuploidien besteht, sind hier die auch bei nicht-diabetischen Schwangeren gültigen Vorgehensweisen angebracht. Dies gilt für das sonographische Aneuploidie-Screening ebenso wie für die genetische Diagnostik, die nicht-invasiv mittels zellfreie fetale DNA im maternalen Blut als auch invasiv mittels Chorionzottenbiopsie oder Amniozentese erfolgen kann. Auch wenn kein gezieltes Aneuploidie-Screening indiziert und gewünscht ist, so sollte bei einer frühen Fehlbildungsdiagnostik (detaillierte Ersttrimester-Untersuchung) die Nackentransparenz mitbeurteilt werden, da auch nicht-chromosomal bedingte Fehlbildungen, wie Herzfehler und Zwerchfellhernie, mit einer verdickten Nackentransparenz gehäuft assoziiert sind.

Bei einer detaillierten Fehlbildungsausschlussdiagnostik in Kombination mit einer fetalen Echokardiographie lässt sich die Mehrzahl der im Rahmen einer diabetischen Embryopathie auftretenden Fehlbildungen bereits Ende des ersten und Anfang des zweiten Trimesters diagnostizieren, wie Anenzephalie, Enzephalozele, alobare Holoprosenzephalie, eine Vielzahl von Herzfehlern, eine Heterotaxie, eine renale Agenesie, einige anorektale Malformationen sowie Reduktionsanomalien der großen Extremitäten. Eine Spina bifida aperta sowie Herzfehler sind hierbei individuell unterschiedlich gut darstellbar, abhängig von ihrer Ausprägung bzw. Typ, Größe und den vorgegebenen Untersuchungsbedingungen. Ihre Darstellbarkeit und die diesbezüglichen Entdeckungsraten sind wesentlich besser, wenn die Untersuchung eine bis zwei Wochen später als das Aneuploidie-Screening erfolgt, und zwar zwischen 14 + 0 und 15 + 6 SSW [80], wobei auch in diesem Zeitraum eine ergänzende transvaginale Sonographie vielfach sinnvoll ist. Gleiches gilt auch für das kaudale Regressionssyndrom und andere vertebrale Anomalien, die erst mit fortschreitender Ossifikation sichtbar werden. Allerdings sollte bei unauffälligen Befunden immer eine weitere sonographische Fehlbildungsausschlussdiagnostik und Echokardiographie im zweiten Trimester erfolgen, da dann die Entdeckungsraten für Fehlbildungen rund 20–30 % höher sind als bei der frühen Untersuchung, u. a. infolge späterer Manifestation zerebraler und urogenitaler Anomalien, struktureller Veränderungen bei Fehlbildungen im Laufe der Schwangerschaft und einer besserer Detailerkennbarkeit bei Größenzunahme der Organe. Für „major anomalies" liegt die Entdeckungsrate im zweiten Trimester zwischen 80 % und 90 %.

Erwähnt sei hier eine Publikation, die eine zunehmend höhere Entdeckungsraten von Fehlbildungen bei Diabetikerinnen aufzeigte, auch von kardiovaskulären Fehlbildungen, und auch unabhängig vom BMI. Die Entdeckungsraten von Fehlbildungen (51 %; RR 1,32; 95-%-KI: 1,10–1,57) waren zudem höher als in der Normalbevölkerung (39 %), für Herzfehler nach Ausschluss von Ventrikelseptumdefekten 52 % vs. 16 % (RR 3,05; 95-%-KI: 1,95–4,76). Es ist anzunehmen, dass bei Schwangeren mit vorbestehendem Diabetes mellitus die Untersuchung genauer und umfassender erfolgte, insbesondere die des fetalen Herzens [54].

Im Rahmen der pränatalen Diagnostik bestehen bei Schwangeren mit vorbestehendem Diabetes mellitus einige wichtige Besonderheiten. Die für das Aneuploidie-Screening genutzten biochemischen Parameter liegen durchschnittlich tiefer bzw. weisen einen tieferen MoM auf, gleichbleibend zwischen 11 + 0 bis 13 + 6 SSW, und zwar PAPP-A einen 15 % [67] bzw. 19 % [32] und free β-HCG einen 15 % [67] bzw. 5 % [32] niedrigeren MoM. Dies ist bei den entsprechenden Risikokalkulationen zu berücksichtigen, da ansonsten die Spezifität des Screenings deutlich abfallen würde bei nur geringem Gewinn an Sensitivität. Bedeutsamer und nicht so einfach korrigierbar sind die Einschränkungen der Effizienz der pränatalen Diagnostik bei zunehmendem BMI, insbesondere bei moderater und schwerer Adipositas, ein Phänotyp, der sich gehäuft bei Typ-2-Diabetikerinnen findet, zumal eine Adipositas das Fehlbildungsrisiko bei Diabetes mellitus möglicherweise noch erhöht [68]. Es zeigen sich abfallende Entdeckungsraten für Fehlbildungen im Rahmen der detaillierten sonographischen Untersuchung sowie der fetalen Echokardiographie, sowohl im ersten und auch im zweiten Trimester [65]. Bei besonders ungünstigen Bedingungen oder bei nicht weiter verifizierbarem Verdacht auf eine fetale Anomalie kann die Durchführung eines MRT diagnostisch indiziert sein, dessen Bildgebung relativ unabhängig vom Körperstatus der Mutter ist. Auch die Darstellbarkeit der Nackentransparenz im Rahmen des Aneuploidie-Screenings ist eingeschränkt; gleiches gilt auch für die Darstellbarkeit der „soft marker" beim „genetic scan" im zweiten Trimester [65]. Nur teilweise lässt sich dies durch den Einsatz von High-end-Geräten, besonderen Geräteeinstellungen und Untersuchungstechniken, nochmaliger Untersuchung zu einem späteren Zeitpunkt und / oder besondere Erfahrung des Untersuchers kompensieren. Ferner sinkt bei zunehmendem BMI auch der Anteil an zellfreier fetaler DNA („fetal fraction") im maternalen Blut ab und somit der Teste, die zu einem verwertbaren Ergebnis führen. Schließlich sind auch invasive diagnostische und therapeutische Maßnahmen bei schwerer Adipositas erschwert und vermehrt mit Komplikationen assoziiert [65].

Bei vorbestehendem Diabetes mellitus Typ 1 und 2 ist das Risiko von Aborten und nicht chromoso-mal und nicht syndromal bedingten Fehlbildungen, die ein oder auch mehrere Organe betreffen, erhöht. Hyperglykämien in den ersten Wochen der embryonalen Entwicklung sind der entschei-dende teratogene Faktor bei der Entstehung einer diabetischen Embryopathie. Durch eine bereits präkonzeptionell einsetzende Optimierung der Blutzuckereinstellung gelingt es, Abort- und Fehl-bildungsraten denen nicht-diabetischer Schwangerer anzunähern. Über das allgemeine Ultra-schallscreening hinausgehend sollte bei all diesen Schwangeren eine detaillierte sonographische Fehlbildungsausschlussdiagnostik und eine fetale Echokardiographie erfolgen, nicht nur im zwei-ten Trimester sondern zusätzlich bereits am Übergang vom ersten ins zweite Trimester.

Literatur

[1] Aberg A, Westbom L, Källén B. Congenital malformations among infants whose mothers had gestational diabetes or preexisting diabetes. Early Hum Dev. 2001;61:85-95.

[2] Agha MM, Glazier RH, Moineddin R, Booth G. Congenital abnormalities in newborns of women with pregestational diabetes: a time-trend analysis, 1994 to 2009. Birth Defects Res A Clin Mol Teratol. 2016;106:831-9.

[3] Asoglu MR, Gabbay-Benziv R, Turan OM, Turan S. Exposure of the developing heart to diabetic environment and early cardiac assessment: a review. Echocardiography. 2018;35:244-57.

[4] Balsells M, García-Patterson A, Gich I, Corcoy R. Major congenital malformations in women with gestational diabetes mellitus: a systematic review and meta-analysis. Diabetes Metab Res Rev. 2012;28:252-7.

[5] Basu M, Garg V. Maternal hyperglycemia and fetal cardiac development: clinical impact and underlying mechanisms. Birth Defects Rev. 2018;110:1504-16.

[6] Bell R, Glinianaia SV, Tennant PW, Bilous RW, Rankin J. Peri-conception hyperglycaemia and nephropathy are associated with risk of congenital anomaly in women with pre-existing dia-betes: a population-based cohort study. Diabetologia. 2012;55:936-47.

[7] Best KE, Tennant PW, Bell R, Rankin J. Impact of maternal body mass index on the antenatal detection of congenital anomalies. BJOG. 2012;119:1503-11.

[8] Bonifacio E, Hummel M, Walter M, Schmid S, Ziegler AG. IDDM1 and multiple family history of type 1 diabetes combine to identify neonates at high risk for type 1 diabetes. Diabetes Care. 2004;27:2695-700.

[9] Boyle B, McConkey R, Garne E, Loane M, Addor MC, et al. Trends in the prevalence, risk and pregnancy outcome of multiple births with congenital anomaly: a registry-based study in 14 European countries 1984-2007. BJOG. 2013;120:707-16.

[10] Brown HM, Green ES, Tan TCY, Gonzalez MB, Rumbold AR, et al. Periconception onset diabetes is associated with embryopathy and fetal growth retardation, reproductive tract hyperglycosy-lation and impaired immune adaptation to pregnancy. Sci Rep. 2018;8:2114.

[11] Carvalho JS, Allan LD, Chaoui R, Copel JA, DeVore GR, et al. International Society of Ultrasound in Obstetrics and Gynecology. ISUOG practice guidelines (updated): sonographic screening examination of the fetal heart. Ultrasound Obstet Gynecol. 2013;41:348-59.

[12] Cerychova R, Bohuslavova R, Papousek F, Sedmera D, Abaffy P, et al. Adverse effects of Hif1a mutation and maternal diabetes on the offspring heart. Cardiovasc Diabetol. 2018;17:68.

[13] Chaoui R, Heling K, Mielke G, Hofbeck M, Gembruch U. Qualitätsanforderungen der DEGUM zur Durchführung der fetalen Echokardiografie. Ultraschall Med. 2008;29:197-200.

[14] Correa A, Gilboa SM, Besser LM, Botto LD, Moore CA, et al. Diabetes mellitus and birth defects. Am J Obstet Gynecol. 2008;199:237.e1-9.

[15] Deputy NP, Kim SY, Conrey EJ, Bullard KM. Prevalence and changes in preexisting diabetes and gestational diabetes among women who had a live birth – United States, 2012-2016. MMWR Morb Mortal Wkly Rep. 2018;67:1201-7.

[16] Donofrio MT, Moon-Grady AJ, Hornberger LK, Copel JA, Sklansky MS, et al. Diagnosis and treatment of fetal cardiac disease: a scientific statement from the American Heart Association. Circulation. 2014;129:2183-242.

[17] Dong D, Reece EA, Lin X, Wu Y, AriasVillela N, et al. New development of the yolk sac theory in diabetic embryopathy: molecular mechanism and link to structural birth defects. Am J Obstet Gynecol. 2016;214:192-202.

[18] Dunne F, Brydon P, Smith K, Gee H. Pregnancy in women with type 2 diabetes: 12 years outcome data 1990-2002. Diabet Med. 2003;20:734-8.

[19] Eidem I, Stene LC, Henriksen T, Hanssen KF, Vangen S, et al. Congenital anomalies in newborns of women with type 1 diabetes: nationwide population-based study in Norway, 1999-2004. Acta Obstet Gynecol Scand. 2010;89:1403-11.

[20] El-Osta A, Brasacchio D, Yao D, Pocai A, Jones PL, et al. Transient high glucose causes persistent epigenetic changes and altered gene expression during subsequent normoglycemia. J Exp Med. 2008;205:2409-17.

[21] Evers IM, de Valk HW, Visser GH. Risk of complications of pregnancy in women with type 1 diabetes: nationwide prospective study in the Netherlands. BMJ. 2004;328:915.

[22] Gabbay-Benziv R, Reece EA, Wang F, Yang P. Birth defects in pregestational diabetes: defect range, glycemic threshold and pathogenesis. World J Diabetes. 2015;6:481-8.

[23] Galindo A, Burguillo AG, Azriel S, Fuente Pde L. Outcome of fetuses in women with pregestational diabetes mellitus. J Perinat Med. 2006;34:323-31.

[24] Garne E, Loane M, Dolk H, Barisic I, Addor MC, et al. Spectrum of congenital anomalies in pregnancies with pregestational diabetes. Birth Defects Res A Clin Mol Teratol. 2012;94:134-40.

[25] Giampietro PF, Raggio CL, Blank RD, McCarty C, Broeckel U, et al. Clinical, genetic and environmental factors associated with congenital vertebral malformations. Mol Syndromol. 2013;4:94-105.

[26] Given JE, Loane M, Garne E, Addor MC, Bakker M, et al. Metformin exposure in first trimester of pregnancy and risk of all or specific congenital anomalies: exploratory case-control study. BMJ. 2018;361:k2477.

[27] Glinianaia SV, Tennant PW, Bilous RW, Rankin J, Bell R. HbA(1c) and birthweight in women with pre-conception type 1 and type 2 diabetes: a population-based cohort study. Diabetologia. 2012;55:3193-203.

[28] Helle EIT, Biegley P, Knowles JW, Leader JB, Pendergrass S, et al. First trimester plasma glucose values in women without diabetes are associated with risk for congenital heart disease in offspring. J Pediatr. 2018;195:275-8.

[29] Hippich M, Beyerlein A, Hagopian WA, Krischer JP, Vehik K, et al. Teddy Study Group. Genetic contribution to the divergence in type 1 diabetes risk between children from the general population and children from affected families. Diabetes. 2019;68:847-57.

[30] Hoang TT, Marengo LK, Mitchell LE, Canfield MA, Agopian AJ. Original findings and updated meta-analysis for the association between maternal diabetes and risk for congenital heart disease phenotypes. Am J Epidemiol. 2017;186:118-28.

[31] Hotu S, Carter B, Watson PD, Cutfield WS, Cundy T. Increasing prevalence of type 2 diabetes in adolescents. J Paediatr Child Health. 2004;40:201-4.

[32] Huttly WJ, Bestwick JP, Wald NJ. Insulin dependent diabetes mellitus (IDDM) and first trimester markers in prenatal screening for Down Syndrome. Prenat Diagn. 2016;36:192-3.

[33] Inkster ME, Fahey TP, Donnan PT, Leese GP, Mires GJ, et al. Poor glycated haemoglobin control and adverse pregnancy outcomes in type 1 and type 2 diabetes mellitus: systematic review of observational studies. BMC Pregnancy Childbirth. 2006;6:30.

[34] Inkster ME, Fahey TP, Donnan PT, Leese GP, Mires GJ, et al. The role of modifiable pre-pregnancy risk factors in preventing adverse fetal outcomes among women with type 1 and type 2 diabetes. Acta Obstet Gynecol Scand. 2009;88:1153-7.

[35] Janssen PA, Rothman I, Schwartz SM. Congenital malformations in newborns of women with established and gestational diabetes in Washington State, 1984-91. Paediatr Perinat Epidemiol. 1996;10:52-63.

[36] Jovanovic L, Knopp RH, Kim H, Cefalu WT, Zhu XD, et al. Elevated pregnancy losses at high and low extremes of maternal glucose in early normal and diabetic pregnancy: evidence for a protective adaptation in diabetes. Diabetes Care. 2005;28:1113-7.

[37] Kim SY, Deputy NP, Robbins CL. Diabetes during pregnancy: surveillance, preconception care, and postpartum care. J Womens Health (Larchmt). 2018;27:536-41.

[38] Kozlowski P, Gembruch U, Gonser M, Kähler C, Kagan KO, et al. Empfehlungen der DEGUM und der FMF Deutschland zum Einsatz von Ersttrimester-Screening, früher Fehlbildungsdiagnostik, Screening an zellfreier DNA (NIPT) und diagnostischen Punktionen. Ultraschall Med. 2019;40:176-93.

[39] Leirgul E, Brodwall K, Greve G, Vollset SE, Holmstrøm H, et al. Maternal diabetes, birth weight, and neonatal risk of congenital heart defects in Norway, 1994-2009. Obstet Gynecol. 2016;128:1116-25.

[40] Lin X, Yang P, Reece EA, Yang P. Pregestational type 2 diabetes mellitus induces cardiac hypertrophy in the murine embryo through cardiac remodeling and fibrosis. Am J Obstet. Gynecol. 2017;217:216.e1-13.

[41] Lisowski LA, Verheijen PM, Copel JA, Kleinman CS, Wassink S, Visser GH, Meijboom EJ. Congenital heart disease in pregnancies complicated by maternal diabetes mellitus. An international clinical collaboration, literature review, and meta-analysis. Herz. 2010;35:19-26.

[42] Liu S, Joseph KS, Lisonkova S, Rouleau J, Van den Hof M, et al. Canadian Perinatal Surveillance System (Public health agency of Canada). Association between maternal chronic conditions and congenital heart defects: a population-based cohort study. Circulation. 2013;128:583-9.

[43] Liu S, Rouleau J, León JA, Sauve R, Joseph KS, et al. Canadian Perinatal Surveillance System. Impact of pre-pregnancy diabetes mellitus on congenital anomalies, Canada, 2002-2012. Health Promot Chronic Dis Prev Can. 2015;35:79-84.

[44] Liu S, Evans J, MacFarlane AJ, Ananth CV, Little J, et al. Association of maternal risk factors with the recent rise of neural tube defects in Canada. Paediatr Perinat Epidemiol. 2019;33:145-53.

[45] Loffredo CA, Wilson PD, Ferencz C. Maternal diabetes: an independent risk factor for major cardiovascular malformations with increased mortality of affected infants. Teratology. 2001;64:98–106.

[46] Lorenzen T, Pociot F, Johannesen J, Kristiansen OP, Nerup J. Danish IDDM Epidemiology and Genetics Group. A population-based survey of frequencies of self-reported spontaneous and induced abortions in Danish women with type 1 diabetes mellitus.. Diabet Med. 1999;16:472-6.

[47] Ludvigsson JF, Neovius M, Söderling J, Gudbjörnsdottir S, Svensson AM, et al. Periconception glycaemic control in women with type 1 diabetes and risk of major birth defects: population based cohort study in Sweden. BMJ. 2018;362:k2638.

[48] Macintosh MC, Fleming KM, Bailey JA, Doyle P, Modder J, Acolet D, Golightly S, Miller A. Perinatal mortality and congenital anomalies in babies of women with type 1 or type 2 diabetes in England, Wales, and Northern Ireland: population based study. BMJ. 2006;333:177.

[49] Merz E, Eichhorn KH, von Kaisenberg C, Schramm T. Arbeitsgruppe der DEGUM-Stufe III. Aktualisierte Qualitätsanforderungen an die weiterführende differenzierte Ultraschalluntersuchung

in der pränatalen Diagnostik (= DEGUM-Stufe II) im Zeitraum von 18 + 0 bis 21 + 6 Schwangerschaftswochen. Ultraschall Med. 2012;33:593-6.

[50] Mills JL. Malformations in infants of diabetic mothers. Birth Defects Res A Clin Mol Teratol. 2010;88:769-78.

[51] Miodovnik M, Mimouni F, Dignan PS, Berk MA, Ballard JL, et al. Major malformations in infants of IDDM women: vasculopathy and early first-trimester poor glycemic control. Diabetes Care. 1988; 11:713-8.

[52] Mumford SL, Garbose RA, Kim K, Kissell K, Kuhr DL, et al. Association of preconception serum 25-hydroxyvitamin D concentrations with livebirth and pregnancy loss: a prospective cohort study. Lancet Diabetes Endocrinol. 2018;6:725-32.

[53] Nasri HZ, Houde Ng K, Westgate MN, Hunt AT, Holmes LB. Malformations among infants of mothers with insulin-dependent diabetes: is there a recognizable pattern of abnormalities? Birth Defects Res. 2018;110:108-13.

[54] Newham JJ, Glinianaia SV, Tennant PW, Rankin J, Bell R. Improved antenatal detection of congenital anomalies in women with pre-gestational diabetes: population-based cohort study. Diabet Med. 2013;30:1442-8.

[55] Øyen N, Diaz LJ, Leirgul E, Boyd HA, Priest J, et al. Prepregnancy diabetes and offspring risk of congenital heart disease: a nationwide cohort study. Circulation. 2016;133:2243-53.

[56] Parnell AS, Correa A, Reece EA. Pre-pregnancy obesity as a modifier of gestational diabetes and birth defects associations: a systematic review. Matern Child Health J. 2017;21:1105-20.

[57] Persson M, Norman M, Hanson U. Obstetric and perinatal outcomes in type 1 diabetic pregnancies: a large, population-based study. Diabetes Care. 2009;32:2005-9.

[58] Persson M, Pasupathy D, Hanson U, Westgren M, Norman M. Pre-pregnancy body mass index and the risk of adverse outcome in type 1 diabetic pregnancies: a population-based cohort study. BMJ Open. 2012;2:e000601.

[59] Peterson C, Grosse SD, Li R, Sharma AJ, Razzaghi H, et al. Preventable health and cost burden of adverse birth outcomes associated with pregestational diabetes in the United States. Am J Obstet Gynecol. 2015;212:74.e1-9.

[60] Priest JR, Yang W, Reaven G, Knowles JW, Shaw GM. Maternal mid-pregnancy glucose levels and risk of congenital heart disease in offspring. JAMA Pediatr. 2015;169:1112-6.

[61] Rankin J, Tennant PW, Stothard KJ, Bythell M, Summerbell CD, et al. Maternal body mass index and congenital anomaly risk: a cohort study. Int J Obes (Lond). 2010;34:1371-80.

[62] Ray JG, O'Brien TE, Chan WS. Preconception care and the risk of congenital anomalies in the offspring of women with diabetes mellitus: a meta-analysis. QJM. 2001;94:435-44.

[63] Rosenn B, Miodovnik M, Combs CA, Khoury J, Siddiqi TA. Glycemic thresholds for spontaneous abortion and congenital malformations in insulin-dependent diabetes mellitus. Obstet Gynecol. 1994;84:515-20.

[64] Schäfer-Graf UM, Buchanan TA, Xiang A, Songster G, Montoro M, et al. Patterns of congenital anomalies and relationship to initial maternal fasting glucose levels in pregnancies complicated by type 2 and gestational diabetes. Am J Obstet Gynecol. 2000;182:313-20.

[65] Schäfer-Graf U, Gembruch U, Louwen F, Schmidt M. Adipositas und Schwangerschaft. Frauenarzt. 2017;58:22-7.

[66] Simeone RM, Devine OJ, Marcinkevage JA, Gilboa SM, Razzaghi H, et al. Diabetes and congenital heart defects: a systematic review, meta-analysis, and modeling project. Am J Prev Med. 2015;48:195-204.

[67] Spencer K, Cowans NJ, Spencer CE, Achillea N. A re-evaluation of the influence of maternal insulin-dependent diabetes on fetal nuchal translucency thickness and first-trimester maternal serum biochemical markers of aneuploidy. Prenat Diagn. 2010;30:937-40.

[68] Stothard KJ, Tennant PW, Bell R, Rankin J. Maternal overweight and obesity and the risk of congenital anomalies: a systematic review and meta-analysis. JAMA. 2009;301:636-50.

[69] Suhonen L, Hiilesmaa V, Teramo K. Glycaemic control during early pregnancy and fetal malformations in women with type I diabetes mellitus. Diabetologia. 2000;43:79-82.

[70] Taylor RAM, Mackie A, Mogra R, Pinner J, Rajendran S, et al. Caudal regression syndrome in a fetus of a glucokinase-maturity-onset diabetes of the young pregnancy. Diabet Med. 2019;36:252-5.

[71] Tennant PW, Glinianaia SV, Bilous RW, Rankin J, Bell R. Pre-existing diabetes, maternal glycated haemoglobin, and the risks of fetal and infant death: a population-based study. Diabetologia. 2014;57:285-94.

[72] Tennant PW, Rankin J, Bell R. Maternal body mass index and the risk of fetal and infant death: a cohort study from the North of England. Hum Reprod. 2011;26:1501-11.

[73] Turan S, Turan OM, Miller J, Harman C, Reece EA, et al. Decreased fetal cardiac performance in the first trimester correlates with hyperglycemia in pregestational maternal diabetes. Ultrasound Obstet Gynecol. 2011;38:325-31.

[74] von Kaisenberg C, Chaoui R, Häusler M, Kagan KO, Kozlowski P, et al. Quality requirements for the early fetal ultrasound assessment at 11–13 + 6 weeks of gestation (DEGUM levels II and III). Ultraschall Med. 2016;37:297-302.

[75] Wang H, Wender-Ozegowska E, Garne E, Morgan M, Loane M, et al. Insulin analogues use in pregnancy among women with pregestational diabetes mellitus and risk of congenital anomaly: a retrospective population-based cohort study. BMJ Open. 2018;8:e014972.

[76] Wender-Ozegowska E, Wróblewska K, Zawiejska A, Pietryga M, Szczapa J, Biczysko R. Threshold values of maternal blood glucose in early diabetic pregnancy - prediction of fetal malformations. Acta Obstet Gynecol Scand. 2005;84:17-25.

[77] Wren C, Birrell G, Hawthorne G. Cardiovascular malformations in infants of diabetic mothers. Heart. 2003;89:1217–20.

[78] Wu Y, Reece EA, Zhong J, Dong D, Shen WB, et al. Type 2 diabetes mellitus induces congenital heart defects in murine embryos by increasing oxidative stress, endoplasmic reticulum stress, and apoptosis. Am J Obstet Gynecol. 2016;215:366.e1-10.

[79] Xu C, Chen X, Reece EA, Lu W, Yang P. The increased activity of a transcription factor inhibits autophagy in diabetic embryopathy. Am J Obstet Gynecol. 2019;220:108.e1-12.

[80] Yagel S, Cohen SM, Porat S, Daum H, Lipschuetz M, et al. Detailed transabdominal fetal anatomic scanning in the late first trimester versus the early second trimester of pregnancy. J Ultrasound Med. 2015;34:143-9.

[81] Yang P, Reece EA, Wang F, Gabbay-Benziv R. Decoding the oxidative stress hypothesis in diabetic embryopathy through proapoptotic kinase signaling. Am J Obstet Gynecol. 2015;212:569-79.

[82] Zhao Z, Reece EA. New concepts in diabetic embryopathy. Clin Lab Med. 2013;33:207-33.

[83] Zhao E, Zhang Y, Zeng X, Liu B. Association between maternal diabetes mellitus and the risk of congenital malformations: a meta-analysis of cohort studies. Drug Discov Ther. 2015;9:274-81.

[84] Zhao Z, Cao L, Hernández-Ochoa E, Schneider MF, Reece EA. Disturbed intracellular calcium homeostasis in neural tube defects in diabetic embryopathy. Biochem Biophys Res Commun. 2019;514:960-6.

2.3 Einfluss und Behandlung von Spätkomplikationen bei T1DM/ T2DM in der Schwangerschaft (Retinopathie, Nephropathie, Neuropathie, Makroangiopathie, Schilddrüse)

Andreas Lueg

2.3.1 Übersicht

Sowohl Typ-1-Diabetes als auch Typ-2-Diabetes führen bei einem Teil der Diabetiker zu Folgeschäden u. a. an Augen, Nieren, Nerven und Gefäßen. Bei Typ-1-Diabetes treten darüber hinaus auch gehäuft autoimmunbedingte Veränderungen an der Schilddrüse (Autoimmunthyreopathie) auf. Diese Folgeschäden können auch schon bei Frauen im gebärfähigen Alter auftreten. Insbesondere bei Typ-1-Diabetikerinnen kann durch die ggf. frühe Manifestation im Kindesalter bereits eine erhebliche Erkrankungsdauer bestehen, was das Auftreten von Folgeschäden wahrscheinlicher macht. Bei Typ-2-Diabetikerinnen bestehen gelegentlich schon bei Krankheitsmanifestation nachweisbare Veränderungen. Das Alter der Frauen bei der Konzeption liegt heute deutlich höher als noch vor 50 Jahren, auch dadurch ist die Prävalenz von Folgeschäden bei Schwangeren gestiegen. Die diabetischen Folgeschäden haben Auswirkungen auf die Prognose der Mutter, in einigen Fällen auch des Kindes. Eine aktuelle Metaanalyse [16] zeigte, dass bei Typ-1-Diabetes in der Schwangerschaft das Outcome durch das Auftreten mikrovaskulärer Folgeschäden insgesamt deutlich beeinflusst wird: Dabei wurden zehn Studien mit 3.239 Schwangerschaften ausgewertet (Tab. 2.2).

Tab. 2.2: Die Mikroangiopathie erhöht das Risiko für folgende Komplikationen nach [16].

Odds Ratios	Manifeste diabetische Nephropathie	Mikroalbuminurie	Diabetische Retinopathie
Präeklampsie	7,19	4,19	3,02
Frühgeburt	4,14		1,57
Geburtsgewicht: Small for gestational age	6,23		
Large for gestational age	0,41		

Eine wichtige Komplikation der Schwangerschaft, die Präeklampsie, wird an andere Stelle in diesem Buch behandelt.

Ein aktueller Review aus 2019 [17] kommt zusammenfassend zu dem Schluss, dass die Schwangerschaft selbst und auch die Anzahl der Schwangerschaften im Wesentlichen vorhandene Folgeschäden verstärken können, nicht aber selbst Folgeschäden verursachen. Die meisten Veränderungen sind transient.

2.3.2 Diabetische Retinopathie (DRP)

Die am häufigsten vorliegende mikrovaskuläre Komplikation in der Schwangerschaft ist die diabetische Retinopathie. Nach einer aktuellen australischen Untersuchung [8] wird die Prävalenz bei Schwangeren mit Typ-2-Diabetes mit 14 % und mit Typ-1-Diabetes mit 34–72 % beziffert, für Deutschland liegt die Rate bei Typ-1-Diabetes laut Registern bei circa 20–25 %.

Die DRP kann sich nicht nur in der Schwangerschaft verschlechtern, sondern auch in dieser Zeit manifest werden. Die Entwicklung und das Fortschreiten der DRP wird durch Schwangerschaftshormone gefördert. Während des zweiten Trimenons erhöht sich die Insulinresistenz und auch der Blutdruck steigt nach dem Absinken im ersten Trimenon wieder deutlich an. Das Blutvolumen erhöht sich und erreicht im zweiten Trimenon seinen Höhepunkt. Die Kortisolspiegel steigen ebenfalls an. Insgesamt besteht in der Schwangerschaft ein hyperkoagulatorischer Status. Die Schwangerschaft selbst ist ein unabhängiger Risikofaktor für die DRP [11]. Das Risiko für die Entwicklung einer Retinopathie ist bei schwangeren Typ-1-Diabetikerinnen verdoppelt im Vergleich zu Typ-1-Diabetikerinnen, die nicht schwanger sind. Das Progressionsrisiko ist, bei gleicher Diabetesdauer, unabhängig vom Diabetestyp. Das Risiko eines Fortschreitens der Retinopathie hängt vom präkonzeptionellen Befund in der Funduskopie ab (Tab. 2.3). Leider wird längst nicht bei allen schwangeren Diabetikerinnen eine Funduskopie zum Staging zu Beginn der Schwangerschaft oder besser noch vor der Konzeption durchgeführt. In einer Studie aus der Republik Irland, die 2015 publiziert wurde, wurden nur rund 60 % der schwangeren Diabetikerinnen ausreichend augenärztlich untersucht. 35 % erhielten keine Funduskopie [3].

Tab. 2.3: Präkonzeptioneller Fundusbefund und Progression der Retinopathie (Daten aus verschiedenen Studien).

Fundusbefund präkonzeptionell	Manifestation / Progression der Retinopathie
Normalbefund / minimale Fundusveränderungen	10–26 % Zunahme der Fundusveränderungen
milde nicht-proliferative Retinopathie	10–20 % Zunahme der Fundusveränderungen 2–6 % Übergang zur proliferativen Retinopathie
mäßige bis schwere nicht-proliferative Retinopathie	30–54 % Zunahme der Fundusveränderungen 7–29 % Übergang zur proliferativen Retinopathie
proliferative Retinopathie	58 % Zunahme der Proliferationen
proliferative Retinopathie mit präkonzeptioneller Laserkoagulation	26 % Zunahme der Proliferationen
präkonzeptionelle Laserkoagulation mit vollständiger Remission der Proliferationen	Progress-Risiko minimal

Folgende weitere Einflussfaktoren auf Entwicklung bzw. Progression einer diabetischen Retinopathie sind erwähnenswert:

Diabetische Nephropathie

Eine manifeste diabetische Nephropathie (DN) ist in mehreren Studien, unter anderem der DCCT, mit einer erhöhten Inzidenz einer DRP verbunden. Beides sind mikrovaskuläre Folgeschäden, die häufig kombiniert auftreten. Bei einer persistierenden Proteinurie vor der 20. Schwangerschaftswoche besteht ein signifikant erhöhtes Progress-Risiko.

Arterielle Hypertonie

Sowohl die chronische arterielle Hypertonie, wie auch die Schwangerschaftshypertonie, sind mit der Entstehung und Progression einer diabetischen Retinopathie in der Schwangerschaft assoziiert. Besonders der erhöhte diastolische Blutdruck gilt als Risikofaktor. Eine aktuelle irische Studie zeigt, dass auch der systolische Blutdruck prognostisch wichtig ist.

Nikotinabusus

Das Rauchen ist mit dem Auftreten und dem Progress von mikrovaskulären Folgeschäden in Allgemeinen und dem bei der DRP im Speziellen korreliert.

Diabetesdauer

Je länger die Diabeteserkrankung besteht, desto höher ist das Risiko für die Entwicklung und Progression einer DRP. Ein signifikanter Anstieg des Risikos besteht bei einer Diabetesdauer von mehr als zehn Jahren.

Schwangerschaftsanämie

Die Anämie könnte über eine lokale Ischämie in der Retina durch den erniedrigten Hämoglobinspiegel, zu einer Progression der retinalen Gefäßveränderungen führen. Die Studienlage hierzu ist allerdings dünn.

Erhöhter präkonzeptioneller HbA1c-Wert / schnelle HbA1c-Senkung

Eine schlechte Diabeteseinstellung gemessen am HbA1c-Wert ist mit Entwicklung einer DRP assoziiert. Es besteht ein erhöhtes Risiko für die Progression einer DRP.

In der Schwangerschaft werden niedrig-normale Blutglukosewerte angestrebt, um die Glukosebelastung des Kindes durch die Mutter zu reduzieren. Die dafür notwendige schnelle Blutglukoseoptimierung kann eine akute Verschlechterung einer bestehenden DRP auslösen. Nach einer aktuellen irischen Studie verdoppelt sich das Progressionsrisiko für eine DRP bei einer starken HbA1c-Senkung zwischen dem

1. und 3. Trimenon (über 1,38 %-Punkte HbA1c-Senkung im Vergleich zu 0,74 %-Punkten) [3].

Das diabetische Makulaödem ist eine weitere Komplikation des Diabetes mellitus und kann auch zusammen mit einer Retinopathie auftreten. Etwa 30 % der schwangeren Diabetikerinnen entwickeln eine Makulopathie (Tab. 2.4). Die Spontanremissionsquote ist auch ohne Laserkoagulation nach Ende der Schwangerschaft hoch. Es sind Remissionsraten von 90 % beschrieben. Die therapeutische Intervention ist bei einem den Visus bedrohenden fokalen Makulaödem ohne Beteiligung der Fovea indiziert.

Tab. 2.4: Präkonzeptioneller Makulabefund und Progression der Makulopathie nach den Daten einer irischen Studie aus 2015 [3].

Makulabefund präkonzeptionell	Manifestation / Progression der Makulopathie
Normalbefund	ca. 13 % milde Makulopathie
präexistierende Makulopathie	ca. 7 % Verschlechterung der Makulopathie

Die Prognose *post partum* ist gut: Geringgradige Veränderungen unter der Schwangerschaft bilden sich zumeist innerhalb eines Jahres nach der Geburt auf den Status quo ante zurück. Die Remissionsrate liegt für die nicht-proliferative DRP auch ohne eine Laserkoagulation bei über 50 %. Proliferative Veränderungen persistieren *post partum* länger. Die langfristige Prognose der DRP wird durch die Schwangerschaft nicht verschlechtert. Die Zahl der Schwangerschaften spielt hier ebenfalls langfristig keine Rolle.

Die ischämische Makulopathie ist leider nicht behandelbar. Die Prognose für den Visus ist schlecht. Die Lasertherapie ist hier sinnlos. Es kommt zu einem Kapillarverschluss des Randschlingennetzes um die Fovea centralis mit einer Minderdurchblutung.

Konsequenzen für die Betreuung von Diabetikerinnen in der Schwangerschaft
- Vollständige panretinale Lasertherapie vor der Konzeption bei Bestehen einer schweren nicht-proliferativen oder proliferativen DRP.
- Bei unzureichender Diabeteseinstellung ist möglichst bereits vor der Konzeption eine Stoffwechseloptimierung anzustreben.
- Bei einer präkonzeptionellen Lasertherapie sollte die Stoffwechseloptimierung parallel erfolgen.
- Augenärztliche Kontrollen (Abb. 2.7):
  - vor der geplanten Schwangerschaft
  - sofort nach Diagnose der Schwangerschaft
  - danach alle drei Monate bis zur Geburt des Kindes
  - monatliche bzw. Terminierung in Absprache mit dem Augenarzt bei Erstmanifestation bzw. Progress einer diabetischen Retinopathie
  - mehrfache augenärztliche Kontrollen im ersten Jahr *post partum*; ggf. bedarfsangepasste Therapie bei persistierenden Veränderungen (siehe hierzu auch Abb. 2.7)

opthalmologische Betreuung vor und in der diabetischen Schwangerschaft

Ophthalmologische Kontrolle
prae conceptionem

| keine oder geringe retinale Veränderungen | milde bis mäßige nichtproliferative Retinopathie | schwere nichtproliferative oder proliferative Retinopathie |

stabil

Zunahme der Veränderungen

initiale panretinale Photokoagulation

Kontrolle 1× pro Trimester
+ 2–3 Monate *post partum*

monatliche Kontrolle
+ 2–3 Monate *post partum*

ggf. erneute Photokoagulation

bei Glaskörperblutung ggf. Vitrektomie

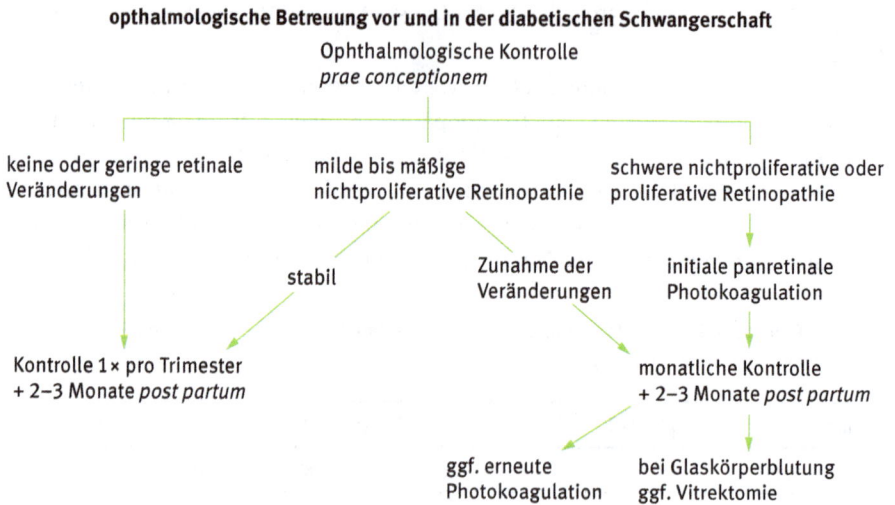

Abb. 2.7: Ophthalmologische Betreuung von schwangeren Diabetikerinnen (Kleinwechter, H. et al. S3-Leitlinie Diabetes und Schwangerschaft, AWMF-Registernummer 057–023, Stand 12/2014).

2.3.3 Diabetische Nephropathie (DN)

Rund 3 % der Frauen mit Typ-1-Diabetes haben eine manifeste DN. Dies bedeutet, dass nur sehr wenige Typ-1-Diabetikerinnen im gebärfähigen Alter eine fortgeschrittene Nephropathie haben. Deshalb sind selbst in Schwerpunkteinrichtungen nur geringe Fallzahlen zu finden. Die Prävalenz der Nephropathie bei Typ-1-Diabetikerinnen ist insgesamt über die letzten 25 Jahre gesunken, was sicher auf die flächendeckend verbesserte Betreuung von Typ-1-Diabetekern in den entwickelten Ländern zurückzuführen ist. Die Daten für die DN und Schwangerschaft bei Typ-2-Diabetes sind, besonders in höheren Stadien, begrenzt. Ältere Studien zeigen eine sehr geringe Prävalenz für die DN. Zumeist handelt es sich dabei um frühere Stadien (Mikro-/Makroalbuminurie), nicht aber um eine fortgeschrittene Niereninsuffizienz.

Albuminurienachweis: Gemäß der Leitlinie „Diabetes und Schwangerschaft" [6] soll für die Quantifizierung der Albuminurie ein Mittelwert aus zwei spontanen Urinproben ermittelt werden (Tab. 2.5). Diese Vorgehensweise korreliert sehr gut mit dem Mittelwert aus der zweimaligen Bestimmung aus 24 h-Sammelurin. Dieser sollte als Albumin-/Kreatinen-Ratio angegeben werden. Der 24 h-Sammelurin stellt weiterhin den Goldstandard dar, hat aber das Problem der unzuverlässigen Urinsammlung.

Das Ausmaß der Albuminurie ist ein wichtiger Prädiktor von Komplikationen in der Schwangerschaft. Die Ereignisrate für Präeklampsie, Frühgeburt und SGA-Neugeborene sind in Tab. 2.6 zusammengestellt.

Tab. 2.5: Bestimmungen der Urinalbumin-Konzentration in der Schwangerschaft.

Methode	Normo-albuminurie	Mikro-albuminurie	Makro-albuminurie	Bewertung
24 h-Urin	< 30 mg/24 h	30–300 mg/24 h	> 300 mg/24 h	Goldstandard: unzuverlässige Sammlung
Spontanurin: Albumin-/ Kreatinin-Ratio	< 30 mg/g Kreatinin	30–300 mg/g Kreatinin	> 300 mg/g Kreatinin	Alternative: Mittelwert aus 2 Messungen zu beliebiger Tageszeit
Spontanurin	< 20 mg/l	20–200 mg/l	> 200 mg/l	Validität ungeklärt

Quelle: Kleinwechter, H. et al. S3-Leitlinie Diabetes und Schwangerschaft, AWMF-Registernummer 057–023, Stand 12/2014

Tab. 2.6: Nephropathie-Stadium und Risiko für Komplikationen in der Schwangerschaft.

	Normoalbuminurie	Mikroalbuminurie	Makroalbuminurie
Präeklampsie	6–7 %	42–58 %	64 %
Frühgeburt	35 %	62 %	91 %
„Small for gestational age"-Neu-geborene	2 %	4 %	45 %

Die DN beeinflusst das fetale Outcome im Wesentlichen auf zwei Wegen:
- Es entwickelt sich eine ernste mütterliche Hypertonie, die, sollte sie nicht medikamentös kontrollierbar sein, zu einer frühen Entbindung zwingt.
- Die gestörte Plazentaentwicklung führt zu einer Mangelversorgung des Fetus mit der Konsequenz einer fetalen Wachstumsretardierung, was ebenfalls zu einer frühzeitigen Entbindung zwingen kann, oder ggf. zum intrauterinen Kindstod führt.

Eine bereits vor der Schwangerschaft bestehende DN ist mit einem mehr als zweifach erhöhten Risiko für kongenitale Missbildungen assoziiert als bei Diabetikerinnen ohne Nephropathie. Die hohe Frühgeburtenrate vor der 34. SSW ließ sich in einer Studie bei Schwangeren mit Mikroalbuminurie von 23 % auf 0 % senken, indem schon vor der 20. Schwangerschaftswoche der Blutdruck mittels α-Methyl-Dopa auf unter 140/90 mmHg abgesenkt wurde. Dies senkte auch die Präeklampsierate auf etwas mehr als die Hälfte.

Schwangerschaften bei Diabetikerinnen unter Hämodialyse oder Peritonealdialyse sind sehr selten. Das Risiko für Frühgeburt oder eine Wachstumsretardierung ist höher als bei Patientinnen nach Nierentransplantation.

Außer den bekannten Risikofaktoren für das Auftreten und Fortschreiten einer DN scheint die Einnahme von oralen Kontrazeptiva bei Typ-1-Diabetikerinnen zu einem gehäuften Auftreten einer Makroalbuminurie nach im Median 21 Jahren zu führen (18 % vs. 2 % bei Nichteinnahme). Dies wurde in einer Studie aus 2005 gezeigt.

Die Schwangerschaft selbst ist, nach den bisherigen Daten, nicht kritisch im Hinblick auf Entwicklung und Fortschreiten einer DN [13]. Bei Vorliegen einer manifesten Nephropathie ist das Risiko deutlich erhöht. Eine Metanalyse zur Niereninsuffizienz in der Schwangerschaft aus 2015 [15] zeigte, dass eine Schwangerschaft mit Niereninsuffizienz der Mutter mit einem erhöhten Risiko für Präeklampsie, Frühgeburt, „Small for gestational age"/geringes Geburtsgewicht, Kaiserschnitt und Abort einhergeht. Dies bestätigt ältere Daten, die ebenfalls ein hohes Kindsrisiko bei fortgeschrittener Nephropathie zeigten: erhöhte Frühgeburtenrate, Wachstumsretardierung, intrauteriner Fruchttod sowie die erhöhte peri- und neonatale Mortalität. Dies gilt auch für die nicht-diabetische Niereninsuffizienz. Das Risiko für Präeklampsie und Frühgeburt war bei Schwangerschaften mit DN, im Vergleich zu solchen mit anderen Nephropathie-Ursachen, signifikant geringer.

Die Schwangerschaft selbst hatte dabei keinen negativen Effekt auf die Nierenfunktion im Vergleich zu Frauen mit Niereninsuffizienz, aber ohne stattgehabte Schwangerschaft. Diese Aussage bezieht sich aber nur auf die CKD-Stadien 1–3. Schwangerschaften mit höheren CKD-Stadien kamen in den der Metaanalyse zugrundeliegenden Studien nicht vor, möglicherweise, weil die geringe Fertilität in diesen Stadien eine Schwangerschaft unwahrscheinlich macht. Andere Untersuchungen zeigen, dass bei einer eingeschränkten Nierenfunktion mit einer Kreatinin-Clearance von unter 60 ml/min oder einer Proteinurie über 3 g/24 h vor der Schwangerschaft das Risiko für einen zusätzlichen permanenten Nierenschaden deutlich erhöht ist.

Für die Beratung der Frauen mit manifester Nephropathie und Kinderwunsch ist auch wichtig, neben der erhöhten Rate von Sectiones und Geburtseinleitungen, die Prognose der Mutter zu berücksichtigen: Nach einer neuseeländischen Studie [2] benötigte jede 3. schwangere Diabetikerin mit einer manifesten Nephropathie innerhalb von sieben Jahren eine Nierenersatztherapie. Dies obwohl die Nierenfunktion während der Schwangerschaft stabil war.

Mütter mit manifester Nephropathie waren in zwei Studien innerhalb von 16–25 Jahren zu 11–35 % verstorben. 19 % hatten einen Progress in die terminale Niereninsuffizienz. Eine Studie aus 1995 zeigte aber auch, dass 22 % der lebendgeborenen Kinder von Frauen mit manifester Nephropathie eine psychomotorische Retardierung aufwiesen, 11 % sogar eine schwere Form.

Es gibt nur wenig Daten zur Schwangerschaft nach Nierentransplantation und besonders nach kombinierter Pankreas-/Nierentransplantation. Eine retrospektive Auswertung der Daten von Diabetikerinnen mit kombinierter Pankreas-/Nierentransplantation aus dem CRISTAL-Register in Frankreich aus 2017 zeigte aktuelle Ergebnisse: 22 Transplantierte mit insgesamt 26 Schwangerschaften, die keinen Abort im ersten Trimenon hatten, wurden eingeschlossen. Das fetale Überleben lag bei 93 %.

73 % der Geburten erfolgten per Kaiserschnitt. 80 % der Kinder waren Frühgeburten. Das mittlere Gestationsalter lag bei 34 Wochen. 17 % der Neugeborenen hatten ein Geburtsgewicht unterhalb der 10. Perzentile für die jeweilige Gestationsdauer. 71 % hatten ein Geburtsgewicht unter 2.500 g. 16 % bedurften einer neonatalen intensivmedizinischen Behandlung. Eine Schwangerschaftshypertonie entwickelten 54 %, davon bekamen 46 % eine Präeklampsie und 8 % ein HELLP-Syndrom. 32 % der Hypertonikerinnen hatten bereits präkonzeptionell einen Hypertonus. Die Transplantate überstanden die Schwangerschaft zumeist unbeschadet: Niere 96 % bzw. 73 %, Pankreas 100 % bzw. 69 % ein Jahr nach der Geburt bzw. 84 Monate *post partum*. Dies entspricht dem Transplantatüberleben einer Vergleichsgruppe ohne Schwangerschaft. Aus den dargestellten Daten folgt, dass eine Schwangerschaft auch mit kombinierter Pankreas-/Nierentransplantation möglich ist, wenn eine stabile Transplantatfunktion vorliegt. Das Risiko ist aber deutlich erhöht. Wichtig ist die rechtzeitige Schwangerschaftsplanung. Die Frauen sollten zwei Jahre nach einer erfolgten Transplantation warten bis sie schwanger werden. Durch intensive Aufklärung der Schwangeren und ein enges multidisziplinäres Monitoring sowie Therapieanpassung kann zu einem optimalen Outcome für Mutter, Kind und Transplantat beigetragen werden.

Konsequenzen für die Betreuung von Diabetikerinnen mit diabetischer Nephropathie in der Schwangerschaft

- Die DN stellt keine Kontraindikation für eine Schwangerschaft dar.
- Die DN erhöht aber das Risiko für Mutter und Kind für Komplikationen.
- Das Risiko für Mutter und Kind erhöht sich deutlich bei einer eingeschränkten glomerulären Filtrationsrate (CKD 3 und höher, GFR < 60 ml/min/1,73 m²) oder schwer einstellbarem Bluthochdruck mit Blutdruckwerten persistierend über 140/90 mmHg. In diesem Fall kann auch von einer Schwangerschaft abgeraten werden, um die Mutter zu schützen.
- Die Nierentransplantation ist mit geringeren Risiken für Mutter und Kind verbunden als die Dialysetherapie. Deshalb sollten die Frauen bei Kinderwunsch über eine Nieren- oder kombinierte Nieren-/Pankreastransplantation nachdenken und von einem Transplantationsmediziner beraten werden.
- Bei Kinderwunsch und nach bestätigter Schwangerschaft sollte die Albuminausscheidung im Spontanurin gemessen werden, um das Präeklampsie-Risiko einschätzen zu können. Diese Messungen sollten auch während der weiteren Schwangerschaft erfolgen.
- Kontrazeptiva erhöhen bei Typ-1-Diabetikerinnen das Risiko für eine Makroalbuminurie, deshalb sollten die Frauen diesbezüglich kontinuierlich überwacht werden.
- Schwangere mit Nephropathie und Bluthochdruck vor 20 SSW sollten konsequent während der gesamten Schwangerschaft unter 140/90 mmHg eingestellt werden.
- Schwangere mit Mikroalbuminurie profitieren von einer frühen Gabe von α-Methyl-Dopa, auch wenn kein Hochdruck vorliegt. Dies minimiert die Frühgeburtenrate und halbiert die Rate für die Präeklampsie.
- Nach einer Nieren- oder kombinierten Pankreas-/Nierentransplantation sollte rund 2 Jahre mit einer Schwangerschaft gewartet werden. Dann kann, bei stabiler Transplantatfunktion, eine Schwangerschaft in Erwägung gezogen werden. Das Risiko ist dabei für Mutter und Kind erhöht.

2.3.4 Diabetische Neuropathie (DNP)

Es gibt nach wie vor keine zuverlässigen Daten zur Prävalenz der DNP in der Schwangerschaft. In der Literatur wird die Häufigkeit einer autonomen Neuropathie in der Schwangerschaft für Diabetikerinnen mit langer Diabetesdauer mit 8,5–30 % angegeben. Diese Daten stammen aber aus 1993 und 2003. Die Prävalenz ist danach nicht erhöht im Vergleich zu nicht schwangeren Diabetikerinnen mit gleicher Diabetesdauer. Nach den bisherigen Erkenntnissen ist die Schwangerschaft selbst kein Risikofaktor für das Auftreten oder die Verschlechterung einer DNP.

Bei schwangeren Frauen mit autonomer kardialer Neuropathie kann die physiologische Anpassung an die Schwangerschaft gestört sein. Dies kann sich z. B. durch vermehrte Orthostaseprobleme bemerkbar machen. Sehr problematisch kann sich eine autonome Neuropathie des Magen-Darm-Traktes in der Schwangerschaft auswirken, vor allem die Gastroparese. Dabei ist zu bemerken, dass auch bei nichtdiabetischen Schwangeren eine Gastroparese auftreten kann. Nur rund 30 % der Gastroparesen sind durch einen Diabetes mellitus zu erklären. Kollagenosen, vorausgegangene Virusinfekte und Medikamenten-Nebenwirkungen kommen unter anderem als weitere Ursachen in Frage. Bis zu 50 % aller Gastroparesen während der Schwangerschaft (einschließlich der nichtdiabetischen Frauen) bleiben letztendlich ungeklärt. Die Schwangerschaft per se ist assoziiert mit einer gastrointestinalen neuromuskulären Dysfunktion und Dysrhythmien der Magenmotilität. Dies konnte sowohl bei Diabetikerinnen als auch bei nichtdiabetischen Schwangerschaften gezeigt werden. Die Klinik der Gastroparese in der Schwangerschaft ist häufig nicht von der Hyperemesis gravidarum zu unterscheiden. Aus Einzelfallbeschreibungen geht hervor, dass das Volumen des Erbrochenen bei der Gastroparese höher sein dürfte und dass die Beschwerden bei der Gastroparese über das erste Trimenon hinaus bestehen. Die autonome Neuropathie kann auch zu einer gestörten Gegenregulation bei Hypoglykämien führen. Dies kann die normnahe Einstellung deutlich erschweren. Ein besonders schwerer Fall, der von Achong et al. 2011 [1] publiziert wurde, zeigte neben der typischen Gastroparese auch ausgeprägte ileusartige Episoden, heftige abdominelle Schmerzen, Übelkeit, Erbrechen und erhebliche Probleme bei der bedarfsgerechten Ernährung. Dieser Fall von Gastroparese trat allerdings bei einer nichtdiabetischen Schwangeren auf, zeigt aber, wie kompliziert im ungünstigsten Fall Diagnostik und Therapie sein können.

Nach der Leitlinie „Diabetes und Schwangerschaft" [6] sollten Frauen mit langjährigem Diabetes mellitus möglichst schon präkonzeptionell auf eine autonome Neuropathie hin untersucht werden. Dabei sollten eine Gastroparese und eine hypotone orthostatische Dysregulation ausgeschlossen werden. Bei einer schweren Gastroparese sollte, wegen der bereits o. g. erheblichen Probleme für Mutter und Kind, von einer Schwangerschaft abgeraten werden. Ein dänischer Fallbericht aus 2015 [4] zeigte allerdings eine im Wesentlichen gut führbare Schwangerschaft unter einem Magenschrittmacher.

Bei Frauen mit einer vorbestehenden diabetischen Neuropathie sollte die Basis-diagnostik gemäß der Nationalen Versorgungsleitlinie „Neuropathie bei Diabetes im Erwachsenenalter" [9] erfolgen. Dabei sind eine sorgfältige Anamnese und Beschwer-denerhebung sowie die Herzfrequenzvariationsanalyse und der Orthostasetest wich-tige Bestandteile.

2.3.5 Makroangiopathie (DMA)

Das Risiko für das Auftreten kardiovaskulärer Komplikationen ist bei Diabetikerin-nen um den Faktor 3 erhöht. Die höchste Risikosteigerung haben Diabetikerinnen mit einer DN und / oder einer arteriellen Hypertonie. Frauen mit Diabetes und einer KHK haben ein erhöhtes Schwangerschaftsrisiko. Ursächlich sind die physiologischen Belastungen, die sich durch die Schwangerschaft ergeben: erhöhter Sauerstoffver-brauch, myokardialer Stress, Flüssigkeitsveränderung während der Gravidität und erhöhtes Schlagvolumen und Auswurffraktion unter der Geburt. Daneben können sich Hypoglykämien über die Aktivierung der adrenergen Gegenregulation proar-rhythmisch auswirken. Eine aktuelle Untersuchung zeigte keine erhöhte Rate kon-genitaler Missbildungen [12].

Kardiovaskuläre Komplikationen in der Schwangerschaft sind erfreulicherweise selten. In der Zeit von 1953 bis 1998 wurden nach einer Übersichtsarbeit nur 20 Myo-kardinfarkte in der Schwangerschaft beschrieben. Die Mortalitätsrate lag damals mit 50 % sehr hoch. Die Überlebenschancen für den Myokardinfarkt haben sich durch die modernen Möglichkeiten der kardiologischen Therapie deutlich verbessert. Eine Untersuchung aus 2005 fand nur noch eine Mortalitätsrate von 7,3 %. Eine aktuelle Studie von 2019 [14] aus den Vereinigten Staaten zeigte an einer Stichprobe aus der Nationwide Inpatient Sample Database, die 43.437.621 Schwangerschaften zwischen 2005–2014 einschloss, eine Inzidenz von 8,7 Myokardinfarkten auf 100.000 Schwan-gerschaften. Diabetikerinnen hatten ein deutlich erhöhtes Risiko. Die Inzidenz stieg über den Beobachtungszeitraum um relativ 19 % an. Die Mortalität betrug 4,7 % und sank über den Beobachtungszeitraum um relativ rund 40 %. Prädiktoren für einen akuten Myokardinfarkt waren in dieser großen Untersuchung: höheres Alter, schwarze Hautfarbe, Komorbiditäten (Hypertonie, Herzinsuffizienz, Thrombophilie, Diabetes mellitus, Rauschgiftmissbrauch, Rauchen, Hyperlipidämie, tiefe Beinvenen-thrombose), Transfusionen, Flüssigkeits- und Elektrolytstörungen sowie postpartale Komplikationen (Blutungen, Infektionen, Depressionen).

Eine vorbestehende KHK ist, angesichts der deutlichen Prognoseverbesserung, nicht mehr per se eine Kontraindikation für eine Schwangerschaft. Erfordert aber eine gute linksventrikuläre Funktion und das Fehlen von Ischämiezeichen sowie eine exzellente kardiologische Mitbetreuung und möglichst einer Revaskularisation prä-konzeptionell. Grundsätzlich empfiehlt es sich nach einem Myokardinfarkt bzw. einer

Revaskularisation ein Jahr zu warten, weil nach dieser Zeit das Risiko für eine erneute Ischämie gesunken ist.

2.3.6 Schilddrüse

Autoimmunthyreopathie

Bei Schwangeren mit Typ-1-Diabetes besteht eine hohe Prävalenz für eine Autoimmunthyreoiditis. Diese ist bei einem Alter der Schwangeren von über 30 Jahren besonders deutlich. Während bei nicht-diabetischen Schwangeren eine Prävalenz bei 5,2 % vorliegt, beträgt diese bei Typ-1-diabetischen Schwangeren 16 %.

Pathophysiologisch bedeutet die eingeschränkte Schilddrüsenhormonproduktion während der Schwangerschaft ein erhöhtes perinatales Sterblichkeitsrisiko, welches rund viermal höher liegt als bei normaler Schilddrüsenfunktion. Des Weiteren ist die intellektuelle und die psychomotorische Entwicklung des Kindes negativ beeinflusst. Kinder von Müttern mit erhöhten TPO-Antikörpern haben nach einer niederländischen Studie ein erhöhtes Risiko für das Auftreten eines Aufmerksamkeit-Defizit-Syndroms (ADS).

Die häufig asymptomatische Autoimmunthyreoiditis muss bereits in der Frühschwangerschaft diagnostiziert werden, weil selbst eine subklinische Verlaufsform der Schilddrüsenhormonsubstitution bedarf, um die fetale Entwicklung nicht zu gefährden. Es sollte deshalb bei Schwangerschaftswunsch bereits präkonzeptionell der TSH-Spiegel bestimmt werden. Dies muss spätestens bei Bekanntwerden der Schwangerschaft umgehend erfolgen. Bei Auffälligkeiten des TSH-Wertes sollten gemäß der Leitlinie „Diabetes und Schwangerschaft" folgende diagnostische Schritte erfolgen:
– Bestimmung von fT4 im Serum
– Bestimmung der TPO-Antikörper
– Schilddrüsensonographie

Die TPO-Antikörper sind in 90 % der Fälle von Autoimmunthyreopathie nachweisbar. Bei unauffälligem TSH-Spiegel präkonzeptionell sollte eine weitere Kontrolle im ersten Trimenon, am besten direkt nach Bekanntwerden der Schwangerschaft erfolgen. Das Screening mittels des TSH-Wertes allein reicht völlig aus. Die weiteren Untersuchungen sollten nur erfolgen, wenn der TSH-Wert auffällig ist.

Auch bei einer subklinischen Hypothyreose sollte unmittelbar eine Schilddrüsenhormon-Substitution mit L-Thyroxin erfolgen. Eine Gabe von 50 µg Levothyroxin in den ersten Wochen nach Bekanntwerden der Schwangerschaft ist nach Mann [7] unproblematisch. Bei einer Kontrolle von TSH und fT4 nach 4 Wochen besteht praktisch kein Risiko einer Überdosierung. Diese könnte möglicherweise negative Folgen auf die Hirnentwicklung haben. Dies wurde in der Rotterdamer Studie „Generation R" beschrieben [5].

Die Jodidgabe während und nach der Schwangerschaft kann unabhängig vom TPO-Antikörpertiter erfolgen. Eine Hashimoto-Thyreoiditis wird hierdurch weder ausgelöst, noch verschlimmert.

Postpartale Schilddrüsendysfunktion

Diese postpartale autoimmune Störung der Schilddrüsenfunktion, wird zumeist durch eine Hypothyreose, manchmal auch durch eine vorübergehende Hyperthyreose klinisch auffällig. Das typische Manifestationsfenster liegt in den ersten sechs Monaten nach der Geburt. Sie tritt bei Frauen mit Typ-1-Diabetes häufiger auf (16–25 %) als bei nicht-diabetischen Frauen (5–7 %).

Begünstigend für das Auftreten einer postpartalen Schilddrüsendysfunktion wirken: Alter über 30 Jahre, autoimmuntypische Schilddrüsenbefunde (inhomogene, echoarme Schilddrüse, in der Farbdoppler-Untersuchung gesteigerte Durchblutung) und erhöhte präkonzeptionelle TPO-Autoantikörpertiter. Bei Verdacht auf einen Morbus Basedow müssen auch die Thyreotropin-Rezeptor-Autoantikörper (TRAK) bestimmt werden.

Die postpartale Schilddrüsendysfunktion muss nur bei manifester Hypothyreose bzw. bei Vorliegen eines Morbus Basedow behandelt werden. Der TSH-Spiegel muss bis zur Normalisierung postpartal kontrolliert werden.

> Konsequenzen für die Betreuung von Diabetikerinnen:
> – frühzeitiges TSH-Screening präkonzeptionell und direkt nach Bekanntwerden der Schwangerschaft
> – bei auffälligem TSH-Spiegel Bestimmung von fT4 und TPO-Antikörpern
> – zügige L-Thyroxin-Substitution zur Vermeidung von späteren psychomotorischen und intellektuellen Defiziten bzw. eines ADHS beim Kind auch bei subklinischer Hypothyreose
> – Kontrolle der Substitution mittels TSH und fT4
> – die postpartale Schilddrüsendysfunktionsstörung in den ersten sechs Monaten nach der Geburt muss nur behandelt werden, wenn eine manifeste Hypothyreose oder ein Morbus Basedow vorliegen

2.3.7 Zusammenfassung Folgeschäden

Diabetische Folgeschäden erhöhen das Risiko für Mutter und Kind auf die verschiedenste Weise. Eine engmaschige multidisziplinäre Betreuung einschließlich der präkonzeptionellen Beratung und Stoffwechseloptimierung verringern dieses Risiko.

Literatur

[1]   Achong N, Fagermo N, Scott K, D'emden M. Gastroparesis in pregnancy: case report and literature review. Obstetric medicine. 2011;4(1):30-4.

[2]   Bagg W, Neale L, Henley P, MacPherson P, Cundy T. Long-term maternal outcome after pregnancy in women with diabetic nephropathy. The New Zealand medical journal. 2003;116(1180):U566.

[3]   Egan AM, McVicker L, Heerey A, Carmody L, Harney F, et al. Diabetic retinopathy in pregnancy: a population-based study of women with pregestational diabetes. J Diabet Res. 2015;310239.

[4]   Fuglsang J, Ovesen PG. Pregnancy and delivery in a woman with type 1 diabetes, gastroparesis, and a gastric neurostimulator. Diabetes care. 2015;38(5):e75.

[5]   Ghassabian A, Bongers-Schokking JJ, de Rijke YB, van Mil N, Jaddoe VW, et al. Maternal thyroid autoimmunity during pregnancy and the risk of attention deficit/hyperactivity problems in children: the generation r study. Thyroid. 2012;22(2):178-186.

[6]   Kleinwechter H, Bührer C, Hunger-Battefeld W, Kainer F, Kautzky Willer A, et al. Diabetes und Schwangerschaft. S3-Leitlinie, AWMF-Registernummer 057–023; Stand 12/2014.

[7]   Mann K, Hintze G. Wichtige endokrine Funktionsstörungen bei Schwangeren. Deutsche medizinische Wochenschrift (1946). 2016;141(18):1304-12.

[8]   Morrison JL, Hodgson LA, Lim LL, Al-Qureshi S. Diabetic retinopathy in pregnancy: a review. Clinical & experimental ophthalmology. 2016;44(4):321-34.

[9]   Nationale Versorgungs-Leitlinie Neuropathie bei Diabetes im Erwachsenenalter. 1. Aufl. Version 3, AWMF-Register-Nr. nvl-001e; 2012.

[10] Normand G, Brunner F, Badet L, Buron F, Catton M, et al. Pregnancy outcomes in simultaneous pancreas and kidney transplant recipients: a national French survey study. Transpl Int. 2017 Sep;30(9):893-902.

[11] Rosenthal JM, Johnson MW. Management of Retinal Diseases in Pregnant Patients. Journal of ophthalmic & vision research. 2018;13(1):62-5.

[12] Samii L, Kallas-Koeman M, Donovan LE, Lodha A, Crawford S, et al. The association between vascular complications during pregnancy in women with Type 1 diabetes and congenital malformations. Diabet Med. 2019;36(2):237-42.

[13] Spotti D. Pregnancy in women with diabetic nephropathy. J Nephrol. 2019;32(3):379-88.

[14] Tripathi B, Kumar V, Pitiliya A, Arora S, Sharma P, et al. Trends in incidence and outcomes of pregnancy-related acute myocardial infarction (from a nationwide inpatient sample database). The American journal of cardiology. 2019;123(8):1220-7.

[15] Zhang JJ, Ma XX, Hao L, Liu LJ, Lv JC, et al. A systematic review and meta-analysis of outcomes of pregnancy in CKD and CKD outcomes in pregnancy. CJASN. 2015;10(11):1964-78.

[16] Xiang LJ, Wang Y, L GY, Huang Q. Association of the presence of microangiopathy with adverse pregnancy outcome in type 1 diabetes: a meta-analysis. Taiwanese journal of obstetrics & gynecology. 2018;57(5):659-64.

[17] Zurawska-Klis M, Cypryk K. The impact of pregnancy and parity on Type 1 diabetes complications. Curr Diabetes Rev. 2019.

2.4 Therapie

Helmut Kleinwechter, Norbert Demandt

Die Therapie von schwangeren Frauen mit Typ-1- und Typ-2-Diabetes hat sich anhand klinischer Forschungsergebnisse und Diversifikation der Betreuung in den letzten Jahren verändert. Aber nicht alle Innovationen im Bereich z. B. der Insulinanaloga oder der Technik brachten den gewünschten Fortschritt [1].

2.4.1 Diät (Medizinische Ernährungstherapie)

Die in der Schulung für Patienten mit Typ-1- und Typ-2-Diabetes vermittelten Inhalte zur Ernährung gelten auch für die Schwangerschaft [2]. Viele Patienten mit Typ-1-Diabetes gehen heute mit Kohlenhydraten (KH) bzw. Kohlenhydrateinheiten (KE) sehr großzügig um, und halten sich nicht immer an die in Schulungen vermittelten Regeln. Eine gewisse Disziplinierung für die Dauer der Schwangerschaft ist hilfreich, z. B. Beschränkung der KH-Menge für einzelne Mahlzeiten (nicht mehr als 5–6 KE pro Hauptmahlzeit), regelmäßig über den Tag verteilte Mahlzeiten und Bevorzugen von Speisen mit niedrigem GI < 55. Frauen mit Typ-2-Diabetes und präkonzeptioneller Adipositas sollten eine kalorienbeschränkte, eiweißreiche Kost mit ca. 40–50 % KH-Anteil an den Tageskalorien einhalten, in Anlehnung an die Ernährungstherapie des GDM [3]. Das gilt auch für den zunehmenden Anteil Frauen mit Typ-1-Diabetes und Adipositas.

Bei der Diätberatung kommt es auf einfache und praktikable Regeln an, übermäßige Komplexität überfordert die Schwangeren und reduziert deren Adhärenz.

2.4.2 Glukosemonitoring

Die Überwachung der Glukosewerte ist heute prinzipiell auf 3 Wegen möglich:
- Selbstmonitoring der kapillären, auf Plasma kalibrierten Vollblutglukose (SMBG, kapBG, Goldstandard)
- Monitoring der subkutanen Gewebeglukose (scGG)
- ärztliche Labormessung entweder der venösen Vollblutglukose mit einem auf Plasma kalibrierten Gerät oder der venösen Plasmaglukose direkt nach präanalytischer Verarbeitung von venöser Vollblutglukose (ärztliches Monitoring)

2.4.2.1 Zielwerte

Die Zielwerte in der Schwangerschaft sind für kapBG niedriger als außerhalb der Schwangerschaft [2]:

- nüchtern und präprandial: 65–95 mg/dl (3,6–5,3 mmol/l)
- 1 h postprandial: < 140 mg/dl (< 7,7 mmol/l)
- 2 h postprandial: < 120 mg/dl (< 6,6 mmol/l)
- vor dem Schlafen: 90–120 mg/dl (5,0–6,6 mmol/l)
- nachts 2–4 Uhr: > 60 mg/dl (3,3 mmol/l)

Diese Zielwerte sollen nicht verwendet werden, solange die Schwangerschaft noch nicht bestätigt ist, da ansonsten bei Typ-1-Diabetes das Risiko für schwere Hypoglykämien erhöht wird. Die postprandialen Werte werden nach Beginn der Mahlzeit gemessen.

2.4.2.2 Selbstmonitoring der Blutglukose (SMBG)

Goldstandard des Selbstmonitoring der Blutglukose (SMBG) ist die kapilläre Blutglukosemessung mit tragbaren Geräten. Die Einweisung soll ausschließlich durch trainiertes Fachpersonal erfolgen. Das Gerät soll durch Gutachten unabhängiger Prüfinstitute die DIN EN ISO 15197 in der jeweils aktuellen Fassung erfüllen und möglichst beste Genauigkeit aufweisen, d. h. eine Unrichtigkeit von maximal 5 % und eine Impräzision von maximal 2 % [4]. Schwangere sollen unbedingt mit den besten, d. h. genauesten Geräten am Markt ausgestattet werden.

Die Richtigkeit des SMBG wird durch gerätespezifische Kontrolllösungen überprüft. Der Toleranzbereich ist dabei vorgegeben. Die Kontrolllösung kann der Schwangeren verschrieben werden – Haltbarkeit, richtige Lagerung und Anwendung sind dabei zu beachten. Die Richtigkeit wird erstmalig überprüft, wenn das originalverpackte Gerät der Verpackung entnommen wird – vor dem Ersteinsatz. Danach sollten Kontrollen stattfinden:

- bei Chargenwechsel der Teststreifen
- bei Anbrechen einer neuen Teststreifendose
- bei unplausiblen Ergebnissen
- wenn die Symptome nicht zu den gemessenen Werten passen.

Die Überprüfung des Geräts mit einer ärztlichen Point-of Care-Test (POCT)-Methode oder mit einer Labormessung ist keine Überprüfung der Richtigkeit, sondern eine Vergleichsmessung, bei der sich die Fehler beider Messungen addieren können.

> Alle Schwangeren sollen die kapilläre SMBG und die schriftliche Protokollführung in einem geeigneten Tagebuch beherrschen.

2.4.2.3 CGM, rtCGM

Das kontinuierliche Gewebeglukosemonitoring (CGM) kann entweder verblindet mit retrospektiver Auslesung der Werte oder in Echtzeit („realtime") als rtCGM durchgeführt werden. CGM-Systeme müssen mindesten zweimal täglich mit kapillären Messungen in stabilen Phasen kalibriert werden (Ausnahme: Dexcom G6, Kalibrierung möglich, aber nicht zwingend erforderlich). Wird die Kalibrierung in Phasen stark sich verändernder kapBG durchgeführt, kann es zu erheblichen Abweichungen der scGG und nachfolgend therapeutischen Fehlentscheidungen kommen. Beim rtCGM kann die Schwangere jederzeit die aktuellen Werte und Verlaufstrends durch Pfeile einsehen. An den Geräten können Zielbereiche (üblicherweise 70–180 mg/dl – 3,9–10 mmol/l) eingestellt werden, um die Zeit im Zielbereich erfassen zu können („time in range", TIR). Bei Über- oder Unterschreiten von eingestellten Grenzen können die Geräte Alarme als Vibration und akustisch abgeben.

Bei insulinbehandelten Schwangeren (Typ 1, Typ 2) ist nach Ergebnissen der GlucoMOMS-Studie intermittierend eingesetztes, verblindetes CGM mit retrospektiver Auswertung ineffektiv zur Reduktion des HbA1c-Wertes und der LGA-Rate [5]. Die CONCEPTT-Studie fand beim Einsatz eines rtCGM bei Planung einer Schwangerschaft von Frauen mit Typ-1-Diabetes, die sich mit ICT oder CSII behandeln, keine Vorteile; bei bereits eingetretener Schwangerschaft zeigen sich nur marginale Vorteile bei der HbA1c-Absenkung und signifikante Reduktionen der LGA-90-%-Rate, der Rate neonataler Hypoglykämien mit i.v.-Glukosetherapie und der Dauer des Verbleibs der Neugeborenen auf der Neugeborenen-Intensivstation (NICU) > 1 Tag; allerdings waren die Schwangeren primär schlecht geführt und eingestellt, die LGA-Raten und der fetale Hyperinsulinismus in beiden Gruppen extrem hoch [6] und ein erheblicher Anteil Neugeborener (14 %) musste nach Entlassung erneut stationär aufgenommen werden. Die Compliance (Sensortragezeit) war geringer als bei Typ-1-Diabetes außerhalb der Schwangerschaft und die Kontaktaufnahme wegen Fragen zum oder Problemen mit dem Sensor waren 35-mal häufiger wie mit kapillärer Messung, was Betreuerressourcen erschöpft. Letztlich haben sogar Schwangere mit ICT besser abgeschnitten als jene mit CSII, was untypisch ist [7].

Der Einsatz von rtCGM sollte für Schwangere mit Typ-1-Diabetes erwogen werden, die entweder eine Hypoglykämie-Wahrnehmungsstörung oder / und eine Anamnese mit mindesten 2 schweren Hypoglykämien und Fremdhilfe in den vorangehenden 12 Monaten hatten, am besten in Kombination mit einer Insulinpumpe und der Möglichkeit der passageren Basalratenunterbrechung. Einstellungen auf rtCGM sollten nur zertifizierte Teams vornehmen, die ein ambulantes Glukoseprofil strukturiert auswerten können, und die Teilnahme der Schwangeren an einem Schulungsprogramm (z. B. SPECTRUM) ist verpflichtend.

2.4.2.4 iscCGM (FGM)

Das intermittierend scannende CGM (iscCGM) ist auch unter dem vom Hersteller geprägten Begriff Flash Glucose Monitoring (FGM) bekannt. Das einzige bislang verfügbare System ist der FreeStyle Libre®. Der am Oberarm befestigte, firmenseitig vorkalibrierte Sensor misst für 2 Wochen in Abständen von wenigen Minuten die Gewebeglukose und muss nicht neu kalibriert werden. Der Glukosewert kann durch Scannen mit einem externen Gerät jederzeit abgerufen werden und wird dann mit Trendpfeilen für den prognostizierten Glukoseverlauf angezeigt. Darüber hinaus wird der Glukoseverlauf der letzten 8 Stunden ausgelesen. Eine kürzlich in den Markt gebrachte Zweitversion ist zusätzlich mit Alarmfunktionen ausgestattet.

FreeStyle Libre® ist für Ersatzmessungen und für Schwangere zugelassen. Ersatzmessungen („nonadjunctive use") bedeutet, dass auf der Basis des abgelesenen Gewebeglukosewerts Therapieentscheidungen (z. B. Höhe der Insulindosis) getroffen werden dürfen. Endpunktstudien bei Schwangeren liegen bislang nicht vor. Eine erste Pilotstudie zeigt zwar eine gute Übereinstimmung mit kapillären Selbstmessungen im Bereich des Error Grid A und B nach Clarke [8], hieraus kann aber für Schwangere mit Typ-1- und Typ-2-Diabetes nicht abgeleitet werden, dieses System sei generell sicher und genau und ersetze alle Blutglukosemessungen.

In einer aktuellen Übersicht werden verschiedene Risiken und Nachteile von iscCGM erörtert, die es bei Schwangeren im Besonderen zu berücksichtigen gilt [9]:

Insertion und Gebrauch

Pflasterhautreaktionen kommen vor, hierüber soll aufgeklärt werden, der Anteil liegt z. Zt. < 10 %. Bei Sensorausfall kann nicht kalibriert oder der gleiche Sensor erneut gelegt werden.

Hypoglykämie

Zwischen Blut- und Gewebeglukose besteht ein 5-Minuten-„time-lag" (physiologische Zeitdifferenz), bei fallender Blutglukose zeigt der Sensor deshalb ein zu hohes Ergebnis an, das System Dexcom G5®-rtCGM ist FGM bei Hypoglykämie-Wahrnehmungsstörung überlegen.

SMBG

Die kapilläre Blutglukose soll (muss) gemessen werden:
- in Phasen starker Blutspiegelveränderungen
- bei Hypoglykämie oder vermuteter Hypoglykämie
- wenn Symptome nicht zu den Sensorergebnissen passen
- bei Nutzung des FreeStyle Libre® Boluskalkulators
- vor und während Autofahrten nach der deutschen S2e-Leitlinie Diabetes und Straßenverkehr [10]

Postprandiale Glukose

Das Wirkprofil kurzwirksamer Insulinanaloga muss berücksichtigt werden, um Insulin-Überlappungen und damit Hypoglykämierisiken zu vermeiden.

Genauigkeit

Eine kleine Charge Sensoren weist eine Mittlere Absolute Relative Differenz (MARD) > 15 % auf, von daher sind Vergleiche SMBG vs. Sensor zur Abschätzung der Genauigkeit nüchtern hilfreich, z. B. vor dem Frühstück („Hilfskalibrierung"). Bei größeren Abweichungen sollen weitere Therapieentscheidungen nur auf der Basis kapillärer Messungen erfolgen.

Effektivität

Bislang liegen bei Schwangeren keine Studien zu relevanten Surrogatparametern oder Endpunkten vor, Bedeutung und Schlussfolgerungen aus der TIR sind noch nicht abschließend geklärt. Ein iscCGM sollte bei Schwangeren ebenfalls nur von zertifizierten Teams eingesetzt werden als Schulungsinstrument und / oder unterstützende Glukosemessung, um unmittelbar nach strukturiertem Auswerten der Messungen Konsequenzen für die Einstellung zu ziehen. Auch hier ist die vorherige Teilnahme der Schwangeren an einem Schulungsprogram (FLASH) obligat.

> Die verschiedenen CGM-Varianten ersetzen derzeit nicht die etablierten Methoden des kapillären Blutglukose-Monitorings.

2.4.2.5 HbA1c

Der HbA1c-Wert erlaubt die Beurteilung der Einstellungsqualität und prognostische Aussagen z. B. zu Fehlbildungen, perinataler Mortalität, LGA und Frühgeburtlichkeit. Der HbA1c sollte als Laborwert mit DCCT/IFCC-Standard alle 4–6 Wochen gemessen werden, in Ringversuchen sollten Unrichtigkeit und Impräzision so gering wie möglich sein. Störungen durch Anämien oder Hb-Varianten müssen berücksichtigt werden.

Ziel ist eine präkonzeptionelle Einstellung, die über die gesamte Schwangerschaft mit tendenziell sinkender Tendenz gehalten werden soll. Dieses Ziel erreichen höchstens 30–50 % der Frauen [11]. Erfreulich ist, dass auch bei HbA1c-Werten > 6,5 % am Beginn der Schwangerschaft durch die diabetologische Therapie und Erreichen eines HbA1c-Niveaus < 6,5 % nach 24 SSW die Raten an Frühgeburtlichkeit und LGA gesenkt werden konnten [12].

2.4.3 Pharmakotherapie

Insulin / Insulinanaloga

Insulin aspart und Insulin lispro sind kurzwirksamen Humaninsulinen gleichwertig, aber beide sind nicht überlegen [13], das gilt sowohl für die Applikation per ICT als auch CSII. Für Insulin glulisin ist die Datenlage unzureichend. Für das schnell wirksame Insulin aspart (Fiasp) liegen keine Daten vor. Als langwirksame Analoga können Insulin detemir und Insulin glargin 100 eingesetzt werden, beide sind NPH-Insulinen nicht überlegen. Für Insulin degludec und Insulin glargin 300 ist die Datenlage unzureichend, das gilt auch für alle Biosimilar-Insuline. Von daher sollten Insulinanaloga immer differenzialtherapeutisch begründet eingesetzt werden. Bei mit OAD oder GLP-1-Agonisten therapierten Frauen mit Typ-2-Diabetes können primär Humaninsuline eingesetzt werden.

Orale Antidiabetika (OAD)/GLP-1-Agonisten

OAD und GLP-1-Agonisten sind nicht für die Schwangerschaft zugelassen, im Vergleich zu Insulin bei Typ-2-Diabetes unzureichend untersucht (außer Metformin) und sollen daher gegen Insulin getauscht werden. Es ist zu empfehlen, die bisher eingesetzten Medikamente schon präkonzeptionell schrittweise mit Beginn der Insulintherapie überlappend zu reduzieren und dann ganz abzusetzen. Metformin ist ausgeprägt plazentagängig. Metformin bis 2 g/Tag könnte Off-Label eingesetzt werden, wenn bei unzureichender Einstellung eine Insulinresistenz klinisch vermutet werden muss. Das ist z. B. bei adipösen Schwangeren und einem Insulinbedarf > 1,5–2,0 U/kg KG der Fall.

2.4.4 Technik

CSII

Der Evidenzstand nach systematischen Übersichten und Metaanalysen belegt, dass vom Ergebnis her ICT und CSII gleichwertig sind [15]. Über die Art der Insulinapplikation sollen daher alle Frauen mit Kinderwunsch nach ausführlicher Beratung über die Vor- und Nachteile sowie Darstellung der spezifischen Risiken (z. B. Katheterdiskonnektion, Ketoazidose bei CSII) selbst entscheiden. Ideal ist der in eine vollständige Schulung (z. B. INPUT) eingebettete Beginn der Insulinpumpentherapie mindestens 3 Monate vor der Konzeption. Bei eingetretener Schwangerschaft sollte der Beginn einer CSII vermieden und die ICT optimiert werden.

> Die CSII-Einstellung und -Schulung sollen rechtzeitig vor der Konzeption abgeschlossen sein.

Sensorunterstützte Pumpentherapie (SUP)

Diese Variante der CSII sollte nach derzeitigem Erkenntnisstand nur in begründeten Einzelfällen für Frauen erwogen werden, die nach belastbaren Kriterien ein erhöhtes Hypoglykämierisiko haben. Dann sollte die Pumpe in Kombination mit rtCGM die Möglichkeit der passageren Basalratenunterbrechung bieten.

Hybrid-Closed-Loop

Insulinpumpen, die algorithmusgesteuert die Basalrate verändern können, sind in Deutschland bereits zugelassen. Daten zu Verläufen und Ergebnissen von Schwangerschaften liegen nicht vor.

Closed-Loop / Do-it-yourself Automated Insulin Delivery (DIY-AID)

Bei Closed-Loop-Systemen wird neben Sensor und Pumpe noch ein Tablet oder Smartphone zwischengeschaltet, um die Insulinzufuhr vollständig nach Ergebnissen der Gewebeglukose-Messung per Algorithmus zu verändern. Pilotstudien bei Schwangeren mit Typ-1-Diabetes sind hierzu abgeschlossen, die Ergebnisse unbefriedigend [16,17].

Nach unserer Kenntnis wurde noch nicht über eine Schwangerschaft mit einem DIY-AID-System berichtet. Zahlreiche ungeklärte Rechtsfragen sind zu beachten [18].

2.4.5 Anpassung Insulindosis

Der Tagesbedarf für Insulin ändert sich im Verlauf der Schwangerschaft, aber niemals abrupt.

Insulindosis im Schwangerschaftsverlauf

Bei Typ-1-Diabetes kann der Insulinbedarf im 1. Trimenon unmittelbar nach Diagnose der Schwangerschaft etwas fallen, um dann um die 9. SSW herum etwas anzusteigen und anschließend bis zur 16. SSW wieder abzufallen. Ab ca. 16–18 SSW steigt der Insulinbedarf im Mittel um 5 % pro Woche. Etwa 3–4 Wochen vor der Geburt fällt der Insulinbedarf etwas ab [19]. Der Mehrbedarf an Insulin kann das 1,5- bis 3-fache gegenüber präkonzeptionell betragen, beim Typ-2-Diabetes tendenziell noch höher liegen. Der hier dargestellte Verlauf beruht auf Mittelwerten, im Einzelfall kann der Verlauf hiervon deutlich abweichen. Ein plötzlicher Rückgang des Insulinbedarfs um mehr als 15 % pro Tag in den letzten Wochen vor der Geburt muss umgehend Anlass sein, geburtsmedizinisch eine Präeklampsie abzuklären [20].

Die kontinuierliche Anpassung der prandialen und basalen Insulindosierung soll die Schwangere selbst vornehmen können. Die hierfür notwendigen Regeln werden ihr in der Schulung vermittelt.

Fetale Lungenreifeinduktion

Bei Frühgeburtsbestrebungen ist die fetale Lungenreifeinduktion mit einem injizierbaren Glukokortikoid-Präparat, z. B. zweimal Betamethason 12 mg i. m. im Abstand von 24 h, nur vor 34 + 0 SSW indiziert. Dies führt zu erheblichem Anstieg der BG-Werte, sodass eine prospektive Anpassung der Insulindosierungen nach dem Kopenhagen-Schema empfohlen wird [21]:

- 1. Tag: Nachtbasis + 25 %
- 2. Tag: alle Dosierungen + 40 %
- 3. Tag: alle Dosierungen + 40 %
- 4. Tag: alle Dosierungen + 20 %
- 5. Tag: alle Dosierungen + 10–20 %
- 6. Tag: schrittweise Reduktion

Tokolyse (Wehenhemmung)

Beta-2-Mimetika, wie z. B. Fenoterol, können zu erheblicher Stoffwechselentgleisung bis hin zur Ketoazidose und auch zu schweren kardiovaskulären Problemen (Koronarischämie, Lungenödem) führen, die 2013 Anlass für einen Rote-Hand-Brief waren [22]. Die Wehenhemmung soll zeitlich begrenzt werden (in der Regel nicht länger als 48 Stunden). Der stoffwechselneutrale Oxytocinantagonist Atosiban gilt als i. v.-Tokolytikum der Wahl, zunehmend wird auch Nifedipin p. o. als off label use eingesetzt.

Peripartale Stoffwechselführung

Das Ziel der peripartalen Stoffwechselführung besteht darin, bis zur Durchtrennung der Nabelschnur die mütterlichen Blutglukosewerte im Bereich von 70–110 mg/dl (3,9–6,1 mmol/l) stabil einzustellen. Dies geschieht ausschließlich mit kurzwirksamem Insulin s. c. oder i. v. (ggf. kombiniert mit Glukose 5 % i. v.) Die sichere peripartale Stoffwechselführung verlangt eine verbindliche und von den beteiligten Betreuern autorisierte, schriftlich hinterlegte Prozessbeschreibung (SOP) im Kreißsaal/OP. Blutglukosekontrollen sind stündlich angezeigt, die Ergebnisse müssen sofort verfügbar sein. Schwangere mit Insulinpumpe sollen diese unbedingt während der gesamten Peripartalphase tragen, auch bei einer Sectio [23]. Zusätzliches CGM bringt unter der Geburt keine weiteren Vorteile. Die erstversorgenden Neonatologen sollen rechtzeitig, am besten schriftlich, über die Diabetesvorgeschichte der Mutter und den Verlauf der Diabeteseinstellung während der Schwangerschaft sowie die fetale Wachstumsentwicklung informiert werden.

Vor Durchtrennung der Nabelschnur müssen (unbeabsichtigte) Blutglukosespitzen durch adäquates Monitoring vermieden werden, um die Risiken neonataler Hypoglykämien zu reduzieren.

Stillen

Bei voll stillenden Müttern muss mit einem im Mittel um 25 % geringeren Insulinbedarf im Vergleich zu präkonzeptionell gerechnet werden, die Streubreite ist allerdings groß. Gut geschulte Frauen, die die Prinzipien der ICT gut umsetzen können, müssen vor nächtlichem Stillen nicht routinemäßig zusätzliche KH aufnehmen [24].

2.4.6 Bewegung / Sport

Körperliche Bewegung und Sport sind zwar gesundheitsfördernd, aber kein Therapiebaustein bei Typ-1-Diabetes – im Gegenteil: Die Stoffwechseleinstellung wird gestört. Durch Schulung müssen die Schwangeren wissen, wie sie ihre Insulindosierungen prospektiv reduzieren, um Hypoglykämien zu vermeiden. Bei Typ-2-Diabetes ist jede Bewegung Teil der Therapie und mindert den Grad der Insulinresistenz. Kurzfristige Bewegung postprandial senkt die Blutglukosespitzen und längerfristige, regelmäßige Bewegung senkt auch die Nüchtern-Blutglukosewerte [25]. Widerstandsübungen und aerobe Ausdauerübungen sind gleichwertig. Die Intensität sollte Borg 10–14 nicht überschreiten (Schwangere kann noch sprechen). Zu empfehlen sind z. B. straffes Spazierengehen, Nordic Walking, Aquaaerobic, Schwimmen, Fahrradfahren. Kontraindikationen, wie z. B. erhöhter Blutdruck, vorzeitige Wehen, Blutungen oder verkürzte Cervix uteri sind zu beachten und die geburtsmedizinischen Empfehlungen zu berücksichtigen. Sport hat das Ziel, durch wiederholte Übungen die Leistung zu steigern – das ist nicht das primäre Ziel bei diabetischen Schwangeren.

2.4.7 Schulung

Oftmals ist es notwendig, bei bereits bestätigter Schwangerschaft Einzelschulungen einzusetzen. In der präkonzeptionellen Phase sollte immer dann eine erneute, vollständige und strukturierte Schulung empfohlen werden, wenn die Schwangere es wünscht oder die letzte Schulung länger als 2–3 Jahre zurückliegt.

2.4.8 Hypoglykämie-Prävention

Schwere Hypoglykämien mit der Notwendigkeit von Fremdhilfe sind vorrangig ein Problem bei Typ-1-Diabetes. Zur Prävention gehören:
– Schulung (auch von Angehörigen), ggf. Teilnahme an einem Blutglukose-Wahrnehmungstraining (BGAT, HyPOS)
– Anpassung der Zielwerte, z. B. vor dem Schlafen nicht < 108 mg/dl (6,0 mmol/l)
– Vermeiden eng hintereinander injizierter kurzwirksamer Insuline
– Korrektur postprandial erhöhter Werte erst ab 200 mg/dl (11,1 mmol/l) auf einen erhöhten Zielwert, z. B. 120 mg/dl (6,7 mmol/l)
– Dämpfung zu starker BG-Schwankungen
– Umstellung auf CSII, ggf. mit einem kurzwirksamen Insulinanalogon
– in Einzelfällen SUP mit Hypoglykämie-Warnung / passagerer Abschaltung

Die häufigsten Ursachen für intragravide Hypoglykämien sind zusätzliche Insulininjektionen (z. B. postprandial) und zu geringe KE-Mengen für bereits applizierte Insulindosierungen.

2.4.9 Präeklampsie-Prophylaxe

Der präkonzeptionelle Diabetes ist einer der Hauptgründe für eine Präeklampsie. Diese ist definiert durch einen Blutdruckanstieg auf ≥ 140/90 mmHg nach 20 SSW und eine Protein/Kreatinin-Ratio ≥ 30 mg/mmol im Spontanurin. Daher ist für alle Schwangeren mit Typ-1- und Typ-2-Diabetes eine Prävention von frühen Präeklampsien aus mütterlicher Indikation zu empfehlen, die vor 16 SSW begonnen und mit 36 SSW abgesetzt wird. Die ASS-Dosis beträgt 150 mg/Tag [26,27].

Die Therapie von Schwangeren mit Typ 1 und Typ-2-Diabetes ist anspruchsvoll und gehört in die Hände erfahrener und zertifizierter Diabetes-Schwerpunkteinrichtungen, die das gesamte Spektrum von Schulung und Technik anbieten können. Eine enge Zusammenarbeit mit den geburtsmedizinischen Partnern, den Entbindungskliniken und anderen Fachgebieten (z. B. Augenärzten, Nephrologen, Kardiologen) sowie Hebammen und Neonatologen ist unverzichtbar. Der gute Ausgang der Schwangerschaft für Mütter und Neugeborene ist in erster Linie von der Qualität der perikonzeptionellen und intragraviden Stoffwechseleinstellung sowie der rechtzeitigen Erfassung geburtsmedizinischer Risiken abhängig. Bei Schwangeren mit Typ-1-Diabetes steht deren Hypoglykämierisiko im Vordergrund während beim Typ-2-Diabetes die Kompensation der Insulinresistenz eine Herausforderung darstellt.

Literatur

[1] Mathiesen E. Pregnancy outcomes in women with diabetes – lessons learned from clinical research: the 2015 Norbert Freinkel Award Lecture. Diabetes Care. 2016;39(12):2111-7.

[2] https://www.deutsche-diabetes-gesellschaft.de/fileadmin/Redakteur/Leitlinien/Evidenzbasierte_Leitlinien/2018/S3-LL-Therapie-Typ-1-Diabetes-Auflage-2-Langfassung-09042018.pdf; Zugriff: 10.04.2019

[3] https://www.deutsche-diabetes-gesellschaft.de/fileadmin/Redakteur/Leitlinien/Evidenzbasierte_Leitlinien/2018/057-008l_S3_Gestationsdiabetes-mellitus-GDM-Diagnostik-Therapie-Nachsorge_2018-03.pdf; Zugriff: 10.04.2019

[4] Immanuel J, Simmons D. A perspective on the accuracy of blood glucose meters during pregnancy. Diabetes Care. 2018;41:2053-8.

[5] Vormoolen D, DeVries J, Sanson R, Heringa MP, de Valk HW, et al. Continuous glucose monitoring during diabetic pregnancy (GlucoMOMS): a multicenter randomized controlled trial. Diabetes Obes Metab. 2018;20:1894-902.

[6] Feig D, Donovan K, Corcoy R, Murphy KE, Amiel SA, et al. Continuous glucose monitoring in pregnant women with type 1 diabetes (CONCEPTT): a multicentre international randomised controlled trial. Lancet. Lancet. 2017;390(10110):2347-59.

[7] Feig D, Corcoy R, Donovan L, Murphy KE, Barrett JFR, et al. Pumps or multiple daily injections in pregnancy involving Type 1 diabetes: a prespecified analysis of the CONCEPTT randomized trial. Diabetes Care. 2018;41:2471-9.

[8] Scott E, Bilous R, Kautzky-Willer A. Accuracy, user acceptability, and safety evaluation for the freestyle libre flash glucose monitoring system when used by pregnant women with diabetes. Diabetes Technol Ther. 2018;20(3):180-8.

[9] Leelaranthna L, Wilmot E. Flash forward: a review of flash glucose monitoring. Diabet Med. 2018;35:472-82.

[10] https://www.deutsche-diabetes-gesellschaft.de/fileadmin/Redakteur/Leitlinien/Evidenzbasierte_Leitlinien/2017/Leitlinie_S2e_Diabetes_und_Straßenverkehr_Endfassung.pdf, Zugriff am 10.4.2019.

[11] Murphy H, Bell R, Dornhorst A, Forde R, Lewis-Barned N, et al. The National Pregnancy in Diabetes (NPID) audit: challenges and opportunities for improving pregnancy outcomes. Diabet Med. 2018;35(3):292-9.

[12] Murphy H, Bell R, Cartwright C, Curnow P, Maresh M, et al. Improved pregnancy outcomes in women with type 1 and type 2 diabetes but substantial clinic-to-clinic variations: a prospective nationwide study. Diabetologia. 2017;60:1668-1677.

[13] Nørgaard K, Sukumar N, Rafnsson S, Saravanan P, et al. Efficacy and safety of rapid-acting insulin analogs in special populations with type 1 diabetes or gestational diabetes: systematic review and meta-analysis. Diabetes Ther. 2018;9(3):891-917.

[14] Panchaud A, Rousson V, Vial T, Bernard N, Baud D, et al. Pregnancy outcomes in women on metformin for diabetes or other indications among those seeking teratology information services. Br J Clin Pharmacol. 2018;84:568-78.

[15] Farrar D, Tuffnell D, West J, West HM, et al. Continuous subcutaneous insulin infusion versus multiple daily injections of insulin for pregnant women with diabetes. Cochrane Database of Systematic Reviews. 2016;6:CD005542.

[16] Stewart Z, Wilinska M, Hartnell S, Temple RC, Rayman G, et al. Closed-loop insulin delivery during pregnancy in women with type 1 diabetes. N Engl J Med. 2016;375:644-54.

[17] Stewart Z, Wilinska M, Hartnell S, O'Neil LK, Rayman G, et al. Day-and-night closed-loop insuln delivery in a broad population of pregnant women with type 1 diabetes: a randomized controlled crossover trial Diabetes Care. 2018;41(7):1391-9.

[18] Heinemann L, Lange K. Do it yourself (DIY) Automated Insulin Delivery (AID) Systems: Stand der Dinge. Diabetologie. 2019;14:31-43.

[19] García-Peterson A, Gich I, Amini S, Catalano PM, de Leiva A , et al. Insulin requirements throughout pregnancy in women with type 1 diabetes mellitus: three changes of direction. Diabetologia. 2010;53:446-51.

[20] Padmanabhan S, McLean M, Cheung W. Falling insulin requirements are associated with adverse obstetric outcomes in women with preexisting diabetes. Diabetes Care. 2014;37(10):2685-92.

[21] Mathiesen E, Christensen A, Hellmuth E, Hornnes P, Stage E, et al. Insulin dose during glucocorticoid treatment for fetal lung maturation in diabetic pregnancy: test of an algorithm [correction of analgoritm] Acta Obstet Gynecol Scand. 2002;81:835-9.

[22] https://www.aerzteblatt.de/nachrichten/56040/Tokolytika-Kontraindikationen-fuer-Partusisten; Zugriff: 10.04.2019.

[23] Drever E, Tomlinson G, Bai A, Feig D. Insulin pump use compared with intravenous insulin during labour and delivery: the INSPIRED observational cohort study. Diabet Med. 2016;33(9):1253-9.

[24] Ringholm L, Roskjær A, Engberg S, Andersen HU, Secher AL, et al. Breastfeeding at night is rarely followed by hpoglycaemia in women with type 1 diabetes using carbohydrate counting and felxible insulin therapy. Diabetologia. 2019;62(3):387-98.

[25] Davenport M, Sobierajski F, Mottola M, Skow RJ, Meah VL, Poitras VJ, et al. Glucose response to acute and chronic exercise during pregnancy: a systematic review and meta-analysis. Br J Sports Med. 2018;52:1357-66.

[26] Roberge S, Nicolaides K, Demers S, Hyett J, Chaillet N, et al. The role of aspirin dose on the prevention of preeclampsia and fetal growth restriction: systematic review and meta-analysis. Am J Obstet Gynecol. 2017;216(2):110-20.

[27] Rolnik D, Wright D, Poon L, O'Gorman N, Syngelaki A, et al. Aspirin versus placebo in pregnancies at high risk for preterm preeclampsia. N Engl J Med. 2017;377(7):613-22.

2.5 Diabetologische Notfälle

Andreas Lueg

2.5.1 Übersicht

Die in der Schwangerschaft auftretenden diabetologischen Notfälle sind die schwere Hypoglykämie, die diabetische Ketoazidose und die Präeklampsie. Die ersteren beiden erschließen sich unmittelbar als diabetologisch, die Präeklampsie sollte aber auch vom Diabetologen erkannt werden können. Die engmaschige gynäkologische und diabetologische Betreuung der Schwangeren mit Diabetes mellitus ermöglichen eine frühe Erkennung der Präeklampsie und damit eine frühe Therapie. Die Präeklampsie wird in Kap. 2.4 behandelt.

2.5.2 Hypoglykämien in der Schwangerschaft

Hypoglykämien treten bei Schwangeren mit Typ-1-Diabetes gehäuft auf: CGM-Daten zeigen, dass Typ-1-Diabetikerinnen in der Schwangerschaft ca. 3 h/Tag mit Sensorglukosewerten < 70 mg/dl verbringen. Die Häufigkeit schwerer Hypoglykämien liegt im ersten, zweiten und dritten Trimenon bei etwa 5,0, 2,5 und 0,5 Ereignissen pro Patientenjahr. Die Mehrzahl der Ereignisse tritt somit in den ersten 20 Schwangerschaftswochen auf. Es handelt sich dabei zumeist um nächtliche Unterzuckerungen. Leichte Unterzuckerungen werden, gute Schulung vorausgesetzt, problemlos von den Schwangeren selbst erkannt und behandelt. Bei schweren Hypoglykämien wird Fremdhilfe notwendig, tritt Bewusstlosigkeit oder ein zerebraler Krampfanfall auf. Bei den schweren Hypoglykämien liegt eine Clusterbildung vor: Wenige Patientinnen haben wiederholte schwere Unterzuckerungen.

Für schwangere Typ-2-Diabetikerinnen gibt es kaum Daten. Leichte Unterzuckerungen treten aber nach der klinischen Erfahrung hier ebenfalls gelegentlich auf. Dies schließt schwere Unterzuckerungen bei schwangeren Typ-2-Diabetikerinnen aber nicht aus.

Unabhängige Risikofaktoren für das Auftreten schwerer Unterzuckerungen im ersten Trimenon sind:
– Typ-1-Diabetes
– schwere Unterzuckerungen in der Anamnese, besonders in den letzten vier Monaten vor der Konzeption
– Diabetesdauer > 10 Jahren
– HbA1c < 6,5 % (47,5 mmol/mol)
– erhöhte Insulindosen

Eine vorbestehende Hypoglykämie-Wahrnehmungsstörung erhöht ebenfalls das Risiko für schwere Unterzuckerungen in der Schwangerschaft, ist aber kein unabhängiger Risikofaktor, da sie mit der Diabetesdauer korreliert.

Die Vermeidung von schweren Unterzuckerungen ist auch in der Schwangerschaft ein wichtiges Therapieziel, wird aber durch das Anstreben normnaher Blutglukosewerte, schon präkonzeptionell, erschwert: Die niedrigen Blutglukosewerte führen zu einer Unterdrückung der Hypoglykämiesymptome und letztendlich zu einer unzureichenden hormonellen Gegenregulation. Bei langjährigem Typ-1-Diabetes ist ohnehin die Gegenregulation über Glukagon ineffektiv, sodass nur noch die adrenerge Gegenregulation greifen kann. Ein Kreislauf, der zu einer gestörten Hypoglykämie-Wahrnehmung führt [8]. Dabei verdoppelt sich die Rate einer Hypoglykämie-Wahrnehmungsstörung nach Evers von präkonzeptionell 16 % auf 35 % im 1. Trimenon.

Ernste mütterliche Konsequenzen durch schwere Hypoglykämien wurden berichtet: Grand-Mal-Krampfanfälle, Hirnödem, Knochenbrüche, Verkehrsunfälle. Auch Todesfälle finden sich in der Fachliteratur durch gesicherte schwere Hypoglykämien, auch das Dead-in-Bed-Syndrom durch protrahierte schwere Unterzuckerungen ist beschrieben. Für das Kind scheinen einzelne schwere Unterzuckerungen keine unmittelbaren negativen Folgen zu haben. Langjährige Nachbeobachtungen der Kinder im Hinblicke auf deren psychomotorische Entwicklung liegen aber nicht vor. Bei fortgesetzter sehr niedriger Blutglukoseeinstellung (mittlere Blutglukose < 85 mg/dl (4,7 mmol/l) steigt das Risiko für eine kindliche Wachstumsverzögerung an.

Zur Vermeidung von schweren Unterzuckerungen ist es wichtig, dass alle Frauen und auch ihr familiäres Umfeld gut geschult sind und sich im Umgang mit Unterzuckerungen auskennen. Dazu ist es notwendig auch die Angehörigen mit den typischen Unterzuckerungszeichen vertraut zu machen und die Gegenmaßnahmen zu besprechen. Mindestens ein Familienangehöriger sollte in den Umgang mit dem Glukagon-Notfallset ausgebildet sein (ab 2020 steht vermutlich nasales Glukagon-Spray zu Verfügung). Die Person sollte in praktischen Übungen mit der Vorbereitung des Sets zur Injektion vertraut gemacht und über geeignete Injektionsstellen informiert werden. Die Schwangere und die Angehörigen müssen über das deutlich erhöhte Risiko einer Hypoglykämie im 1. Trimenon und die nächtliche Häufung informiert werden.

Die Patientinnen sollten grundsätzlich die Blutglukose unmittelbar vor dem Schlafengehen messen. Eine Blutglukose unter 110 mg/dl (6,1 mmol/l) zeigt ein erhöhtes nächtliches Unterzuckerungsrisiko in der kommenden Nacht an. Eine Spätmahlzeit kann das Risiko senken.

Die geeignete notärztliche Intervention einer schweren Hypoglykämie ist, nach der stabilen Seitenlagerung der bewusstlosen Person, die intravenöse Gabe von Glukose möglichst über einen großvolumigen Venenzugang. 20–40 ml Glukose 40 % sind ausreichend. Glukose 40 % ist stark venenreizend, deshalb langsam unter schnell laufender Infusion spritzen. Nach der Injektion dauert es in der Regel einige Minuten bis tiefkomatöse Patienten aufwachen. Bei zerebralen Krampfanfällen ist zusätzlich die Sicherung der Patientin vor Verletzungen notwendig, gegebenenfalls muss der Krampfanfall medikamentös durchbrochen werden.

Neuere Untersuchungen zeigen, dass bei Patientinnen mit erhöhtem Unterzuckerungsrisiko der Einsatz moderner Insulinpumpensysteme mit Hypo-Abschaltung in Kombination mit einer Realtime-Glukosemessung und regelmäßiger Blutglukose-Selbstmessung, sinnvoll sein kann [4].

2.5.3 Ketoazidose in der Schwangerschaft

Die Ketoazidose ist eine gefährliche Komplikation in der Schwangerschaft einer Diabetikerin. Dabei ist neben dem Wohl der Mutter auch das Kind in Gefahr. Sie treten bei ca. 1–3 % der Schwangerschaften auf [2]. Es sind auch Ketoazidosen bei Schwangeren mit Typ-2-Diabetes und mit Gestationsdiabetes berichtet worden. Die fetale Mortalität liegt zwischen 9 und 35 % [1], das Risiko für eine Frühgeburt beträgt ca. 50 % [7].

Tab. 2.7: Schweregrade der diabetischen Ketoazidose (nach S3-Leitlinie „Therapie des Typ-1-Diabetes", 2. Auflage, AWMF-Registernummer: 057–013).

	leicht	mittel	schwer
pH	< 7,3	< 7,2	< 7,1
Bikarbonat	< 270 mg/dl < 15 mmol/l	< 180 mg/dl < 10 mmol/l	< 90 mg/dl < 5 mmol/l

Die diabetische Ketoazidose ist biochemisch definiert durch:
– Blutglukose > 250 mg/dl (13,9 mmol/l) und
– Ketonämie und / oder Ketonurie
– arteriellen pH < 7,35 oder venösen pH < 7,30
– Serum-Bikarbonat < 270 mg/dl (15 mmol/l) (Tab. 2.7)

Ursächlich für die erhöhte Ketoazidose-Bereitschaft sind die plazentaren Hormone, allen voran das humane Plazenta-Laktogen (HPL). HPL wird in der Plazenta gebildet und über den Synzytiotrophoblasten sezerniert. HPL steigert die Lipolyse und die Ketogenese. Im Zusammenspiel mit anderen Schwangerschaftsproblemen kann es zu einer sich schnell entwickelnden Ketoazidose, schon bei verhältnismäßig niedrigen Blutglukosewerten, führen [3].

Häufige Ursachen für die Ketoazidose-Entstehung sind:
– Non-Compliance (fehlende Insulinapplikation)
– Unterbrechung der Insulinzufuhr (Pumpentherapie)
– unzureichende Diabeteseinstellung
– Infektionen
– Erbrechen
– wehenhemmende Maßnahmen (β-Sympathomimetika)
– fetale Lungenreife-Induktion (Glukokortikoide)

Die Ketoazidose geht bei 97 % der Frauen mit Übelkeit und Erbrechen einher. Im unbehandelten Zustand kann es zum Coma diabeticum kommen. Dabei führt eine ausgeprägte Ketonämie mit Aufbrauchen der Alkalireserve des Blutes (negativer Base Excess) zu einer zunehmenden Absenkung des Blut-pH-Wertes und letztendlich zu einer Bewusstseinseintrübung. Eine aktuelle Studie aus Kanada [9] zeigt, dass eine Ketoazidose in der Schwangerschaft mit einem längeren Krankenhausaufenthalt und dem häufigeren Auftreten eines akuten Nierenversagens als bei nicht Schwangeren mit Ketoazidose verbunden ist. Krampfanfälle und Komata traten bei Ketoazidosen in der Schwangerschaft seltener auf. Ebenso wurde seltener eine künstliche Beatmung notwendig als bei Ketoazidosen außerhalb der Schwangerschaft. Die mütterliche Sterblichkeit lag bei 0,17 %.

Tab. 2.8: Therapie der diabetischen Ketoazidose (nach S3-Leitlinie „Therapie des Typ-1-Diabetes", 2. Auflage, AWMF-Registernummer: 057–013).

1	Legen eines Zugangs: peripherer Zugang oder zentraler Venenkatheter (abhängig vom Alter, Schwere der Entgleisung, Vorliegen von Begleiterkrankungen).
2	Rehydrierung (ggf. ZVD-gesteuerte Volumenzufuhr) mit 0,9 % NaCl. In Abhängigkeit von Herz- und Nierenfunktion bis zu 1–2 l 0,9 % NaCl in 60 min.; weitere Infusionsgeschwindigkeit zwischen 250–500 ml/Std. Der gesamte Bedarf liegt bei etwa 5–10 l oder ca. 15 % des Körpergewichts, in Einzelfällen auch darüber.
3	Blutglukosesenkung. Insulingabe immer intravenös über Perfusor (0,05–0,1 U/kg KG/h i. v.). Zielwerte für die Blutglukosesenkung. Abfall der Blutglukosekonzentration pro Stunde um 50–100 mg/dl (5,6–2,8 mmol/l); nicht tiefer als 250 mg/dl (13,9 mmol/l) während der ersten 24 h senken, um ein Hirnödem zu vermeiden (dies gilt besonders bei schweren Ketoazidosen). Ab 300 mg/dl (16,7 mmol/l) Infusion von Glukose 10 % zur Vermeidung eines zu raschen Blutglukoseabfalls und wegen intrazellulären Glukosebedarfs. Die Infusionsgeschwindigkeit richtet sich nach der Blutglukose.
4	Kaliumgabe: Wichtig: Kaliumspiegel beachten, bei subnormalem Kaliumspiegel erst Kaliumgabe, dann Insulingabe, ansonsten Risiko von Herzrhythmusstörungen. Die Kaliumsubstitution richtet sich nach folgendem Schema: Kaliumspiegel in den ersten 24 Stunden Kaliumzugabe pro 1 000 ml Infusionslösung (mmol/l) (mval/l) > 5,5: keine Zugabe 3,5–5,5: 40 < 3,5: ggf. zusätzlich orale Gabe von Kalium. Solange kein Insulin oder Bikarbonat gegeben wurde, ist die Kaliumsubstitution problemlos. Mit der Gabe von Insulin kann Kalium sehr rasch fallen, sodass eine adäquate Substitution nicht mehr möglich ist. Der Insulin-Perfusor sollte gestoppt werden, bis sich das Kalium wieder im normalen Bereich befindet.
5	Nur im Ausnahmefall: Bikarbonatgabe. Bikarbonatgabe ist die Ausnahme und nicht die Regel bei Vorliegen einer Ketoazidose. Gabe nur bei pH < 7,0, als 8,4 % Natriumbikarbonat, 50 mmol über eine Stunde (um einen Wasserstoff-Kalium-Shift nicht zu sehr zu beschleunigen). Gepuffert wird nur bis zu einem pH von 7,1.
6	Ursachenforschung der Entgleisung und spezifische Therapie (Antibiose, Heparingaben etc.).

Die Therapie der Ketoazidose in der Schwangerschaft unterscheidet sich nicht von der Therapie sonstiger Ketoazidosen (siehe auch Tab. 2.8) [5,6]. Als Sofortmaßnahmen sind ein peripherer Venenzugang und die Infusion physiologischer Kochsalzlösung zu nennen. Danach erfolgt der Transport ins Krankenhaus in Begleitung eines Notarztes. In der Klinik erfolgt die sofortige Komatherapie. Geburtsmediziner, Diabetologen und Neonatologen müssen hierbei eng kooperieren. Das mütterliche Mortalitätsrisiko ist vorrangig bis die Ketoazidose beherrscht ist. Ein aktives Geburtsmanagement ist nach den geltenden Leitlinien kontraindiziert.

Literatur

[1] Bryant SN, Herrera CL, Nelson DB, Cunningham FG. Diabetic ketoacidosis complicating pregnancy. Journal of neonatal-perinatal medicine. 2017;10(1):17-23.

[2] Cardonell BL, Marks BA, Entrup MH. Normoglycemic diabetic ketoacidosis in a pregnant patient with type II diabetes mellitus presenting for emergent cesarean delivery. A & A case reports. 2016;6(8):228-9.

[3] Dalfrà MG, Burlina S, Sartore G, Lapolla A. Ketoacidosis in diabetic pregnancy. J Matern Fetal Neonatal Med. 2016;29(17):2889-95.

[4] Gómez AM, Marín Carrillo LF, Arévalo Correa CM, Muñoz Velandia OM, Rondón Sepúlveda MA, et al. Maternal-fetal outcomes in 34 pregnant women with type 1 diabetes in sensor-augmented insulin pump therapy. Diabetes technology & therapeutics. 2017;19(7):417-22.

[5] Haak T, Gölz S, Fritsche A, Füchtenbusch M, Siegmund T. Deutsche Diabetes Gesellschaft (DDG), Hrsg. S3-Leitlinie Therapie des Typ-1-Diabetes 2. Aufl. AWMF-Registernummer 057–013; Stand 2018.

[6] Kleinwechter H, Bührer C, Hunger-Battefeld W, Kainer F, Kautzky Willer A, et al. Diabetes und Schwangerschaft. S3-Leitlinie, AWMF-Registernummer 057–023; Stand 12/2014.

[7] Morrison FJR, Movassaghian M, Seely EW, Curran A, Shubina M, et al. Fetal outcomes after diabetic ketoacidosis during pregnancy. Diabetes Care. 2017;40(7):e77-9.

[8] Ringholm L, Pedersen-Bjergaard U, Thorsteinsson B, Boomsma F, Rehfeld JF, et al. Impaired hormonal counterregulation to biochemical hypoglycaemia does not explain the high incidence of severe hypoglycaemia during pregnancy in women with type 1 diabetes. Scandinavian journal of clinical and laboratory investigation. 2013;73(1):67-74.

[9] Rougerie M, Czuzoj-Shulman N, Abenhaim HA. Diabetic ketoacidosis among pregnant and non-pregnant women: a comparison of morbidity and mortality. J Matern Fetal Neonatal Med. 2019;(16):2649-52.

3 Monogener Diabetes

Michael Hummel

Bei bis zu 1–2 % der Frauen mit vermeintlichem GDM liegt ein MODY2-Diabetes (GCK-MODY) vor, seltener sind Frauen mit MODY3 und anderen, genetisch bedingten Diabetesformen in der Schwangerschaft zu behandeln. Pathophysiologisch, diagnostisch und therapeutisch unterscheiden sich genetische Diabetesformen zum Teil erheblich von Typ-1-Diabetes, Typ-2-Diabetes und GDM. Im Folgenden werden Grundlagen zu genetischen Diabetesformen sowie das Vorgehen bei Schwangerschaft erläutert, wobei für letzteren Aspekt wenig Studiendaten verfügbar sind.

3.1 Definition

Die monogenetischen Formen des Diabetes, die zumeist zu progressiven Defekten in der Insulinsekretion führen, wurden 1974 erstmals beschrieben und als MODY-Diabetes (maturity onset diabetes of the young) bezeichnet [1].

Wegweisend für diese autosomal-dominanten Formen des Diabetes und als diagnostische Kriterien für den MODY relevant sind die folgenden klinischen Charakteristika:

- die Erkrankung tritt über mehrere Generationen bei erstgradigen Verwandten einer Familie auf (Ausnahme: Neumutationen); das Risiko zu erkranken, beträgt bei Kindern von Mutationsträgern 50 %
- die Manifestation verläuft ohne Ketoazidose
- diabetesassoziierte Antikörper (IAA, GADA, IA2A, ZnT8A) sind nicht nachweisbar
- die meist normalgewichtigen Erkrankten (BMI < 25 kg/m^2) sind primär nicht insulinpflichtig
- das Manifestationsalter liegt in der Regel vor dem 25. Lebensjahr

Allerdings ist z. B. die Penetranz durchaus unterschiedlich, sodass der Erkrankungsbeginn auch deutlich später sein kann; die genannten Kriterien geben somit nur unspezifische Hinweise auf die Erkrankungen.

3.2 Epidemiologie

Es wird geschätzt, dass bis zu 1–2 % der Diabetiker an einem MODY leiden, zumeist an einem MODY2 oder einem MODY3 [2]. Insgesamt sind derzeit mindestens 13 verschiedene MODY-Formen beschrieben, wobei MODY1 bis MODY5 gut charakterisiert sind. Eine populationsbasierte Erhebung in Baden-Württemberg zeigte bei Personen im Alter zwischen 0 und 20 Jahren eine MODY Prävalenz von 2,39/100.000 und ist somit in

https://doi.org/10.1515/9783110569186-003

dieser Altersgruppe vergleichbar mit der Typ-2-Diabetes-Prävalenz von 2,30/100.000 [3]. Eine polnische Untersuchung zeigte, dass bei Personen unter 18 Jahren monogenetische Diabetesformen mehr als viermal häufiger sind als Typ-2-Diabetes [4]. Auf jede 300. Person unter 18 Jahre mit Typ-1-Diabetes kommt entsprechend dieser Analyse eine Person mit monogenetischem Diabetes. Eine englische Arbeitsgruppe untersuchte, wie viele MODY-Fälle nicht entdeckt wurden. Die Erhebungen ergaben eine MODY Prävalenz von mindestens 10,8/100.000. Mehr als 80 % der MODY Fälle werden allerdings nicht entdeckt [5]. Es ist davon auszugehen, dass auch in Deutschland der Großteil der Patienten mit MODY-Diabetes nicht diagnostiziert bzw. falsch klassifiziert ist.

3.3 MODY2

Hier liegt eine autosomal-dominante Mutation des Glukokinase-Gens auf Chromosom 7p15-13 vor. Über 200 verschiedene Mutationen sind bekannt. Glukokinase (GCK) katalysiert die Konversion von Glukose zu Glukose-6-Phosphat. Die Störung dieses „Glukosesensors" der Betazelle führt ab Geburt zu einer Verstellung des „Sollwerts": die Nüchtern-Blutglukosewerte sind bei heterozygoter GCK Mutation auf ca. 100–150 mg/dl erhöht [2]. Wegen der nur milden Nüchtern-Hyperglykämie wird die Diagnose oft nicht gestellt bzw. in der Schwangerschaft häufig als Gestationsdiabetes fehldiagnostiziert (ca. 1–2 % der GDM-Fälle, ca. 500–1.250 Fälle pro Jahr). Die Prävalenz des MODY2 in der Allgemeinbevölkerung wird auf 0,04–0,1 % geschätzt [1,2]. Im oGTT steigt die Blutglukose im 2-Stunden-Wert bei 70 % der Patienten um weniger als 60 mg/dl an [6]; der HbA1c ist deswegen lediglich leicht erhöht und überschreitet 7,5 % nicht. Mikrovaskuläre Komplikationen sind selten und die Therapie besteht in der Optimierung von Ernährung und Bewegung. Eine medikamentöse Therapie ist außerhalb der Schwangerschaft nicht notwendig und zeigt in der Regel auch keinen Effekt [7].

3.3.1 MODY2 und Schwangerschaft

Diagnostik

Bei entsprechender Familienanamnese sind erhöhte Nüchtern-BZ-Werte von 100–150 mg/dl und ein maximaler Blutglukoseanstieg von weniger als 83 mg/dl im oGTT typisch. Findet sich eine derartige Konstellation bei einer Schwangeren mit Normalgewicht, sollte nach entsprechender Aufklärung eine genetische Testung der Mutter durchgeführt werden. Bei der Kombination Nüchtern-Blutglukose ≤ 99 mg/dl und BMI < 25 kg/m^2 sind nur 2,7 genetische Testungen pro eine MODY2 Diagnose nötig (Sensitivität 68 %, Spezifität 99 %) [8]. Vor einer genetischen Testung der Mutter sollte immer – auch aus Kostengründen – ein Typ-1-Diabetes durch Antikörperdiagnostik ausgeschlossen werden. Eine invasive genetische Diagnostik beim Fetus wird nicht empfohlen, es sei denn, diese wird aus einem anderen Grund durchgeführt.

Therapie

In der Schwangerschaft besteht für den Fetus einer MODY2-Mutter nur dann ein erhöhtes Makrosomierisiko, wenn der Fetus die Mutation nicht trägt: Der Fetus ohne GCK-Mutation versucht über eine gesteigerte Insulinsekretion die mütterlich bedingt gering erhöhte Glukose zu reduzieren. Kinder ohne Mutation haben darum ein im Durchschnitt um 550–700 Gramm höheres Geburtsgewicht als Kinder mit Mutation, das Makrosomierisiko beträgt ca. 40 %. Frauen mit einem Fetus mit GCK-Mutation müssen grundsätzlich nicht speziell behandelt werden, da die Feten die leicht erhöhte Glukose als „normal" detektieren und dementsprechend regelrecht wachsen; eine Insulintherapie würde in diesem Fall eine Wachstumsretardierung auslösen können (bekommt der Fetus vom Vater das GCK-mutierte Gen und die Mutter hat keinen MODY2-Diabetes, so ist das Geburtsgewicht um ca. 400 Gramm reduziert, die Rate für ein Geburtsgewicht < 10. Perzentile ist 3-fach erhöht). Da in der Regel aber unklar ist, ob der Fetus die Mutation trägt, ist die fetale Sonographie für die Therapieentscheidung wegweisend. Liegt ein disproportionales Wachstum und ein AU über der 75. Perzentile vor, soll eine Behandlung der Mutter mit hochdosiertem Insulin bis zu einer Einheit/kgKG/Tag gestartet werden. Teils widersprüchlich wird allerdings berichtet, dass einerseits eine zu aggressive Insulintherapie über eine Suppression der fetalen Insulinsekretion das kindliche Wachstum möglicherweise auch zu stark reduzieren kann, andererseits gelingt es teils auch mit hohen Dosen Insulin nicht, den Nüchtern-Blutglukosewert abzusenken und das Makrosomierisiko zu senken. Darüber hinaus zeigen Verlaufskontrollen von makrosomen Kindern ohne GCK-Mutation von MODY2-Müttern keine auffälligen Veränderungen im oGTT und bezüglich der Insulinsekretion. Gegebenenfalls soll eine frühzeitige Entbindung durchgeführt werden [9]. Abb. 3.1 zeigt den vorgeschlagenen Behandlungsalgorithmus, wobei die Datenlage für den Algorithmus, wie oben erläutert, letztendlich relativ schwach ist. Ob bei MODY2-Müttern eine erhöhte Fehlgeburtenrate – insbesondere in der Frühschwangerschaft – besteht, ist unklar; die Literatur ist hierzu widersprüchlich [10].

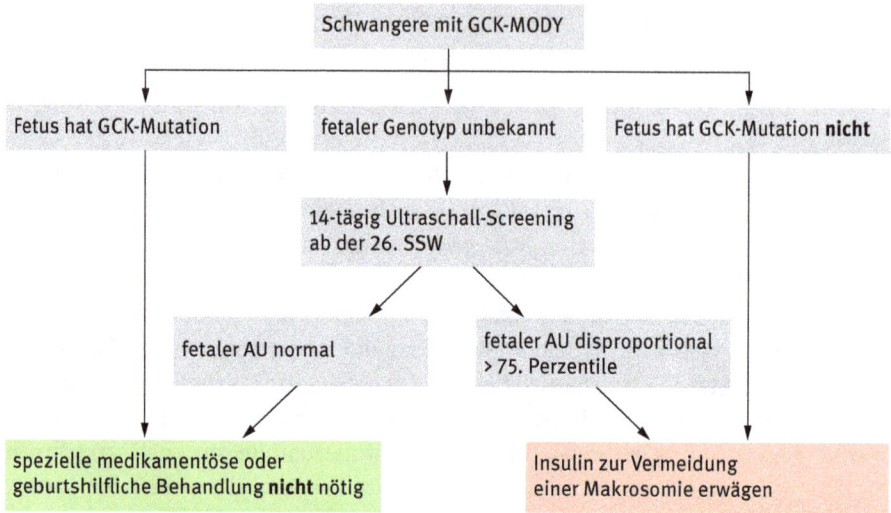

Abb. 3.1: Algorithmus für die Behandlung des MODY2 in der Schwangerschaft (verändert nach [18]).

3.4 MODY3

Eine Mutation des hepato-nukleären Faktor-1-A-Gens (HNF1A) auf Chromosom 12q24.2 bedingt den MODY3 Diabetes. Über 190 verschiedene Mutationen sind bekannt. Die geschätzte Prävalenz in der Allgemeinbevölkerung liegt bei 0,02–0,04 % [2]. HNF-1α ist ein Transkriptionsfaktor für über 100 Gene der Betazelle (und der Leber) und reguliert die Transkription des Proinsulingens. Der Proinsulin/Insulin-Quotient ist im Serum erhöht [11]. Die Erkrankung manifestiert sich meist im Jugendalter bzw. jungen Erwachsenenalter: Die Penetranz beträgt vor dem 25. Lebensjahr 63 %, vor dem 35. Lebensjahr 79 % und vor dem 55. Lebensjahr 96 %. Das Manifestationsalter wird auch dadurch beeinflusst, welches Exon des Gens mutiert ist. MODY3 ist durch eine Glukosurie bei erniedrigter Nierenschwelle gekennzeichnet; dies kann auch orientierend diagnostisch und als früher Marker bereits vor Diabetesmanifestation genutzt werden. Des Weiteren besteht ein erhöhtes HDL, welches aber keine protektive Wirkung widerspiegelt: Mikro- wie makrovaskuläre Komplikationen bei MODY3 sind mit jenen des Typ-2-Diabetes vergleichbar. Die Therapie erfolgt bei hoher Empfindlichkeit primär mit sehr niedrigen Dosen (25 % der bei Typ-2-Diabetes üblichen Dosis) von Sulfonylharnstoffen (SU). Meist besteht innerhalb von einigen Jahren eine Progression des Insulinsekretionsdefizits sowie der Hyperglykämie und die Betroffenen werden insulinpflichtig [12].

3.4.1 MODY3 und Schwangerschaft

Diagnostik

Entscheidende Hinweise in der Differenzialdiagnose zwischen einem MODY2 und MODY3 kann oft schon der orale Glukosetoleranztest (oGTT) erbringen: bei MODY3 liegt der Nüchtern-Blutglukosewert oft im Normbereich, der Anstieg nach Glukosebelastung ist mit über 90 mg/dl ausgeprägt [6]. Bei schlanken Frauen mit entsprechend typischer Familienanamnese ist bei einem derartigen Glukosemuster im oGTT – nach einem Ausschluss eines Typ-1-Diabetes durch Antikörperdiagnostik – an einen MODY3 zu denken. Eine genetische Testung der Mutter sollte dann angestrebt werden.

Therapie

Makrosomierisiko und Hypoglykämieraten von Feten mit und ohne Mutationen sind vergleichbar, allerdings führt das Vorliegen einer Hyperglykämie in der Schwangerschaft zu einer mindestens fünf Jahre früheren Diabetesmanifestation bei Betroffenen [13]. In der Schwangerschaft wird mit Insulin therapiert. Theoretisch wäre – bei bisher guten klinischen Erfahrungen – auch eine Therapie mit SU in der Schwangerschaft eine Option, allerdings ist entsprechend der derzeitigen Lehrmeinung bei MODY3 (und MODY1) eine konsequente Umstellung auf Insulin – und zwar bereits vor der geplanten Schwangerschaft – üblich. Diskutiert wird als 2. Wahl auch, SU im 1. Trimenon zu geben und danach auf Insulin umzustellen. Diese Option kann insbesondere bei bereits schwangeren Frauen mit hervorragender Stoffwechselkontrolle in Betracht gezogen werden [14]. Die Präferenz für die Insulintherapie liegt in neueren Daten begründet, die zeigen, dass SU doch deutlich plazentagängig sind [14,15]. Außerdem zeigen Metaanalysen, dass SU bei GDM die Makrosomierate (RR 3,1) und die Hypoglykämierate (RR 2,3) in Vergleich zu einer Insulintherapie erhöhen [16]. Das fetale Monitoring sollte wie bei präexistentem Diabetes durchgeführt werden [17].

3.5 MODY1

MODY1 ist sehr selten und dem MODY3 klinisch ähnlich, da eine direkte Expressionsregulation zwischen HNF1A und HNF4A besteht. Bedingt wird die Erkrankung durch einen Defekt im Gen des hepatonukleären Faktor 4α auf Chromosom 20q12-q13.1. Dies ist ein Transkriptionsfaktor für mehr als 1.000 Gene der Inselzelle. Die Mutation hat eine hohe Penetranz, die Manifestation liegt meist vor dem 25. Lebensjahr. Klinisch zeigt sich bei Neugeborenen mit Mutation ein im Mittel um 790 Gramm höheres Geburtsgewicht als bei Neugeborenen ohne Mutation, 56 % sind makrosom. Transiente neonatale Hypoglykämien treten bei ca. 15 % der Mutationsträger auf. Im Verlauf besteht ein progredienter β-Zell-Defekt mit zunehmender Hyperglykämie. Da HNF4A auch zentrale Gene des Fettstoffwechsels reguliert, zeigen sich Veränderungen im

Lipidprofil: LDL ist erhöht, HDL und Lipoprotein A1 und A2 hingegen sind erniedrigt. Therapeutisch werden außerhalb der Schwangerschaft SU in niedriger Dosis eingesetzt [2]. Die therapeutischen Empfehlungen in der Schwangerschaft sind entsprechend wie bei MODY3, also idealerweise bereits vor der Schwangerschaft Umstellung des SU auf Insulin.

3.6 MODY5

Hier liegt die Mutation im HNF1B Gen auf Chromosom 17cen-q21.1. In $\frac{1}{3}$ bis zu $\frac{2}{3}$ aller Fälle liegen Neumutationen vor. Der codierte Transkriptionsfaktor HNF-1β ist nicht nur im Pankreas, sondern auch in Nieren, Leber und Genitaltrakt relevant. Entsprechend ist diese MODY-Entität durch extrapankreatische Symptome gekennzeichnet, die oft wegweisend für die, in der Regel in der Pädiatrie gestellte, Diagnose sind. Hauptmerkmale sind Erkrankungen der Nieren wie renale Zysten (deswegen teils auch als RCAD = Renale Zysten und Diabetes bezeichnet), kongenitale Anomalien an den Nieren und im weiblichen Urogenitaltrakt, Hyperurikämie, auffällige Leberwerte und eine Pankreasatrophie. Der Phänotyp ist auch bei gleicher Mutation sehr variabel; die Erkrankung ist vermutlich deutlich unterdiagnostiziert. Neugeborene mit der Mutation haben im Mittel ein um 900 Gramm geringeres Geburtsgewicht als Kinder ohne Mutation. 50 % der Fälle zeigen – klinisch ähnlich wie bei HNF1A-Mutationen – einen frühen Diabetes. SU sind therapeutisch nicht wirksam, die Behandlung erfolgt mit Insulin.

Auf weitere MODY-Formen und persistierende neonatale Diabetes-Syndrome (K_{ATP}-Kanal-Mutationen etc.) wird hier nicht weiter eingegangen, da es sich um teils extrem seltene Erkrankungen handelt. Tab. 3.1 fasst die wichtigsten Informationen zu MODY und Schwangerschaft zusammen.

– Monogenetische Diabetesformen müssen in der Schwangerschaft erkannt und spezifisch therapiert werden.
– Charakteristisch für einem MODY2 sind isoliert erhöhte Nüchtern-Blutglukosewerte bei einer normalgewichtigen Schwangeren.
– Bei MODY2 ist entscheidend, ob der Fetus die Mutation trägt oder nicht: In ersterem Fall ist keine spezifische Therapie nötig, im zweiten Fall wird bei einem disproportionalen fetalen AU > 75. Perzentile mit hohen Dosen Insulin behandelt.
– Bei MODY3 und MODY1 soll die Sulfonylharnstofftherapie bereits vor Schwangerschaftseintritt auf Insulin umgestellt werden.
– Die Betreuung der Schwangerschaften sollte in Diabetes-Schwerpunkteinrichtungen stattfinden

Tab. 3.1: Charakteristika des monogenen Diabetes in der Schwangerschaft (verändert nach [17]).

MODY	Klinische Kennzeichen	Behandlung außerhalb der Schwangerschaft	Effekt des fetalen Genotyps auf die Schwangerschaft	Behandlung während der Schwangerschaft	Monitoring während der Schwangerschaft	Postpartal zu beachten
GCK-MODY (MODY2)	milde, stabile Nüchtern-Hyperglykämie, Nüchtern-Blutglukose 100–150 mg/dl, HbA1c < 7,5 %	keine	– GCK-Fetus: normales Wachstum und Geburtsgewicht – nicht betroffener Fetus: erhöhtes Geburtsgewicht, Makrosomierisiko 40 % – GCK-Fetus / nicht betroffene Mutter: reduziertes Geburtsgewicht	keine Behandlung vor und am Anfang der Schwangerschaft; sobald ein gesteigertes Wachstum im Ultraschall sichtbar ist, Start mit Insulin (siehe Abb. 3.1); Entbindung mit 38. SSW	fetaler Ultraschall 2-wöchentlich ab der 26. SSW.: Monitoring des (gesteigerten) Wachstums	Beendigung der Behandlung *post partum*
HNF1A-MODY (MODY3)	Hyperglykämie, deutlicher Anstieg im oGTT (> 90 mg/dL), erniedrigte Nierenschwelle für Glukose	niedrig dosierte Sulfonylharnstoffe	kein oder nur kleiner Effekt (Fallberichte über neonatale hyperinsulinäme Hypoglykämien)	zwei Möglichkeiten: 1. Stopp SU vor der Konzeption und Start mit Insulin (empfohlene Variante) 2. SU Off-label in der frühen Schwangerschaft fortführen und Wechsel zu Insulin im 2. Trimenon	fetales Monitoring wie bei präexistentem Diabetes	SU kann *post partum* und während des Stillens gegeben werden

Tab. 3.1: (fortgesetzt) Charakteristika des monogenen Diabetes in der Schwangerschaft (verändert nach [17]).

MODY	Klinische Kennzeichen	Behandlung außerhalb der Schwangerschaft	Effekt des fetalen Genotyps auf die Schwangerschaft	Behandlung während der Schwangerschaft	Monitoring während der Schwangerschaft	Postpartal zu beachten
HNF4A-MODY (MODY1)	Hyperglykämie, Makrosomie und Hypoglykämien in der neonatalen Phase	niedrig dosierte Sulfonylharnstoffe	– HNF4A-Fetus: erhöhtes Geburtsgewicht, Makrosomierisiko, neonatal hyperinsulinäme Hypoglykämien – nicht-betroffener Fetus: normales Geburtsgewicht, keine Hypoglykämie	wie MODY3 bei Makrosomie Entbindung in der 35.–38. SSW erwägen	fetaler Ultraschall 2-wöchentlich ab der 28. SSW.: Monitoring des (gesteigerten) Wachstums	Überwachung des Neugeborenen für mindestens 48 h bezüglich Hypoglykämien
HNF1B-MODY (MODY5)	Hyperglykämie, Nierenerkrankung, Malformationen des Genitaltrakts, abnormale Leberfunktion, Hyperurikämie, Gicht	typischerweise Insulin	– HNF1B-Fetus / nicht betroffene Mutter: reduziertes Geburtsgewicht, SGA-Risiko – HNF1B-Fetus / HNF1B-Mutter: erhöhtes Geburtsgewicht	Insulintherapie	keine speziellen Empfehlungen; fetales Monitoring wie bei präexistentem Diabetes	Kinder sollten genetisch getestet werden, HNF1B-Träger benötigen ein Screening auf Nierenveränderungen

Literatur

[1] Fajans SS, Bell GI, Polonsky KS. Molecular mechanisms and clinical pathophysiology of maturity-onset diabetes of the young. NEJM. 2001;345:971-80.

[2] Murphy R, Ellard S, Hattersley AT. Clinical implications of a molecular genetic classification of monogenetic β-cell diabetes. Nature Clinical Practice. 2008;4:200-13.

[3] Neu A, Feldhahn L, Ehehalt S, Hub R, Ranke MB, et al. Type 2 diabetes mellitus in children and adolescents is still a rare disease in Germany: a population-based assessment of the prevalence of type 2 diabetes and MODY in patients aged 0-20 years. Pediatr Diabetes. 2009;10:468-73.

[4] Fendler W, Borowiec M, Baranowska-Jazwiecka A, Szadkowska A, Skala-Zamorowska E, et al. Prevalence of monogenic diabetes amongst Polish children after a nationwide genetic screening campaign. Diabetologia. 2012;55:2631-5.

[5] Shields BM, Hicks S, Shepherd MH, Colclough K, Hattersley AT, et al. Maturity-onset diabetes of the young (MODY): how many cases are we missing? Diabetologia. 2010;53:2504-8.

[6] Stride A, Vaxillaire M, Tuomi T, Barbetti F, Njølstad PR, et al. The genetic abnormality in the beta cell determines the response to an oral glucose load. Diabetologia. 2002;45(3):427-35.

[7] Stride A, Shields B, Gill-Carey O, Chakera AJ, Colclough K, et al. Cross-sectional and longitudinal studies suggest pharmacological treatment used in patients with glucokinase mutations does not alter glycaemia. Diabetologia. 2014;57(1):54-6.

[8] Chakera AJ, Spyer G, Vincent N, Ellard S, Hattersley AT, et al. The 0.1 % of the population with glucokinase monogenic diabetes can be recognized by clinical characteristics in pregnancy: the Atlantic Diabetes in Pregnancy cohort. Diabetes Care. 2014;37:1230-6.

[9] McCarthy MI, Hattersley AT. Learning from molecular genetics: novel insights arising from the definition of genes for monogenic and type 2 diabetes. Diabetes. 2008;57:2889-98.

[10] Dickens LT, Letourneau LR, Sanyoura M, Greeley SAW, Philipson LH, et al. Management and pregnancy outcomes of women with GCK-MODY enrolled in the US Monogenic Diabetes Registry. Acta Diabetol. 2019;56:405-11.

[11] Pearson ER, Velho G, Clark P, Stride A, Shepherd M, et al. Beta-cell genes and diabetes: quantitative and qualitative differences in the pathophysiology of hepatic nuclear factor-1alpha and glucokinase mutations. Diabetes. 2001;50:101-7.

[12] Bacon S, Kyithar MP, Rizvi SR, Donnelly E, McCarthy A, et al. Successful maintenance on sulphonylurea therapy and low diabetes complication rates in a HNF1A-MODY cohort. Diabet Med. 2016;33:976-84.

[13] Lango Allen H, Johansson S, Ellard S, Shields B, Hertel JK, et al. Polygenic risk variants for type 2 diabetes susceptibility modify age at diagnosis in monogenic HNF1A diabetes. Diabetes. 2010;59(1):266-71.

[14] Shepherd M, Brook AJ, Chakra AJ, Hattersley AT. Management of sulfonylurea-treated monogenic diabetes in pregnancy: implications of placental glibenclamide transfer. Diabet Med. 2017;34:1332-9.

[15] Schwartz RA, Rosenn B, Aleksa K, Koren G. Glyburide transport across the human placenta. Obstet Gynecol. 2015;125:583-8.

[16] Poolsup N, Suksomboon N, Amin M. Efficacy and safety of oral antidiabetic drugs in comparison to insulin in treating gestational diabetes mellitus: a meta-analysis. PLoS One. 2014;9:e109985.

[17] Dickens LT, Naylor RN. Clinical management of women with monogenic diabetes during pregnancy. Curr Diab Rep. 2018;18:12.

[18] Chakera AJ, Steele AM, Gloyn AL, Shepherd MH, Shields B, et al. Dia Care. 2015;38:1383-92.

4 Gestationsdiabetes (GDM)

4.1 Screening und Diagnostik auf Gestationsdiabetes

Ute Schäfer-Graf

4.1.1 Frühscreening

Der demographische Wandel, veränderte ethnische Zusammensetzung und das zunehmende Übergewicht bei jungen Frauen gehen einher mit der Zunahme von Schwangeren, die mit einem erhöhten Risiko für Diabetes in die Schwangerschaft hineingehen oder bei denen bereits eine bisher nicht diagnostizierte präexistente Glukosestoffwechselstörung besteht. Laut Perinatalerhebung waren 2017 36 % der Schwangeren in Deutschland übergewichtig. Schwangere mit einer Hyperglykämie vor 24 SSW – auch unterhalb eines manifesten Diabetes – haben vergleichbar hohe Risiken wie Frauen mit präkonzeptionell bekanntem Diabetes [28]. Ein Früh-Screening bei Frauen mit Risikofaktoren kann einen bisher unerkannten Diabetes aufdecken, die Wahrscheinlichkeit, im späteren Verlauf einen GDM zu entwickeln, abschätzen und eventuell durch frühe Intervention mütterliche und fetale Komplikationen positiv beeinflussen. Unklar ist bisher, welches Testverfahren und welche Grenzwerte in der Frühschwangerschaft am sensitivsten und praktikabelsten sind. Die WHO empfiehlt die Anwendung der IADPSG-Kriterien des oGTT zu jedem Zeitpunkt in der Schwangerschaft (apps.who.int/ iris/bitstream/10665/85975/1/WHO_NMH_MND_13.2_eng.pdf) Die IADPSG-Kriterien für den oGTT mit 24 + 0–27 + 6 SSW sind in der Früh-Schwangerschaft jedoch nicht evaluiert, die Übertragung wird deshalb kritisch diskutiert [16]. Es gibt auch z. Zt. noch keine RCTs, die das Verhältnis des Benefits zu den zusätzlichen Kosten einer Intervention bei erhöhten Blutzuckerwerten oder HbA1c in der frühen Schwangerschaft unterhalb der Kriterien für manifesten Diabetes untersuchen. Neben den gängigen klinischen Stoffwechselparametern wird auch die Anwendung von Biomarkern wie Adiponectin, Leptin oder Vitamin D etc. diskutiert, die sich jedoch bisher auf klinische Studien beschränkt. Ziel ist bereits in der Früh-Schwangerschaft die Weichen für den Umfang von Screening und Therapie zu stellen (Abb. 4.1).

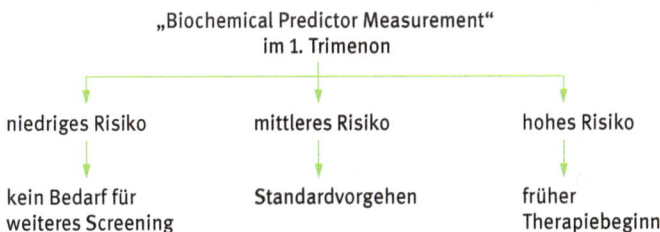

Abb. 4.1: Triage in der Früh-Schwangerschaft durch Kombination verschiedener Biomarker.

https://doi.org/10.1515/9783110569186-004

Anamnestische Risikofaktoren für ein Diabetesscreening in der Frühschwangerschaft

Die aktuellsten Angaben des individuellen Risikos basierend auf anamnestischen Parametern kommen von einer Arbeit aus der Gruppe von Nikolaides, die ein Kollektiv von 1.827 Fällen von GDM vergleicht mit einer Kontrollgruppe von 73.334 Frauen [29] (Tab. 4.1). Erstmals findet auch der Faktor „Schwangerschaft nach Fertilitätsbehandlung" Erwähnung. Dabei steigt das Risiko besonders bei Übergewicht, was eine retrospektive Studie aus dem deutschen Perinatalregister an etwa 650.000 Frauen zeigt. Neben anderen Risikofaktoren, wie erhöhtes mütterliches Alter, Parität und Mehrlingsschwangerschaften, ist ein erhöhter präkonzeptioneller BMI der wichtigste Prädiktor sowohl für die Entwicklung eines GDM als auch einer Präeklampsie [25].

In dieser Übersicht fehlen maternale Erkrankungen, die mit einem erhöhten Diabetesrisiko einhergehen, wie PCOS und andere mit Insulinresistenz einhergehende hormonelle oder Stoffwechselerkrankungen und Einnahme von Glukokortikoiden oder anderen blutzuckersteigernden Medikamenten. Das Risiko für GDM bei PCOS-Patientinnen ist unabhängig vom Alter, Parität und BMI fast 3-mal (RR 2,8) höher als in Kontrollgruppen (28,3 vs. 9,6 %) [20]. Zudem fehlen geburtshilfliche Parameter, wie Z. n. multiplen Aborten, Z. n. IUFT und hohem kindlichen Geburtsgewicht > 4.500 g. Die Angabe des Z-Scores des Geburtsgewichts ist kein gängiger klinischer Parameter.

Tab. 4.1: Unabhängige Risikofaktoren für die Entstehung von GDM im Laufe der Schwangerschaft (mod. von Syngelaki [29], entnommen aus AWMF-LL 057/008 [3]).

	OR	95 %-KI
Schwangerschaften mit Z. n. GDM		
Z. n. GDM	50,4	42,1–60,3
Gewicht (> 69 kg)	1,02	1,01–1,03
Schwangerschaften ohne Z. n. GDM		
kein GDM in vorhergehender Schwangerschaft	0,45	0,4–0,5
Alter (im Vergleich zu 35 J)	1,08	1,07–1,09
Gewicht (> 69 kg)	1,03	1,03–1,04
Größe (> 1,64 m)	0,9	0,93–0,95
Verwandte 1. Grades mit Diabetes	2,5	2,2–2,8
Verwandte 2. Grades mit Diabetes	1,7	1,4–2,1
Ovulationsinduktion	1,6	1,1–2,3
Herkunft östlicher asiatischer Raum	2,9	2,2–3,8
Herkunft südlicher asiatischer Raum	2,3	1,8–2,8
Z-Score des Geburtsgewichts früherer Kinder	1,25	1,1–1,3

Nüchternblutzuckerbestimmung

Der Nüchternblutzucker ist der metabolische Parameter, der sich am einfachsten bestimmen lässt, eine gute Reproduktivität hat und sich als flächendeckend erhebbar erwies. In der früheren DDR war es üblich, bei allen Frauen bei Schwangerschaftsfeststellung einen Nüchternblutzucker zu bestimmen. Auch in der GDM-Leitlinie wird der Nüchternblutzucker als Screening empfohlen (Abb. 4.2).

Die zahlenmäßig größte Studie zum prädiktiven Wert des Nüchternblutzuckers kommt aus China. Beim ersten Termin wurde ein Nüchternblutzucker bestimmt (n = 17.000) und mit 24 + 0–27 + 6 SSW ein 75 g-oGTT durchgeführt (Tab. 4.2). Der Median des Nüchternblutzuckers lag bei 82,8 (78,84–89,1) mg/dl (4,6 [4,38–4,95] mmol/l). Es erfolgte keine therapeutische Intervention aufgrund des Nüchtern-BZ. Die Rate an späterer GDM-Diagnose steigt ab einem BZ von 91,8 mg/dl (5,1 mmol/l) deutlich an, das entspricht dem Nüchtern-BZ der IADPSG-Kriterien für GDM. Es hatten aber nur 30 % der Schwangeren mit Nüchternwert zwischen 91,8 und 100,8 mg/dl (5,1–5,6 mmol/l) einen Wert > 91,8 mg/dl (5,1 mmol/l) beim oGTT (positiv prädiktiver Wert 30 %). Für eine Therapie in der Frühschwangerschaft erscheint dieser Grenzwert den Autoren zu niedrig. Sie empfehlen anhand einer ROC-Analyse (AUC 0,64) 100,8 mg/dl (5,6 mmol/l) als Cutoff zu wählen mit einer Spezifität von 99 %, PPV von 0,56 und NPV von 0,83 [32].

Andere Studien bestätigen den Zusammenhang, bei Riskin-Mashiah (n = 6.129) stieg die Entwicklung eines GDM von 1 % in der niedrigsten Glukose Kategorie (< 75 mg/dl [4,2 mmol/l]) auf 11,7 % in der höchsten Kategorie (100–105 mg/dl [5,6–

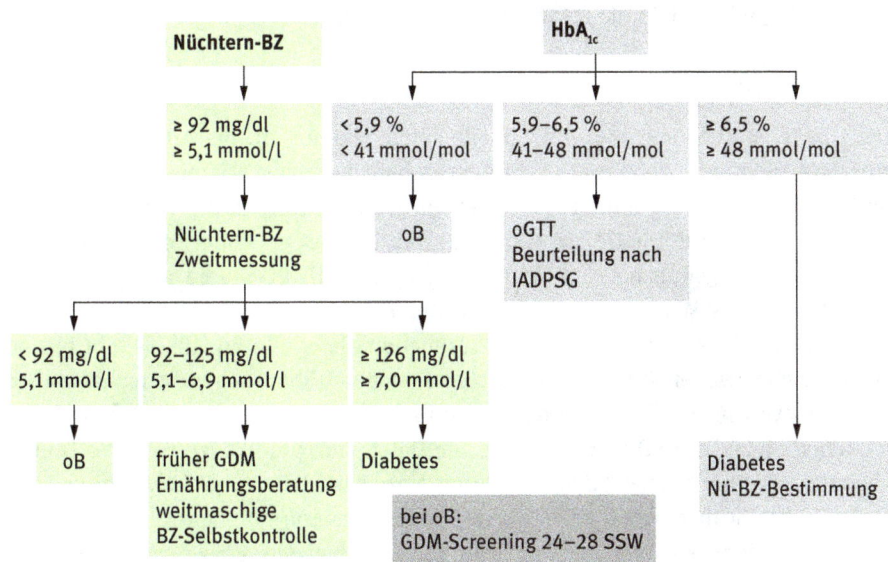

Abb. 4.2: Frühes Screening auf Diabetes oder frühen GDM bei Frauen mit Risikofaktoren für Diabetes (adaptiert von AWMF-Leitlinie 057/008 [3]).

Tab. 4.2: Nüchternblutzuckerwerte im 1. Trimenon und Rate von GDM diagnostiziert im 3. Trimenon ([32] LoE 2 +).

Prozentsatz von GDM-Diagnose

FPG group (mmol/l)	n (%)	GDM, n (% Outcome)
< 4,10	1,938 (11,3)	186 (9,6)
4,10–4,59	7,055 (41,1)	872 (12,4)
4,60–5,09	6,234 (36,3)	1,165 (18,7)
5,10–5,59	1,668 (9,7)	617 (37,0)
5,60–6,09	226 (1,3)	119 (52,7)
6,10–6,99	65 (0,4)	43 (66,2)
Total	17,186 (100,0)	3,002 (17,5)

5,8 mmol/l]). Es lässt sich wieder ein deutlicher Anstieg der GDM-Rate ab einem Wert > 90 mg/dl (5 mmol/l) ablesen. Ebenso stieg die Frequenz von LGA von 7,9 % auf 19,4 % und die Kaiserschnittrate von 12,7 % auf 20 % an [21,22].

Am sinnvollsten ist wahrscheinlich die Kombination mit anamnestischen Risikofaktoren, wie bei Teede et al. [31], welcher als Hochrisikofaktoren sowohl die positive Familienanamnese, Z. n. GDM, mütterliches Alter, BMI und Ethnizität einbezieht. Die Sensitivität lag bei 61,3 % und Spezifität von 71,4 % für die Differenzierung von Frauen nach ihrem Risiko für die Entwicklung eines GDM.

HbA1c

Der HbA1c ist abhängig vom individuellen Hämoglobinwert, bei Anämie führt das zu falsch niedrigen Werten. Mit schwangerschaftsbedingter Anämie ist jedoch erst im 3. Trimenon zu rechnen. Sie ist daher für das Screening in der Frühschwangerschaft nicht relevant. Die HbA1c-Werte sind während der gesamten Schwangerschaft insgesamt niedriger als bei Nichtschwangeren. In der HAPO-Studie lag der Wert mit 24 + 0 bis 32 + 0 SSW bei 4,0–5,6 % (20–38 mmol/l) [15], andere Autoren geben einen Wert > 5,7 % (39 mmol/mol) im 1. und 2. Trimenon als erhöht an [18]. Es gibt bisher keine diagnostischen Kriterien für Diabetes in der frühen Schwangerschaft, aber der Grenzwert für die Diabetesdiagnose außerhalb der Schwangerschaft von 6,5 % ist sicherlich zu hoch. Die umfangreichsten Daten zum prädiktiven Wert des HbA1c kommen aus einer retrospektiven Studie aus Neuseeland. Bei 8.197 Schwangeren, die in der Frühschwangerschaft einen HbA1c < 5,9 % (41 mmol/mol) hatten, wurde in keinen Fall bei einem späteren oGTT ein Diabetes diagnostiziert. Bei einem HbA1c 6,5 % wären jedoch 47 % übersehen worden [12], in der Gruppe der Schwangeren mit HbA1c zwischen 5,9–6,5 % wurden 7 Fälle mit Diabetes diagnostiziert. Deshalb sollte in dieser Gruppe zusätzlich ein oGTT zum Ausschluss eines Diabetes durchgeführt werden (Abb. 4.2). Bei 64 % der Frauen mit HbA1c 5,9–6,4 % wurde später ein GDM diagnostiziert. In einer Arbeit aus der Schweiz hatten sogar alle Frauen mit HbA1c > 6,0 % (42 mmol/mol) einen pathologischen 75 g-oGTT (IADPSG) mit 24 + 0–28 + 0 SSW [2].

- Angesichts der Zunahme von Risikofaktoren bei den Schwangeren sollte eine Abklärung und entsprechendes Früh-Screening auf Diabetes oder frühen GDM bereits im 1. Trimenon erfolgen.
- Als einfachste Maßnahme bietet sich die Bestimmung der Nüchternblutglukose, alternativ des HbA1c an.
- Das Frühscreening kann im Rahmen der Blutentnahme für die Routinebestimmung von Blutgruppe, Antiköper etc. bei Schwangerschaftsfeststellung erfolgen. Die Entnahme muss jedoch nüchtern erfolgen.
- Bei negativem Frühscreening, erfolgt mit 24–28 SSW ein GDM-Screening bevorzugt mit 75 g-oGTT.

4.1.2 Screening im 3. Trimenon

4.1.2.1 50 g-Screeningtest

Durchführung

Der 50 g-Screeningtest (glucose challenge test; GCT) wird nur in der Schwangerschaft angewandt und wurde in den 70er Jahren eingeführt, um den zeitlichen Aufwand und die Belastung für die Schwangere im Vergleich zum oralen Glukosetoleranztest zu reduzieren. Unabhängig von der Nahrungsaufnahme und der Tageszeit wird im nicht-nüchternen Zustand 50 g wasserfreie Glukose gelöst in 200 ml Wasser getrunken. Es gibt z. Z. keine kommerzielle Fertiglösung für den 50 g-Test, es muss von der Lösung des 75 g-Testes ein Drittel verworfen werden. Die Messung der Blutglukose erfolgt eine Stunde nach Ende des Trinkens aus venösem Plasma (Qualitätsstandards siehe Kap. 4.2). Ein Blutglukosewert von ≥ 135 mg/dl (7,5 mmol/l) gilt als positives Screening und erfordert einen anschließenden diagnostischen 75 g-oGTT. Das ist der Grenzwert, der in den deutschen Mutterschaftsrichtlinien festgelegt ist (https://www.g-ba. de/richtlinien/19/). Dieses Procedere wird als zweizeitiges Screening bezeichnet, da zur Diagnosestellung ein zweiter Test benötigt wird. Ausnahme ist ein Blutglukosewert ≥ 200 mg/dl (11,1 mmol/l), dann wird die Diagnose GDM direkt gestellt und ein oGTT sollte nicht durchgeführt werden (siehe Flowchart Abb. 4.3).

Sensitivität des 50 g-Screeningtests

Ein Problem des 50 g-Testes sind die nichtstandardisierten Untersuchungsbedingungen, die fehlende Validierung des Grenzwerts und der fehlende Nüchternblutzucker. Der Test wird unabhängig von Tageszeit und dem Zeitpunkt der letzten Nahrungsaufnahme durchgeführt. Der 1-Stunden-Glukosewert bei Durchführung des Testes

24/0–27+6
50 g-Suchtest

< 135 mg/dl
(7,5 mmol/l)

≥ 135 < 200 mg/dl
(7,5–11,1 mmol/l)

≥ 200 mg/dl
11,1 mmol/l

GDM oder Diabetes
kein oGTT

75 g-oGTT
≥ 92/180/153 mg/dl
(5,1; 10,0; 8,6 mmol/l)

HbA1c/nüchtern

alle Werte normal

≥ 1 pathologischer Wert

nüchtern ≥ 126 mg/dl (7,0 mmol/l)
(Bestätigung Nü-BZ nötig)
und/oder
2 Stunden ≥ 200 mg/dl (11,1 mmol/l)

Ausschluss GDM

GDM

manifester Diabetes

HbA1c bestimmen
Differenzierung Typ-1 oder -2-Diabetes
GCK-MODY

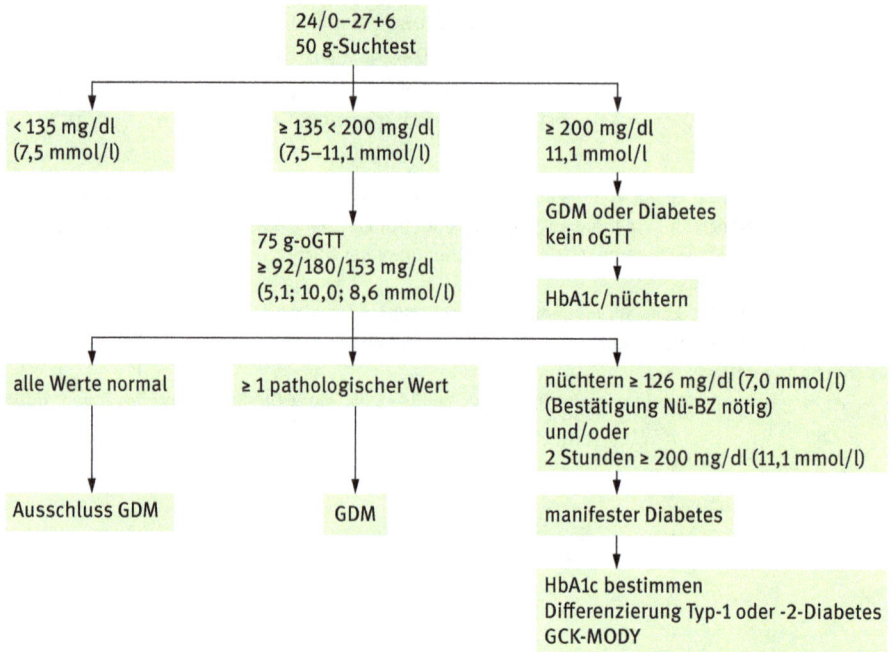

Abb. 4.3: Screening auf Gestationsdiabetes im 3. Trimenon nach den deutschen Mutterschaftsrichtlinien.

nüchtern erwies sich in Studien als signifikant höher als bei Durchführung des Testes 1 oder 2 Stunden nach einer Mahlzeit [14](Staub-Traugott-Effekt). Die Sensitivität ist ebenfalls abhängig vom Abstand zur letzten Nahrungsaufnahme, bei > 3 Stunden Abstand lag sie am höchsten [6,26]. Ein Cochrane-Review von 2014 unter Einschluss von damals vier Studien mit insgesamt 3.972 Frauen zeigte keine ausreichende Evidenz, die eine Aussage zuzulassen, ob ein generelles Screening mit einem 50 g-GCT das Outcome von Mutter und Kind in der Schwangerschaft verbessert [30]. Alle Studien wurden mit den bis zur Einführung der IADPSG-Kriterien am weitesten verbreiteten Carpenter-und-Coustan-Kriterien zur Diagnose des GDM durchgeführt, die zwei auffällige Blutzuckerwerte im oGTT forderten und einen höheren Grenzwert für den Nüchternwert hatten und sind damit nicht übertragbar auf die heutige Situation. Eine Subanalyse der HAPO-Studie, auf der die IADPSG-Kriterien basieren, ergab, dass bei 33 % der GDM-Fälle isoliert erhöhte Nüchternblutzuckerwerte vorlagen, die bei einem Screening durch den 50 g-Suchtest übersehen worden wären, da kein Nüchternwert bestimmt wird [17].

Valide aktuelle Daten zur Sensitivität liefert die im Oktober 2018 veröffentlichte BEDIP-Studie. 1.811 Schwangere erhielten mit 24–28 SSW sowohl einen 50 g-Suchtest als auch einen 75 g-oGTT. Es zeigte sich, dass der 50 g-Suchtest bei einem Grenzwert von 135 mg/dl nur eine Sensitivität von 66 % hat, um Schwangere mit Risiko für GDM zu erkennen. Bei 33 % der Schwangeren wird der GDM nicht erkannt und bleibt damit unbehandelt, da kein diagnostischer oGTT durchgeführt wird. Es ist anzunehmen, dass dies zum großen Teil die Fälle sind, die wegen des fehlenden Nüchtern-Blutzuckers verpasst werden. Um eine Sensitivität von 75 % zu erzielen, müsste der Grenzwert auf 125 mg/dl abgesenkt werden, was bedeuten würde, dass bei ca. 40 % der Schwangeren beide Tests – 50 g-GCT und 75 g-oGTT – durchgeführt werden müssten [4]. Eine weitere Auswertung differenziert die Validität unter Einbeziehung maternaler präkonzeptioneller Risikofaktoren (ethnische Herkunft, BMI > 30 kg/m^2 und vorhergehende Schwangerschaft mit GDM) und entwickelt ein risikobasiertes Screening-Procedere, das eine möglichst geringe Anzahl von notwenigen 75 g-oGTTs und Doppeltestungen mit hoher Sensitivität kombiniert [5].

Ein weiterer Aspekt ist die fehlende Validierung des Grenzwerts am perinatalen Outcome, wie es erstmals basierend auf der HAPO-Studie [11] zur Festlegung der IADPSG-Grenzwerten für den oGTT erfolgte. Bei Einführung des GCTs stand die Sensitivität, also die Sicherheit, mit der durch den CGT ein erhöhtes Risiko für GDM erkannt werden kann, im Vordergrund. Eine der ersten größeren prospektiv randomisierten Studien unter Anwendung der IADPSG-Kriterien, die das Outcome bei den unterschiedlichen Screening-Procedere untersucht, vergleicht das maternale Outcome von Patientinnen, die entweder mittels 75 g-oGTT (IADPSG-Kriterien) [10] oder einem 50 g-GCT (140 mg/dl (7,8 mmol/l) Cutoff) gefolgt von einem 100 g-oGTT (C & C-Kriterien) gescreent wurden. Ein primäres Screening mit dem 75 g-oGTT führte zu einer signifikant höheren Rate an diagnostiziertem GDM (14,5 % vs. 6 %). Zudem war die Rate von Präeklampsie (1,2 % vs. 4 %) und makrosomen Kindern (3,3 % vs. 5,1 %) in der Gruppe der mit 75 g-oGTT negativ getesteten im Vergleich zu den mittels 50 g-GCT negativ getesteten Schwangeren signifikant niedriger. Nach Adjustierung für maternales Alter, BMI, Gravidität und Schwangerschaftsalter zum Zeitpunkt des Screenings waren diese Unterschiede jedoch nicht weiter signifikant [27]. Im September 2018 erschien eine Metaanalyse mit Einschluss von 4 RCTs, die in Populationen mit unterschiedlichem Screening-Procedere (n = 2.582) als primäre Outcome-Parameter die maternale und neonatale Morbidität untersuchten. In der Studiengruppe mit einzeitigem Screening wurde ein 75 g-oGTT mit Beurteilung nach den gültigen IADPSG-Kriterien verwendet. Die Rate an „large for gestational age"-Neugeborenen (Makrosomie), neonataler Hypoglykämie und Notwendigkeit der Verlegung des Kindes auf eine neonatologische Intensivstation war in den Populationen mit einzeitigem Screening-Procedere signifikant geringer [24].

4.1.2.2 Andere Screeningmethoden

HbA1c

Ein Screening auf GDM mittels Bestimmung eines HbA1c zeigt eine geringere Sensitivität für das Vorliegen eines positiven 75 g-oGTT nach IADSPG-Kriterien als GCT und Nüchternblutzucker. Der Nutzen liegt in der Entdeckung von bisher nicht diagnosti-

ziertem vorbestehendem Diabetes mellitus, daher ist sinnvoll bei hohen Blutzuckerwerten im oGTT, die bereits die Kriterien für Diabetes außerhalb der Schwangerschaft
erfüllen, zusätzlich einen HbA1c zu bestimmen. Bei der Interpretation ist jedoch zu
bedenken, dass der HbA1c offensichtlich deutlich niedriger ist als außerhalb der
Schwangerschaft. Bei der HAPO-Studie lag der mittlere Wert des HbA1c mit 24 + 0 bis
32 + 0 SSW bei 4,79 ± 0,4 % (SD) [15]. In einer dänischen Studie wurde 5,1 ± 0,3 % in
der frühen und 5,0 ± 0,3 % in der späteren Schwangerschaft bei Schwangeren ohne
Diabetes angegeben [19].

Eine neue Arbeit von Sevket 2014, die HbA1c und GDM-Diagnose nach IADPSG
im dritten Trimester vergleicht, benutzt bereits einem Cutoff von 5,2 % und kommt
trotzdem nur zu einer Sensitivität von 64,15 % und Spezifität von 67,48 % [27].

Nüchternblutzucker

Eine weitere Screeningmethode ist die Messung der Nüchternblutglukose; sie ist
einfach durchführbar und wenig zeitaufwendig ist. Ein Grenzwert für die Nüchternblutglukose von 85 mg/dl (4,7 mmol/l) zeigte eine Sensitivität von 87 % ähnlich der
des GCT mit Grenzwert von 140 mg/dl [8] bei GDM-Diagnosestellung nach den alten
Carpenter-und-Coustan-Kriterien.

Ein Screening mittels Nüchternblutzucker könnte in Abhängigkeit von den
Grenzwerten 33–50 % der 75 g-oGTTs vermeiden. Die Durchführung des 75 g-oGTT
mit 24 + 0–28 + 0 SSW nur bei einem Nüchternwert von 81–90 mg/dl (4,5–5,0 mmol/l)
scheint ein sinnvolles Vorgehen. Werte ≥ 92 mg/dl (5,1 mmol/l) erfüllen bereits die
IADPSG-Kriterien für GDM und bei einem Wert von ≤ 79 mg/dl (4,4 mmol/l) fand sich
in der HAPO-Studie ein gutes Schwangerschaftsoutcome [1]. In der Schweiz wird
das Screening mittels Nüchternblutzucker seit langem verbreitet angewandt. In einem schweizerischen Kollektiv, ebenfalls untersucht mittels eines diagnostischen
oGTT gemäß der IADPSG-Kriterien (Prävalenz des GDM 10,9 %), hätte bei 63,8 % der
Schwangeren auf einen oGTT verzichtet können, wenn bei einem Nüchternwert < 79,2
oder ≤ 91,8 mg/dl (< 4,4 oder ≤ 5,1 mmol/l) kein oGTT durchgeführt worden wäre, die
Sensitivität des Vorgehens lag bei 78,5 %. 21,5 % der Schwangeren mit GDM hatten
einen Nüchternblutzucker ≤ 79,2 mg/dl (4,4 mmol/l) [23].

4.1.3 Screening-Procedere nach Mutterschaftsrichtlinien
im Vergleich zu AWMF-Leitlinie

Seit 2012 muss jeder Schwangeren ein 50 g-Suchtest zwischen 24 + 0 bis 27 + 6 SSW
angeboten werden, unabhängig vom Vorliegen besonderer Risikofaktoren für Gestationsdiabetes. Der 75 g-oGTT ist nur bei pathologischem Ausfall des 50 g-Testes vorgesehen und abrechenbar. Es gibt unterschiedliche Abrechnungsziffern für 50 g-Test
und oGTT. Die Entscheidung für ein zweizeitiges Screening im Rahmen der Mutter-

schaftsrichtlinien folgte auf der Basis eines Gutachtens des Instituts für Qualität und Wirtschaftlichkeit im Gesundheitswesen (IQWiG) von 2011. Der „indirekte" Nutzen-nachweis beruht darauf, dass in zwei Interventionsstudien [7,13] ein Nutzen der GDM-Therapie zur Reduzierung GDM-assoziierter Schwangerschaftskomplikationen gese-hen, die Diagnose GDM jedoch mit einem zweizeitigen Screening gesichert wurde. Danach beschränkt sich die Evidenz für den Nutzennachweis des Screenings, nach Auffassung der Autoren, auf Schwangere mit Diagnosestellung im Rahmen eines zweizeitigen Screenings. Vor dem Test soll der Schwangeren ein Informationsblatt über GDM ausgehändigt werden (https://www.g-ba.de/richtlinien/anlage/170/).

Die aktuelle Leitlinie zum Screening, Diagnostik und Therapie des GDM aus dem Jahre 2018 [3] spricht sich dafür aus, basierend auf der veränderten Datenlage primär allen Frauen einen 75 g-oGTT anzubieten. Sollte entsprechend den gültigen Mutter-schaftsrichtlinien nur ein 50 g-Suchtest vorliegen, ist bei Normalbefund zu erwägen, zusätzlich einen Nüchternblutzucker zu bestimmen, um Frauen mit isoliert erhöhten Nüchternblutzuckerwerten zu erfassen.

- Nach deutschen Mutterschaftsrichtlinien (2012) wird jeder Frau mit 24 + 0–27 + 6 SSW ein 50 g-Suchtest als Screening auf GDM angeboten.
- Da die Sensitivität nach neuer Datenlage bei nur 66 % liegt, empfiehlt die neue GDM-Leitlinie einen 75 g-oGTT als primäre Screeningmethode anzubieten, bzw. bei negativem 50 g-Suchtest zusätzlich einen Nüchternblutzucker zu bestimmen.
- Falls im späteren Verlauf der Schwangerschaft klinische Hinweise auf GDM auftreten, kann es wegen der eingeschränkten Sensitivität des GCT sinnvoll sein, unabhängig vom Vorbefund ei-nen zusätzlichen 75 g-oGTT durchzuführen.

4.1.4 Diagnostik durch oralen Glukosetoleranztest

Durchführung des 75 g-oGTT

Der 75 g-oGTT muss obligat morgens nüchtern durchgeführt werden. Vor Testbeginn wird die venöse Blutprobe für die Nüchternblutglukose abgenommen. Wenn das Er-gebnis nicht gleich vorliegt, wie bei Versand zur Bestimmung ins Labor, ist es ratsam, in einem dem Röhrchen entnommenen Blutstropfen mit einem Handmessgerät ori-entierend den Blutzucker zu bestimmen. Dies ist die einzige Messung, für die Hand-messgeräte angewandt werden dürfen. Sie sind sonst ausschließlich der Blutzucker-selbstkontrolle vorbehalten. Bei einem Wert ≥ 126 md/dl darf keine Belastung mit Glukose erfolgen, es liegt der Verdacht auf einen manifesten Typ-2-Diabetes vor und eine Glukosebelastung könnte zu bedenklich hohen Blutzuckerwerten bis zum hyper-glykämischen Koma führen. Danach sollte die Flüssigkeit mit 75 g wasserfreie Glukose gelöst in 300 ml Wasser oder ein vergleichbares Oligosaccharid-Gemisch schluckwei-se innerhalb von 3–5 Minuten getrunken werden. Die zweite Messung erfolgt 1 Stunde nach Ende des Trinkens der Glukoselösung, die dritte Messung nach 2 Stunden. Als

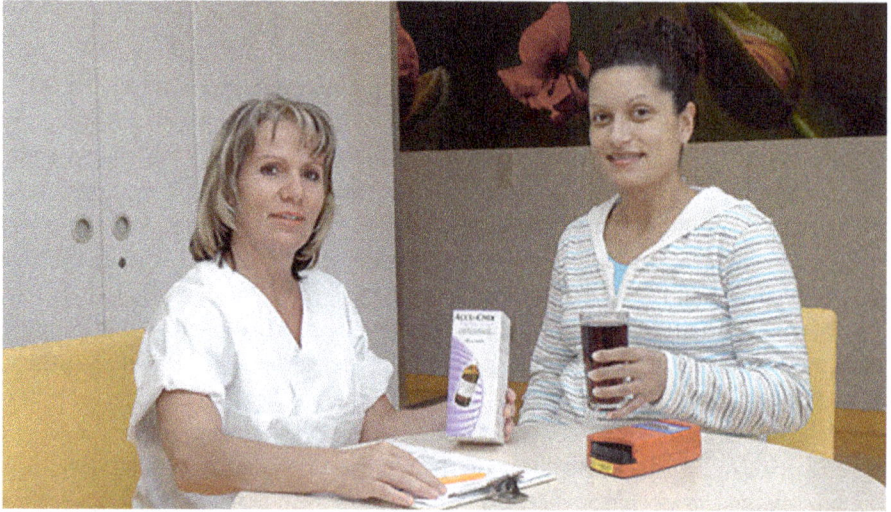

Abb. 4.4: Durchführung 75 g-oGTT.

Flüssigkeit werden Fertiglösungen kommerziell angeboten, alternativ kann in der Apotheke 75 g wasserfreie Glukose bestellt und die Lösung selbst hergestellt werden. Dies ist jedoch mit methodischen Unsicherheiten verbunden (Abb. 4.4).

Folgende Vorbedingungen müssen vor Durchführung des Testes erfüllt sein:

- Nüchternperiode von mindesten 8 Stunden.
- Durchführung am Morgen nicht nach 9 Uhr, da die Insulinresistenz am Morgen am ausgeprägtesten ist.
- Keine Einnahme kontrainsulinärer Medikation am Morgen vor dem Test (z. B. Glukokortikoide, L-Thyroxin, Progesteron).
- Kein oGTT innerhalb von 5 Tagen nach der Induktion der fetalen Lungenreife mit Betamethason wegen drohender Frühgeburt.
- Kein/e akute Erkrankung / Fieber.
- Keine Voroperation am oberen Magen-Darm-Trakt (z. B. bariatrische Chirurgie mit ablativ-malabsorptiven Verfahren); hier kommen als Alternative Blutglukose-Tagesprofile zum Einsatz.
- Normale, individuelle Ess- und Trinkgewohnheiten mit der üblichen Menge an Kohlenhydraten in den letzten 3 Tagen vor dem Test (die Schwangere darf sich nicht durch Ernährungsumstellung, insbesondere Weglassen von Kohlenhydraten, auf den Test vorbereiten).
- Während des Testes sollte die Schwangere sich möglichst wenig bewegen.

Auf die Qualitätskriterien und Fehlerquellen bei der Glukosebestimmung wird ausführlich in Kap. 4.2 eingegangen.

– Der 75 g-oGTT muss nüchtern durchgeführt werden.
– Die Bestimmung der Blutglukose ist nur im venösen Plasma unter Einhaltung der Qualitätsbestimmungen zulässig.

Indikation und Zeitpunkt

Der 75 g-oGTT folgt als Abklärung, ob ein GDM vorliegt, bei pathologischem Ausfall des 50 g-Screeningtests. In den MuRiLi ist dies die einzige Indikation für den oGTT. Das vorgesehene Zeitfenster von 24 + 0–27 + 6 SSW sollte möglichst eingehalten werden, auch wenn dies wegen zeitlicher Verzögerung zwischen GCT und 75 g-oGTT nicht immer eingehalten werden kann. Vorgegeben ist in den MuRiLi eine „zeitnahe" Durchführung ohne weitere Spezifizierung. In der Praxis hat sich gezeigt, dass insbesondere in Urlaubszeiten bis zu 4 Wochen zwischen den Tests liegen kann. Der Test kann auch in späteren SSW durchgeführt werden, in die HAPO-Studie wurden oGTTs bis 32 SSW einbezogen. Insofern sind die diagnostischen Grenzwerte auch außerhalb des Zeitfensters valide. Falls kein Screening erfolgte, kann auch bei fortgeschrittener Schwangerschaft bei Vorliegen besonderer Risiken noch die Durchführung eines oGTT sinnvoll sein.

Wird ein einzeitiges Screening durchgeführt, wird der 75 g-oGTT als primäre Screening-Maßnahme im Zeitfenster von 24 + 0–27 + 6 SSW angeboten.

Ein erneuter Test im 3. Trimenon bei negativem Ausfall des Screenings mit 24 + 0–27 + 6 SSW kann sinnvoll sein bei klinischem Auftreten von Hinweiszeichen für einen GDM wie Polyhydramnion und LGA mit AU > KU oder massive Glukosurie. Allerdings muss dann gleich der diagnostische 75 g-oGTT durchgeführt werden.

Sollte die sachgemäße Durchführung des oGTT nicht möglich sein, da die Schwangere die Lösung erbricht oder sich wegen anhaltender Hyperemesis nicht in der Lage sieht, die Lösung zu trinken, besteht die Möglichkeit zumindest einen Nüchtern-BZ zu bestimmen und zusätzlich über einige Tagesprofile unter Normalkost abzuklären, ob eine Ernährungsmodifikation anzuraten ist.

– Entsprechend den Vorgaben in den Mutterschaftsrichtlinien soll der 75 g-oGTT nur bei Überschreiten des Grenzwerts der Plasmaglukose von 135 mg/dl (7,5 mmol/l) im 50 g-GCT erfolgen.
– Wird der 75 g-oGTT als primäre Screeningmethode eingesetzt, sollte er mit 24 + 0–27 + 6 SSW durchgeführt werden.
– Auch in der Spätschwangerschaft ist ein oGTT noch sinnvoll, bei negativem oder fehlendem Screening und Auftreten von klinischen Hinweiszeichen.

Diagnostische Kriterien

Die Diagnose GDM erfolgt nur über einen 75 g-oGTT, in Ausnahmefällen über einen BZ-Wert ≥ 200 mg/dl beim 50 g-Screeningtest. In diesem Fall sollte kein oGTT mehr durchgeführt werden.

Die diagnostischen IADPSG-Kriterien [10] für die GDM-Diagnose wurden in der MuRiLi übernommen. Auch die WHO hat ihre Grenzwerte für den oGTT in der Schwangerschaft an diese angepasst, weshalb der Begriff „WHO-Kriterien" synonym zu „IADPSG-Kriterien" gebraucht wird. Die IADPSG-Kriterien wurden jedoch nicht in allen Ländern übernommen, die American Diabetes Association (ADA) lässt neben den IADPSG-/WHO-Kriterien (einzeitig) auch die alten Carpenter-Coustan-Kriterien und NDDG-Kriterien gleichberechtigt zu.

Das Outcome von Schwangerschaften mit nur einem erhöhten Wert unterschied sich nicht von denen mit zwei erhöhten Werten, weshalb davon Abstand genommen wurde, 2 pathologische BZ-Werte zur Diagnosestellung zu fordern. Das ist die maßgebliche Veränderung zu den alten Carpenter-Coustan Kriterien, die bis zur Auswertung der HAPO-Studie gebräuchlich waren. Die HAPO-Studie, eine internationale Studie mit 75 g-oGTT bei 23.000 Schwangeren ohne therapeutische Intervention, zeigte eine kontinuierliche Assoziation von allen 3 Blutzuckerwerten mit dem perinatalen Outcome (HAPO-2008). Per Konsens wurde entschieden, als Grenzwerte die Blutzuckerwerte zu definieren, die dem 1,75-fachen Risiko (OR) für eine ungünstiges perinatales Outcome (Geburtsgewicht > 90. Perzentile, Sectiorate, neonatale Hyperglykämie, C-Peptid in Nabelschnurblut > 90. Perzentile) entsprachen (Tab. 4.3).

Tab. 4.3: Grenzwerte des 75 g-oGTT nach IADPSG-/WHO-Kriterien für die Diagnose GDM.

Zeitpunkt 24 + 0–27 + 6 SSW	Grenzwerte IADPSG/WHO venöses Plasma (mg/dl)	(mmol/l)
nüchtern	≥ 92	≥ 5,1
nach 1 Stunde	≥ 180	≥ 10,0
nach 2 Stunden	≥ 153	≥ 8,5

Manifester Diabetes diagnostiziert in der Schwangerschaft

Eine neue Klassifikation ist „V. a. Diabetes diagnostiziert in der Schwangerschaft". Das gilt für Frauen, deren Nüchternglukosewert nüchtern ≥ 126 mg/dl (7,0 mmol/l) liegt und damit die Kriterien für Diabetes außerhalb der Schwangerschaft erfüllt, eine Bestätigung durch Zweitmessung muss den Verdacht bestätigen (https://www.deutsche-diabetes-gesellschaft.de/fileadmin/Redakteur/Leitlinien/Praxisempfehlungen/2018/DuS_S2_2018_Praxisempfehlungen_02_Diagnostik.pdf). Weiterhin besteht der V. a Diabetes bei zwei Stunden nach Belastung von ≥ 200 mg/dl (11,1 mmol/l). Danach ist eine zusätzliche HbA1c-Messung sinnvoll, maßgeblich für die Diagnosestellung ist der oGTT. Die weitere Betreuung erfolgt dann wie bei einem präkonzeptionell bereits bekannten Diabetes mellitus. Die Diagnose sollte nach der Geburt durch entsprechende Diagnostik überprüft werden. In den allermeisten Fällen handelt es sich um Typ-2-Diabetes, es ist jedoch auch die Erstmanifestation eines Typ-1-Diabetes in der Schwangerschaft möglich. Bei schlanken Frauen mit sehr hohen Blutzuckerwerten in Kombination mit hohem HbA1c, die sich schon mit geringen Insulindosierungen normalisieren lassen, sollte an diese Möglichkeit gedacht werden und die Bestimmung von Insulin-Antikörpern (GAD) erwogen werden.

Die Diagnose GDM wird gestellt auf der Grundlage des 75 g-oGTTs beurteilt nach den IADPSG-Kriterien, Ausnahme ist ein Wert von ≥ 200 mg/dl im 50 g-Suchtest.

Literatur

[1] Agarwal MM, Dhatt GS, Shah SM. Gestational diabetes mellitus: simplifying the international association of diabetes and pregnancy diagnostic algorithm using fasting plasma glucose. Diabetes Care. 2010;33(9):2018-20.

[2] Amylidi S, Mosimann B, Stettler C, Fiedler GM, Surbek D, et al. First-trimester glycosylated hemoglobin in women at high risk for gestational diabetes. Acta Obstet Gynecol Scand. 2016;95(1):93-7.

[3] Arbeitsgemeinschaft Diabetes und Schwangerschaft der DGG, Arbeitsgemeinschaft Geburtshilfe und Pränatalmedizin in der DGGG, Hrsg. S3-Leitlinie Gestationsdiabetes mellitus (GDM), Diagnostik, Therapie und Nachsorge. AWMF-Registernummer 057–008; 2017.

[4] Benhalima K, Van Crombrugge P, Moyson C, Verhaeghe J, Vandeginste S, et al. The senstivity and specificity of the glucose challenge test in a universal two-step screening strategy for gestational diabetes mellitus using the 2013 WHO Health organisation criteria. Diabetes Care. 2018;41(7):e111-2.

[5] Benhalima K, Van Crombrugge P, Moyson C, Verhaeghe J, Vandeginste S, et al. A modified two-step screening strategy for gestational diabetes mellitus based on the 2013 WHO criteria by combining the glucose challenge test and clinical risk factors. J Clin Med. 2018;7(10). pii: E351.

[6] Çetin M, Çetin A. Time-dependent gestational diabetes screening values. International Journal of Gynecology & Obstetrics. 1997;56(3):257-61.

[7] Crowther CA, Hiller JE, Moss JR, McPhee AJ, Jeffries WS, et. al. Effect of treatment of gestational diabetes mellitus on pregnancy outcomes. N Engl J Med. 2005;352(24):2477-86.

[8] Donovan L, Hartling L, Muise M, Guthrie A, Vandermeer A, et. al. Screening tests for gestational diabetes: a systematic review for the U. S. Preventive Services Task Force. Ann Intern Med. 2013;159(2):115-22.

[9] Immanuel J, Simmons D. Screening and treatment for early-onset gestational diabetes mellitus: a systematic review and meta-analysis. Curr Diab Rep. 2017;17(11):115.

[10] International Association of Diabetes and Pregnancy Study Groups (IADPSG) Consensus Panel, Metzger BE, Gabbe SG, Buchanan TA, et al. International association of diabetes and pregnancy study groups recommendations on the diagnosis and classification of hyperglycemia in pregnancy. Diabetes Care. 2010;33(3):676-82.

[11] HAPO Cooperative Research Group, Metzger BE, Lowe LP, Dyer AR, Trimble ER, et al. Hyperglycemia and adverse pregnancy outcome. Lancet. 2008;358:1991-2002.

[12] Hughes RCE, Rowan J, Florkowski CM. Is there a role for HbA1c in pregnancy? Curr Diab Rep. 2016;16(1):676.

[13] Landon MB, Spong CY, Thom E, Carpenter MW, Ramin SM, et al. A multicenter, randomized trial of treatment for mild gestational diabetes. N Engl J Med. 2009;361(14):1339-48.

[14] Lewis GF, McNally C, Blackman JD, Polonsky KS, Barron WM. Prior feeding alters the response to the 50 g glucose challenge test in pregnancy. The Staub-Traugott effect revisited: the Staub-Traugott Effect revisited. Diabetes Care 1993;16(12):1551-6.

[15] Lowe LP, Metzger BE, Dyer AR, Lowe J, McCance DR, et al. Hyperglycemia and adverse pregnancy outcome (HAPO) study: associations of maternal A1C and glucose with pregnancy outcomes. Diabetes Care. 2012;35(3):574-80.

[16] McIntyre D, Sacks D, Barbour L, Feig DS, Catalano PM, et al. Issues with the diagnosis and classification of hyperglycemia in early pregnancy. Diabetes Care. 2016;39:53-4.

[17] Metzger BE, Dyer AR. Comment on d'Emden. Do the new threshold levels for the diagnosis of gestational diabetes mellitus correctly identify women at risk? Diabetes Care. 2014;37(2):43-4. N Engl J Med. 2008 May 8;358(19):1991-2002.

[18] Mosca A. Reference intervals for hemoglobin A1c in pregnant women: data from an Italian multicenter study. Clin Chem. 2006;52(6):1138-43.

[19] Nielsen LR, Ekbom P, Damm P,Glümer C, Frandsen MM, et al. Hb A1c levels are significantly lower in early and late pregnancy. Diabetes Care. 2004;27(5):1200-1.

[20] Reyes-Munoz E, Castellanos-Barroso G, Ramirez-Eugenio BY, Ortega-González C, Parra A, et al. The risk of gestational diabetes mellitus among Mexican women with a history of infertility and polycystic ovary syndrome. Fertil Steril. 2012;97(6):1467-71.

[21] Riskin-Mashiah S, Damti A, Younes G, Auslender R. First trimester fasting hyperglycemia as a predictor for the development of gestational diabetes mellitus. Eur J Obstet Gynecol Reprod Biol. 2010;152(2):163-7.

[22] Riskin-Mashiah S, Younes G, Damti A, Auslender R. First-trimester fasting hyperglycemia and adverse pregnancy outcomes. Diabetes Care. 2009;32(9):1639-43.

[23] Ryser Ruetschi J, Jornayvaz FR, Rivest R, Huhn EA, Irion, et al. Fasting glycaemia to simplify screening for gestational diabetes. BJOG. 2016;123(13):2219-22.

[24] Saccone G, Khalifeh A, Al-Kouatly HB, Sendek K, Berghella V. Screening for gestational diabetes mellitus: one step versus two step approach. A meta-analysis of randomized trials. J Matern Fetal Neonatal Med. 2018;3:1-231.

[25] Schneider S, Freerksen N, Rohrig S, Hoeft B, Maul H. Gestational diabetes and preeclampsia--similar risk factor profiles? Early Hum Dev. 2012;88(3):179-84.

[26] Sermer M, Naylor CD, Gare DJ, Kenshole AB, Ritchie JW, et al. Impact of increasing carbohydrate intolerance on maternal-fetal outcomes in 3637 women without gestational diabetes. The Toronto Tri-Hospital Gestational Diabetes Project. Am J Obstet Gynecol. 1995;173(1):146-56.

[27] Sevket O, Sevket A, Ozel A, Dansuk R, Kelekci S. The use of HbA1c as an aid in the diagnosis of gestational diabetes mellitus. Journal of Obstetrics and Gynaecology. 2014;34(8):690-2.

[28] Sweeting AN, Ross GP, Hyett J, Molyneaux L, Constantino M, et al. Gestational diabetes mellitus in early pregnancy: evidence for poor pregnancy outcomes despite treatment. Diabetes Care. 2016;39(1):75-81.

[29] Syngelaki A, Pastides A, Kotecha R, Wright A, Akolekar, et al. First-trimester screening for gestational diabetes mellitus based on maternal characteristics and history. Fetal Diagn Ther. 2015;38(1):14-21.

[30] Tieu J, McPhee AJ, Crowther CA, Middleton B. Screening and subsequent management for gestational diabetes for improving maternal and infant health. Cochrane Database Syst Rev. 2014;(2):CD007222.

[31] Teede HJ, Harrison CL, Teh WT, Paul E, Allan CA. Gestational diabetes: development of an early risk prediction tool to facilitate opportunities for prevention. Aust N Z J Obstet Gynaecol. 2011;51(6):499-504.

[32] Zhu W-w, Yang H-x, Wei Y-m, Yan J, Wang ZL, et al. Evaluation of the value of fasting plasma glucose in the first prenatal visit to diagnose gestational diabetes mellitus in China. Diabetes Care. 2013;36(3):586-90.

4.2 Technische Aspekte der Diagnostik bei GDM (Blutproben, Messqualität, Fehler / Störfaktoren Glukosemessung)

Lutz Heinemann, Guido Freckmann

4.2.1 Einleitung

Bei der Diagnostik des Gestationsdiabetes mellitus (GDM) auf der Basis von Glukose-messwerten, gilt es eine Reihe von messtechnischen Anforderungen zu beachten; nur durch optimale präanalytische und analytische Bedingungen ist eine sichere Diagno-se möglich [1,2]. Hinweise für den Einsatz von diagnostischen Optionen bei der GDM-Diagnose und der GDM-Verlaufskontrolle werden in den entsprechenden Praxisemp-fehlungen der DDG gegeben [3–6]. Die richtige Diagnosestellung hängt weiterhin kritisch – wenn dieser als notwendig erachtet wird – von der korrekten Durchführung des oralen Glukosetoleranztests (oGTT) ab [7].

> Nur durch optimale präanalytische und analytische Bedingungen ist eine sichere Diagnose des Gestationsdiabetes mellitus durch eine Messung der Glukosekonzentration möglich.

4.2.2 Güte der Glukosemessung

Für die GDM-Diagnostik werden die Ergebnisse von Glukosemessungen in venösen Plasmaproben verwendet, die qualitätsgesichert mit einer Labormethode oder mit einem Point-of-Care-Testing (POCT)-System ermittelt werden. Die Anforderungen an die Güte der Glukosemessung beim Einsatz von POCT-Systemen in der GDM-Di-agnostik wurden schon verschiedentlich formuliert, und sollten konsequent umge-setzt werden [2,7]. Die Qualitätssicherung bei der Glukosemessung muss nach den Vorgaben der „Richtlinie der Bundesärztekammer zur Qualitätssicherung (Rili-BÄK)" durchgeführt werden (https://www.rfb.bio/pdf/Rili-BAEK-2014.pdf).

4.2.3 Einsatz von Blutzuckermesssystemen für Patienten

Für den Einsatz bei der Verlaufskontrolle der GDM-Therapie durch Schwangere kön-nen handelsübliche Blutzuckermesssysteme verwendet werden, diese müssen die Vorgaben der ISO-Norm 15197 bei der Vergabe der CE-Markierung erfüllen. In der Realität erfüllt ein erheblicher Teil dieser Systeme diese Anforderungen nach der Markteinführung nicht oder weist nur eine eingeschränkte Messgüte auf [8]. Deshalb sollten solche Systeme nicht für die GDM-Diagnose verwendet werden. Für die Thera-piekontrolle durch die Patientin sollte darauf geachtet werden, dass messgenaue Systeme zum Einsatz kommen und regelmäßige Qualitätskontrollen (mit Kontrolllösung) durchgeführt werden [8–11]. Da die Messung bei solchen Systemen in der Regel im kapillären Blut erfolgt (s. u.), werden kapilläre Plasmaglukosewerte angezeigt, die insbesondere postprandial höhere Werte zeigen als die z. B. zur Diagnostik verwendeten venösen Plasmaglukosewerte. Für eine Qualitätskontrolle bei Patientenselbstmesssystemen sind nur die vom Hersteller speziell auf das System abgestimmten Kontrolllösungen verwendbar. Diese können der Schwangeren rezeptiert werden. Es sollte darauf geachtet werden, dass regelmäßig Kontrollmessungen, zumindest bei Verwendung eines neuen Teststreifenröhrchens bzw. bei Chargenwechsel, zusätzlich im Rahmen des Praxisbesuchs durchgeführt werden. Ein Vergleich der Selbstmessung mit einer Labormethode ist in der Regel keine in der Praxis einfach durchführbare Qualitätskontrolle des Selbstmesssystems. Ein derartiger Vergleich sollte nur durchgeführt werden, wenn die POCT- und Laborsysteme gut kontrolliert sind. Die Vergleichsmessungen sollen idealerweise parallel unter Verwendung einer einheitlichen Blutprobe durchgeführt werden.

> Für die Therapiekontrolle durch die Patientin sollte darauf geachtet werden, dass messgenaue Systeme zum Einsatz kommen und regelmäßige Qualitätskontrollen (mit Kontrolllösung) durchgeführt werden.

4.2.4 Physiologische Hintergründe bei der Glukosemessung

– **Glukosegehalt Kapillare – Vene:** Zwischen den Glukosekonzentrationen im arteriellen / kapillären Blut und im venösen Blut besteht ein Unterschied, der wesentlich von Ausmaß und Geschwindigkeit der Glukoseaufnahme und -metabolisierung in den beteiligten Körpergeweben abhängt. Dieser auch als „arteriovenöse Differenz" bezeichnete Unterschied kann nach Kohlenhydrataufnahme postprandial zu erhöhten kapillären Blutglukosekonzentrationen im Vergleich zu denen im venösen Blut führen [12].
– **Vollblutwerte – Plasmawerte:** Wenn die Glukosemessung patientennah mit einem System, das Vollblutwerte anzeigt, (früher üblich, heute selten) in einer venösen Blutprobe erfolgt, muss das Messergebnis in Plasmawerte umgerechnet werden. Der Vollblutwert muss dazu mit dem Faktor 1,11 multipliziert werden (der Plasmawert liegt ~11 % höher). Ein genauerer Umrechnungsfaktor wird erreicht, wenn eine Umrechnungsformel verwendet wird, die den Hämatokritwert des Patienten berücksichtigt [13]. Die Blutzusammensetzung ändert sich bei Schwangeren erheblich und häufig kommt eine Anämie hinzu. Der Fehler bei der Umrechnung mit dem Faktor 1,11 ist nur im Hämatokritbereich von 37–45 % tolerierbar (Referenzbereich Frauen).

- **Venöses Plasma – Diagnose:** Die für die GDM-Diagnose verwendeten Glukose-grenzwerte wurden nur für venöse Plasmawerte in der „Hyperglycemia and Adverse Pregnancy Outcome" (HAPO)-Studie ermittelt und international festgelegt [14]. Eine Umrechnung von Glukosewerten, die in kapillären Blutproben ermittelt wurden, ist aufgrund der Variabilität der kapillären-venösen Referenzwerte nicht sicher möglich. Daher muss die diagnostische Entscheidung auf venösen Plasmawerten beruhen [6].
- **Kapilläre Plasmawerte – Patientenmessung:** Vor dem Jahr 2010 haben die Glukosemesssysteme, die von Patienten für die Verlaufskontrolle genutzt werden, Vollblutwerte angezeigt; ab diesem Zeitpunkt zeigen diese System Plasmawerte an. Diese kapillären Plasmawerte sind – wie oben beschrieben – unterschiedlich zu venösen Plasmawerten, die für die Diagnostik herangezogen werden.
- **Gewebeglukose:** Die derzeit verfügbaren Systeme für das kontinuierliche Glukosemonitoring (CGM) messen Glukosewerte in der interstitiellen Flüssigkeit im subkutanen Fettgewebe. Die Kalibration von CGM-Systemen erfolgt auf Basis von kapillären oder auch venösen (= Werkskalibration) Plasmaglukosewerten. Bei der Werteermittlung sind Algorithmen beteiligt; d. h. die CGM-Systeme zeigen einen berechneten Wert basierend auf venösen oder kapillären Kalibrations-Glukosewerten sowie der Glukosekonzentration im subkutanen Gewebe an. Aus Messungen der Gewebeglukose können keine diagnostischen Werte für den GDM abgeleitet werden.

- Zwischen den Glukosekonzentrationen im arteriellen / kapillären Blut und im venösen Blut besteht ein Unterschied.
- Wenn die Glukosemessung patientennah mit einem System, das Vollblutwerte anzeigt, durchgeführt wird, muss das Messergebnis in Plasmawerte umgerechnet werden.
- Die diagnostische Entscheidung muss auf venösen Plasmaglukosewerten beruhen.
- Aus Messungen der Gewebeglukose können keine diagnostischen Werte für den GDM abgeleitet werden.

4.2.5 Blutproben – präanalytisches Vorgehen

Ein adäquates präanalytisches Vorgehen ist absolute Voraussetzung für eine zuverlässige Diagnostik. Bei grenzwertigen Befunden sollte das Konzept der Minimal Difference (MD) berücksichtigt werden und bei Bedarf weitere Messungen und Untersuchungen erfolgen [4,6].

Bei Messungen der (Plasma-)Glukosekonzentration in venösen Vollblutproben gilt es Fehler in der Präanalytik durch den Anwender oder der verwendeten Prozedur zu vermeiden.

– **Blutprobe:** Für die Diagnosestellung müssen Plasmaglukosewerte in venösem Blut ermittelt werden. Die Messung in kapillären Blutproben ist nicht zulässig [6,15]!
– **Probenverarbeitung:** Entscheidend für die korrekte Glukosemessung ist die umgehende Hemmung der Glykolyse nach der Gewinnung der Blutprobe, da es sonst zu einem Absinken der Glukosekonzentration im Teströhrchen kommt [1,16]. Die Glukosekonzentration in den venösen Blutproben muss daher entweder umgehend bestimmt werden oder die Proben entsprechend aufbereitet werden, um falsch-niedrige Glukosewerte nach Probenlagerung oder -versand zu vermeiden.
– **Teströhrchen:** Der alleinige Zusatz von Natriumfluorid (NaF) in Teströhrchen ist nicht ausreichend, da die Glykolysehemmung erst nach etwa 1 h einsetzt und erst nach ca. 4 h die Glykolyse vollständig gehemmt ist. Der Glukoseabfall in vitro in dieser Zeit beträgt im Mittel 7–10 % [16]. Um eine unmittelbare und ausreichende Glykolysehemmung zu erreichen, muss das Teströhrchen zusätzlich Citrat / Citratpuffer enthalten. Außerdem sind EDTA-haltige Röhrchen gegenüber heparinhaltigen Röhrchen zu bevorzugen, da EDTA durch Komplexbildung mit Mg-Ionen die Glykolyse zusätzlich auf 6 Reaktionsstufen hemmt [17]. Bei den bisher auf dem Markt befindlichen Teströhrchen mit diesen Zusätzen ist streng auf deren korrekter Handhabung (korrekter Füllstand, mehrmaliges Mischen) zu achten; das Einhalten der jeweiligen Bedienungsanleitung ist von großer Bedeutung, um korrekte Plasmaglukosewerte zu erhalten. Hierbei ist die Fehlermöglichkeit bei Zusätzen als Granulat geringer einzustufen als bei Zusätzen in flüssiger Form. Bei flüssigen Zusätzen ist auf peinlich genaue Befüllung bis zum Markierungsstrich zu achten und das Labor muss einen Korrekturfaktor von 1,16 berücksichtigen. Aus nicht korrekt befüllten Röhrchen sollte im Labor keine Messung erfolgen.
– **Zentrifugieren:** Durch unmittelbares (< 15 Minuten) und hämolysefreies Zentrifugieren der Blutprobe und Abpipettieren des zellfreien Plasmaüberstands, sowie anschließendes Versenden des Überstands in neuen Röhrchen, kann ebenfalls eine vollständige Glykolysehemmung erreicht werden, da die Blutzellen vom Plasma getrennt worden sind. Kann die Zentrifugation und das Abpipettieren des Überstands nicht innerhalb von 30 Minuten abgeschlossen werden, sollte das Entnahmegefäß unmittelbar nach Entfernung von der Schwangeren bis zur weiteren Verarbeitung in einer Eiswasserlösung gelagert werden.

Wird ein Zeitfenster von 30 Minuten bis zur Probenaufbereitung mit Sicherstellung der Glykolysehemmung überschritten, muss die Blutprobe verworfen werden!

Es sollte beachtet werden, dass es auch auf Seiten der Patientin Probleme bei der „Präanalytik" geben kann: ist die Frau wirklich nüchtern oder hat sie an den Tagen vor dem Test gefastet?

Entscheidend für die korrekte Glukosemessung ist die umgehende Hemmung der Glykolyse nach der Gewinnung der Blutprobe.

4.2.6 Durchführung der Plasmaglukosemessung

- **Labor:** Die Plasmaglukosekonzentration wird im Labor entsprechend der anwendbaren Arbeitsanweisungen vermessen. Es wird ein Plasmaglukosewert aus der venösen Probe ermittelt. Offensichtliche Fehler in der Präanalytik (Füllung der Röhrchen unzureichend, etc.) sollten vom Labor im Befund vermerkt oder die Messung nicht durchgeführt werden.
- **POCT (patientennahe Sofortdiagnostik):** Die Glukosemessung kann patientennah mit geeigneten Unit-use-POCT-Systemen erfolgen; dabei sind die Reagenzien für eine Einzelbestimmung portioniert und werden mit einer Untersuchung verbraucht (s. Rili-BÄK). POCT-Systeme, die für die Diagnostik eingesetzt werden, müssen vom Hersteller für die Diagnostik vorgesehen sein und eine regelmäßige, erfolgreiche Teilnahme dieser Systeme an Ringversuchen zur externen Qualitätskontrolle (s. u.) ist empfohlen [6,15].

4.2.7 Messqualität – Qualitätskontrolle

In der Praxis stellen sich folgende Fragen:
- Welche Messqualität mit welchem Fehlerkorridor steht für Plasmaglukosemessungen im (Zentral-)Labor oder durch POCT-Systeme überhaupt zur Verfügung?
- Welche Anforderungen werden an die Qualitätssicherung bei Verwendung solcher Glukosemessmethodik in diesem Zusammenhang gestellt?

Die Wahrung des „Goldstandards" bei der Glukosemessung für die Primärdiagnostik muss gewährleistet sein [15]. Laborsysteme und POCT-Unit-use Glukose-Systeme zur Plasmaglukosemessung, bei denen interne und externe Qualitätskontrollen nach Rili-BÄK durchgeführt werden, sind somit zum Einsatz in der Diagnostik geeignet. Die zulässigen Abweichungen von den vorgegebenen Grenzwerten liegen derzeit für die Glukosemessungen bei der internen Qualitätskontrolle bei 11 % und bei der externen bei 15 % (https://www.rfb.bio/pdf/Rili-BAEK-2014.pdf). Wenn die Glukosemesssysteme bei den Qualitätskontrollen regelmäßig einen Bias aufweisen, d. h. eine systematische Verschiebung in Bezug auf den „wahren" Wert, kann dies – auch wenn die Abweichungen innerhalb der zulässigen Grenzen liegen – einen Einfluss auf die Diagnoserate haben. Im Rahmen der Beurteilung der Messgüte sollte auch die Minimal Difference (MD) für die jeweilige Messmethode ermittelt und beachtet werden [6].

Es gilt zu beachten, dass es auch bei technisch besten Voraussetzungen und optimaler Durchführung der Messung bei Messwerten nahe der diagnostischen Grenzen zu vermeintlich „falsch" positiven oder „falsch" negativen Ergebnissen kommen kann: auch bei nicht-pathologischen oGTT-Ergebnissen ist zu erwägen, bei klinischem Verdacht auf GDM nach einiger Zeit – wenn die sich physiologischerweise zunehmende Insulinresistenz weiterentwickelt hat – den oGTT zu wiederholen. In anderen Worten, wenn der Glukosewert bei einer MD von ± 5 mg/dl weniger als 5 mg/dl unterhalb der diagnostischen Grenze liegt, dann wird dadurch ein GDM nicht sicher ausgeschlossen, und es gilt, die Patientin und deren weitere Entwicklung im Blick zu behalten.

Laborsysteme und POCT-Unit-use Glukose-Systeme zur Plasmaglukosemessung, bei denen interne und externe Qualitätskontrollen nach Rili-BÄK durchgeführt werden, sind zum Einsatz in der Diagnostik geeignet.
Wenn der Glukosewert bei einer MD von ± 5 mg/dl unter- oder oberhalb der diagnostischen Grenzen liegt, kann es zu vermeintlich „falsch" positiven oder „falsch" negativen Ergebnissen kommen und es gilt, die Patientin und deren weitere Entwicklung im Blick zu behalten.

Für die Diabetes-/GDM-Diagnostik sind aus venösem Blut ermittelte Plasmawerte zu verwenden. Es können Labormethoden oder vom Hersteller dafür vorgesehene messgenaue POCT-Unit-Use Glukose-Systemen verwendet werden. Die Bestimmungen im Rahmen der patientennahen Sofortdiagnostik sollten ebenfalls aus venösem Plasma durchgeführt werden. Es muss bei POCT-Unit-Use Glukose-Systemen eine Qualitätssicherung entsprechend den Rili-BÄK-Anforderungen durchgeführt werden. Die aktuellen Praxisempfehlungen der DDG fordern zusätzlich eine regelmäßige Teilnahme an Ringversuchen [4,15]
Beim Probenversand muss die bisherige Form der verzögerten und damit unvollständigen Glykolysehemmung im Vollblut durch alleinigen Zusatz von NaF (präanalytischer Fehler) zu den Teströhrchen durch die sofortige und weitgehend komplette Glykolysehemmung mithilfe einer Kombination von EDTA, NaF und Citrat / Citratpuffer ersetzt werden
Glukosemessgeräte zur Eigenanwendung durch die Schwangere sind nur in der Therapiekontrolle einzusetzen und nicht für die GDM-Diagnostik geeignet. Eine regelmäßige Kontrollmessung durch die Diabetes-Schwerpunktpraxis und die Schwangere ist zu empfehlen.

Literatur

[1] Kleinwechter H, Heinemann L, Freckmann G. Die Crux liegt bei der Blutentnahme. Perspektiven der Diabetologie. Deutsches Ärzteblatt. 2015;1:24-27.

[2] Neumaier M, Luppa PB, Koschinsky T, Siegel E, Freckmann G, et al. Aktualisierte Anforderungen an die Messqualität und Qualitätssicherung (QS) von Point-of-Care-Testing (POCT)-Blutglukose-messystemen mit Unit-use-Reagienzien, die für die Erstdiagnostik eines manifesten Diabetes in der Schwangerschaft oder eines Gestationsidabetes mellitus (GDM) gemäß der GDM-Leit-linie der Deutschen Diabetes Gesellschaft (DDG) geeignet sind. Konsensus-Empfehlung der Deutschen Vereinten Gesellschaft für Klinische Chemie und Laboratoriumsmedizin (DGKL) mit der Deutschen Diabetes Gesellschaft (DDG). Diabetologie. 2015;10:197-9.

[3] Nauck M, Petersmann A, Müller-Wieland D, Schleicher E, Müller UA, et al. Definition, Klassifi-kation und Diagnostik des Diabetes mellitus (DDG Praxisempfehlung). Diabetologie und Stoff-wechsel. 2018;13(2):S90-6.

[4] Heinemann L, Deiss D, Siegmund T, Schlüter S, Naudorf M, et al. Glukosemessung und -kon-trolle bei Patienten mit Typ-1- oder Typ-2-Diabetes (DDG Praxisempfehlung). Diabetologie und Stoffwechsel. 2018;13(2):S97-107.

[5] Heinemann L, Deiss D, Siegmund T, Schluter S, Naudorf M, et al. Practical recommendations for glucose measurement, glucose monitoring and glucose control in patients with type 1 or type 2 diabetes in Germany. Exp Clin Endocrinol Diabetes. 2018;126:411-28.

[6] Petersmann A, Nauck M, Müller-Wieland D, Kerner W, Müller UA, et al. Definition, classification and diagnosis of diabetes mellitus. Exp Clin Endocrinol Diabetes. 2018;126:406-10.

[7] Koschinsky T. Screening und Diagnostik des Gestationsdiabetes. Diabetologe. 2012;8:862-8.

[8] Klonoff DC, Parkes JL, Kovatchev BP, Kerr D, Bevier WC, et al. Investigation of the accuracy of 18 marketed blood glucose monitors. Diabetes Care. 2018;41:1681-8.

[9] King F, Ahn D, Hsiao V, Porco T, Klonoff D. A review of blood glucose monitor accuracy. Diabetes Technol Ther. 2018;20:843-56.

[10] Baumstark A, Jendrike N, Pleus S, Liebing C, Haug C, et al. Accuracy evaluation of a new system for self-monitoring of blood glucose with three test strip lots based on ISO 15197:2013. J Dia-betes Sci Technol. 2018;12:539-40.

[11] Jendrike N, Baumstark A, Pleus S, Liebing C, Beer A, et al. Evaluation of four blood glucose monitoring systems for self-testing with built-in insulin dose advisor based on ISO 15197:2013: system accuracy and hematocrit influence. Diabetes Technol Ther. 2018;20:303-13.

[12] Swaminathan A, Lunt H, Chang WS, Logan FJ, Frampton CM, et al. Impact of prandial status on the comparison of capillary glucose meter and venous plasma glucose measurements in healthy volunteers. Ann Clin Biochem. 2013;50:6-12.

[13] D'Orazio P, Burnett RW, Fogh-Andersen N, Jacobs E, Kuwa K, et al. Approved IFCC recommenda-tion on reporting results for blood glucose: International Federation of Clinical Chemistry and Laboratory Medicine Scientific Division, Working Group on Selective Electrodes and Point-of-Care Testing (IFCC-SD-WG-SEPOCT). Clin Chem Lab Med. 2006;44:1486-90.

[14] Metzger BE, Lowe LP, Dyer AR, Trimble ER, Chaovarindr U, et al. Hyperglycemia and adverse pregnancy outcomes. N Engl J Med. 2008;358:1991-2002.

[15] Schäfer-Graf U, Laubner K, Hummel S, Gembruch U, Groten T, et al. Gestationsdiabetes mellitus (GDM), Diagnostik, Therapie und Nachsorge. Diabetologie. 2018;13(2):S174-84.

[16] Chan AY, Swaminathan R, Cockram CS. Effectiveness of sodium fluoride as a preservative of glucose in blood. Clin Chem. 1989;35:315-7.

[17] Winter T, Greiser A, Nauck M, Petersmann A. Long-term stability of glucose: 96 h study using Terumo Glycaemia tubes. Clin Chem Lab Med. 2016;54:407-10.

4.3 Therapie

Tanja Groten

4.3.1 Grundsätze der Therapie

Das Ziel der Therapie beim Gestationsdiabetes ist der Erhalt der Normoglykämie von Mutter und Kind im Verlauf der Schwangerschaft. Da Gestationsdiabetes entsteht, wenn die Mutter in der Schwangerschaft die physiologisch gesteigerte Insulinresistenz nicht mit einer ausreichenden Insulinsekretion kompensieren kann, zielen die Therapieansätze auf eine Verbesserung der Insulinsensitivität, auf eine Reduktion von zuckersteigernden Nahrungsmitteln und falls notwendig auf die exogene Zufuhr von Insulin (Abb. 4.5). Die therapeutischen Möglichkeiten, eine Normoglykämie bei der Mutter zu erreichen, umfassen deshalb körperliche Bewegung, Ernährungsmodifikation und die medikamentöse Therapie mit Insulin und in Einzelfällen auch Metformin.

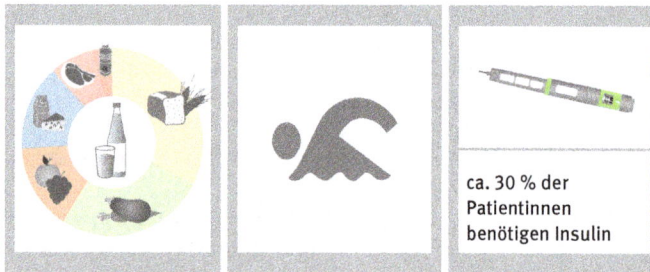

ca. 30 % der Patientinnen benötigen Insulin

Abb. 4.5: Die drei Säulen der Therapie beim Gestationsdiabetes.

Nach der Diagnosestellung eines Gestationsdiabetes sollten in einem ärztlich geführten Erstgespräch folgende Inhalte mit der Schwangeren besprochen werden:
– Basisinformation über die Entstehung eines Gestationsdiabetes
– Bedeutung der Diagnose für das Kind und die Mutter
– Hinweis auf die angestrebte und mögliche ambulante Therapieführung
– Sinn der Blutglukose-Selbstkontrolle (aktive Teilhabe der Schwangeren an der zielorientierten Therapie)
– Notwendigkeit der Ernährungsberatung und eventuell -modifikation
– Empfehlungen zur Gewichtszunahme in der Schwangerschaft
– Vorteile regelmäßiger Bewegung
– Mögliche Gründe für den Einsatz einer Pharmakotherapie durch Insulin

4.3.2 Stoffwechselziele

Die Festlegung der Zielwerte für die Therapiekontrolle bei Gestationsdiabetes erfolgte erstmals im Rahmen der zum Thema Schwangerschaft und Diabetes 1979 ins Leben gerufenen Expertentreffen (International Workshop-Conferences). Im ersten dieser Expertentreffen wurden als Therapieziele ein Nüchternblutzucker von < 105 mg/dl (5,8 mmol/l) und für 2 Stunden nach dem Essen ein Zielwert von < 120 mg/dl (6,7 mmol/l) empfohlen.

Wenn diese Stoffwechselziele nicht innerhalb von zwei Wochen nach Diagnosestellung erreicht wurden, sollte mit Insulin begonnen werden. Üblicherweise wurden die Studien, auf denen diese Empfehlungen beruhten, nicht im Workshop-Report publiziert. Hernandez hat in einem 2015 veröffentlichten Review die Entwicklung der Empfehlungen zu den Blutzuckerzielwerten historisch aufgearbeitet [18]. Er zeigt, dass flankierend zu den ersten drei Workshop-Konferenzen, die ersten Studien von O`Sullivan und Metzger erschienen, denen diese Empfehlungen entnommen waren. O`Sullivan gilt als einer der Pioniere in der Beschreibung und Erforschung des Gestationsdiabetes. Er untersuchte in den 1950er Jahren 752 Schwangere mittels 100 g-Glukosebelastungstest. Auf Grundlage der dabei gemessenen Blutzuckermittelwerte und ihrer Standardabweichungen beruhte zunächst die Diagnostik für einen Gestationsdiabetes [33].

Der Nüchternzielwert, der für die Therapiekontrolle 1979 empfohlen wurde, ging auf die zweifache Standardabweichung des im Rahmen der von O`Sullivan im Vollblut ermittelten Nüchternwerte zurück, umgerechnet auf die korrespondierenden Plasmawerte [20]. Die Empfehlung zum postprandialen Zielwert, zwei Stunden nach der Mahlzeit, geht auf die Studie von Metzger et al. zurück, die an acht gesunden Schwangeren Werte zwischen 110 und 120 mg/dl gemessen hatten [16,28].

Eine Absenkung des Zielwerts für den Nüchternblutzuckerwert wurde im Rahmen des 3. Workshops 1990 erstmals diskutiert, die Empfehlung aber zunächst nicht geändert. Gleichzeitig wurde dabei auch erstmals die Problematik der verwendeten Messmethode erörtert. Die verschiedenen Messmethoden der Blutzuckerselbstkontrollsysteme erschwerte die Vergleichbarkeit der in den Studien erhobenen Messwerte. Erst 1987 wurden in den USA die Selbstmessgeräte einheitlich auf Plasmaglukosemessung eingestellt.

In den folgenden Jahren wurden verschiedene Studien publiziert, die eine Verbesserung im Schwangerschaftsoutcome bei weiterer Absenkung der Zielwerte zeigen konnten. Hare et al. zeigten eine erfolgreiche Reduktion der Makrosomie- und Sectiorate nach Absenkung der Nüchternglukosewerte auf 80–95 mg/dl (4,4–5,3 mmol/l) [17]. Langer et al. zeigten in zwei wichtigen Studien an über 300 Frauen mit GDM im Vergleich zu über 300 Kontrollen, dass eine mittlere Blutglukose von unter 87 mg/dl (4,8 mmol/l) das Risiko für LGA auf das der Kontrollgruppe senken konnte [24,25]. In diesen Studien zeigte sich jedoch eine erhöhte Inzidenz an SGA-Kindern, wenn die mittlere Blutglukose der Frauen unter 87 mg/dl (4,8 mmol/l) gesenkt wurde.

In den folgenden Jahren wurde die Bedeutung der einzelnen Messwerte (nüchtern, präprandial und postprandial) für die Glukosekontrolle in klinischen Studien untersucht. Dabei zeigte sich ein besseres Outcome mit weniger LGA-Neugeborenen und einem niedrigeren HbA1c-Wert bei Kontrolle der postprandialen Glukosewerte im Vergleich zu präprandialen Werten [13]. Thompsen et al. erreichten in einer prospektiven Kohortenstudie in einem Kollektiv von 150 Patientinnen mit GDM durch die Absenkung des Nüchternblutzuckers < 91 mg/dl (5,0 mmol/l) und den 1 h-Wert auf < 131 mg/dl (7,2 mmol/l) eine Normalisierung der LGA-Rate, ohne dabei die Rate an SGA zu erhöhen [44].

Buchanan et al. untersuchten Gestationsdiabetikerinnen (n = 59) mit guter glykämischer Kontrolle aber auffälligen fetalen Ultraschallparametern mit einem Abdomenumfang oberhalb der 75. Perzentile, die in zwei unterschiedliche Behandlungsgruppen mit intensivierter Therapie (nüchtern 80 mg/dl [4,4 mmol/l]; 2 h pp < 110 mg/dl [6,1 mmol/l], Therapie mit Diät und Insulin) im Vergleich zu konventioneller Therapie (nüchtern < 105 mg/dl [< 5,8 mmol/l]; 2 h pp < 120 mg/dl [6,6 mmol/l], nur diätetische Therapie) randomisiert wurden. Eine dritte Gruppe (n = 171) von Gestationsdiabetikerinnen mit unauffälligem fetalen Wachstum wurde diätetisch behandelt, ohne Glukosemonitoring. Eine Insulintherapie in der Gruppe der bei auffälligem fetalen Wachstum intensiviert behandelten Patientinnen zeigte eine normalisierte Rate an LGA-Neugeborenen (13 %, Kontrollgruppe 14 %), die in der Gruppe mit Beibehaltung der konventionellen Therapieziele bei auffälligem fetalen Wachstum bei 45 % lag. Gleichzeitig zeigte sich keine Erhöhung der Rate an SGA-Neugeborenen [6]. Die Studie bestätigte erstmals in einem prospektiv randomisierten Ansatz, dass die Insulintherapie, gezielt eingesetzt bei GDM-Schwangerschaften mit Risiko für Makrosomie (großer Abdomenumfang), die Rate an LGA-Neugeborenen reduziert.

Erste Studien, die die neuen Anwendungen der kontinuierlichen Glukosemessung einsetzten, zeigten, dass Gestationsdiabetikerinnen häufig einen unerkannten postprandialen Glukosepeak haben [9] und der höchste Blutzucker eher 90 Minuten nach der Mahlzeit gemessen wurde [5]. Dies erklärt möglicherweise auch, warum verschiedene Studien keine Überlegenheit für die Verwendung des Einstundenwerts oder des Zweistundenwerts zeigen konnten (Review bei Hernandez [18]). Die Diskussion um den richtigen Zeitpunkt der postprandialen Messung ist bis heute aktuell.

Im Rahmen der vierten Expertenkonferenz 1997 wurden Zielwerte für die Therapiekontrolle angepasst: nüchtern: ≤ 95 mg/dl (5,3 mmol/l), 1 h ≤ 140 mg/dl (7,8 mmol/l) und 2 h ≤ 120 mg/dl (6,7 mmol/l) für Plasmaglukose, die bis heute gelten. Der Wert von ≤ 140 mg/dl (7,8 mmol/l) für den 1 h-pp-Wert geht auf die Daten der Diabetes in Early Pregnancy Study zurück, in der die Autoren an 323 Schwangeren mit Diabetes zeigen konnten, dass höhere Werte für eine Makrosomie des Fetus prädiktiv waren [22]. Diese Zielwerte gelten bis heute und werden von den meisten internationalen Fachgesellschaften empfohlen (Tab. 4.4).

Tab. 4.3: Empfehlungen der Blutzuckerzielwerte in den verschiedenen Fachgesellschaften.

Fachgesellschaft	Zielwerte in mmol/l		
	Nüchtern	1 h post-prandial	2 h post-prandial
ADA (American Diabetes Association)	≤ 5,3	≤ 7,8	≤ 6,7
ACOG (American College of Obstetrics and Gynecology)	≤ 5,3	≤ 7,8	≤ 6,7
CDA (Canadian Diabetes Association)	≤ 5,3	≤ 7,8	≤ 6,7
Endocrine Society	≤ 5,0	≤ 7,8	≤ 6,7
NICE (National Institute for Clinical Excellence)	≤ 5,3	≤ 7,8	≤ 6,4
AIDPS (Australian Diabetes in Pregnancy Society)	≤ 5,0	≤ 7,4	≤ 6,7
AWMF	≤ 5,3	≤ 7,8	≤ 6,7

In der als Meilenstein zu bezeichnenden Australian Carbohydrate Intolerance Study (ACHOIS) konnten Crowther et al. erstmals in einer randomisiert kontrollierten Studie die Effektivität einer Therapie des Gestationsdiabetes unter Anwendung der empfohlenen Grenzwerte zeigen. Crowther et al. untersuchten ca. 1.000 Schwangere, die die diagnostischen Kriterien eines Gestationsdiabetes erfüllten. Die Patientinnen wurden in eine Interventionsgruppe und eine Beobachtungsgruppe randomisiert. In der Interventionsgruppe erhielten die Patientinnen eine Beratung und führten Blutzuckerselbstkontrollen durch. Als Blutzuckerzielwerte wurden in dieser Studie ein Nüchternblutglukosewert von < 5,5 mmol/l (99 mg/dl) und ein Blutzuckerwert zwei Stunden nach der Mahlzeit von < 7,0 mmol/l (126 mg/dl) festgelegt. Eine Insulintherapie wurde initiiert, wenn zwei der gemessenen Werte innerhalb von zwei Wochen für den Nüchternblutzucker mindestens 5,5 mmol/l oder darüber lag oder der postprandiale Wert bis zur 35. SSW mindestens 126 mg/dl (7,0 mmol/l) oder ab der 35. SSW mindestens 144 mg/dl (8,0 mmol/l) oder einmalig mindestens 144 mg/dl (9,0 mmol/l) oder darüber erreichte. Die Rate an schweren perinatalen Komplikationen ließ sich hier in der Interventionsgruppe signifikant senken. Gleichzeitig wurden Kinder aus der Interventionsgruppe jedoch häufiger in die Neonatologie verlegt. Zusätzlich wurden in dieser Untersuchung verschiedene Lebensqualitätsparameter der behandelten Mütter während der Schwangerschaft und drei Monate *post partum* erhoben. Frauen in der Interventionsgruppe fühlten sich nach diesen Daten gesünder und fitter [11]. Im Rahmen der fünften und bisher letzten Workshop-Konferenz im Jahr 2005 wurden die festgelegten Zielwerte beibehalten und gelten bis heute [31].

Die Frage, ob die Blutzuckerzielwerte an das fetale Wachstum angepasst werden sollten, wurde von Kjos und Schäfer-Graf Anfang der 2000er Jahre weiter untersucht [19,36]. Die Zielstellung der beiden Studien war: „targeted intensified management based on fetal growth", das heißt, Insulintherapie gezielt bei Frauen, bei deren Feten aufgrund eines vergrößerten Abdomenumfangs der Verdacht besteht, dass sie auf die maternal erhöhten BZ-Werte mit gesteigerter Insulinreaktion reagieren. Fetale Insulinwerte zeigen eine gute Korrelation zum Wachstum des Abdomens [40]. Schäfer-Graf untersuchte in einem prospektiv randomisierten Ansatz 200 Patientinnen mit Gestationsdiabetes, bei denen die Indikation zur Insulintherapie entweder bei Überschreiten der Blutzuckerzielwerte von nüchtern: 90 mg/l (5,0 mmol/l) und / oder 2 h pp 120 mg/dl (6,6 mmol/l) erfolgte (Standardgruppe) oder bei einem fetalen Abdomenumfang > 75 % oder bei unauffälligem fetalen Wachstum, aber Überschreiten der Blutzuckerzielwerte von nüchtern 120 mg/l (6,6 mmol/l) und / oder 2 h pp 200 mg/dl (11 mol/l) (Ultraschall-Gruppe). Die Ergebnisse zeigen keinen Unterschied im perinatalen Outcome zwischen den Gruppen. In der Gruppe der Kinder mit unauffälligem fetalen Wachstum, deren Mütter aufgrund einer Überschreitung der Blutzuckerzielwerte Insulin erhielten, zeigte sich jedoch eine Verdopplung der SGA-Rate im Vergleich zu Ultraschallgruppe. Aufgrund der kleinen Fallzahl sind die Daten aus der Studie von Schäfer-Graf zwar nicht signifikant, haben aber die Befürchtungen bekräftigt, dass eine Insulintherapie alleinig basierend auf Blutzuckerzielwerten mit strengen universellen Zielwerten bei Feten mit normalem Wachstum möglicherweise eine Übertherapie darstellen könnte [40]. Die Empfehlung, die Indikation zur Insulintherapie zurückhaltend zu stellen, wenn der Fetus unterhalb der 10. Perzentile wächst, geht auf diese Daten zurück. Die Insulinisierungsrate war in der Ultraschall-Gruppe mit 40 % vs. 30 % höher als in der Standardgruppe, in 34 % erfolgte eine Therapiezuordnung basierend primär auf dem fetalen Wachstum: 43 % der Frauen mit Hyperglykämie wurde die Insulintherapie erspart; 30 % der Frauen mit Normoglykämie erhielten Insulin aus fetaler Indikation (AU > 75. Perzentile).

> Eine Einbeziehung des fetalen Wachstums mit entsprechender Modifikation der Blutglukose-Zielwerte soll sowohl Über- als auch Untertherapie vermeiden. Bei auffälligem fetalen Wachstum mit einer Asymmetrie zugunsten des Abdomens (KU-/AU-Ratio < 10. Perzentile) und einem AU oberhalb der 75. Perzentile ist eine Einstellung auf tendenziell erniedrigte Zielwerte geeignet, um das Risiko für ein LGA-Neugeborenes zu senken.

Landon et al. publizierten 2009 eine weitere prospektiv randomisierten Studie mit der Frage, ob eine therapeutische Intervention (Beratung, Glukoseselbstmessung und ggf. auch Insulin im Vergleich zu regulärer Standardvorsorge) bei mildem Gestationsdiabetes zu einer Verbesserung des perinatalen Outcomes führt. Ein milder Gestationsdiabetes wurde hier über einen Nüchternblutzuckerwert, der einen Wert von < 5,3 mmol/l (95 mg/dl) nicht überschreiten sollte, definiert. Es zeigte sich eine signifikant geringere Rate an LGA-Neugeborenen (Geburtsgewicht über der 90. Perzentilen), weniger Schulterdystokien und weniger Kaiserschnitte sowie weniger Präeklampsien [27].

Das Therapieziel beim Gestationsdiabetes bleibt das Erreichen von Normoglykämie. Die Frage, was normale Blutzuckerwerte in der Schwangerschaft sind, wurde bisher nicht systematisch untersucht. Auch die Frage, welche Blutzuckerwerte der Mutter noch toleriert werden können, bevor der Fetus mit einer Hyperinsulinämie reagiert, kann bisher nicht beantwortet werden.

Hernandez et al. haben 2011 in einer Veröffentlichung Blutzuckerwerte von 255 normalgewichtigen Schwangeren, die in 11 verschiedenen Studien als gesunde Kontrollgruppe untersucht wurden, zusammengetragen und bei hoher Übereinstimmung der gemessenen Werte die Durchschnittswerte für den Nüchternblutzucker, sowie den Blutzucker nach einer und nach zwei Stunden nach der Mahlzeit ermittelt. Danach liegt der mittlere Nüchternblutzucker bei gesunden Schwangeren bei 3,9 mmol/l (71 mg/dl), der mittlere Blutzucker eine Stunde nach der Mahlzeit bei 6 mmol/l (109 mg/dl) und der mittlere Blutzucker zwei Stunden nach der Mahlzeit bei 99 mg/dl [19]. In neueren Studien, die kontinuierlich messende Sensoren nutzen, zeigen sich bei gesunden Schwangeren Glukosewerte zwischen 3,3 und 6,7 mmol/l (60–120 mg/dl) [30].

Prutzky et al. fassen 2013 in einer Metaanalyse 26 Studien zusammen und zeigen, dass Nüchternglukosewerte < 5,0 mmol/l protektiv gegen die Entwicklung von LGA zu sein scheinen [36]. Crowther et al. untersuchen aktuell bei über 1.000 Schwangeren mit GDM den Effekt einer Absenkung der Zielwerte um 0,5 mmol/l zu allen Zeiten in einer Cluster-randomisierten Studie [10].

Die Diskussion über die Blutzuckerzielwerte ist weiter im Fluss. Gegenstand der wissenschaftlichen Untersuchungen zu diesem Thema sind dabei die Fragen, ob die Zielwerte insgesamt oder nur zu bestimmten Zeiten weiter abgesenkt werden müssen oder gelockert werden können und ob nicht eine individualisierte Festlegung der Zielwerte in Abhängigkeit von der jeweiligen Einzelfallkonstellation erfolgen müsste.

Tab. 4.4: Blutglukoseeinstellungsziele bei Gestationsdiabetes [2].

Zeitpunkt	mmol/l	mg/dl
Nüchtern*	< 5,3	< 95
1 Stunde nach dem Essen**	≤ 7,8	≤ 140
2 Stunden nach dem Essen**	≤ 6,7	≤ 120

* nach dem Aufstehen, **nach dem Beginn der Mahlzeit

4.3.3 Glukoseselbstmessung

Die Glukoseselbstmessung ist essenzieller Bestandteil in der Therapie des Diabetes, um die Einstellungsziele zu erreichen und gleichzeitig Hyper- und Hypoglykämien zu vermeiden. Die Frequenz, mit der die Blutzuckermessung erfolgt, hängt dabei vom individuellen Verlauf und der Therapieintensität ab. Die meisten Diabetiker messen ihren Blutzucker mindestens drei Mal täglich. Für die Blutzuckerkontrolle in der Schwangerschaft ist bei Typ-1- und Typ-2-Diabetikerinnen eine intensivierte Messung empfohlen, mit Messungen vor und nach jeder Mahlzeit, sowie zu Nacht [16].

Die Selbstkontrolle soll der Patientin eine aktive Teilhabe an der Therapiekontrolle ermöglichen. Die Kontrolle der Blutzuckerwerte unterstützt den Lernprozess der Schwangeren, indem sie im direkten Biofeedback den Blutzuckeranstieg nach Nahrungsaufnahme und auch die Blutzuckerregulation bei Bewegung nachvollziehen kann.

> Nach Diagnose GDM sollte die Schwangere zeitnah in die Blutglukose-Selbstkontrolle eingewiesen werden. Hierzu gehört neben der Blutzuckermessung auch die entsprechende Dokumentation in Blutzuckertagebüchern. Messtechnik und Messgerät sollten in regelmäßigen Abständen, mittels Vergleichsmessung im Rahmen der ambulanten Vorstellung überprüft werden. Die Patientin sollte über mögliche technikbedingte Messwertschwankungen von ± 0,8 mmol/l (15 mg/dl) informiert werden.

Die Frequenz der Blutzuckermessungen pro Tag bei GDM sollte dabei an den Schwangerschaftserlauf und die Schwere der Stoffwechselstörung angepasst werden. In der Literatur gibt es keine RCT, die die Auswirkungen unterschiedlicher Messfrequenzen untersucht hätten. In einem Review berichten Tran und Picheca über den Stand der Literatur und der Leitlinien und finden nur wenig Evidenz, die zeigt, dass durch die Frequenz der Blutzuckermessungen das Outcome beeinflusst werden kann [44]. In internationalen Leitlinien finden sich daher auch kaum Empfehlungen zur Frequenz der Blutzuckermessungen.

In der deutschen Leitlinie wird die Durchführung von 4-Punktprofilen empfohlen (Abb. 4.6), die die Messung des Nüchternblutzuckers und die Messungen 1 h nach den Hauptmahlzeiten enthält. Eine Erhöhung der Messfrequenz sollte nur bei auffälligen Werten erfolgen. Die Reduktion der Messhäufigkeit auf Rotationsprofile, bei denen die Werte des 4-Punktprofils an aufeinanderfolgenden Tagen – rotierend – gemessen werden, kann bei stabilem Stoffwechselverlauf und unauffälligem Wachstum erfolgen. Alternativ können auch zwei Tagesprofile in der Woche durchgeführt werden. Dabei kann in der Phase des steil ansteigenden Insulinbedarfs eine kurzfristige Beibehaltung des 4-Punktprofils auch bei unauffälligen Werten sinnvoll sein. Die starke Zunahme des Insulinbedarfs endet in der Regel mit Erreichen von 34 SSW.

Die kontinuierliche Überwachung der Glukose über Sensoren (CGM), die die Gewebeglukose im Unterhautfettgewebe messen, wird in der Therapiekontrolle von Diabetikern immer mehr zum Standard. Bisher haben diese Systeme keinen Eingang in die Therapie des GDM gefunden. Mit der weiteren Kostensenkung der Sensorensysteme und der Vereinfachung der Anwendung wird die Nachfrage nach Sensoren bei den betroffenen Schwangeren steigen. Bisher wurden die CGM-Systeme hauptsächlich in wissenschaftlichen Studien zur Evaluation der Blutzuckerverläufe bei Patientinnen mit GDM eingesetzt. Wenige Studien haben in den letzten Jahren den Effekt der

Tagesprofil

	morgens nüchtern	nach dem Frühstück	vor dem Mittagessen*	nach dem Mittagessen	vor dem Abendessen*	nach dem Abendessen	22:00 Uhr	03:00 Uhr
Montag	X	X		X		X	X	
Dienstag	X	X	X	X	X	X	X	nach Aufforderung
Mittwoch	X	X		X		X	X	
Donnerstag	X	X		X		X	X	
Freitag	X	X		X		X	X	
Samstag	X	X		X		X	X	
Sonntag	X	X		X		X	X	

* nur in bestimmten Situationen ist es notwendig jeden Tag alle Werte zu messen

Rotationsprofil

	morgens nüchtern	nach dem Frühstück	vor dem Mittagessen	nach dem Mittagessen	vor dem Abendessen	nach dem Abendessen	22:00 Uhr	03:00 Uhr
Montag						X		
Dienstag	X	X	X	X	X	X	X	
Mittwoch	X	X						
Donnerstag				X				
Freitag						X		
Samstag	X	X						
Sonntag				X				

Abb. 4.6: Blutzuckerselbstkontrollen sollten zur Therapiekontrolle des Gestationsdiabetes in 4-Punktprofilen gemessen werden (Tagesprofil). Eine Bestimmung aller Werte an einem Tag in der Woche kann zur besseren Therapiekontrolle sinnvoll sein. Bei stabilem Verlauf kann bei diätetisch geführtem Gestationsdiabetes die Messfrequenz deutlich gesenkt werden und die Messung in Rotationsprofilen erfolgen.

CGM-Systeme auf die Therapiekontrolle in der Schwangerschaft untersucht. Yu et al. publizierten 2014 eine prospektive Kohortenstudie. Sie untersuchten an 340 Schwangeren mit GDM den Effekt einer zusätzlich zum Selbstmonitoring eingesetzten CGM für einen Zeitraum von 72 h und konnten positive Effekte auf den Blutzuckerverlauf in allen Parametern beobachten [47]. 2016 wurde aus derselben Arbeitsgruppe ein RCT publiziert, der an 106 Frauen mit Gestationsdiabetes randomisiert den Einfluss der zusätzlichen Verwendung des CGM zur Selbstkontrolle untersucht hat. Es fanden sich keine Effekte auf das perinatale Outcome. In der CGM-Gruppe lag die Gewichtszunahme in der Schwangerschaft signifikant niedriger [45]. 2018 wurde ein RCT aus Malaysia publiziert, in dem 50 Frauen CGM und Selbstmonitoring durchführten und bei 25 von ihnen die Therapie mittels CGM und bei den anderen 25 mittels Blutglukoseselbstmessung kontrolliert wurde. Die Autoren konnten einen signifikant niedrigeren HbA1c am Ende der Schwangerschaft in der CGM-Gruppe zeigen [34]. Studien, die CGM gegen Selbstmonitoring randomisiert untersucht haben, liegen bisher nicht vor. Daher können die geltenden Leitlinien die Anwendung bei Gestationsdiabetes derzeit nicht empfehlen.

4.3.4 Bedeutung des HbA1c für die Therapiekontrolle

HbA1c ist die glykolysierte Form des Hämoglobins, an die ein Glukosemolekül gebunden ist. Der HbA1c-Wert wird in % angegeben und spiegelt die Fraktion des glykolysierten Hämoglobins am Gesamthämoglobin wider. Je mehr Glukose im Blut vorhanden ist, desto höher ist der Anteil an glykolysiertem Hämoglobin. Der HbA1c-Wert erlaubt deshalb einen Rückschluss auf die Qualität der Blutzuckereinstellung in den letzten acht bis zwölf Wochen. Dieser Zeitraum hängt mit der Lebensdauer der roten Blutkörperchen zusammen, die regelmäßig erneuert werden. Nach den IFCC- bzw. NGSP/DCCT-Standards wird der HbA1c-Wert in mmol/mol angeben.

Der HbA1c-Wert hat für die Therapiekontrolle beim Gestationsdiabetes aktuell keine Bedeutung, da er erst bei deutlich höheren Blutzuckerwerten reagiert und keine Zielwerte für die Schwangerschaft definiert sind. Eine Studie zur Untersuchung von Nachkommen adipöser Schwangerer hat jedoch eindrücklich gezeigt, dass bereits ein HbA1c > 5,7 % zum Ende der Schwangerschaft bei GDM-negativen Müttern mit einer erhöhten Rate an LGA-Neugeborenen einhergeht. In der Nachuntersuchung im Alter von 4 Jahren zeigte sich für diese Kinder zudem ein erhöhtes Risiko für Adipositas, im Vergleich zu Kindern adipöser Mütter mit HbA1c < 5,7 % zum Ende der Schwangerschaft [15].

4.3.5 Insulintherapie

Wenn eine optimale Stoffwechseleinstellung im Bereich der Zielwerte durch die Maßnahmen der Ernährungs- und Bewegungstherapie nicht erreicht werden kann und Messfehler ausgeschlossen sind, ist eine Therapie mit Insulin empfohlen. Die S3-Leitlinie Gestationsdiabetes mellitus (GDM), Diagnostik, Therapie und Nachsorge (AWMF 2018 057 008; https://www.awmf.org/leitlinien/detail/ll/057-008.html) empfiehlt den Beginn der Insulintherapie, wenn 50 % der Messwerte innerhalb einer Woche über dem Zielbereich liegen. Dies gilt dabei auch für einzelne Tagesmessungen. Wenn z. B. 50 % aller Nüchternwerte zu hoch sind oder 50 % aller postprandialen Werte nach dem Frühstück, kann eine gezielte Insulintherapie ebenfalls sinnvoll sein. Etwa ein Drittel der Gestationsdiabetikerinnen bedürfen bei dieser Indikationsstellung zur Stoffwechseloptimierung einer Insulintherapie. Die Indikation soll jedoch sorgfältig und streng geprüft werden. Eine Insulintherapie bedeutet immer eine Belastung für die Schwangere und hat Konsequenzen für das geburtshilfliche Management, wie die Empfehlung zur Einleitung bei Erreichen des Termins.

Eine Indikation zur Insulintherapie soll gestellt werden, wenn 50 % der Werte innerhalb einer Woche überschritten sind. Das kann auch für einzelne tagesspezifische Messungen gelten.
Bei wiederholten Nüchternglukosewerten > 110 mg/dl (6,1 mmol/l) und einwandfreier Anwendung der Selbstkontrolle durch die Schwangere, sollte eine zügige Insulineinstellung erfolgen.

Wie weiter oben dargestellt ist bei makrosom wachsenden Feten die Einstellung auf erniedrigte Zielwerte sinnvoll, um die Komplikationsrate in diesem Kollektiv zu senken. Daher sollte der Beginn einer Insulintherapie auch dann erfolgen, wenn trotz Einstellung der BZ-Werte im Zielbereich, der Fetus ein asymmetrisches makrosomes Wachstum zeigt und eine Stoffwechseleinstellung im erniedrigten Zielbereich nicht mit konservativen Maßnahmen zu erreichen ist.

Eine Anpassung der Indikationsstellung für eine medikamentöse Therapie an die fetalen Wachstumsparameter ist nach den oben dargestellten Daten zu rechtfertigen. Bei Zeichen einer uteroplazentaren Dysfunktion (erhöhte Doppler-Indizes in der A. umbilicalis oder den Aa. Uterinae) und fetaler Wachstumsrestriktion sollte die Indikationsstellung streng geprüft werden. Eine Hyperglykämie der Mütter ist auch in diesen Fällen unbedingt zu vermeiden.

Auch bei gut eingestelltem Gestationsdiabetes zeigten sich im Nabelschnurblut eine Hyperlaktatazidämie sowie eine geringere Sauerstoffsättigung als bei Neugeborenen nicht-diabetischer Schwangerschaften [41]. Dies wird auf strukturelle plazentare Veränderungen bei Schwangeren mit GDM zurückgeführt [21]. Diese funktionelle plazentare Störung macht den Fetus anfällig gegenüber chronischen und akuten Änderungen des Austauschs von Nährstoffen und Gasen. SGA-Feten, die eher eine Hypoxämie aufweisen als AGA-Feten, könnten daher bei erhöhten Glukosekonzentrationen im fetalem Blut und der damit assoziierten Steigerung des fetalen Metabolismus leichter in eine verstärkte Hypoxämie und über den Weg der verstärkten anaeroben Glykolyse auch in eine verstärkte Laktatazidose gebracht werden. Dies wurde in Tierversuchen belegt [35].

Bei der Indikationsstellung zur Insulintherapie soll daher das fetale Wachstum berücksichtigt werden und vor Beginn der Therapie eine Ultraschalluntersuchung erfolgen. Bei asymmetrischem fetalen Wachstum zugunsten des Abdomens im oberen Perzentilenbereich sollte die Indikation zur Insulintherapie großzügig und zeitnah gestellt werden. Dies gilt vor allem dann, wenn gleichzeitig weitere Risikofaktoren für die Entwicklung eines LGA-Fetus vorliegen, wie ein BMI > 30 kg/m², eine vorhergehende Geburt eines LGA-Neugeborenen oder ein Gestationsdiabetes in einer vorherigen Schwangerschaft. Bei normosomer Entwicklung des Fetus im Bereich der < 75. Perzentile des AU sind einzelne Überschreitungen der Zielwerte tolerierbar und bei Wachstum im unteren Perzentilenbereich mit einer Asymmetrie zugunsten des Kopfes sollte die Insulinindikation eher streng gestellt werden.

Darüber hinaus sollte eine Insulintherapie unmittelbar initiiert werden, wenn die Nüchternglukosewerte > 110 mg/dl (6,1 mmol/l) liegen, da diese kaum durch eine Lebensstiländerung beeinflusst werden können, oder wenn die Kriterien der Diagnose eines präexistenten Diabetes mellitus erfüllt sind.

Die Insulintherapie beim Gestationsdiabetes erfolgt nach dem Prinzip der ICT (intensified convential therapy) mit Insulinpen. Dabei kommen sowohl kurzwirksame Insuline als Bolusgabe zu den Mahlzeiten bei Überschreitung der postprandialen Zielwerte als auch Langzeitinsuline bei nächtlicher Insulinresistenz mit erhöhten Nüchternblutzuckerwerten zum Einsatz. Die Gabe von Mischinsulin kommt nur für solche Fälle infrage (z. B. Analphabetin, Immigrantin, mangelnde Compliance), in denen Insulin notwendig, aber die intensivierte Therapie nicht von der Patientin umgesetzt werden kann. Neben den Humaninsulinen werden auch in der Therapie des Gestationsdiabetes zunehmend Analoginsuline eingesetzt.

Die Insulintherapie soll individuell an den Bedarf der Schwangeren und im Verlauf der Schwangerschaft an den wechselnden Insulinbedarf ständig angepasst werden. Bei hohem Insulinbedarf sollte auch die Gestationsdiabetikerin so geschult werden, dass sie in Abhängigkeit von ihrem Blutglukose-Messergebnis eine dosisadaptierte der jeweiligen Mahlzeit angepasste Insulintherapie selbst durchführen kann.

4.3.6 Orale Antidiabetika

Die Anwendung des Sulfonylharnstoff-Präparats Glibenclamid ist während der Schwangerschaft und Stillzeit in Deutschland ebenso wie in den USA kontraindiziert. In Ländern mit fehlenden Insulinressourcen werden die oralen Antidiabetika Metformin und Glibenclamid in der Primärtherapie des GDM eingesetzt. Wegen der bisher nicht abschließend geklärten Auswirkungen auf die Kinder dieser plazentagängigen

Medikamente wird deren Anwendung in Deutschland bei allgemeiner Verfügbarkeit von Insulin nicht empfohlen. Eine aktuelle Metaanalyse aus dem British Medical Journal zeigt zudem, dass Glibenclamid in der Therapie des GDM ein schlechteres Outcome zeigt als Insulin und Metformin [3].

4.3.7 Metformin

Metformin ist die Firstline-Therapie des Typ-2-Diabetes-mellitus außerhalb der Schwangerschaft. In Ergänzung zur Ernährungsumstellung und Bewegungssteigerung verbessert Metformin vor allem bei bestehender Adipositas die Insulinsensitivität. Zusätzlich hemmt es den Appetit und senkt den Blutzucker. Darüber hinaus zeigte sich in prospektiven Studien auch ein positiver Effekt auf die Gefäßgesundheit, wobei hier die Daten zum Teil noch widersprüchlich sind.

Eine weitere wichtige Indikationsstellung für die Therapie mit Metformin ist das PCO-Syndrom, bei dem Metformin die Insulinsensitivität verbessert, die Hyperandrogenämie senkt und damit die Fertilität verbessert.

Da es auch beim GDM zu einer gesteigerten Insulinresistenz kommt, die die betroffene Schwangere nicht kompensieren kann, wird Metformin auch in der Schwangerschaft eingesetzt. Studien an Schwangeren mit GDM haben überzeugend gezeigt, dass Metformin den Blutzucker effektiv senken und den Einsatz von Insulin hinausschieben kann [42]. In Deutschland ist Metformin für die Schwangerschaft nicht zugelassen, kann aber als Off-Label-Use im Rahmen eines Heilversuchs, nach entsprechender dokumentierter Aufklärung der Patientin, verordnet werden.

Rowan et al. haben 2008 die Ergebnisse der Metformin in Gestational Diabetes (MIG)-Studie publiziert. Diese prospektiv randomisierte Studie untersuchte die Effektivität von Metformin im Vergleich zu Insulin in der Schwangerschaft bei GDM [37]. In dieser Studie erhielten insgesamt 751 Frauen mit Gestationsdiabetes und Hyperglykämie zwischen 20 und 33 Schwangerschaftswochen entweder Insulin oder Metformin (1.000 bis 2.500 mg/d). Im Ergebnis konnte keine Überlegenheit einer der beiden Therapieregime in Bezug auf die neonatale Gesamtmorbidität (primärer Studienendpunkt) gezeigt werden. Schwere neonatale Hypoglykämien (< 28,8 mg/dl [1,6 mmol/l]) wurden in der Metformin-Gruppe signifikant seltener beobachtet (3,3 % vs. 8,1 %). Patientinnen unter Metformin erreichten schon nach kurzzeitiger Therapie niedrigere postprandiale Glukosewerte und nahmen im Schwangerschaftsverlauf weniger Gewicht zu. Bei 46,3 % der Patientinnen unter Metformin war eine zusätzliche Insulintherapie notwendig, bei im Vergleich zur Insulingruppe signifikant niedrigerem Insulinbedarf. Schwangere mit Metformin zeigten keine schwerwiegenden Nebenwirkungen (etwa 10 % der Patientinnen hatten gastrointestinale Beschwerden). Das Risiko für Frühgeburtlichkeit (nicht iatrogen) unter 37 Schwangerschaftswochen (12,1 % vs. 7,6 %) war in der Metformingruppe erhöht, obwohl sich das mittlere Schwangerschaftsalter zur Geburt nicht deutlich unterschied (38,2 vs. 38,5 Wochen).

Die im Rahmen der MIG-Studie erhobenen Daten zur Zufriedenheit der Patientinnen mit der ihnen verordneten Therapie zeigen, dass ein Großteil der Frauen unter Metformin (76,6 %) diese Therapie bei Bedarf auch in einer zukünftigen Schwangerschaft wieder anwenden wollen würde, eine Therapie mit Insulin würden nur 27,2 % der Frauen wieder anwenden.

Butalia et al. haben 2017 eine Metaanalyse publiziert, in der in der Zusammenfassung der hier bewerteten Studien eine Risikoreduktion für neonatale Hypoglykämie, LGA und intensivmedizinische Betreuung des Neugeborenen gezeigt wurde bei gleichzeitig geringerer mütterlicher Gewichtszunahme und einem niedrigeren Risiko für schwangerschaftsinduzierte Hypertonie. Ein erhöhtes Risiko für Frühgeburtlichkeit konnte auch im Rahmen dieser Metaanalyse nicht gezeigt werden [7].

Alqudah et al. analysieren in einem Review die Ergebnisse von 8 RCTs, die Metformin (n = 838) und Insulin (n = 836) vergleichen, und zeigen ebenfalls einen signifikanten Einfluss von Metformin auf die Gewichtszunahme und die Rate an Präeklampsien [1].

D`Ambrosio et al. fassen in einem Review Daten von zwei RCTs zusammen, die den Einfluss von Metformin bei insgesamt 849 adipösen Schwangeren untersuchten. 428 erhielten Metformin, 421 Placebo. Diese Daten zeigen unter Metformin eine signifikant geringere Gewichtszunahme in der Schwangerschaft, signifikant weniger Präeklampsien und weniger Verlegungen der Kinder auf die Neonatologie [12].

2017 wurde eine Metaanalyse publiziert, in der Daten aus insgesamt 12 RCTs mit insgesamt 2.365 Schwangeren zum Vergleich Metformin versus Insulin, Sulfonylharnstoff (Glyburide) versus Insulin und Metformin versus Glyburide zusammenfassend analysiert wurden [14]. Diese Daten zeigen eine verringerte Rate an LGA, neonataler Hypoglykämie und Verlegung auf die Neonatologie und keine Erhöhung der Frühgeburtsraten mit Metformin. Das Risiko für vaginal operative Geburten war in der Metformingruppe mit einem RR von 1,66 (KI 1,37–2.01) signifikant erhöht. In der Zusammenfassung dieser Metaanalyse hatte Metformin die höchste Wahrscheinlichkeit, effektiv das Risiko für neonatale Hypoglykämie, Makrosomie und Verlegung auf die Neonatologie zu reduzieren, genauso wie das Risiko für maternale Präeklampsie. Die Autoren warnen jedoch vor einer Überinterpretation ihrer Ergebnisse, da die Konfidenzintervalle in den Analysen sehr weit waren, die Studien zum Teil sehr niedrige Fallzahlen hatten und das Risiko für einen Bias zum Teil nicht sicher bestimmbar war.

Nachuntersuchung der Kinder

Im Gegensatz zu Insulin ist Metformin hochgradig plazentagängig [20,21] (d. h. im fetalen Blut werden bis zu 50 % der mütterlichen Konzentration erreicht). Welche Auswirkungen dies auf das sich entwickelnde Kind, vor allem auch in Bezug auf sein lebenslanges Gesundheitsrisiko hat, ist bisher nicht abschließend geklärt. Fehlbildungen, induziert durch Metformin bei Anwendung in der Frühschwangerschaft, wurden nicht beobachtet [8].

Die Kinder der in der MIG-Studie behandelten Frauen werden seit Geburt regelmäßig nachuntersucht. Die Ergebnisse wurden von der Arbeitsgruppe um Rowan als MIG TOFU (The Offspring Follow Up) veröffentlicht [38]. In der 2-Jahres-Nachbeobachtung wurden 318 Kinder in Bezug auf ihre Körperfettzusammensetzung nachuntersucht. Kinder aus der Metformingruppe zeigten einen höheren subkutanen Fettanteil als die Kinder aus der Insulingruppe, bei gleicher Gesamtfettmasse in beiden Gruppen. Ein hoher viszeraler Fettanteil ist mit dem metabolischen Syndrom und Typ-2-Diabetes assoziiert. Die Lokalisation der Fettzellen ist demnach prädiktiv für die Entwicklung einer Insulinresistenz und unerwünschten metabolischen Auswirkungen der Adipositas. Eine relative Vermehrung des subkutanen Fettgewebes bei gleicher Gesamtfettmasse, bedeutet daher möglicherweise einen Vorteil für die lebenslange Gesundheit bei günstigerer Fettverteilung durch intrauterine Metforminexposition.

2018 wurden dann die Daten der Nachuntersuchung diese Kinder im Alter von 7 und 9 Jahren veröffentlicht [39]. In dieser Nachuntersuchung, zeigte sich kein Unterschied in der Untersuchung der Kinder im Alter von 7 Jahren, die in Adelaide, Australien (n = 109/181) geboren wurden. In der Therapiestudie (MIG-Studie) hatten die Mütter der Metformingruppe höhere Blutzuckerwerte (p < 0,01) und häufiger LGA-Neugeborene (20,7 % vs. 5,9 %). Im Kollektiv der Kinder im Alter von 9 Jahren, die in Auckland, Neuseeland (n = 99/396) geboren wurden, zeigte sich, dass die Kinder nach Metforminexposition, schwerer waren (37,0 ± 12,6 kg vs. 32,7 ± 7,7 kg; p = .049) und größere Arm- 23,0 ± 4,3 cm vs. 21,2 ± 2,9 cm; p = .02) und Hüftumfänge (69,1 ± 12,2 cm vs. 64,2 ± 8,4 cm; p = .04) aufwiesen. In der Interpretation dieser Ergebnisse muss jedoch berücksichtigt werden, dass die mit Metformin behandelten Mütter in der Adelaide-Kohorte im Gegensatz zur Gesamtkohorte der MIG-Studie eine schlechtere Blutzuckerkontrolle erreichten, keine geringere Gewichtszunahme und in der Konsequenz eine höhere LGA-Rate. Wenn man dies berücksichtigt, könnte man den Einfluss von Metformin auf die Langzeitentwicklung diese Kinder als günstig interpretieren, da sie trotzdem keine erhöhte Rate an Adipositas oder Glukosetoleranzstörung aufwiesen, wie aus anderen Kohorten von Kindern hyperglykämischer Mütter gezeigt. Diese Überlegungen sprechen für einen positiven Einfluss von Metformin auf die Nachkommen. Die Auckland-Kohorte ist in ihrer Zusammensetzung heterogen. Die Mütter in der Metformingruppe hatten einen tendenziell höheren BMI, erreichten eine ähnlich gute glykämische Kontrolle, wie die Insulingruppe bei geringerer Gewichtszunahme. Die Nachkommen dieser Mütter zeigten im Alter von zwei Jahren und von 9 Jahren höhere anthropometrische Werte, waren also dicker. Als mögliche Erklärung für die Diskrepanz der Ergebnisse aus diesen beiden Subgruppen nennen die Autoren einen möglichen Effekt von Metformin auf die Nahrungszufuhr bei schlanken Frauen. Kommt es unter Metformin zu einer starken Kalorien- und Nahrungsrestriktion mit Gewichtsabnahme bei zuvor schlanken Frauen, kann dies zu einer relativen Unterernährung der Kinder *in utero* führen. In diesem Fall könnte die postnatale Nahrungszufuhr eine relative Überernährung der Kinder mit den entsprechenden Folgen bedeuten (catch-up growth). In verschiedenen Mausmodellen zur fetalen Programmierung in Abhängigkeit von der intrauterinen Ernährung konnten solche Mechanismen wiederholt gezeigt werden. Die Autoren schließen daraus, dass bei eingeschränkter Versorgung des Fetus Metformin möglichst nicht eingesetzt werden sollte, es also zum Beispiel bei Zeichen einer Plazentainsuffizienz oder starker Gewichtsabnahme abgesetzt werden sollte. Zusammenfassend bewerten die Autoren ihre Nachuntersuchungsdaten als grundsätzlich rückversichernd für eine Therapie mit Metformin. Offene Fragen zu Wirkung von Metformin auf das intrauterine Milieu und die Vorgänge der fetalen Programmierung sind Gegenstand weiterer Studien [39].

Eine 2019 publizierte Metaanalyse von 11 Follow-up-Studien von RCTs, die den Effekt von Metformin in der Schwangerschaft bei PCOS oder GDM untersuchten, zeigte ebenfalls, dass die Nachkommen nach Metforminexposition *in utero* ein höheres Gewicht zeigten (im Median 0,48 kg mehr, 95-%-KI: 0,24–0,73; p = 0.0001) [46].

Gleichzeitig wurden Daten der Schuleingangsuntersuchungen von 3.928 Kindern, deren Mütter in der Schwangerschaft mit Metformin (n = 1.996) oder Insulin (n = 1.932) behandelt wurden, aus einer großen Kohortenstudie in Neuseeland publiziert. Hier zeigten sich keine Unterschiede in den morphometrischen und neurologischen Befunde der Kinder zwischen den Gruppen [26].

Die Bedeutung dieser Ergebnisse für die Beurteilung des kindlichen Langzeitnutzens oder Schadens einer Metformintherapie bei GDM kann abschließend erst nach Vorliegen weiterer Nachuntersuchungsdaten beurteilt werden. Nach Publikation der letzten MIG-Follow-up-Daten erschien ein Statement einer Expertengruppe, die sehr ausführlich auf die diversen ausgeprägten Stoffwechselwirkungen und damit abgeleitet potenziellen Einfluss auf die kindliche Entwicklung eingeht [4]. Der Tenor ist eher zurückhaltend, da zu viele offene Fragen bestehen.

Zu bedenken ist dabei immer, dass die Blutzuckereinstellung der Schwangeren im Zielbereich den entscheidenden Einfluss auf das Langzeitoutcome der Kinder hat und Metformin hilfreich sein kann, dieses Therapieziel zu erreichen. Trotzdem sollten diese Informationen an die Schwangeren im Rahmen der Aufklärung vor einer Metformintherapie weitergegeben werden.

Praktische Anwendung

Bei Schwangeren mit GDM und nachgewiesener, ausgeprägter Insulinresistenz (Insulintagesdosis > 1,5–2,0 U/kg aktuellem KG) kann ein individueller Heilversuch aus fetaler Indikation mit Metformin nach entsprechender Aufklärung der Schwangeren als Off-Label-Use erwogen werden.

Hierbei müssen vor der ersten Metformingabe Laborparameter bestimmt werden, z. B. Serum-Kreatinin und Kreatinin-Clearance. Eine Metformin-Tagesdosis von 2,0 g sollte nicht überschritten werden. Die Aufklärung soll auf häufige Nebenwirkungen der Metforminmedikation eingehen, eindeutige Anweisungen abgeben, wann Metformin umgehend abgesetzt und sofortiger Kontakt mit der verordnenden Einrichtung aufgenommen werden soll, sowie darauf hinweisen, dass das Medikament von der

Schwangeren selbst bezahlt werden muss. Zudem sollte sie informiert werden, dass noch langfristige Kontrolluntersuchungen auf metabolische Probleme und Gewichtsentwicklung der Kinder exponierter Mütter fehlen.

Bei Beginn der Einnahme sollte die Dosierung über mehrere Tage langsam um jeweils 500 mg gesteigert werden, um die gastrointestinalen Beschwerden zu limitieren (siehe Extra-Kasten). Diese sind ein häufiger Grund für das Absetzen von Metformin. Dosierungen unter 2 g sind aus klinischer Erfahrung oft nicht wirksam, da die Clearance von Metformin in der Schwangerschaft erhöht ist.

Bei einer geplanten Sectio sollte mit den Anästhesisten der Klinik besprochen werden, ob Metformin 48 Stunden vorher abgesetzt werden soll.

- GDM-Patientinnen können unter Berücksichtigung der medikolegalen Vorschriften Metformin erhalten. Es empfiehlt sich, sich hierbei eng an die aktuell geltenden Richtlinien zu halten.
- Metformin scheint in bestimmten Situationen eine Alternative zu Insulin zu sein, die zusätzlich zur Regulation des Blutzuckers auch die Frühgeburtlichkeit, die LGA-Rate und das maternale Outcome bezüglich Präeklampsie und SIH verbessert.
- Insbesondere bei adipösen Schwangeren kann sich die Einnahme von Metformin zusätzlich positiv auf die Gewichtszunahme in der Schwangerschaft auswirken.
- Metformin kann daher als eine sinnvolle Alternative oder Ergänzung in der Therapie bei GDM angesehen werden, auch wenn bezüglich der Outcome-Daten der Kinder weiter Unsicherheiten bestehen bleiben, über die die Patientin aufgeklärt sein sollte.

Zusammenfassung

Die Glukosezielwerte, auf die eine Schwangere mit Gestationsdiabetes eingestellt werden soll, sind im Rahmen von Konsensuskonferenzen in den Jahren bis 2005 festgelegt worden und gelten bis heute. In klinischen Studien konnte seitdem der Nutzen der Therapie des GDM vielfältig bestätigt werden. Zum Erreichen der Zielwerte in der Schwangerschaft sollte deshalb, nach Ausschöpfen der konservativen Maßnahmen mit Ernährungsumstellung und körperlicher Aktivität, auch eine medikamentöse Therapie begonnen werden. Klassischerweise wird dabei Insulin, angepasst an den individuellen Bedarf der Schwangeren, verwendet. Die Diskussion um den Einsatz von Metformin ist bisher nicht abgeschlossen. Die vorliegenden Daten weisen aber zunehmend darauf hin, dass Metformin in Fällen einer ausgeprägten Insulinresistenz eine sinnvolle Ergänzung zur reinen Insulintherapie darstellt.

Handlungsanweisung für Patientinnen des National Women's Health at Auckland City Hospital, die Metformin nehmen, mit freundlicher Genehmigung von Dr. Janet Rowan.

How to take metformin
Start by taking one tablet with your evening meal.
The following day, take one tablet with breakfast and one with dinner.
Over the next 3–4 days, if the blood sugar is higher than we recommend, the tablets should be increased to two tablets with breakfast and two tablets with dinner. A further tablet can be taken with lunch so that in total five tablets a day can be taken. The tablets can be increased over several days if you have no problems taking them (most women) or over a week or two if you have side effects (see below).
A few women experience a tummy upset with the tablets. This usually settles within a few days. If you have any tummy upset, the tablets need to be increased more slowly. If you have a tummy upset, stay on one or two tablets a day until you discuss this with the diabetes midwife or one of the doctors. If the tummy upset is severe (rare) you may have to stop the tablets, but most women find they can stay on the tablets at a low dose.
Some women will find the blood sugar is well controlled on a lower dose of tablets. In this situation you do not need to keep increasing the dose.
Discuss your medication increases and progress with the diabetes midwives. They will be in contact with you regularly. Remember, the tablets do not make your blood sugars levels drop too low.
The tablets should be continued until you are in established labour or, if you are having a caesarean section, when you are told to stop eating. They are not continued routinely after delivery.
During the time you are taking the tablets, if you become unwell with a vomiting illness, or have a serious infection, or you develop preeclampsia you should stop the metformin and you may require insulin instead during that time. Also, if there is a problem with the placenta and your baby is not growing, we prefer to use insulin at that time.

Literatur

[1] Alqudah A, McKinley MC, McNally R1, Graham U, Watson CJ, et al. Risk of pre-eclampsia in women taking metformin: a systematic review and meta-analysis. Diabet Med. 2018;35(2):160-172.
[2] AWMF 2018 057 008; https://www.awmf.org/leitlinien/detail/ll/057-008.html.
[3] Balsells M, Garcia-Patterson A, Sola I,Roque M, Gich I, et al. Glibenclamide, metformin, and insulin for the treatment of gestational diabetes: a systematic review and meta-analysis. BMJ 2015:350: h102.
[4] Barbour LA, Scifres C, Valent AM, Friedman JE, Buchanan TA, et al. A cautionary response to SMFM statement: pharmacological treatment of gestational diabetes. Am J Obstet Gynecol. 2018;219(4):367.e1-7.
[5] Ben-Haroush A, Yogev Y, Chen R, Rosenn B, Hod M, et al. The postprandial glucose profile in the diabetic pregnancy. American Journal of Obstetrics and Gynecology. 2004;191(2):576-81.
[6] Buchanan TA, Kjos SL, Montoro MN, Wu PY, Madrilejo NG, et al. Use of fetal ultrasound to select metabolic therapy for pregnancies complicated by mild gestational diabetes. Diabetes Care. 1994;17(4):275-83.
[7] Butalia S, Gutierrez L, Lodha A, Aitken E, Zakariasen A, et al. Short- and long-term outcomes of metformin compared with insulin alone in pregnancy: a systematic review and meta-analysis. Diabet Med. 2017;34(1):27-36.

[8]   Cassina M, Donà M, Di Gianantonio E, Litta P, Clementi M. First-trimester exposure to met-
      formin and risk of birth defects: a systematic review and meta-analysis. Hum Reprod Update.
      2014;20(5):656-69.

[9]   Chen R, Yogev Y, Ben-Haroush A, Jovanovic L, Hod MChen, et al. Continuous glucose monito-
      ring for the evaluation and improved control of gestational diabetes mellitus. J Matern Fetal
      Neonatal Med. 2003;14(4):256-60.

[10] Crowther CA, Alsweiler JM, Hughes R, Brown J. Tight or less tight glycaemic targets for
      women with gestational diabetes mellitus for reducing maternal and perinatal morbidity?
      (TARGET): study protocol for a stepped wedge randomised trial. BMC Pregnancy Childbirth.
      2018;18(1):425.

[11] Crowther CA, Hiller JE, Moss JR, McPhee AJ, Jeffries WS, et al. Effect of treatment of gestational
      diabetes mellitus on pregnancy outcomes. N Engl J Med. 2005;352(24):2477-86.

[12] D'Ambrosio V, Brunelli R, Vena F, Di Mascio D, Marchetti CD'Ambrosio, et al. Metformin reduces
      maternal weight gain in obese pregnant women: a systematic review and meta-analysis of two
      randomized controlled trials. Diabetes Metab Res Rev. 2019;35(6)e3164.

[13] de Veciana M1, Major CA, Morgan MA, Asrat T, Toohey JS, et al. Postprandial versus preprandial
      blood glucose monitoring in women with gestational diabetes mellitus requiring insulin
      therapy. N Engl J Med. 1995;333(19):1237-41.

[14] Farrar D, Simmonds M, Bryant M, Sheldon TA, Tuffnell DFarrar, et al. Treatments for gestational
      diabetes: a systematic review and meta-analysis. BMJ Open. 2017;7(6):e015557.

[15] Gomes D, von Kries R, Delius M, Mansmann U, Nast M, et al. Late-pregnancy dysglycemia in
      obese pregnancies after negative testing for gestational diabetes and risk of future childhood
      overweight: an interim analysis from a longitudinal mother-child cohort study. PLoS Med.
      2018;15(10):e1002681.

[16] Green MF, B-L R. Pregestational diabetes mellitus: glycemic control during pregnancy. In:
      Post TW, editor. Waltham (MA), UpToDate; 2016;22. Im Internet: www.uptodate.com; Zugriff:
      09.03.2017

[17] Hare JW. Gestational diabetes mellitus. Levels of glycemia as management goals. Diabetes.
      1991;40(2):193-6.

[18] Hernandez TL. Glycemic targets in pregnancies affected by diabetes: historical perspective and
      future directions. Curr Diab Rep. 2015;15(1):565.

[19] Hernandez TL,Friedman JE, Van Pelt RE, Barbour LA. Patterns of glycemia in normal pregnancy:
      should the current therapeutic targets be challenged? Diabetes Care 2011;34(7): 1660-1668.

[20] Huddleston JF, Cramer MK, Vroon DH. A rationale for omitting two-hour postprandial glucose
      determinations in gestational diabetes. Am J Obstet Gynecol. 1993;169(2Pt1):257-62. dis-
      cussion 262-4.

[21] Huynh J, Yamada J, Beauharnais C, Wenger JB, Thadhani RI, et al. Type 1, type 2 and gestational
      diabetes mellitus differentially impact placental pathologic characteristics of uteroplacental
      malperfusion. Placenta. 2015;36(10):1161-6.

[22] Jovanovic-Peterson L, Peterson CM, Reed GF, Metzger BE, Mills JL, et al. Maternal postprandial
      glucose levels and infant birth weight: the diabetes in early pregnancy study. The national in-
      stitute of child health and human development--diabetes in early pregnancy study. Am J Obstet
      Gynecol. 1991;164(1Pt1):103-11.

[23] Kjos SL, Schaefer-Graf U, Sardesi S, Peters RK, Buley A, et al. A randomized controlled
      trial using glycemic plus fetal ultrasound parameters versus glycemic parameters to de-
      termine insulin therapy in gestational diabetes with fasting hyperglycemia. Diabetes Care.
      2001;24(11):1904-10.

[24] Kovo M, Haroutiunian S, Feldman N, Hoffman A, Glezerman M. Determination of metformin transfer across the human placenta using a dually perfused ex vivo placental cotyledon model. Eur J Obstet Gynecol Reprod Biol. 2008;136(1):29-33.

[25] Kovo M, Kogman N, Ovadia O, Nakash I, Golan A, Hoffman A. Carrier-mediated transport of metformin across the human placenta determined by using the ex vivo perfusion of the placental cotyledon model. Prenat Diagn. 2008;28(6):544-8.

[26] Landi SN, Radke S, Engel SM, Boggess K, Stürmer T. Association of long-term child growth and developmental outcomes with metformin vs insulin treatment for gestational diabetes. JAMA Pediatr. 2019;173(2):160-8.

[27] Landon MB, Spong CY, Thom E, Carpenter MW, Ramin SM, et al. A multicenter, randomized trial of treatment for mild gestational diabetes. N Engl J Med. 361(14):1339-48.

[28] Langer O, Levy J, Brustman L, Anyaegbunam A, Merkatz R, et al. Glycemic control in gestational diabetes mellitus--how tight is tight enough: small for gestational age versus large for gestational age? Am J Obstet Gynecol. 1989;161(3):646-53.

[29] Langer O, Mazze R. The relationship between large-for-gestational-age infants and glycemic control in women with gestational diabetes. Am J Obstet Gynecol. 159(6):1478-83.

[30] Mazze R, Yogev Y, Langer OMazze. Measuring glucose exposure and variability using continuous glucose monitoring in normal and abnormal glucose metabolism in pregnancy. J Matern Fetal Neonatal Med. 2012;25(7):1171-5.

[31] Metzger BE, Buchanan TA, Coustan DR, de Leiva A, Dunger D, et al. Summary and recommendations of the fifth international workshop-conference on gestational diabetes mellitus. Diabetes Care. 2007;30(2):251-60.

[32] Metzger BE, Phelps RL, Freinkel N, Navickas IA. Effects of gestational diabetes on diurnal profiles of plasma glucose, lipids, and individual amino acids. Diabetes Care. 1980;3(3):402-9.

[33] O'Sullivan JB, Mahan CM. Criteria for the oral glucose tolerance test in pregnancy. Diabetes. 1964;13:278-85.

[34] Paramasivam SS, Chinna K, Singh AKK, Ratnasingam J, Ibrahim L, et al. Continuous glucose monitoring results in lower HbA1c in Malaysian women with insulin-treated gestational diabetes: a randomized controlled trial. Diabet Med. 2018;35(8):1118-29.

[35] Philipps AF, Rosenkrantz TS, Porte PJ, Raye JR. The effects of chronic fetal hyperglycemia on substrate uptake by the ovine fetus and conceptus. Pediatr Res. 1985;19(7):659-66.

[36] Prutsky GJ, Domecq JP, Wang Z, Carranza Leon BG, Elraiyah TPrutsky, et al. Glucose targets in pregnant women with diabetes: a systematic review and meta-analysis. J Clin Endocrinol Metab. 2013;98(11):4319-24.

[37] Rowan JA, Hague WM, Gao W, Battin MR, Moore MP, et al. Metformin versus insulin for the treatment of gestational diabetes. N Engl J Med. 2008;358(19):2003-15.

[38] Rowan JA, Rush EC, Obolonkin V, Battin M, Wouldes T, et al. Metformin in gestational diabetes: the offspring follow-up (MiG TOFU): body composition at 2 years of age. Diabetes Care. 2011;34(10):2279-84.

[39] Rowan JA, Rush EC, Plank LD, Lu J, et al. Metformin in gestational diabetes: the offspring follow-up (MiG TOFU): body composition and metabolic outcomes at 7-9 years of age. BMJ Open Diabetes Res Care. 2018;6(1):e000456.

[40] Schäfer-Graf UM, Kjos SL, Fauzan OH, Bühling KJ, Siebert G, et al. A randomized trial evaluating a predominantly fetal growth-based strategy to guide management of gestational diabetes in Caucasian women. Diabetes Care. 2004;27(2):297-302.

[41] Taricco E, Radaelli T, Rossi G, Nobile de Santis MS, Bulfamante GP, et al. Effects of gestational diabetes on fetal oxygen and glucose levels in vivo. BJOG. 2009;116(13):1729-35.

[42] Tertti K, Ekblad U, Koskinen P, Vahlberg T, Rönnemaa T. Metformin vs. insulin in gestational diabetes. A randomized study characterizing metformin patients needing additional insulin. Diabetes Obes Metab. 2013;15(3):246-51.

[43] Thompson DM, Dansereau J, Creed M, Ridell L. Tight glucose control results in normal perinatal outcome in 150 patients with gestational diabetes. Obstet Gynecol. 1994;83(3):362-6.

[44] Tran K, Picheca L. Increasing frequency of self-monitoring blood glucose test strips during pregnancy: a review of the clinical and cost-effectiveness and guidelines. Ottawa (ON): Canadian Agency for Drugs and Technologies in Health; 2017.

[45] Wei Q, Sun Z, Yang Y, Yu H, Ding H, et al. Effect of a CGMS and SMBG on maternal and neonatal outcomes in gestational diabetes mellitus: a randomized controlled trial. Sci Rep. 2016;6:19920.

[46] Xu Q, Xie Q. Long-term effects of prenatal exposure to metformin on the health of children based on follow-up studies of randomized controlled trials: a systematic review and meta-analysis. Arch Gynecol Obstet. 2019;299(5):1295-303.

[47] Yu F, Lv L, Liang Z, Wang Y, Wen J, et al. Continuous glucose monitoring effects on maternal glycemic control and pregnancy outcomes in patients with gestational diabetes mellitus: a prospective cohort study. J Clin Endocrinol Metab. 2014;99(12):4674-82.

5 Schwangerenvorsorge und -betreuung sowie geburtshilfliche Überwachung

5.1 Fetaler Ultraschall, Doppler und CTG

Dietmar Schlembach, Babett Ramsauer

5.1.1 Einleitung

Eine durch einen Diabetes mellitus – sei es ein vorbestehender Typ-1-/Typ-2-Diabetes oder ein Gestationsdiabetes (GDM) – komplizierte Schwangerschaft bedarf der interdisziplinären Betreuung, um unmittelbare und langfristige Komplikationen für Mutter und Kind zu vermeiden. Abhängig von der Qualität der (präkonzeptionellen) Stoffwechseleinstellung weisen Frauen mit Diabetes mellitus vermehrt fetale-neonatale und maternale Komplikationen auf. In der Frühschwangerschaft haben Frauen mit Diabetes ein erhöhtes Abort- und Fehlbildungsrisiko [1,2]. Im weiteren Verlauf der Schwangerschaft treten bei diabetischen Schwangeren häufiger hypertensive Schwangerschaftserkrankungen, insbesondere eine Präeklampsie, auf [2–6]. Bei schlechter Stoffwechseleinstellung kommt es vermehrt zu Totgeburten (Risiko bei präexistentem Diabetes 5-fach erhöht [7]), fetaler Makrosomie sowie zum Teil daraus resultierend Schulterdystokie und erhöhter Kaiserschnittrate [6–8]. Frauen mit Diabetes und kardiovaskulären Komplikationen weisen darüber hinaus ein erhöhtes Risiko für eine intrauterine Wachstumsrestriktion (IUGR) auf [7].

> Diabetische Schwangerschaften sind Risikoschwangerschaften und benötigen eine intensivierte Überwachung, um fetale / neonatale und maternale Komplikationen zu vermeiden oder rechtzeitig zu erkennen.

Viele der späten fetalen und neonatalen Komplikationen bei einer diabetischen Schwangerschaft lassen sich durch die Pedersen-Hypothese erklären [9]: Eine maternale Hyperglykämie resultiert in einer fetalen Hyperglykämie mit einem konsekutiven fetalen Hyperinsulinismus (durch die Überstimulation der β-Zellen des fetalen Pankreas). Dies führt dann zu erhöhter hepatischer Glykogenspeicherung und durch das akzelerierte fetale Wachstum zu einer fetalen Makrosomie und letztendlich zu den geburtshilflichen und neonatalen Komplikationen.

Das Ziel der Überwachung in der Schwangerschaft und unter der Geburt ist die Minimierung dieser Risiken. Dabei sollte darauf geachtet werden, dass zusätzliche Untersuchungen auch zu einer Zunahme an prä- und intrapartalen Interventionen führen können. Im Entscheidungsprozess sollen daher die potenziellen Komplikationen durch vermehrte Interventionen mit dem Vorteil, ein schlechtes Outcome zu vermeiden, abgewogen werden [10].

https://doi.org/10.1515/9783110569186-005

Fetale Überwachung

Ziel der fetalen Überwachung in der Schwangerschaft und unter der Geburt ist die Evaluation des fetalen Wachstums und des fetalen Wohlbefindens.

Potenziell stehen hierfür folgende Methoden zur Verfügung:
- Kardiotokographie (CTG)
- Ultraschall
  - fetale Biometrie zur Bestimmung des fetalen Schätzgewichts als Korrelat des fetalen Wachstums
  - Evaluation der Fruchtwassermenge
  - Dopplersonographie der feto- und uteroplazentaren Perfusion

Die vor allem in Amerika durchgeführte Beurteilung des biophysikalischen Profils spielt im deutschsprachigen Raum eine untergeordnete bis keine Rolle. Die früher in einigen Zentren durchgeführte Amniozentese zur Beurteilung eines fetalen Hyperinsulinismus und gegebenenfalls der Bestimmung der Lungenreife ist (vor allem auch wegen der Invasivität der Methode) wieder verlassen worden [11–14].

Generell werden bei diabetischen Schwangeren zusätzlich zu den Untersuchungen nach den Mutterschaftsrichtlinien weitere Untersuchungen empfohlen [2,10], wobei allerdings mit keiner der derzeit verfügbaren Techniken eine akkurate Vorhersage eines ungünstigen Outcomes möglich ist [7,15].

Eine Empfehlung, welche Form und zeitlicher Ablauf der Überwachung durchgeführt werden soll, ist – auch aufgrund der unterschiedlichen Ätiologie des Diabetes – schwierig [7]. Es liegen keine randomisierten Studien vor, die bei Schwangeren mit Diabetes die Anzahl der Ultraschalluntersuchungen, den Einsatz des fetalen und maternalen Dopplers (A. umbilicalis, Aa. uterinae) und das Intervall der CTG-Überwachung prospektiv untersucht haben. Die Ergebnisse von Fall-Kontroll- und Kohortenstudien sind uneinheitlich. Die fetale Überwachung ist daher von zusätzlichen Risikofaktoren und dem Schweregrad der maternalen Hyperglykämie abhängig [6,10]

5.1.2 Kardiotokographie (CTG)

Bei Risikoschwangerschaften wird die Aufzeichnung der fetalen Herzfrequenz mittels CTG empfohlen, wobei einschränkend festgehalten werden muss, dass randomisierte Studien zum Nutzen der Kardiotokographie fehlen [16].

Während internationale Autoren den routinemäßigen Einsatz eines CTGs bei diätetisch eingestelltem GDM nicht empfehlen [17], sollte nach den aktuellen Empfehlungen der Fachgesellschaften im deutschsprachigen Raum bei Schwangeren mit

diätetisch eingestelltem GDM eine wöchentliche CTG-Kontrolle ab 36 + 0 Schwangerschaftswochen (SSW) mit auf die individuelle Situation angepasster Frequenz erwogen werden [10].

> Bei Schwangeren mit diätetisch eingestelltem GDM sollten wöchentliche CTG-Kontrollen ab
> 36 + 0 Schwangerschaftswochen mit auf die individuelle Situation angepasster Frequenz erwogen
> werden.

Bei Insulintherapie des GDM ist die Überwachung identisch mit der bei einer Schwangeren mit Typ-1-Diabetes, hier werden CTG-Kontrollen ab 32 + 0 SSW mit auf „die individuelle Situation angepasster Frequenz" empfohlen [2].

> Bei insulinpflichtigem GDM und bei präexistentem Diabetes werden CTG-Kontrollen ab 32 + 0 SSW
> mit auf „die individuelle Situation angepasster Frequenz" empfohlen.

Liegen zusätzliche Faktoren / Risiken wie Adipositas, arterielle Hypertonie, schlecht
eingestellte Blutzuckerwerte, fetale Wachstumsprobleme (Makrosomie oder IUGR)
vor oder ging ein intrauteriner Fruchttod voraus, muss die fetale Überwachung nach
den Empfehlungen der Leitlinienkommission früher und intensiver erfolgen [10].

5.1.3 Ultraschall

Ultraschalluntersuchungen sind bei der Betreuung von diabetischen Schwangerschaften von außerordentlichem Nutzen.

> Zusätzlich zu den nach den Mutterschaftsrichtlinien durchzuführenden drei Ultraschall-Scree-
> ninguntersuchungen sollen diabetische Schwangere oder Schwangere mit Zustand nach GDM
> und potenziell präkonzeptioneller unerkannter Glukosestoffwechselstörung über die Möglichkeit
> einer (frühen) Organdiagnostik (im I. und II. Trimenon) inklusive fetaler Echokardiographie auf
> DEGUM-II-Level zum Ausschluss schwerer Fehlbildungen hingewiesen werden [2,10].

5.1.3.1 Fetale Biometrie

Die Evaluation des fetalen Wachstums ist eine Hauptsäule bei der Betreuung diabetischer Schwangerschaften. Mittels ultrasonographischer Messung kann das fetale
Gewicht geschätzt werden und eine Abweichung des fetalen Wachstums im Sinne
einer Makrosomie oder einer IUGR evaluiert werden.

> Serielle Ultraschalluntersuchungen identifizieren Feten mit einer Wachstumsstörung, sei es ein beschleunigtes übermäßiges oder ein verzögertes Wachstum. In beiden Fällen kommt es zu einem „perzentilenschneidenden" Wachstum.

Bei Schwangeren mit GDM und ohne Risikofaktoren für eine fetale Makrosomie können mittels zwei konsekutiven Ultraschalluntersuchungen im frühen 3. Trimenon bis zu 95,5 % aller Fälle, bei denen sich im Verlauf ein Abdomenumfang (AU) > 90. Perzentile entwickelt, erfasst werden. Bei einem normalen AU wurden 92,5 % der Kinder mit normalen Geburtsgewicht geboren [18].

> Eine fetale Biometrie sollte in 2- bis 4-wöchigen Abständen erfolgen [2,10].

Neben der seriellen biometrischen Gewichtsschätzung wird vor der Geburt zudem eine Schätzung des fetalen Gewichts und die Beurteilung des Verhältnisses von Kopf und Abdomen empfohlen [2,10]. Allerdings muss bei der Entscheidung für klinische Konsequenzen die Ungenauigkeit der Methode berücksichtigt werden.

> Bei asymmetrischem übermäßigem Wachstum mit einem Abdomenumfang > 75. Perzentile und einer Kopfumfang-/Abdomenumfang-Ratio < 10. Perzentile sollten niedrigere Blutzuckerwerte angestrebt werden, bei einer Wachstumsrestriktion sollte die Indikation für eine Insulintherapie zurückhaltend gestellt werden [10].

Fetale Makrosomie

Ein akzeleriertes fetales Wachstum ist mit einer signifikanten Erhöhung der fetalen / neonatalen Mortalität assoziiert [19]. Die Messung des Abdomenumfangs erfolgt standardisiert im Querschnitt auf der Höhe der Einmündung der Vena umbilicalis in die Leber (Abb. 5.1) [20,21].

> Als sonographische Hinweiszeichen für eine diabetesspezifische asymmetrische Makrosomie gelten die Zunahme des Abdomenumfangs > 90. Perzentile, bei normalen Maßen für Kopf und Femur sowie eine Zunahme des Abdomenumfangs von > 1,2 cm pro Woche (ab 32 SSW) [2,10,12,22,23].

Das diabetesbedingte übermäßige Wachstum weist ein verstärktes Wachstum des Abdomens und konsekutiv eine verringerte Kopf-/Abdomenumfangs-Ratio auf [24]. Ein fetaler Abdomenumfang > 90. Perzentile mit 28 + 0 SSW ist mit einem vierfachen Risiko einer fetalen Makrosomie bei Geburt assoziiert [25]. Eine Beschleunigung des fetalen Wachstums bei Gestationsdiabetes scheint bereits einige Wochen vor 28 + 0 SSW einzusetzen [25].

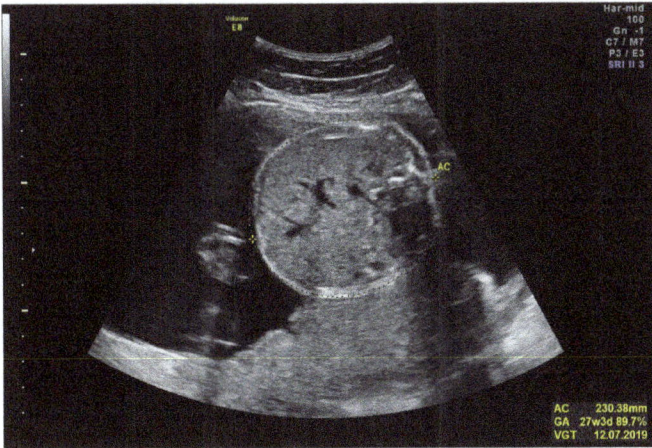

Abb. 5.1: Messung Abdomenumfang.

Ein normales sonographisches Schätzgewicht schließt eine fetale Makrosomie nicht suffizient aus.

Die fetale Gewichtsschätzung ist vor allem bei Makrosomie ungenau und fehlerbehaftet und hängt zudem von der Expertise des Untersuchers ab [26–31]. Ein normales sonographisches Schätzgewicht schließt somit eine fetale Makrosomie nicht suffizient aus. Da zudem die sonographische Gewichtsschätzung nur unzureichend mit einem fetalen Hyperinsulinismus korreliert, ist eine Prädiktion eines intrauterinen Fruchttodes und auch einer neonatalen Hypoglykämie nicht suffizient möglich [32].

Intrauterine Wachstumsverzögerung (IUGR)

Bei Schwangerschaften mit präexistentem Diabetes, insbesondere bei zusätzlicher vaskulärer Erkrankung, führt die gestörte Perfusion des Trophoblasten typischerweise zu einer asymmetrischen fetalen Wachstumsrestriktion im Sinne einer Kopf-/Abdomen-Diskrepanz zu Ungunsten des Abdomens, die typischerweise zu Beginn des 3. Trimenon auftritt [8,33].

5.1.3.2 Messung des fetalen subkutanen Fettgewebes

Ein Merkmal der diabetischen Fetopathie ist das vermehrte subkutane Fettgewebe des Neugeborenen. Die postnatal gemessene Hautdicke des Neugeborenen korreliert mit einer schlechten Stoffwechsellage während der Schwangerschaft [34]. Neugeborene von Schwangeren mit Gestationsdiabetes zeigen – auch bei normalem Geburtsgewicht – ein vermehrtes subkutanes Fettgewebe im Vergleich zu Neugeborenen von Schwangeren mit normaler Glukosetoleranz [35–37].

Zur besseren Identifikation von Feten mit Hyperinsulinismus könnten somit auch Messungen des fetalen subkutanen Fettgewebes dienen. Verschiedene Studien

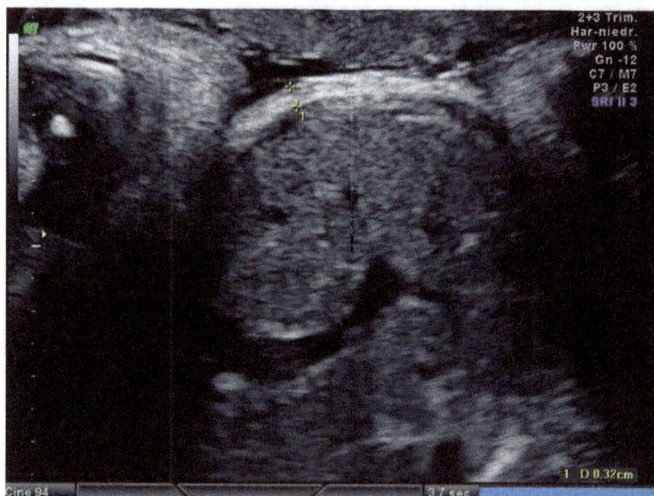

Abb. 5.2: Messung des subkutanen Fettgewebes am fetalen Abdomen (fetal anterior abdominal wall thickness).

propagieren den Nutzen der Messung des fetalen subkutanen Fettgewebes an verschiedenen Körperregionen (insbesondere an der anterioren Bauchwand (Abb. 5.2), aber auch an Wade, Wange oder Oberschenkel) [38–47].

> Die sonographische Messung des fetalen subkutanen Fettgewebes kann zur Prädiktion einer erhöhten neonatalen Hautdicke genutzt werden.

Mit einer Sensitivität von 80 % und einer Spezifität von 95 % wird eine gute Vorhersage einer fetalen Makrosomie in einer Metaanalyse verschiedener Studien berichtet [46]. Bei allerdings kleinen Fallzahlen muss diese Methode in größeren Studien evaluiert und Referenzwerte müssen etabliert werden, bevor ein Einsatz im klinischen Alltag empfohlen werden kann [38,46,47]. Analog zur NT-Messung im Ersttrimesterscreening ist eine exakte und standardisierte Messung essenziell.

5.1.3.3 Bestimmung der Fruchtwassermenge

Ein Polyhydramnion – definiert als ein Amniotic Fluid Index (AFI) > 24 cm oder ein Fruchtwasserdepot > 8 cm in der größten vertikalen Messung [48] – kann ein Hinweis für eine schlechte Stoffwechseleinstellung und eine diabetogene Fetopathie sein. Bei diabetischen Schwangerschaften werden – vermutlich durch die fetale Polyurie – zwischen 27 und 42 Schwangerschaftswochen erhöhte Fruchtwassermengen berichtet [49,50]. Es besteht eine signifikante positive Korrelation zwischen der Fruchtwassermenge und fetalem Gewicht bzw. Abdomenumfang in der Schwangerschaft [49,51], wobei diese Korrelation bei diabetischen Schwangeren mit schlechter Stoffwechseleinstellung linear ist [52]. Das Auftreten eines Polyhydramnion bei Schwangeren mit

Gestationsdiabetes wird durch eine gute Stoffwechseleinstellung reduziert, wie die Abnahme der Inzidenz eines Hydramnions über die Jahrzehnte vermuten lässt [50].

> Die Variationsbreite der Fruchtwassermenge ist groß, sodass dieser Parameter in der klinischen Überwachung keine wesentliche Rolle spielt.

5.1.4 Dopplersonographie

Für eine dopplersonographische Untersuchung gelten die in den Mutterschaftsrichtlinien festgelegten Indikationen:
- Verdacht auf intrauterine Wachstumsretardierung
- hypertensive Schwangerschaftserkrankungen (in allen ihren Ausprägungen)
- Zustand nach Mangelgeburt / intrauterinem Fruchttod
- Zustand nach Präeklampsie / Eklampsie
- Auffälligkeiten der fetalen Herzfrequenzregistrierung
- begründeter Verdacht auf Fehlbildung / fetale Erkrankung
- Mehrlingsschwangerschaft bei diskordantem Wachstum
- Abklärung bei Verdacht auf Herzfehler / Herzerkrankungen

In Risikoschwangerschaften ist durch die dopplersonographische Überwachung des fetomaternalen Gefäßsystems eine Verbesserung des perinatalen Outcomes möglich [53]. Bei Diabetes ist jedoch die fetale Hämodynamik und die metabolische Antwort auf die maternale Hyperglykämie komplex und abhängig von der Dauer der diabetischen Störung sowie vorbestehenden Komplikationen. Dopplersonographische Parameter können trotz fetaler Hypoxämie unverändert bleiben und ein unauffälliger Dopplerbefund schließt eine fetale Kompromittierung nicht aus [27].

Für den Einsatz der Dopplersonographie bei Schwangeren mit präexistentem Diabetes gibt es keine randomisierten Studien. Bei diabetischen Schwangeren wird ein Zusammenhang der vaskulären Widerstandsindizes in den feto- und uteroplazentaren Gefäßen mit dem kindlichen Geburtsgewicht und dem plazentaren Gewicht berichtet, es zeigt sich jedoch keine Korrelation zwischen den Dopplerindizes und den maternalen Blutglukose-Werten; das bedeutet, dass dopplersonographische Untersuchungen aufgrund des Diabetes allein zur fetalen Überwachung nicht indiziert sind [54,55]. Da es auch bei normalen Dopplerbefunden zum Auftreten eines intrauterinen Fruchttodes oder einer erhöhten perinatalen Morbidität kommen kann, ist eine routinemäßige engmaschige Dopplersonographie bei diabetischen Schwangeren nicht obligat [2].

Dopplersonographische Untersuchungen aufgrund des Diabetes allein sind nach den Mutter-schaftsrichtlinien nicht indiziert, es sei denn, es liegen andere geburtshilfliche Risiken vor, die eine dopplersonographische Abklärung erfordern.

Beachtet werden sollte dennoch, dass bei einem Drittel der diabetischen Schwangeren ohne Bluthochdruck ein erhöhter Widerstand der Uterinarterien gefunden werden kann, was zusätzlich mit einer erhöhten Rate an perinatalen Komplikationen assoziiert ist [56]. Bei Schwangeren mit GDM zeigt sich – unabhängig von der Behandlung des Diabetes – ein erhöhtes Risiko für ein pathologisches neonatales Outcome beim Vorliegen einer erniedrigten zerebroplazentaren Ratio [57]. Dieser Marker kann eventuell zur Diskriminierung der Schwangeren mit GDM genutzt werden, wobei hierfür randomisierte Studien fehlen, die von einer Geburtseinleitung profitieren [58].

Bei Schwangeren mit präexistentem Diabetes können durch eine vorbestehende Vaskulopathie vermehrt Komplikationen auftreten [7,59,60]. Sind zusätzlich Schwangerschaftskomplikationen, wie hypertensive Schwangerschaftserkrankungen / Präeklampsie oder IUGR vorhanden, gelten die für diese Komplikationen entsprechenden Überwachungsempfehlungen [7,55,61].

Diabetische Schwangerschaften sind Risikoschwangerschaften und benötigen eine intensivierte Überwachung, um fetale / neonatale und maternale Komplikationen zu vermeiden oder rechtzeitig zu erkennen. Ziel der fetalen Überwachung mittels Kardiotokographie, Ultraschall und Dopplersonographie ist die Evaluation des fetalen Wachstums und des fetalen Wohlbefindens zur Vermeidung potenzieller Komplikationen.

Nach den aktuellen Empfehlungen sollte bei Schwangeren mit diätetisch eingestelltem GDM eine wöchentliche CTG-Kontrolle ab 36 + 0 Schwangerschaftswochen (SSW), bei insulinpflichtigem GDM und präexistentem Diabetes ab 32 + 0 SSW mit auf „die individuelle Situation angepasster Frequenz" durchgeführt werden.

Serielle Ultraschalluntersuchungen – in 2- bis 4-wöchigen Abständen – identifizieren Feten mit einer Wachstumsstörung, sei es ein beschleunigtes übermäßiges oder ein verzögertes Wachstum. In beiden Fällen kommt es zu einem „perzentilenschneidenden" Wachstum.

Bei asymmetrischem übermäßigem Wachstum mit einem Abdomenumfang > 75. Perzentile und einer Kopfumfang-/Abdomenumfang-Ratio < 10. Perzentile sollten niedrigere Blutzuckerwerte angestrebt werden, bei einer Wachstumsrestriktion sollte die Indikation für eine Insulintherapie zurückhaltend gestellt werden.

Die sonographische Messung des fetalen subkutanen Fettgewebes ist derzeit in der klinischen Routine noch nicht etabliert, kann jedoch zur Prädiktion einer erhöhten neonatalen Hautdicke genutzt werden.

Dopplersonographische Untersuchungen aufgrund des Diabetes allein sind nach den Mutter-schaftsrichtlinien nicht indiziert, es sei denn, es liegen andere geburtshilfliche Risiken vor, die eine dopplersonographische Abklärung erfordern.

Literatur

[1] Jensen DM, Korsholm L, Ovesen P, Beck-Nielsen H, Moelsted-Pedersen L, et al. Peri-conceptional A1C and risk of serious adverse pregnancy outcome in 933 women with type 1 diabetes. Diabetes Care. 2009;32(6):1046-8.

[2] Kleinwechter H, Bührer C, Hunger-Battefeld W, Kainer F, Kautzky-Willer A, et al. Diabetes und Schwangerschaft. Evidenzbasierte Leitlinie der Deutschen Diabetes-Gesellschaft (S3-Level, AWMF-Registernumnmer 057/023, Dezember 2014). 2014.

[3] Temple RC, Aldridge V, Stanley K, Murphy HR. Glycaemic control throughout pregnancy and risk of pre-eclampsia in women with type I diabetes. BJOG. 2006;113(11):1329-32.

[4] Bartsch E, Medcalf KE, Park AL, Ray JG. Clinical risk factors for pre-eclampsia determined in early pregnancy: systematic review and meta-analysis of large cohort studies. BMJ. 2016;353:i1753.

[5] Umesawa M, Kobashi G. Epidemiology of hypertensive disorders in pregnancy: prevalence, risk factors, predictors and prognosis. Hypertens Res. 2017;40(3):213-20.

[6] Committee on Practice B-O. ACOG practice bulletin No. 190: gestational diabetes mellitus. Obstet Gynecol. 2018;131(2):e49-e64.

[7] Girling J, Dixit A. Fetal surveillance in diabetes in pregnancy. In: McCane DR, Maresh M, Sacks DA, editors. A practical manual of diabetes in pregnancy. Chichester: Blackwell Publishing Ltd.; 2010. p. 117-27.

[8] Dupak JDL, Trujillo AL. Ultrasound surveillance in pregnancy complicated by diabetes. Diabetes Spectrum. 2007;20(2):89-93.

[9] Pedersen J. Diabetes and pregnancy: blood sugar of newborn infants (PhD-Thesis). Copenhagen: Danish Science Press; 1952.

[10] Schäfer-Graf U, Gembruch U, Groten T, Kainer F, Laubner K, et al. Gestationsdiabetes mellitus (GDM), Diagnostik, Therapie und Nachsorge. Leitlinie der DGG und DGGG (S3-Level, AWMF-Registernumnmer 057–008, Februar 2018). 2018.

[11] Haeusler MC, Konstantiniuk P, Dorfer M, Weiss PA. Amniotic fluid insulin testing in gestational diabetes: safety and acceptance of amniocentesis. Am J Obstet Gynecol. 1998;179(4):917-20.

[12] Schaefer-Graf UM, Kjos SL, Bühling KJ, Henrich W, Brauer M, et al. Amniotic fluid insulin levels and fetal abdominal circumference at time of amniocentesis in pregnancies with diabetes. Diabetic Medicine. 2003;20(5):349-54.

[13] Panzitt T, Zeck W, Mayer-Pickel K. Diagnose und Behandlung des Gestationsdiabetes – das Grazer Modell. Geburtshilfliche Rundsch. 2009;49(4):236-43.

[14] Ulrich D, Desoye G, Wadsack C, Haas J, Csapo B, et al. Fetal anterior wall thickness and amniotic fluid insulin levels: an interdependence? Ultraschall Med. 2012;33(7):E108-E13.

[15] Landon MB, Vickers S. Fetal surveillance in pregnancy complicated by diabetes mellitus: is it necessary? J Matern Fetal Neonatal Med. 2002;12(6):413-6.

[16] Pattison N, McCowan L. WITHDRAWN. Cardiotocography for antepartum fetal assessment. Cochrane Database Syst Rev. 2010;(1):CD001068.

[17] Jeffery T, Petersen R, Quinlivan J. Does cardiotocography have a role in the antenatal management of pregnancy complicated by gestational diabetes mellitus? Aust N Z J Obstet Gynaecol. 2016;56(4):358-63.

[18] Schäfer-Graf UM, Wendt L, Sacks DA, Kilavuz O, Gaber B, et al. How many sonograms are needed to reliably predict the absence of fetal overgrowth in gestational diabetes mellitus pregnancies? Diabetes Care. 2011;34(1):39-43.

[19] Seeds JW, Peng TC. Does augmented growth impose an increased risk of fetal death? Am J Obstet Gynecol. 2000;183(2):316-22; discussion 322-3.

[20] Hadlock FP, Deter RL, Harrist RB, Park SK. Estimating fetal age: computer-assisted analysis of multiple fetal growth parameters. Radiology. 1984;152(2):497-501.

[21] Hadlock FP, Harrist RB, Fearneyhough TC, Deter RL, Park SK, et al. Use of femur length/abdominal circumference ratio in detecting the macrosomic fetus. Radiology. 1985;154(2):503-5.

[22] Kainer F, Weiss PA, Huttner U, Haas J. Ultrasound growth parameters in relation to levels of amniotic fluid insulin in women with diabetes type-I. Early Hum Dev. 1997;49(2):113-21.

[23] Jazayeri A, Heffron JA, Phillips R, Spellacy WN. Macrosomia prediction using ultrasound fetal abdominal circumference of 35 centimeters or more. Obstet Gynecol. 1999;93(4):523-6.

[24] Hammoud NM, Visser GH, Peters SA, Graatsma EM, Pistorius L, et al. Fetal growth profiles of macrosomic and non-macrosomic infants of women with pregestational or gestational diabetes. Ultrasound Obstet Gynecol. 2013;41(4):390-7.

[25] Sovio U, Murphy HR, Smith GC. Accelerated fetal growth prior to diagnosis of gestational diabetes mellitus: a prospective cohort study of nulliparous women. Diabetes Care. 2016;39(6):982-7.

[26] Bernstein IM, Catalano PM. Influence of fetal fat on the ultrasound estimation of fetal weight in diabetic mothers. Obstet Gynecol. 1992;79(4):561-3.

[27] Dudley NJ. A systematic review of the ultrasound estimation of fetal weight. Ultrasound Obstet Gynecol. 2005;25(1):80-9.

[28] Ben-Haroush A, Yogev Y, Hod M. Fetal weight estimation in diabetic pregnancies and suspected fetal macrosomia. J Perinat Med. 2004;32(2):113-21.

[29] Landon MB. Prenatal diagnosis of macrosomia in pregnancy complicated by diabetes mellitus. J Matern Fetal Med. 2000;9(1):52-4.

[30] Benacerraf BR, Gelman R, Frigoletto FD, Jr. Sonographically estimated fetal weights: accuracy and limitation. Am J Obstet Gynecol. 1988;159(5):1118-21.

[31] Humphries J, Reynolds D, Bell-Scarbrough L, Lynn N, Scardo JA, et al. Sonographic estimate of birth weight: relative accuracy of sonographers versus maternal-fetal medicine specialists. J Matern Fetal Neonatal Med. 2002;11(2):108-12.

[32] Farrell T, Owen P, Kernaghan D, Ola B, Bruce C, et al. Can ultrasound fetal biometry predict fetal hyperinsulinaemia at delivery in pregnancy complicated by maternal diabetes? Eur J Obstet Gynecol Reprod Biol. 2007;131(2):146-50.

[33] Reece EA, Smikle C, O'Connor TZ, Holford T, Nelson-Robinson L, et al. A longitudinal study comparing growth in diabetic pregnancies with growth in normal gestations: I. The fetal weight. Obstet Gynecol Surv. 1990;45(3):161-4.

[34] Whitelaw A. Subcutaneous fat in newborn infants of diabetic mothers: an indication of quality of diabetic control. The Lancet. 1977;309(8001):15-8.

[35] Catalano PM, Thomas A, Huston-Presley L, Amini SB. Increased fetal adiposity: a very sensitive marker of abnormal in utero development. American Journal of Obstetrics and Gynecology. 2003;189(6):1698-704.

[36] Buhling KJ, Doll I, Siebert G, Catalano PM. Relationship between sonographically estimated fetal subcutaneous adipose tissue measurements and neonatal skinfold measurements. Ultrasound Obstet Gynecol. 2012;39(5):558-62.

[37] O'Connor C, Doolan A, O'Higgins A, Segurado R, Sheridan-Pereiraet M, et al. Fetal subcutaneous tissue measurements in pregnancy as a predictor of neonatal total body composition. Prenat Diagn. 2014;34(10):952-5.

[38] Larciprete G, Valensise H, Vasapollo B, Novelli GP, Parretti E, et al. Fetal subcutaneous tissue thickness (SCTT) in healthy and gestational diabetic pregnancies. Ultrasound Obstet Gynecol. 2003;22(6):591-7.

[39] Larciprete G, Valensise H, Barbati G, Di Pierro G, Jarvis S, et al. Ultrasound-determined fetal subcutaneous tissue thickness for a birthweight prediction model. J Obstet Gynaecol Res. 2007;33(5):635-40.

[40] Higgins MF, Russell NM, Mulcahy CH, Coffey M, Foley ME, et al. Fetal anterior abdominal wall thickness in diabetic pregnancy. Eur J Obstet Gynecol Reprod Biol. 2008;140(1):43-7.

[41] Tantanasis T, Daniilidis A, Giannoulis C, Tzafettas M, Dinas K, et al. Sonographic assessment of fetal subcutaneous fat tissue thickness as an indicator of gestational diabetes. Eur J Obstet Gynecol Reprod Biol. 2010;152(2):157-62.

[42] Bhat RG, Nathan A, R A, Vasudeva A, Adiga P, et al. Correlation of fetal abdominal subcutaneous tissue thickness by ultrasound to predict birth weight. J Clin Diagn Res. 2014;8(4):OC09-11.

[43] Chen L, Wu JJ, Chen XH, Cao L, Wu Y, et al. Measurement of fetal abdominal and subscapular subcutaneous tissue thickness during pregnancy to predict macrosomia: a pilot study. PLoS One. 2014;9(3):e93077.

[44] Aksoy H, Aksoy U, Yucel B, Saygi Ozyurt S, Aydin T, et al. Fetal anterior abdominal wall thickness may be an early ultrasonographic sign of gestational diabetes mellitus. J Matern Fetal Neonatal Med. 2016;29(12):2028-32.

[45] Ikenoue S, Waffarn F, Sumiyoshi K, Ohashi M, Ikenoue C, et al. Association of ultrasound-based measures of fetal body composition with newborn adiposity. Pediatr Obes. 2017;12(1):86-93.

[46] Maruotti GM, Saccone G, Martinelli P. Third trimester ultrasound soft-tissue measurements accurately predicts macrosomia. J Matern Fetal Neonatal Med. 2017;30(8):972-6.

[47] Warska A, Maliszewska A, Wnuk A, Szyszka B, Sawicki W, et al. Current knowledge on the use of ultrasound measurements of fetal soft tissues for the assessment of pregnancy development. J Ultrason. 2018;18(72):50-5.

[48] Nabhan AF, Abdelmoula YA. Amniotic fluid index versus single deepest vertical pocket as a screening test for preventing adverse pregnancy outcome. Cochrane Database Syst Rev. 2008(3):CD006593.

[49] Kofinas A, Kofinas G. Differences in amniotic fluid patterns and fetal biometric parameters in third trimester pregnancies with and without diabetes. J Matern Fetal Neonatal Med. 2006;19(10):633-8.

[50] Moore LE. Amount of polyhydramnios attributable to diabetes may be less than previously reported. World J Diabetes. 2017;8(1):7-10.

[51] Hackmon R, Bornstein E, Ferber A, Horani J, O'Reilly Green CP, et al. Combined analysis with amniotic fluid index and estimated fetal weight for prediction of severe macrosomia at birth. Am J Obstet Gynecol. 2007;196(4):333 e1-4.

[52] Vink JY, Poggi SH, Ghidini A, Spong CY. Amniotic fluid index and birth weight: is there a relationship in diabetics with poor glycemic control. Am J Obstet Gynecol. 2006;195(3):848-50.

[53] Alfirevic Z, Neilson JP. WITHDRAWN. Doppler ultrasound for fetal assessment in high risk pregnancies. Cochrane Database Syst Rev. 2010(1):CD000073.

[54] Fadda GM, D'Antona D, Ambrosini G, Cherchi PL, Nardelli GB, et al. Placental and fetal pulsatility indices in gestational diabetes mellitus. J Reprod Med. 2001;46(4):365-70.

[55] Pietryga M, Brazert J, Wender-Ozegowska E, Dubiel M, Gudmundsson S. Placental doppler velocimetry in gestational diabetes mellitus. J Perinat Med. 2006;34(2):108-10.

[56] Fadda GM, Cherchi PL, D'Antona D, Ambrosini G, Marchesoni D, et al. Umbilical artery pulsatility index in pregnancies complicated by insulin-dependent diabetes mellitus without hypertension. Gynecol Obstet Invest. 2001;51(3):173-7.

[57] Gibbons A, Flatley C, Kumar S. Cerebroplacental ratio in pregnancies complicated by gestational diabetes mellitus. Ultrasound Obstet Gynecol. 2017;50(2):200-6.

[58] Familiari A, Neri C, Vassallo C, Di Marco G, Garofalo S, et al. Fetal doppler parameters at term in pregnancies affected by gestational diabetes: role in the prediction of perinatal outcomes. Ultraschall Med. 2018.

[59] Dicker D, Goldman JA, Yeshaya A, Peleg D. Umbilical artery velocimetry in insulin dependent diabetes mellitus (IDDM) pregnancies. J Perinat Med. 1990;18(5):391-5.

[60] Pietryga M, Brazert J, Wender-Ozegowska E, Biczysko R, Dubiel M, et al. Abnormal uterine doppler is related to vasculopathy in pregestational diabetes mellitus. Circulation. 2005;112(16):2496-500.

[61] Kehl S, Dotsch J, Hecher K, Schlembach D, Schmitz D, et al. Intrauterine growth restriction. Guideline of the German Society of Gynecology and Obstetrics (S2k-Level, AWMF Registry No. 015/080, October 2016). Geburtshilfe Frauenheilkd. 2017;77(11):1157-73.

5.2 Geburtsplanung

Maritta Kühnert, Markus Schmidt

5.2.1 Wahl der Geburtsklinik

Schwangere mit GDM oder Diabetes mellitus müssen als Risikoschwangere eingestuft und sollten frühzeitig in einer adäquaten Geburtsklinik vorgestellt werden: Sie benötigen eine Geburtsklinik mit einem Team mit diabetologischer Erfahrung und Neonatologie.

Leitlinienkonform [23] und gemäß GBA-Beschluss [24] soll bei insulinpflichtigem GDM und Diabetes mellitus die Entbindung grundsätzlich in einer Geburtsklinik mit einer Neonatologie (Perinatalzentrum Level 1 und 2) stattfinden, um eine optimale Primär-versorgung des Neugeborenen zu gewährleisten [25].

Bei diätetisch eingestelltem GDM sollte ebenfalls die Geburt in einem Perinatalzentrum Level 1 oder 2 angeraten werden, zumindest sollte die Entbindung in einer Klinik mit diabetologischer Erfahrung und angeschlossener Neonatologie erfolgen [26].

Liegen zusätzliche geburtshilfliche oder metabolische Komplikationen vor, ist eine stationäre Aufnahme vor der Geburt zu erwägen und bei Gefährdung des Kindes eine vorzeitige Entbindung.

Bei Vorliegen einer Adipositas (BMI > 30) muss darauf hingewiesen werden, dass das neonatale Mortalitätsrisiko signifikant erhöht ist [27] bzw. proportional mit dem BMI der Mutter ansteigt [28]. Als Ursachen kommen eine höhere Inzidenz für Frühgeburtlichkeit, Komplikationen sub partu und Komorbiditäten (z. B. Hypertonie) der Mutter in Frage. Das bedingt häufigere Geburtseinleitungen, protrahierte Geburtsverläufe und operative Geburtsbeendigungen [29], sowie Schulterdystokien und postpartale Hämorrhagien. Die Inzidenz dieser Komplikationen steigt linear mit dem BMI der Schwangeren.

In diesem Zusammenhang sei betreffs näherer Einzelheiten auf die AWMF-Leitlinie (S3) Nr. 015-081 „Adipositas und Schwangerschaft" verwiesen (2019/2020).

Schwangere mit einem GDM, speziell mit einem insulinpflichtigen GDM, oder mit einem Diabetes mellitus sind Risikopatientinnen, die in einem Perinatalzentrum Level 1 oder 2 entbunden werden sollen.

5.2.2 Entbindungsmodus

Für Frauen mit GDM und Diabetes mellitus gelten hinsichtlich des Entbindungsmodus prinzipiell die gleichen geburtshilflichen Regeln wie bei stoffwechselgesunden Schwangeren. Aufgrund unterschiedlicher Risikofaktoren bei Frauen mit GDM und Diabetes mellitus sollten jedoch sowohl der Geburtsmodus als auch der optimale Entbindungszeitpunkt sorgsam abgewogen werden.

5.2.2.1 Geburtseinleitung

Ziel einer Geburtseinleitung ist es, auf der einen Seite einen intrauterinen Fruchttod sowie geburtsbezogene Komplikationen wie Schulterdystokie, höhergradige Geburtsverletzungen sowie sekundäre Sektiones zu vermeiden.

Auf der anderen Seite ergeben sich nach Einleitung jedoch häufig eine längere Geburtsdauer, mehr Interventionen sowie insbesondere bei früher Einleitung eine erhöhte neonatale Morbidität und neonatologische Verlegungsrate.

Generell resultiert aus einer terminnahen Einleitung keine höhere Sectiorate als bei expektativem Vorgehen [1–3]. Bei insgesamt inadäquater und häufig nur retrospektiv erhobener Datenlage wird die Festlegung des optimalen Entbindungszeitpunkts jedoch kontrovers diskutiert [1,4–9].

Melamed et al. [10] zeigten, dass sich bei einer Einleitung zwischen 38 + 0 und 38 + 6 SSW zwar eine erniedrigte Sektiorate ergibt, eine Einleitung zu diesem Zeitpunkt jedoch zu einer erhöhten Verlegungsrate auf die Neonatologie führt. Bei einer Geburtseinleitung ab 39 + 0 SSW zeigte sich eine weiterhin signifikant gesenkte Sektiorate ohne erhöhte Verlegungsrate. Aus den Daten ergibt sich jedoch auch, dass die Einleitung mit 39 + 0 SSW nicht den Benefit einer geringeren neonatalen Mortalität erbringt im Vergleich zum Abwarten bis 40 + 0 SSW und länger. Generell müssen jedoch der personelle und ökonomische Aufwand sowie die Belastung der Frau, die mit einer Einleitung einhergeht, in die Überlegungen einbezogen werden.

Bei diätetisch eingestelltem GDM sollte daher eine Einleitung vor der 39 + 0 SSW vermieden werden. Ab 39 + 0 SSW kann sie erwogen werden, ist jedoch mit einer 50%igen Erhöhung der Einleitungsrate verbunden und verringert nicht die neonatale Morbidität [1] (AWMF LL 057/008).

Bei insulinpflichtigem GDM sollte eine Einleitung ab 40 + 0 SSW [11] erwogen und angeboten werden, da sich hierdurch die neonatale Morbidität reduziert. Eine Einleitungsindikation zwischen 38 + 0 und 40 + 0 SSW sollte individuell abgewogen werden. Eine retrospektive Kohortenstudie bei GDM zeigte, dass ein IUFT bei 39 + 0 SSW (8,7/10.000) seltener ist als bei 40 + 0 SSW (15,2/10.000;40). Die Einleitung reduziert das Risiko einer Schulterdystokie verglichen mit einer späteren Entbindung [4,5]. Eine Entbindung zwischen 37 + 0 SSW bis 38 + 0 SSW ist bei insulinpflichtigem GDM nicht indiziert: Bei Normoglykämie ist das IUFT-Risiko gering, die neonatale Morbidität hingegen ansteigend [12]. Bei zusätzlichen Risiken (z. B. Hypertonie oder suboptimale Stoffwechseleinstellung) sollte die Entbindung nach klinischer Indikation vor 39 + 0 SSW erfolgen [4,5]. Dabei muss das fetale Gewicht berücksichtigt werden (3. Trimester-US). Die ACOG empfiehlt eine geplante Sektio bei GDM und einem fetalen Schätzgewicht von ≥ 4.500 g [13]. Vor der 38 + 0 SSW soll eine pränatale Optimierung der BZ-Werte bei schlechter BZ-Einstellung angestrebt werden, um eine erhöhte kindliche Morbidität zu verhindern.

Landon et. al. [14] verglichen Sektiorate und perinatales Outcome bei mildem GDM mit und ohne Insulintherapie bei Einleitung mit 39 + 0 SSW versus Einleitung mit 37 + 0, 38 + 0, 40 + 0 und 41 + 0 SSW. In einer Sekundäranalyse dieser Daten verglichen Sutton et al. [3] die Einleitung mit dem Outcome bei abwartendem Vorgehen. Es zeigte sich hierbei kein Unterschied in der Sektiorate bei einer Einleitung zwischen 37 + 0 und 40 + 0 SSW im Vergleich zur Kontrollgruppe, die bei 39 + 0 SSW eingeleitet wurde. Bei einem Abwarten bis 41 + 0 SSW war die Sectiorate hingegen erhöht. In allen SSW war jedoch die Sectioquote bei den eingeleiteten Geburten höher als bei den Geburten mit natürlichem Wehenbeginn.

Patientinnen mit GDM und makrosomer Kindsentwicklung
Insgesamt stehen als Vorteile einer Einleitung eine Reduktion des Geburtsgewichts und der Schulterdystokie – beides ohne klinische Folgen – den Nachteilen häufiger Hyperbilirubinämie und einer Verdopplung des vorgeburtshilflichen stationären Aufenthalts gegenüber. Die Vorteile der Einleitung sind mit den Auswirkungen eines früheren Gestationsalters bei Geburt abzuwägen [15]. Die Rate an Schulterdystokien wird verringert, ohne Einfluss auf Plexusparese oder Frakturen bei Erhöhung der Notwendigkeit für Phototherapie und Verlängerung des präpartalen stationären Aufenthalts. Bei GDM und ultrasonographischem fetalen Schätzgewicht > 95. Perzentile sollten daher mögliche Vorteile der Einleitung ab 37 + 0 mit den Auswirkungen eines früheren Gestationsalters bei Geburt sorgfältig abgewogen werden.

> Bei einem *diätetisch eingestellten Gestationsdiabetes* sollte eine Geburtseinleitung vor der 39 + 0 SSW vermieden werden. Ab der 39 + 0 SSW kann sie erwogen werden, erbringt aber nicht den Benefit einer geringeren neonatalen Mortalität im Vergleich zum Abwarten bis 40 + 0 SSW und länger.
> Bei einem *insulinpflichtigen GDM* sollte eine Einleitung ab 40 + 0 SSW erwogen und angeboten werden, da sich hierdurch die neonatale Morbidität reduziert. Bestehen zusätzliche Risikofaktoren, so ist eine vorzeitige Einleitung ab 38 + 0 SSW zu überdenken

5.2.2.2 Sektio und vaginal operative Entbindung

GDM und Diabetes mellitus sind per se keine Indikation für eine primäre Sektio. Indikationen für eine sekundäre Sektio sind großzügig zu stellen bei Geburtsstillstand, pathologischem CTG mit und ohne pathologischer Fetalblutanalyse.

Feten mit Hyperinsulinismus und diabetischer Fetopathie haben einen erhöhten Sauerstoffbedarf und sind eher durch eine subpartale Asphyxie gefährdet.

Bei aktiv proliferativer Retinopathie mit einer weniger als 6 Wochen zurückliegenden Lasertherapie sollte zur Erleichterung der Austreibungsphase eine vaginal operative Entbindung erwogen werden, da davon ausgegangen werden muss, dass die durch Koagulation von Gewebe bewirkte Reduzierung der IGF-1-Konzentration erst nach 6 Wochen einen ausreichenden Effekt auf die Rückbildung der Gefäßproliferation hat.

Die Diskussion um eine elektive Sektio mit dem Ziel, das Risiko einer Schulterdystokie zu reduzieren, wird kontrovers geführt. Die Datenlage ist nicht eindeutig, da keine randomisierten Studien vorliegen.

Bei Schwangeren mit Diabetes steigt das Risiko für eine Schulterdystokie ab einem Geburtsgewicht von 4.250 g signifikant (Tab. 5.1) [16,17]. Die Daten unterscheiden nicht zwischen GDM und präexistentem Diabetes. Eine vorzeitige Einleitung reduziert zwar das Risiko von Schulterdystokien, die Rate an Plexusparesen wird dadurch aber nicht verändert. Durch eine vorzeitige Geburtseinleitung lässt sich das Risiko von kindlichen Frakturen reduzieren, es müssen jedoch 60 Einleitungen vorgenommen werden, um eine Fraktur zu verhindern. Weiterhin führt eine vorzeitige Einleitung zu einer erhöhten Rate maternaler Geburtsverletzungen [5]. Zu beachten ist außerdem die Messungenauigkeit betreffs der Gewichtsschätzung, die mit steigendem Geburtsgewicht zunimmt.

Laut AWMF-LL (S3) Nr. 057/023 (Diabetes und Schwangerschaft) wird bei einem Schätzgewicht von > 4.500 g wegen des erhöhten Risikos für eine Schulterdystokie eine primäre Sektio empfohlen; bei einem Schätzgewicht zwischen 4.000 und 4.499 g sollte eine differenzierte Aufklärung der Schwangeren über ein individuell erhöhtes Schulterdystokie-Risiko erfolgen, insbesondere bei ausgeprägter Kopf-Abdomen-Differenz.

Auch muss die Patientin über die perioperativen Risiken der Sektio aufgeklärt werden und auch auf Komplikationen bei evtl. Folgeschwangerschaften, wie z. B. Plazentaimplantationsstörungen hingewiesen werden.

Sowohl ein GDM als auch ein Diabetes mellitus stellen per se keine Kontraindikation für eine vaginale Geburt bei Z. n. Sektio dar: die Erfolgsrate beträgt 64 %, ohne Diabetes 74 % [18]. Eine kontinuierliche CTG-Schreibung *sub partu* wird empfohlen, um eine drohende Uterusruptur frühzeitig erkennen zu können [19,20].

Da Patientinnen mit Glukosestoffwechselstörungen oft auch an Adipositas leiden, sollte insbesondere bei einer Sektio auf eine korrekte prophylaktische Antibiose zur Prävention von Wundheilungsstörungen geachtet werden.

Dies und Besonderheiten des operativen Vorgehens siehe AWMF-Leitlinie (S3), Nr. 015–081, 2019/2020 (Adipositas und Schwangerschaft).

GDM und Diabetes mellitus sind per se keine Indikation für eine primäre Sektio, stellen jedoch Risikofaktoren für Geburtskomplikationen dar.
Bei einem fetalen Schätzgewicht > 4.500 g soll eine primäre Sektio erfolgen, zwischen 4.000 und 4.499 g eine individuelle Risikoabwägung. Hierzu zählen auch perioperative Risiken der Sektio und evtl. Auswirkungen auf Folgeschwangerschaften.

Tab. 5.1: Rate an Schulterdystokien in Abhängigkeit vom Gewicht bei Schwangeren mit und ohne Diabetes [16].

Geburtsgewicht (g)	Diabetes n = 1.500 (%)	Ohne Diabetes n = 75.000 (%)	p-Wert
4.000–4.249	3,1	2,7	n. s.*
4.250–4.499	7,4	5,2	0,03
4.500–4.749	27,9	8,1	< 0,01
4.750–4.999	55,6	14,8	< 0,01
≥ 5.000	62,5	9,8	< 0,01

*n. s. = nicht signifikant

Literatur

[1] Feghali MN, Caritis SN, Catov JM, Scifres CM. Timing of delivery and pregnancy outcomes in women with gestational diabetes. Am J Obstet Gynecol. 2016;215:243.e1.

[2] Alberico S, Businelli C, Wiesenfeld U, Erenbourg A, Maso G, et al. Gestational diabetes and fetal growth acceleration: induction of labour versus expectant management. Minerva Ginecol. 2010;62:533.

[3] Sutton AL, Mele L, Landon MB, Ramin SM4, Varner MW, et al. Delivery timing and cesarean delivery risk in women with mild gestational diabetes mellitus. Am J Obstet Gynecol. 2014;211:244.e1-7.

[4] Kjos SL, Henry OA, Montoro M, Buchanan TA, Mestman JH. Insulin-requiring diabetes in pregnancy: a randomized trial of active induction of labor and expectant management. Am J Obstet Gynecol. 1993;169:611-5.

[5] Lurie S, Insler V, Hagay ZJ. Induction of labor at 38 to 39 weeks of gestation reduces the incidence of shoulder dystocia in gestational diabetic patients class A2. Am J Perinatol. 1996;13:293.

[6] Conway DL, Langer O. Elective delivery of infants with macrosomia in diabetic women: reduced shoulder dystocia versus increased cesarean deliveries. Am J Obstet Gynecol. 1998;178:922.

[7] Lurie S, Matzkel A, Weissman A, Gotlibe Z, Friedman A. Outcome of pregnancy in class A1 and A2 gestational diabetic patients delivered beyond 40 weeks gestation. Am J Perinatol. 1992;9(5-6):484-8.

[8] Peled Y, Perri T, Chen R, Pardo J, Bar J, et al. Gestational diabetes mellitus-implications of different treatment protocols. J Pediatr Endocrinol Metab. 2004;17(6):847-52.

[9]   Alberico S, Erenbourg A, Hod M, Yogev Y, Hadar E, et al. Immediate delivery or expectant management in gestational diabetes at term: the CINEXAL randomised controlled trial. BJOG. 2017;124:669-77.

[10] Melamed N, Ray JG, Geary M, Bedard D, Yang C, et al. Induction of labor before 40 weeks is associated with lower rate of cesarean delivery in women with gestational diabetes mellitus. Am J Obstet Gynecol. 2016;214(3):364.e1-8.

[11] Rosenstein MG, Cheng YW, Snowden JM, Nicholson JM, Doss AE, et al. The risk of stillbirth and infant death stratified by gestational age in women with gestational diabetes. Am J Obstet Gynecol. 2012;206:309.e1-7.

[12] American College of Obstetricians and Gynecologists. ACOG committee opinion no. 560: medically indicated late-preterm and early-term deliveries. Obstet Gynecol. 2013;121(4):908-10.

[13] Committee on Practice Bulletins-Obstetrics. ACOG practice bulletin No. 190: Gestational diabetes mellitus. Obstet Gynecol. 2018;131:e49.

[14] Landon MB, Hauth JC, Leveno KJ, Spong CY, Leindecker S, et al. Maternal and perinatal outcomes associated with a trial of labor after prior cesarean delivery. N Engl J Med. 2004;351(25):2581-9.

[15] Boulvain M, Senat MV, Perrotin F, Winer N, Beucher G, et al. Induction of labor versus expectant management for larger-for-date fetuses: a randomized controlled trial. Lancet. 2015;385(9987):2600-5.

[16] Langer O, Rodriguez DA, Xenakis EM, McFarland MB, Berkus MD, et al. Intensified versus conventional management of gestational diabetes. Am J Obstet Gynecol. 1994;170:1036-46.

[17] Langer O, Berkus MD, Huff RW, Samueloff A. Shoulder dystocia: should the fetus weighing greater than or equal to 4000 grams be delivered by cesarean section? Am J Obstet Gynecol. 1991;165:831-7.

[18] Cormier CM, Landon MB, Lai Y, et al. White´s classification of maternal diabetes and vaginal birth after cesarean delivery success in women undergoing a trial of labor. Obstet Gynecol. 2010;115:60

[19] Gabbe SG, Mestman JH, Freeman RK, Goebelsmann UT, Lowensohn RI, et al. Management and outcome of pregnancy in diabetes mellitus, classes B to R. Am J Obstet Gynecol. 1977;129(7):723-32.

[20] Olofsson P, Ingemarsson I, Solum T. Fetal distress during labour in diabetic pregnancy. Br J Obstet Gynaecol. 1986;93:1067.

[21] Arbeitsgemeinschaft Diabetes und Schwangerschaft der DGG, Arbeitsgemeinschaft Geburtshilfe und Pränatalmedizin in der DGGG, Hrsg. S3-Leitlinie Gestationsdiabetes mellitus (GDM), Diagnostik, Therapie und Nachsorge. AWMF-Registernummer 057–008; 2018.

[22] Kleinwechter H, Bührer C, Hunger-Battefeld W, Kainer F, Kautzky Willer A, et al. Diabetes und Schwangerschaft. S3-Leitlinie, AWMF-Registernummer 057–023; Stand 12/2014.

[23] AWMF S3: 057-008; GDM, Diagnostik, Therapie und Nachsorge, 2018

[24] Gemeinsamer Bundesausschuss (G-BA). Vereinbarung über Maßnahmen zur QS der Versorgung von Früh- und Neugeborenen. BAnz. Nr. 205 (S. 15 684) vom 28.10.2005; 2005. Im Internet: https://www.g-ba.de/downloads/39-261-229/2005-09-20-Vereinbarung-Frueh_Neu. pdf; Zugriff: 16.05.2017.

[25] Gesellschaft für Neonatologie und Pädiatrische Intensivmedizin (GNPI). S2k-Leitlinie Betreuung von Neugeborenen diabetischer Mütter. AWMF-Register-Nr. 024/006; 2010. Im Internet: http:// www.awmf.org/uploads/tx_szleitlinien/024-006_S2k_IDA_Betreuung_von_Neugeborenen_ diabetischer_Muetter_2010-abgelaufen.pdf; Zugriff: 16.05.2017

[26] Bauer K. Vetter K. Groneck P, et. al. Empfehlungen für die strukturellen Voraussetzungen der perinatologischen Versorgung in Deutschland. Z Geburtshilfe Neonatol 2006; 210(1):19–24.

[27] Meehan S, Beck CR, Mair-Jenkins J, Leonardi-Bee J Puleston R. Maternal obesity and infant mortality: a meta-analysis. Pediatrics 2014; 133(5):863-71.

[28] Lindholm ES, Altman D, Norman M, Blomberg M. Health Care Consumption during Pregnancy in relation to Maternal Body Mass Index: A Swedish Population Based Observational Study. J Obes. 2015;2015:215683.

[29] Martin KE, Grivell RM, Yelland LN, Dodd JM. The influence of maternal BMI and gestational diabetes on pregnancy outcom. Diabetes Res Clin Pract. 2015;108(3):508-13.

5.2.3 Stoffwechseleinstellung und Kontrolle sub partu

Aufgrund der sich unter der Entbindung häufig ändernden Stoffwechselsituation entsprechend der Phase der Geburt bedarf der Blutzucker einer engmaschigen Kontrolle. Ziel der diagnostischen und therapeutischen Maßnahmen unter der Geburt bei GDM und Diabetes mellitus ist es, maternale Blutzuckerschwankungen im Sinne einer Hypo- und Hyperglykämie zu vermeiden bzw. frühzeitig zu erkennen, um das Risiko für eine fetale Azidämie und neonatale Hypoglykämie zu verhindern. Diese Komplikationen können allerdings auch bei Normoglykämie unter der Geburt auftreten, wenn antepartal unzureichende Blutzuckerkontrollen durchgeführt worden sind: Durch eine fetale Pankreashyperplasie und exzessive intrauterine Insulinfreisetzung aufgrund der langen Exposition mit der mütterlichen Hyperglykämie können ausgeprägte neonatale Hypoglykämien auftreten.

5.2.3.1 Glukosebedarf

Latenzphase

In dieser Phase sind die maternalen energetischen Ansprüche minimal: Eine kalorienarme leichte Kost ist ausreichend. Bei Nüchternheitsgebot kann über kurze Zeit über das Glykogen in der Leber ein Ausgleich erfolgen, bei längeren Phasen empfiehlt sich eine intravenöse Glukoseinfusion. Bei Geburtseinleitung sollten Essen und Nachtschlaf eingehalten werden, um am nächsten Tag mit voller Reserve neu zu starten (*Cave:* medizinische Indikationen zur Einleitung).

Frauen mit GDM und Typ-2-Diabetes produzieren in der Regel ausreichend Insulin, um in der Latenzphase normoglykäm zu bleiben; Frauen mit Typ-1-Diabetes produzieren selbst kein Insulin und benötigen Basalinsulin, um Normoglykämie zu erhalten und eine diabetische Ketoazidose zu vermeiden.

Aktive Phase

Etablierte Wehen sind eine intensive Belastung mit hohem Energie- und Flüssigkeitsbedarf. Deshalb sollten Glukose- und andere Infusionen großzügig verabreicht werden bzw. Nahrung aufgenommen werden, da speziell Glukose für eine optimale Funktion des Myometriums wichtig ist.

5.2.3.2 Glukosemonitoring

Bei Patientinnen mit pharmakologischer Therapie sollte in der Latenzphase alle 2–4 Stunden und in der Aktivphase alle 1–2 Stunden der Blutzucker gemessen werden. Die BZ-Kontrollintervalle sollen individuell angepasst werden (Tab. 5.2).

Tab. 5.2: Blutzuckermessungen: Kontrollintervalle *sub partu*.

Diagnose	Latenzphase	Aktivphase
vorbestehender Diabetes Typ 1 und Typ 2 *bislang* unerkannter Typ-2-Diabetes insulinpflichtiger GDM	alle 2–4 h; vor und nach dem Essen	jede Stunde
diätetisch eingestellter GDM	vor und nach dem Essen alle 4–6 h	vor und nach dem Essen alle 4–6 h

Bei Hypoglykämie < 50 mg/dl (2–8 mmol/L) oder Hyperglykämie > 180 mg/dl (10 mmol/L) sollte sofort im Sinne von Glukose bzw. Insulinzufuhr interveniert werden. *Cave:* Bei Typ-1- oder Typ-2-Diabetes Gefahr einer Ketoazidose.

Es sollten ein Einstellungsbereich der intrapartalen Glukosewerte von > 90 bis < 140 mg/dl (> 3,9 + < 7 mmol/L) angestrebt werden.

Dieser Wertebereich ist nicht mit klinisch bedeutsamen neonatalen Hypoglykämien bei Insulinpflichtigkeit verbunden [1–5]; Auch die Endocrine Society Clinical Practice Guideline [6] empfiehlt dieses Vorgehen. Bei intrapartalen BZ-Werten > 140–180 mg/dl (7,8 bis 10 mmol/L) treten häufiger neonatale Hypoglykämien auf [7–9] und es besteht ein erhöhtes Risiko für maternale Ketoazidosen.

Die schwerwiegendste Komplikation einer intrapartalen Hyperglykämie ist die fetale Hyperglykämie, die den fetalen O_2-Bedarf zu einem Zeitpunkt erhöht, an dem die Fähigkeit der Plazenta durch Wehen eingeschränkt ist, dem Fetus eine adäquate Sauerstoffzufuhr sicherzustellen. Insbesondere bei einer schlecht eingestellten Schwangeren (das mütterliche Hämoglobin bindet zu wenig Sauerstoff zu fest und gibt diesen weniger in den intervillösen Raum ab), kann das zur fetalen Hypoxämie und Azidose führen, weil diese Kinder, insbesondere bei Makrosomie dies weniger gut tolerieren.

5.2.3.3 Insulin

In der Latenz- und in der aktiven Phase der Geburt wird bei Frauen mit GDM und Typ-2-Diabetes durch den steigenden Energiebedarf wenig Insulin benötigt, das eigene Insulin reicht meist aus, sodass selten exogenes zugeführt werden muss [1,2].

Frauen mit Typ-1-Diabetes brauchen Basalinsulin und evtl. bei Nahrungsaufnahme auch Normalinsulin in der Latenzphase; in der aktiven Phase ist der Insulinbedarf geringer. Bei Typ-1- und Typ-2-Diabetes mit mehreren täglichen Insulingaben wird das Insulin individuell unter der Geburt angepasst, Insulinpumpen und CGM sollten unter der Geburt belassen werden unter Anpassung von Basalinsulin, zusätzlichen

Boli vor dem Essen und / oder einer Korrekturdosis. Bei einer Insulinpumpe sollte die Basalrate daher auf 50 % reduziert werden, um Hypoglykämien zu vermeiden.

Management bei geplantem Kaiserschnitt

Bei insulinpflichtigem GDM oder Typ-1- oder Typ-2-Diabetes sollte der Eingriff früh am Morgen vorgenommen werden. Es wird die 50%ige Morgendosis von Basalinsulin verabreicht. Die Insulinpumpe wird bei Beginn der OP auf 50 % reduziert. Nach der OP sofortige Reduktion auf 30 %, dann Anpassung nach BZ-Werten.

Management bei Geburtseinleitung

Vor der Geburtseinleitung wird die Gabe eines leichten Frühstücks mit entsprechender Abdeckung durch Normalinsulin empfohlen. Basalinsulin auf 75 % reduzieren, bei Entwicklung von leichter, oft nur passageren Wehentätigkeit Insulinpumpe ebenfalls auf 75 % der Basalrate zurückgesetzt, um Hypoglykämien durch den erhöhten Energiebedarf zu vermeiden.

Postpartales Management

Nach der Plazentageburt fällt die schwangerschaftstypische Insulinresistenz weg und der Insulinbedarf sinkt. Die Insulinpumpe muss weiter reduziert werden.

Bei Typ-1-Diabetes sinkt der Insulinbedarf in den ersten 24–48 Stunden nach Partus massiv. Engmaschige BZ-Kontrollen alle 4–6 h sind wegen der Gefahr einer Hypoglykämie notwendig. Danach sollte das vorher angewendete Standardregime zunächst mit 50%iger Insulindosis wiederaufgenommen werden, bzw. die Insulindosierung von vor der Schwangerschaft bei guter präkonzeptioneller Einstellung. Eine individuelle Anpassung ist obligat. Postoperative Hyperglykämien verursachen ein erhöhtes Risiko an Infektionen [10,11].

Bei Typ-2-Diabetes mit Insulinpflicht vor der Schwangerschaft gilt ebenfalls obige Regel. Bei präkonzeptionell diätetisch oder auf OAD eingestellte Frauen entscheiden die Tagesprofile postpartal über die Notwendigkeit der Fortführung der Insulintherapie.

Bei insulinpflichtigem GDM sollten 24–72 h nach der Geburt 1–2 Tagesprofile durchgeführt werden. Liegen die Nüchternwerte > 126 mg/dl (7,0 mmol/L) besteht der Verdacht auf das Vorliegen eines Diabetes mellitus. Sind die Werte nüchtern über 100 oder nach dem Essen über 200 mg/dl sollten die Tagesprofile zu Hause für einige Tage fortgeführt werden und bei anhaltend hohen Werten Kontakt zum Diabetologen aufgenommen werden.

Generell sollte 6–12 Wochen nach der Geburt ein 75 g-oGTT durchgeführt werden, um einen evtl. bestehenden Diabetes bzw. Vorstufen frühzeitig zu diagnostizieren oder auszuschließen. In 13–40 % der Fälle bildet sich die Glukosetoleranzstörung nach der Gravidität nicht zurück [12–16]. Es besteht ein 7- bis 8-fach erhöhtes Diabetesrisiko [17,18], 35–60 % der Frauen entwickeln innerhalb von 10 Jahren einen Diabetes.

Besondere Gefährdung besteht bei präkonzeptioneller Adipositas, familiärer Disposition, insulinpflichtigem GDM, höherem Alter, Asiatinnen und Schwarzafrikanerinnen. Die alleinige Bestimmung des HbA1c-Wertes 6–12 Wochen nach der Geburt ergibt falsch niedrige Werte durch die oft noch bestehende peripartale Anämie und ist als alleinige diagnostische Untersuchung nicht zu empfehlen.

Stillen

Bei GDM, Typ-1-Diabetes und Typ-2-Diabetes sollte verstärkt zum Stillen motiviert werden, da Stillen unter anderem einen erhöhten Kalorienverbrauch von ca. 500 kcal/ Tag bedingt. Die BZ-Werte können stark sinken, sodass regelmäßige Selbstkontrollen erforderlich sind (25 % weniger Insulinbedarf). In der Stillzeit sollten Frauen mit Typ-2-Diabestes mit Insulin eingestellt werden, wenn diätetische Maßnahmen nicht ausreichen (AWMF-LL S3: Diabetes und Schwangerschaft, Nr. 057/023; 2014).

Näheres zum Thema Stillen siehe Kap. 6.3 und 6.4.

Bei Hypoglykämie < 50 mg/dl oder Hyperglykämie > 180 mg/dl unter der Geburt, sollte eine sofortige Korrektur erfolgen.
Engmaschige BZ-Kontrolle unter der Geburt bei Typ-1-Diabetes, die Kontrollintervalle sollen individuell angepasst werden.
Der Einstellungsbereich der intrapartalen Glukosewerte sollte zwischen > 90 bis < 140 mg/dl liegen.
Reduzierung der Basalrate bei Pumpentherapie auf 50 % mit weiterer Reduzierung nach der Geburt.
Postpartal sinkt bei Typ-1-Diabetes der Insulinbedarf 24–48 h nach Partus massiv (BZ-Kontrollen alle 4–6 h bei Hypoglykämiegefahr).
Bei insulinpflichtigem GDM 24–72 h nach Geburt Nüchtern- und postprandiale BZ-Werte bestimmen: bei Werten > 126 mg/dl V. a. Diabetes mellitus.
6–8 Wo nach der Geburt 75 g-oGTT.
Stillen sollte bei GDM, Typ-1- und Typ-2-Diabetes verstärkt empfohlen werden.

Literatur

[1]   Jovanovic L, Peterson CM. Insulin and glucose requirements during the first stage of labor in insulin-dependent diabetic women. Am J Med. 1983;75:607.

[2]   Jovanovic L. Glucose and insulin requirements during labor and delivery: the case for normoglycemia in pregnancies complicated by diabetes. Endocr Pract. 2004;10(2):40.

[3]   American Diabetes Association. Standards of medical care in diabetes 2014. Diabetes Care. 2014;37(1):14.

[4]   Kline GA, Edwards A. Antepartum and intra-partum insulin management of type 1 and type 2 diabetic women: impact on clinically significant neonatal hypoglycemia. Diabetes Res Clin Pract. 2007;77:223.

[5]   ACOG Practice Bulletin No. 201: pregestational diabetes mellitus. Obstet Gynecol. 2018;132:e228.

[6]   Blumer I, Hada E, Hadden DR, Jovanovič L, Mestman JH, et al. Diabetes and pregnancy: an endocrine society clinical practice guideline. J Clin Endocrinol Metab. 2013;98(11):4227-49.

[7]   Carron Brown S, Kyne-Grzebalski D, Mwangi B, Taylor R. Effect of management policy upon 120 Type 1 diabetic pregnancies: policy decisions in practice. Diabet Med. 1999;16(7):573-8.

[8]   Barrett HL, Morris J, McElduff A. Watchful waiting: a management protocol for maternal glycaemia in the peripartum period. Aust N Z J Obstet Gynaecol. 2009;49:162.

[9]   Taylor R, Lee C, Kyne-Grzebalski D, Marshall SM, Davison JM. Clinical outcomes of pregnancy in women with type 1 diabetes (1). Obstet Gynecol. 2002;99:537.

[10] Ramos M, Khalpey Z, Lipsitz S, Steinberg J, Panizales MT, et al. Relationship of perioperative hyperglycemia and postoperative infections in patients who undergo general and vascular surgery. Ann Surg. 2008;248(4):585-91.

[11] Hanazaki K, Maeda H, Okabayashi T. Relationship between perioperative glycemic control and postoperative infections. World J Gastroenterol. 2009;15:4122.

[12] Adamczewski H, Weber D, Heinemann L, Kaltheuner M. Betreuung von schwangeren Frauen in diabetologischen Schwerpunktpraxen. Diabetes, Stoffwechsel und Herz. 2010;19:99-109.

[13] Bartakova V, Maluskova D, Muzik J, Bělobrádková J, Kaňková K. Possibility to predict early post-partum glucose abnormality following gestational diabetes mellitus based on the results of routine mid-gestational screening. Biochem Med (Zagreb). 2015;25(3):460-8.

[14] Blatt AJ, Nakamoto JM, Kaufman HW. Gaps in diabetes screening during pregnancy and post-partum. Obstet Gynecol. 2011;117(1):61-8.

[15] Schaefer-Graf UM, Klavehn S, Hartmann R, Kleinwechter H, Demandt N, et al. How do we reduce thnumber of cases of missed postpartum diabetes in women with recent gestational diabetes mellitus? Diabetes Care. 2009;32(11):1960-4.

[16] Su X, Zhang Z, Qu X, Tian Y, Zhang G. Hemoglobin A1c for diagnosis of postpartum abnormal glucose tolerance among women with gestational diabetes mellitus: diagnostic meta-analysis. PLoS ONE. 2014;9(7):e102144.

[17] Bellamy L, Casas J-P, Hingorani AD, Williams D. Type 2 diabetes mellitus after gestational diabetes: A systematic review and meta-analysis. Lancet. 2009;373(9677):1773-9.

[18] Eades CE, Styles M, Leese GP, Cheyne H, Evans JM. Progression from gestational diabetes to type 2 diabetes in one region of Scotland: an observational follow-up study. BMC Pregnancy Childbirth. 2015;15:11.

[19] Kleinwechter H, Bührer C, Hunger-Battefeld W, Kainer F, Kautzky Willer A, et al. Diabetes und Schwangerschaft. S3-Leitlinie, AWMF-Registernummer 057–023; Stand 12/2014.

[20] AWMF-LL S3 Nr. 057/008 (2018): GDM, Diagnostik, Therapie und Nachsorge.

5.3 Schulung diabetischer Schwangerer

5.3.1 Besonderheiten der Schulung diabetischer Schwangerer

Heinke Adamczewski, Antje Schröder

Das Behandlungsziel in der Schwangerschaft besteht darin, akute- und Folgeschäden für Mutter und Kind zu vermeiden. Der Fokus liegt dabei einerseits auf dem Erreichen von Blutglukosewerten im Zielbereich, andererseits auf einer kontrollierten Gewichtszunahme der Mutter (Tab. 5.3 u. Tab. 5.4).

Tab. 5.3: Stoffwechselziele in der Schwangerschaft [1,2]. Blutglukose-Einstellungen nach Selbstmessungen (plasmakalibriert).

Zeitpunkt	[mg/dl]	[mmol/l]
nüchtern	65–95	3,6–5,3
1 Stunde postprandial	≤ 140	≤ 7,8
2 Stunde postprandial	≤ 120	≤ 6,7
vor dem Schlafen*	90–120	5,0–6,6
nachts 2:00–4:00 Uhr*	65–95	> 3,6
mittlere Blutglukose (MBG)*	90–110	5,0–6,1

*bezieht sich auf präkonzeptionell bekannten Diabetes mellitus [2]

Tab. 5.4: Empfohlene Gewichtszunahme in der Schwangerschaft.

Präkonzeptioneller BMI der Mutter [kg/m²]	Gewichtszunahme gesamt in der Schwangerschaft [kg]
< 18,5	12,5–18
18,5–24,9	11,5–16
25,0–29,9	7–11,5
≥ 30	5–9

Zum Erreichen dieser Ziele sollte den betroffenen Frauen eine strukturierte Schulung in einer Diabetesschwerpunktpraxis (DSP) oder einer Diabetesambulanz einer
geburtshilflichen Klinik angeboten werden. Das Schulungsteam sollte Erfahrung mit
der Betreuung schwangerer Frauen mit präexistentem Diabetes (DMs T1_2) und Gestationsdiabetes (GDM) haben und lokal gut interdisziplinär vernetzt sein (geburtshilfliche Praxen, Pränataldiagnostik, Entbindungskliniken, Hebammen). Unmittelbar nach der Diagnose eines GDM werden Blutglukoseselbstmessungen nüchtern und
eine oder zwei Stunden nach den drei Hauptmahlzeiten eingeführt. Für Schwangere
mit DMs T1_2 sind die Messungen *nach* den Mahlzeiten neu (siehe auch Kap. 4.3) [3,4].

Die Anforderungen an die betroffenen Frauen sind hoch, müssen sie doch innerhalb kürzester Zeit teilweise erstmals im Leben viel über Ernährung lernen und ihre
Ernährungsgewohnheiten umstellen. Die engmaschige und intensivierte Blutzuckereinstellung bedeutet eine erhebliche Umstellung.

Für die Diabetesberater/-innen (DiabB) ist es das Ziel, die Betroffenen zu motivieren und ihre Kompetenzen für das Selbstmanagement zu stärken. Dabei helfen sie
ihnen, eine möglichst unbeschwerte Schwangerschaft zu erleben. Eine vertrauens-
volle, angstfreie Atmosphäre ist hierfür die Voraussetzung.

Die Schwangeren sollen hinsichtlich
- ihrer individuellen Bedürfnisse und Ressourcen,
- ihres sozio-kulturellen und religiösen Hintergrunds,
- ihrer Essgewohnheiten, ihrem Tagesrhythmus und ihrem Körpergewicht beraten werden [1].

Die strukturierte Schulung und Beratung zu Ernährung und Gewichtsentwicklung umfasst die zentralen Inhalte für alle drei Formen des Diabetes in der Schwangerschaft (siehe folgendes Kapitel). Es sollen unterstützend Informationsbögen ausgegeben und über externe, hinsichtlich der Qualität geprüfte Informationsquellen informiert werden (z. B. [4–10]).

Die Empfehlung, zu stillen, ist bei allen Diabetesformen wichtig.

5.3.1.1 Gestationsdiabetes

Während der Schwangerschaft
Häufig führt die Diagnose eines GDM bei den Schwangeren zu Unsicherheiten, Ängsten und Sorgen vor allem um ihr Kind. Dazu kommt die Befürchtung, dass nach der Entbindung die Diagnose Diabetes mellitus (DM) bestehen bleibt.

Werden die Blutzuckerzielwerte nicht erreicht, steht zusätzlich das Erlernen der Insulintherapie innerhalb eines sehr kurzen Zeitraums auf dem Programm. Hierbei kann das Schulungsteam auf strukturierte Schulungsprogramme zurückgreifen, die von der Deutschen Diabetes Gesellschaft zertifiziert sind. Sehr individuell reicht die Therapieform von „Nur Basales Insulin", über „Feste Einheiten vor den Mahlzeiten" bis hin zu einer regelrechten Intensivierten Insulintherapie mit Algorithmen wie bei Typ-1-DM. Eine Insulinpumpentherapie ist bei GDM meist nicht sinnvoll.

Die Schwangeren mit GDM lernen die Schulungseinrichtung meist erst in der zweiten Schwangerschaftshälfte kennen. Zu diesem Zeitpunkt können zahlreiche ungünstige Umstände nicht mehr beeinflusst werden, wie hohes Körpergewicht, übermäßige Gewichtszunahme in der Frühschwangerschaft und Rauchen.

Postpartales Diabetesscreening
Nach GDM bleibt für die Mütter auch nach anfänglicher Blutzuckernormalisierung in den folgenden Jahren ein deutlich erhöhtes Risiko für die Entwicklung eines DM bestehen. Die GDM-Schulung soll daher über die Schwangerschaft hinaus zielen. Damit wird sie zur Chance der Diabetesprävention nicht nur für die Mutter, sondern auch für die gesamte Familie.

Das postpartale Diabetes-Screening mit Oralem Glukose Toleranztest soll jeder Gestationsdiabetikerin 6 bis 12 Wochen nach der Entbindung angeboten werden [1] Dieser Termin ist von entscheidender Bedeutung für Weichenstellung der gesundheitlichen Vorsorge. (Abb. 5.3)

	vor der Schwangerschaft	Frühschwangerschaft	2. Schwangerschaftshälfte	nach der Entbindung/Stillzeit
GDM			– Strukturierte Schulung GDM – Vorbereitung auf Blutzucker-veränderungen während und nach der Geburt	– postpartales Diabetes-Screening – Überleitung in GDM Nachsorge – Schulung Diabetes Prävention
DM 1 u. 2	– Präkonzeptionelle Stoffwechseloptimierung – Schulung Blutzuckerführung in der Schwangerschaft – Ergänzung der Schulungsdefizite	– engmaschige Spezialisierte Diabetologische Betreuung – Ergänzung der Schulungs-lücken je nach Bedarf	Vorbereitung auf Blutzucker-führung während und nach der Geburt	– engmaschige Betreuung mit Schwerpunkt Hypoglykämie-vermeidung – Fortsetzung der Regelbetreuung bei manifestem Diabetes mellitus

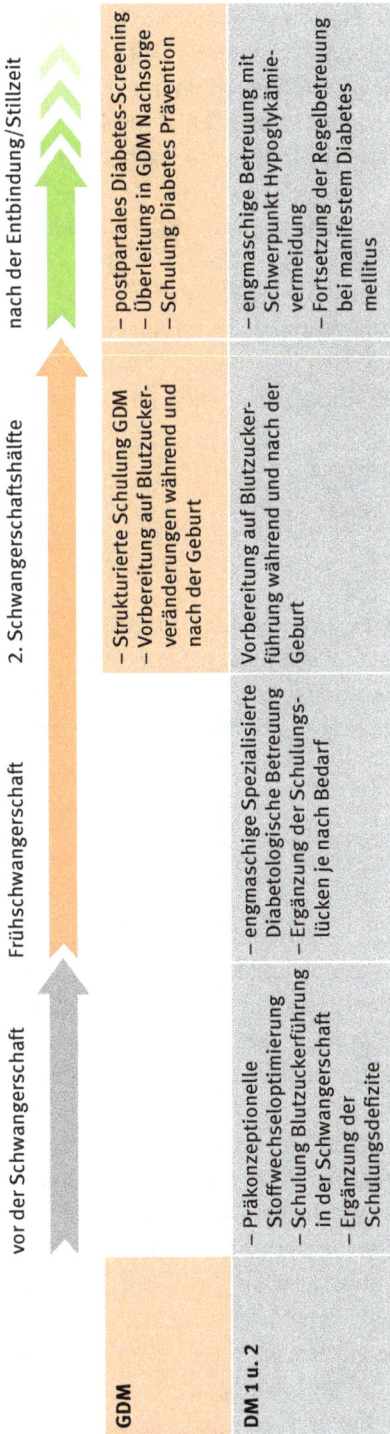

Abb. 5.3: Schulungsabschnitte bei Schwangerschaften mit GDM und präkonzeptionell bekanntem DM.

Bei Diagnose eines manifesten DM soll die betroffene Mutter im Rahmen des DMP Diabetes (Typ 1 oder Typ 2) unmittelbar strukturiert weiter betreut werden. Bei Typ-2-DM kann in dieser Frühphase der Erkrankung eine Remission durch Gewichtsverlust noch erreicht werden. Darüber hinaus kommt es manchmal rasch zu einer erneuten Schwangerschaft, vorher sollten bereits optimale Stoffwechselbedingungen hergestellt sein (Siehe Kap. 2.1).

Bereits während des postpartalen Diabetesscreening kann eine Schulungseinheit mit folgenden Inhalten angeboten werden (Abb. 5.3):

- Bedeutung der Gewichtsnormalisierung für die Diabetesprävention.
- Welche klinischen Symptome lassen einen DM vermuten, wann ist eine ärztliche Vorstellung notwendig?
- Möglichkeiten, Bewegung und Sport in den Alltag einzubauen und die eigene körperliche Aktivität zu steigern.
- Hinweis auf lokale Sport- und Bewegungsangebote
- Wie sieht die weitere GDM-Nachsorge aus?

GDM-Nachsorge

Die Empfehlung zur GDM-Nachsorge (Nüchternglukose, Gewicht, HbA1c und Beratung) alle 1–3 Jahre wird schriftlich an den Hausarzt oder Gynäkologen weitergegeben [1]. Um die Adhärenz an diese Empfehlung zu verbessern, kann diese mit dem Check-up 35 (beim Hausarzt) oder mit der Krebsvorsorge (beim Gynäkologen) kombiniert werden.

5.3.1.2 Präkonzeptioneller Diabetes

Vor der Schwangerschaft

Eine umfassende präkonzeptionelle Beratung (siehe hierzu Kap. 2.1) und Schulung von Frauen mit DM bietet die Chance, Risiken für Mutter und Kind zu verringern und möglichst gute Ausgangsbedingungen für die Schwangerschaft zu schaffen (Abb. 5.3). Diese Chance nehmen leider zu wenige Frauen in Anspruch. Frauen mit Typ-2-DM stellen sich noch seltener vor einer Schwangerschaft in einer DSP vor als Frauen mit Typ-1-DM (40 % vs. 73 %) [11].

Eine Checkliste hilft, keine der zahlreichen ärztlichen Aufgaben in dieser Situation zu vergessen, Wissenslücken und Schulungsbedarf zu erkennen. Die Frauen sollten mit hoher Priorität schon vor der Schwangerschaft zur Teilnahme an Wiederholungsschulungen motiviert werden, zumal bereits die präkonzeptionellen Blutzuckerziele streng sind (siehe Kap. 2.1). In der Schwangerschaft selbst sollen die Blutzuckerwerte so nahe wie möglich an denen von stoffwechselgesunden Schwangeren liegen, allerdings scheinen diese noch niedriger zu liegen, als aktuell vorgegeben [12].

Bei schwieriger Stoffwechseleinstellung kann die Umstellung von der Intensivierten Insulintherapie auf die Insulinpumpentherapie erwogen werden. Neuere

Studien zeigen, dass sowohl das Erreichen der Stoffwechselziele als auch eines guten Schwangerschaftsoutcomes unter beiden Formen der Insulinapplikation möglich ist [13]. Moderne rtCGM- und Pumpensysteme können dabei helfen, bei instabiler Einstellung durch rechtzeitige Alarme und durch Basalratenunterbrechungen die Schwangere vor Unterzuckerungen zu schützen. Allerdings müssen auch die technischen Probleme und die Verunsicherung durch Fehlalarme etc. erwähnt werden (siehe Kap. 2.1). Der Umgang mit den technischen Hilfsmitteln sollte bereits eingeübt sein, wenn die Turbulenzen des Stoffwechsels in der Frühschwangerschaft zu einer erhöhten Unterzuckerungstendenz führen [14–16].

Die Herausforderung für eine DSP besteht darin, diese Therapieumstellungen zeitnah einleiten und die notwendigen Schulungen anbieten zu können. Häufig muss zu Kompromissen in Form von Einzelberatungen gegriffen werden.

Bei Typ-2-DM sollten Hilfen zur Normalisierung eines erhöhten Gewichts vor der Schwangerschaft angeboten werden. Orale Antidiabetika und Inkretine sind in der Schwangerschaft kontraindiziert, die Umstellung auf die Insulintherapie muss durch eine entsprechende Schulung präkonzeptionell begleitet werden.

Für die spezifischen Themen der Schwangerschaft sollte allen Frauen mit DMs T1_2 kurzfristig eine präkonzeptionelle Schulung mit folgenden Themen angeboten werden:
- Blutzuckerziele vor und in der Schwangerschaft
- Intensivierung der Selbstkontrollen
- Risiken (Fehlbildungsrisiko, Komplikationsrisiko, Prognose Mutter und Kind langfristig)
- starke hormonell bedingte Schwankungen des Insulinbedarfs im Verlauf der Schwangerschaft – Unterzuckerungstendenz in der Frühschwangerschaft.
- Zu erwartende interdisziplinäre Betreuungsintensität
- Angebot der Partner-Schulung (z. B. Thema Glukagon)
- Hinweis auf kontrollierte Gewichtszunahme
- Rauchstopp! Hinweise auf Risiken eines Alkoholgebrauchs
- Beibehaltung sportlicher Aktivität soweit geburtshilflich „erlaubt"
- Risiken einer Ketose / Ketoazidose in der Schwangerschaft
- schriftliches Festhalten der Insulindosierungsalgorithmen präkonzeptionell, damit diese für die Zeit nach der Entbindung bereitsteht
- rechtzeitige Kontaktaufnahme mit der Geburtsklinik (Perinatalzentrum) bis 34. SSW
- Empfehlung von spezialisierten Ultraschalluntersuchungen (DEGUM 2 Qualifikation)

Während der Schwangerschaft

Bei der Erstvorstellung *in* der Schwangerschaft werden die zuvor gelisteten Themen bei Bedarf wiederholt. Schwangere mit Typ-1-DM benötigen jetzt eine auf sie zugeschnittene, engmaschige und rasche Schulung, um die Wissenslücken zu schließen.

Die Anforderungen, in kürzester Zeit durch ein optimiertes und sehr intensives Selbstmanagement die Blutzuckerlage zu verbessern ist sehr hoch und kann die Schwangeren leicht überfordern. Hinweise auf die Patientinnen-Leitlinie [4,7] oder andere Informationsblätter [5,6] können unterstützend ebenso hilfreich sein wie ein praxiseigenes Merkblatt (Abb. 5.4).

Typ-2-Diabetikerinnen ohne Insulintherapie werden in der Regel wie Gestationsdiabetikerinnen geschult (siehe folgendes Kapitel). Bei Insulintherapie können sie ähnlich wie bei Typ 1 beraten werden.

Die Schwangere muss mit den starken, hormonell bedingten Blutzuckerschwankungen vertraut und darauf vorbereitet sein, dass der Insulinbedarf im 1. Trimenon stark zurückgeht (ca. 15 %) und die Dosierung entschlossen reduziert werden muss. In der zweiten Schwangerschaftshälfte steigt die Insulinresistenz stark, die Dosierungsalgorithmen müssen häufig, nahezu wöchentlich angepasst werden. Die Gesamtinsulinmenge steigt u. U. auf ein Mehrfaches des Bedarfs vor der Schwangerschaft, hierbei benötigen viele Schwangere engen und häufigen Kontakt zum Schulungsteam. Oft müssen weitere Maßnahmen eingesetzt werden, wie der Wechsel auf Analoginsuline, ein langer Spritz-Ess-Abstand, Einführung von sehr gezielten Zwischenmahlzeiten oder die Anpassung der Kohlenhydratqualität und -quantität.

Vor der Entbindung

Frühgeburten sind bei DMs T1_2 sehr häufig. Eine Schulungseinheit über die Stoffwechselveränderungen und das Insulinmanagement während und nach der Entbindung muss daher bereits vor der 37. SSW stattfinden, meist als Einzelschulung. Sie ist kritisch für eine sichere Geburt. Es ist sehr wichtig, in diese Schulung den Partner mit einzubeziehen. Mit seiner Unterstützung sollte die Schwangere möglichst das Insulinmanagement im Kreissaal mit einiger Ruhe und Kompetenz selbst durchführen. Ein schriftlicher Informationsbogen der Praxis ist eine wichtige Informationsquelle, weitere externe Informationsquellen können benannt werden [5,7,17].

Das Kreissaalteam der Klinik sollte jedoch ebenfalls schriftlich über das empfohlene Stoffwechselmanagement informiert werden, insbesondere, wenn es keinen eigenen Klinikstandard gibt. Hierüber sollten sich die werdenden Eltern bei der Vorstellung zur Geburtsplanung informieren. Im Einzelfall ist u. U. der Einsatz von Glukose-Insulininfusionen erforderlich (Details hierzu sind nicht Thema dieses Kapitels).

Inhalte dieser Abschlussschulung:

– Sehr starker Rückgang des Insulinbedarfs mit Einsetzen der Geburtswehen: Unterzuckerungsrisiko! Eventuell bereits Reduzierung bei passagerer Wehentätigkeit bei Einleitung mit wiederholter Gabe von Prostaglandinen

Haben Sie zwischen den Terminen dringende Fragen, rufen Sie uns an!
Telefonnummer für Notfälle:

Diabetes mellitus Typ I und Schwangerschaft

Zunächst einmal gratulieren wir Ihnen zu Ihrer Schwangerschaft.
Wir werden Ihnen helfen, trotz Diabetes Ihre Schwangerschaft zu genießen und unterstützen Sie darin, ihren Blutzucker-Stoffwechsel so zu handhaben, wie es für ihre Gesundheit und die ihres Kindes optimal ist.

Das ist jetzt wichtig:

- Falls Sie rauchen, hören Sie jetzt auf!
- Führen Sie ihre gewohnten Sportarten weiter, bewegen Sie sich reichlich.
- Nehmen Sie Folsäure und Jodtabletten.
- Nehmen Sie keine Medikamente ein (auch nicht rezeptfreie), von denen Sie nicht sicher wissen, dass sie in der Schwangerschaft unschädlich sind.
- Besprechen Sie mit ihrem Diabetologen, ob Sie unter Folgeerkrankungen des Diabetes leiden und ob Sie andere Risiken haben.
- Planen Sie genügend Zeit ein für die Schulungen und Besprechungen bei ihrem Facharzt und in der Diabetes-Praxis. Klären Sie ihre Fragen und besprechen Sie ihre Sorgen!

Sorgen Sie jetzt für gute Blutzuckerwerte:

Die Blutzuckerführung in der Schwangerschaft erfordert Zeit, Sorgfalt und Geduld von Ihnen.
Für die Entwicklung ihres Kindes ist eine strenge Blutzuckerkontrolle sehr wichtig.
- Überprüfen Sie die Qualität Ihrer Blutzuckerkontrolle. Ob mit der Insulinpumpentherapie oder mit der Intensivierten Insulintherapie: Jetzt müssen strengere Blutzuckerziele erreicht werden.
- Messen Sie regelmäßig, mindestens sechs Mal täglich ihren Blutzucker! Jetzt sind Messungen auch eine Stunde nach den Mahlzeiten erforderlich.
- Führen Sie Tagebuch und überlegen immer wieder, ob Sie ihre Strategien zur Insulindosierung anpassen müssen.
- Bringen Sie zu den Besprechungen in unsere Praxis immer ihr Blutzuckertagebuch, ihr Messgerät, ihren Mutterpass, und die aktuellen Ultraschallbefunde Ihres Frauenarztes mit.
- Informieren Sie ihren Partner darüber, wie er Ihnen bei einer schweren Unterzuckerung helfen kann und das Glukon-Notfallset benutzen soll.
- Planen Sie ihre Geburt in einer Geburtsklinik mit Perinatal-Zentrum und stellen Sie sich dort rechtzeitig vor (spätestens bis 34. SSW).

Dies sind die Stoffwechselziele in der Schwangerschaft:

- Blutzucker nüchtern: 65–95 mg/dl
- Blutzucker 1 Stunde nach den Mahlzeiten: unter 140 mg/dl
- vor dem Schlafengehen: 90–120 mg/dl
- Nachts in der Zeit von 2–4 Uhr: > 65 mg/dl
- Mittlere Blutglukose: 90–110 mg/dl

Die ständigen Änderungen des Insulinbedarfs machen es notwendig, immer wieder die Insulindosis anzupassen. Dabei helfen wir Ihnen. Lassen Sie sich ausführlich beraten! Wenn Sie zwischen den vereinbarten Terminen Probleme mit der Blutzuckerführung haben oder sich Sorgen machen, melden Sie sich bitte bei uns, wir helfen Ihnen per Email, telefonisch oder wir geben Ihnen zeitnah einen Beratungstermin.
Für die Vorbereitung auf die Entbindung und auf die Zeit danach werden Sie von uns weiteres Informationsmaterial erhalten.

Abb. 5.4: Beispiel für Patientinneninformation bei Erst-Schulung Diabetes mellitus Typ 1 und Schwangerschaft.

So verändert sich der Stoffwechsel im Laufe der Schwangerschaft

Bis zur 11. SSW	– Insulin wirkt stärker als vorher. – Es entsteht eine verstärkte Neigung zur Unterzuckerung, die Insulindosis muss jetzt reduziert werden. – Bei starkem Schwangerschaftserbrechen kann nach der Mahlzeit gespritzt werden, um Unterzuckerungen vorzubeugen.
12.–20. SSW	– Nur wenig Anstieg der Blutzuckerwerte bzw. des Insulinbedarfes.
20.–30. SSW	– Deutlich steigender Insulinbedarf durch ansteigende Schwangerschaftshormone, bei höheren Insulinmengen muss mit Unterzuckerungen vor allem VOR den Mahlzeiten gerechnet werden.
30.–40. SSW	– Der Blutzuckerstoffwechsel wird stabiler, der Insulinbedarf steigt weiter, Unterzuckerungen kommen seltener vor.
Tag der Entbindung	– Bei manchen Schwangeren sinken in dieser Phase die Blutzuckerwerte, die Insulindosis muss reduziert werden.

Ketone:

In der Schwangerschaft kann sich rascher eine Ketoazidose entwickeln, als außerhalb der Schwangerschaft. Sie sollten daher die Keton-Messung im Blut beherrschen und wissen, wie Sie auf erhöhte Keton-Werte reagieren können. Nehmen Sie bei Fragen mit uns Kontakt auf und stellen sich bei anhaltenden erhöhten Werten in der Klinik vor, in der Sie die Entbindung planen oder sogar schon angemeldet sind.

Bewegen Sie sich / treiben Sie Sport:

Bewegung und Sport sind gut für Sie und Ihr Kind. Die Gesundheit während der gesamten Schwangerschaft und während der Geburt wird hierdurch günstig beeinflusst. Sport oder auch zügige Spaziergänge können darüber hinaus ganz gezielt zur Senkung des Blutzuckers eingesetzt werden. Empfehlenswert sind z. B.: Nordic Walking, Radfahren, Schwimmen, Gymnastik, Thera Band-Übungen, und vieles mehr. Nur selten muss Ihr/e Frauenarzt/ärztin Ihnen von einer Sportart abraten. Fragen Sie nach! Zumindest sollten Sie drei Mal pro Woche 30 bis 50 min zügig spazieren gehen – besser noch täglich.

Kontrolluntersuchungen und Beratungen in der Schwangerschaft:

Diabetespraxis:	– Häufige Diabetesberatungen und Schulungen – HbA1c-Messung alle 4 Wochen – Gewicht- und Blutzuckermessungen alle 4 Wochen
Augenarzt:	– Augenhintergrunduntersuchung direkt am Beginn der Schwangerschaft, in der 20–24. SSW und wenige Wochen vor der Entbindung

Ultraschallkontrollen beim Frauenarzt (weitere Untersuchungen je nach Bedarf):

SSW 8–11[+6]	
SSW 12–14	spätestens bis 22. SSW Untersuchung durch spezialisiertes Zentrum (DEGUM 2 Qualifikation) zur Feindiagnostik
SSW 18–21[+6]	
SSW 28–31[+6]	(sog. Wachstumsultraschall)

Für weitere Informationen empfehlen wir Ihnen die Patientinnen-Version Leitlinie der Deutschen Diabetes Gesellschaft „Diabetes in der Schwangerschaft" https://www.deutsche-diabetes-gesellschaft.de/leitlinien/patienten-leitlinien.html

Abb. 5.4: (Fortsetzung) Beispiel für Patientinneninformation bei Erst-Schulung Diabetes mellitus Typ 1 und Schwangerschaft.

- Insulindosierung während und nach der Entbindung:
  - muss mit Hilfe der DiabB schriftlich festgehalten werden
  - individuelle Vereinbarung zur Reduzierung von Basalinsulin, Mahlzeiteninsulin, Boli, Algorithmen im Bolus-Rechner
  - Höhe der Basalrate (bei Pumpentherapie) orientiert sich am präkonzeptionellem Insulinbedarf: dieser kann zunächst auf 25–50 % reduziert und allmählich je nach Blutzuckerwerten angepasst werden
- Packliste für den Kreissaal: Insulin, Traubenzucker / Jubin, Messgerät, Teststreifen, Pumpen- und CGM-Materialien
- Insulinpumpe und rtCGM-Systeme während der Entbindung weiterverwenden
- Katheter und Sensor schon vor der Entbindung am Oberarm setzen; weitergehende Empfehlungen zu Pumpe und CGM bei [17]
- Blutzuckerinstabilität nach der Entbindung und beim Stillen
- Stillempfehlung

Nach der Entbindung ist die gesamte Familie vorwiegend mit dem Neugeborenen beschäftigt, häufig vernachlässigt die Mutter ihre eigene Stoffwechselführung, Unterzuckerungen sind jetzt häufig. Das betreuende Diabetesteam muss in dieser Phase für die Mutter erreichbar und vorbereitet für eine engmaschige Beratung sein.

1. Schwangerschaft bei Typ-1-DM: höchste Anforderung für flexible und individuelle Schulung (Inhalte reichen von ICT-Schulung bis zur Pumpen- und CGM-Schulung)
2. Die präkonzeptionelle Schulung legt die Basis für einen komplikationsarmen Schwangerschaftsverlauf
3. Nach der Schwangerschaft ist *vor* der nächsten Schwangerschaft: Wichtig ist die Schulung mit dem Thema Diabetesprävention nach GDM!

Literatur

[1]   Kleinwechter H, Schäfer-Graf U, Bührer C. S3-Leitlinie Gestationsdiabetes mellitus (GDM), Diagnostik, Therapie und Nachsorge. AWMF-Registernummer: 057–008. 2018; Überarbeitung von: 02/2018.

[2]   Kleinwechter H, Bührer C, Hunger-Dathe W, Kainer F, Kautzky-Willer A, et al. Diabetes und Schwangerschaft. Evidenzbasierte Leitlinie der Deutschen Diabetes-Gesellschaft. S3-Leitlinie 057-023: Diabetes und Schwangerschaft aktueller Stand 12/2014.

[3]   Kleinwechter H, Schäfer-Graf U, Bührer C, Hoesli I, Kainer F, et al. Diabetes und Schwangerschaft. DDG Praxisempfehlungen. Diabetologie und Stoffwechsel. 2018;13:166-73. doi:10.1055/a-0598-3593

[4]   Deutsche Diabetesgesellschaft, Deutsche Gesellschaft für Gynäkologie und Geburtshilfe, Arbeitsgemeinschaft Geburtshilfe und Pränatalmedizin. S3-Leitlinie Gestationsdiabetes mellitus (GDM), Diagnostik, Therapie und Nachsorge. Patientinnenleitlinie. 2. Aufl. AWMF-Registernummer: 057–008; 2018.

[5]   gi Gesundheitsinformation.de. Schwangerschaft und Geburt – verstehen / abwägen / ent-
      scheiden. Gewichtszunahme in der Schwangerschaft. Institut für Qualität und Wirtschaftlich-
      keit im Gesundheitswesen (IQWiG); aktualisiert 7.3.2018.
[6]   gi Gesundheitsinformation.de. Schwangerschaft und Geburt – verstehen / abwägen / ent-
      scheiden. Schwangerschaftsdiabetes. Institut für Qualität und Wirtschaftlichkeit im Gesund-
      heitswesen (IQWiG); aktualisiert 2018.
[7]   Kleinwechter H, Bührer C, Hunger-Battefeld W, Kainer F, Kautzky Willer A, et al. Diabetes
      und Schwangerschaft. Patientenversion der Leitlinie der Deutschen Diabetes Gesellschaft.
      2008:1-15.
[8]   Kleinwechter H, Schäfer-Graf U, Bührer C, Hoesli I. Schwangerschaftsdiabetes (Gestationsdia-
      betes). Leitlinie für Patientinnen, Schwangere und Interessierte zu Diagnostik, Behandlung
      u. Nachsorge der Deutschen Diabetes Gesellschaft (DDG) und der Deutschen Gesellschaft für
      Gynäkologie und Geburtshilfe (DGGG). 2012.
[9]   Krüger M. Genussvoll leben mit Schwangerschaftsdiabetes. 60 Rezepte mit Angaben zu Kalo-
      rien, Eiweiß, Fett, Kohlenhydraten, BEs und KEs. Neustadt an der Weinstraße: Umschau; 2013.
[10] Snowdon B, Schäfer-Graf U. Schwangerschaftsdiabetes im Griff. Gesund essen für mein Baby
      und mich. Stuttgart: TRIAS; 2014.
[11] Adamczewski H, Weber D, Heinemann L, Kaltheuner M. GestDiab 2008: Betreuung von
      Schwangerschaften in diabetologischen Schwerpunktpraxen. Diabetes, Stoffwechsel und Herz.
      2010;19:99-109.
[12] Hernandez TL, Friedman JE, van Pelt RE, Barbour LA. Patterns of glycemia in normal pregnancy:
      should the current therapeutic targets be challenged? Diabetes Care. 2011;34(7):1660-8.
[13] Hauffe F, Schaefer-Graf UM, Fauzan R, Schohe AL, Scholle D, et al. Higher rates of large-for-
      gestational-age newborns mediated by excess maternal weight gain in pregnancies with Type
      1 diabetes and use of continuous subcutaneous insulin infusion vs multiple dose insulin injec-
      tion. Diabet Med. 2019;36:158-66.
[14] Foster NC, Beck RW, Miller KM, Clements MA, Rickels MR, et al. State of type 1 diabetes
      management and outcomes from the T1D exchange in 2016–2018. Diabetes Technol Ther.
      2019;21(2):66-72.
[15] Murphy HR, Roland JM, Skinner TC, Simmons D, Gurnell E, et al. Effectiveness of a regional pre-
      pregnancy care program in women with type 1 and type 2 diabetes. Benefits beyond glycemic
      control. Diabetes Care. 2010;33(12):2514-20.
[16] Temple RC, Aldridge VJ, Murphy HR. Prepregnancy care and pregnancy outcomes in women with
      type 1 diabetes. Diabetes Care. 2006;29:1744-9.
[17] Thurm U, Gehr B. CGM- und Insulinpumpenfibel: Bei Dir piept's ja! Kap. 9.2.4 Insulinpumpe und
      Schwangerschaft, Insulinpumpe und Geburt. 2. Aufl. Mainz: Kirchheim; 2013.

5.3.2 Beratung hinsichtlich Ernährung und Gewichtsentwicklung

Antje Schröder, Heinke Adamczewski

Ernährungsberatung bei diabetischen Schwangerschaften zielt auf normnahe Blutglukosewerte sowie eine kontrollierte Gewichtszunahme. Diese Ziele sind bei den
meisten Schwangeren durch konsequente Ernährungsumstellung und ausreichend
körperliche Aktivität zu erreichen.

Die Schulung für diabetische Schwangere besteht aus 3 Modulen, sowie einem
Modul, speziell für Gestationsdiabetes:

- Basisschulung
- vertiefende Schulung zur Kohlenhydratauswahl, Ballaststoffzufuhr, kontrollierte Gewichtszunahme
- Schulung Fett- und Proteinauswahl
- postpartale Schulung zur Diabetesprävention bei GDM

5.3.2.1 Basisschulung

Blutzuckerselbstkontrolle- und -dokumentation

Blutzuckerselbstkontrolle und -dokumentation sind zentrale Schulungsinhalte für alle diabetischen Schwangeren. Hierbei ist zu bedenken, dass nicht jede Patientin ein gutes technisches Verständnis besitzt. Einfühlungsvermögen und eine „Schritt für Schritt"-Anleitung sollten deshalb selbstverständlich sein.

Folgende Schulungsinhalte sind hier vorgesehen:
- Einweisung in die Handhabung und Technik eines Blutzuckermessgeräts
- Durchführung einer Blutzuckermessung im Beisein der Schulungsfachkraft
- Einweisung in die Blutzuckerdokumentation

Das Protokollheft sollte ausreichend Platz zur Dokumentation gemessener Blutzuckerwerte und verzehrte Mahlzeiten bieten.

Patientinnen mit präkonzeptionellem Diabetes Typ 1 und Typ 2 dürfte das Vorgehen der Blutzuckerselbstkontrolle vertraut sein. Dennoch muss der Schulungsbedarf abgeklärt werden.

Lebensstilanamnese

Zum besseren Verständnis des häuslichen Umfelds, der Ess- und Ernährungsgewohnheiten, ist eine Lebensstilanamnese empfehlenswert. Folgende Aspekte sollten erhoben werden:
- Mahlzeitenrhythmus
- Lebensmittelauswahl
- auswärtige Mahlzeiten (Restaurant, Kantine)
- religiöse und / oder kulturelle Ernährungsmerkmale
- vegane, vegetarische Ernährung
- Lebensmittelunverträglichkeiten, Allergien
- Bewegung und Sport
- Berufstätigkeit
- Familienstatus
- schwangerschaftsbedingte Beschwerden, z. B. Übelkeit, Erbrechen
- Schlafqualität

Basisernährungsempfehlungen

Jede Patientin soll entsprechend ihren Essgewohnheiten, ihrem Tagesrhythmus, ihrem Körpergewicht, sowie ihrem soziokulturellen Status beraten werden [1] (dort S. 39, Kap. 8.1.2 Ernährung).

Bei den Ernährungsempfehlungen handelt es sich nicht um eine strenge Diät. Vielmehr bietet es sich für die Patientin an, ihre Ernährungs- und Bewegungsgewohnheiten zu überdenken und diese langfristig im Sinne einer Primärprävention für die gesamte Familie umzustellen.

Bei allen Formen der diabetischen Schwangerschaft handelt es sich um eine Störung des Kohlenhydratstoffwechsels. Der Fokus liegt entsprechend auf Qualität und Quantität von Kohlenhydraten. Es geht nicht um deren Verzicht im Sinne einer Low Carb Diet.

Zunächst sollte der Begriff „Kohlenhydrate" sowie der Unterschied zwischen „schnellen" und „langsamen" Kohlenhydraten im Sinne des glykämischen Index erklärt werden.

Zum besseren Verständnis der Resorptionsgeschwindigkeit einzelner Kohlenhydrate bieten sich Vergleiche an, wie:
- sickert – fließt – schießt ins Blut,
  oder die Farbgebung:
- grün – gelb – rot

Auch kann der Glukoseanstieg über den Süßgeschmack erklärt werden. Je süßer ein Lebensmittel schmeckt, desto schneller und höher steigt in der Regel die Blutzuckerkonzentration an.

Basisempfehlungen zur Kohlenhydratauswahl:
- deutliche Einschränkung zuckerhaltiger Getränke, wie Softdrinks, Fruchtsäfte und Süßwaren
- Austausch von Zucker durch geringe Mengen an Süßstoff oder Stevia (entsprechend der Acceptable-Daily-Intake-Werte)
- Verzehr regelmäßiger, kleinerer (3–5) Mahlzeiten über den Tag verteilt
- Bevorzugen von Vollkornerzeugnissen
- Reduzieren von Fast Food und Convenience-Produkten

Die Beratung diabetischer Schwangerer sollte nicht auf Basis einer KE-bezogenen Schulung stattfinden, es sei denn, es ist eine insulinunterstützende Therapie notwendig.

Empfehlungen „Ernährung und Lebensstil während der Schwangerschaft" des Netzwerks „Gesund ins Leben"

Neben dem Ziel einer normnahen Glukose-Stoffwechsellage dient die Beratung auch dazu, die werdende Mutter zu einer langfristigen, ausgewogenen Ernährung, sowie zu einem gesunden Lebensstil zu motivieren.

Das Netzwerk „Gesund ins Leben" hat dazu die wichtigen Empfehlungen „Ernährung und Lebensstil vor und während der Schwangerschaft" herausgegeben (www.gesund-ins-leben.de).

5.3.2.2 Schulung zum Kalorienbedarf, zur Kohlenhydratauswahl, Ballaststoffzufuhr und kontrollierten Gewichtszunahme

Kalorienbedarf

Der Gesamtenergiebedarf schwangerer Frauen liegt je nach Alter und körperlicher Aktivität zwischen 1.800 und 2.500 kcal/Tag.

Bei normalgewichtigen Frauen erhöht sich der tägliche Kalorienbedarf im 2. Trimester leicht, um 250 kcal, im 3. Trimester um 500 kcal.

Übergewichtige und adipöse Patientinnen profitieren hinsichtlich einer kontrollierten Gewichtszunahme von einer moderaten Kalorienreduktion von 30–33 % ihres Gesamtenergiebedarfs. Es ist jedoch darauf zu achten, dass eine Gesamtkalorienzufuhr von 1.600–1.800 kcal/Tag nicht unterschritten wird.

Kohlenhydratauswahl

Kohlenhydrate gehören zu den Makronährstoffen und liefern dem Körper pro Gramm Kohlenhydrat 4 Kilokalorien. Die DDG spricht sich in ihren Leitlinien GDM für eine Kohlenhydratzufuhr von 40–50 % der Gesamtenergie aus [1] (dort: S. 40, Kap. 8.1.2 Ernährung / Nährstoffzufuhr). Eine Begrenzung der Kohlenhydrate auf 40–45 % kann sich günstig auf die Blutglukosekonzentration auswirken [2].

Die Kohlenhydratarten (Mono-, Di-, Polysaccharide) sollten mit Lebensmittelattrappen und / oder -Fotokarten erläutert werden. Der Zuckergehalt von Softdrinks, Fruchtsäften und Süßwaren lässt sich ideal mit Würfelzuckerstückchen darstellen.

Das Erklärungsmodell:
- sickert – fließt – schießt ins Blut,

oder die Farbgebung:
- grün – gelb – rot

findet hier zur Vertiefung erneut Anwendung.

Praxisbeispiele:
- Einfach- und Zweifachzucker, wie Trauben-, Haushaltszucker, Honig, Softdrinks, Fruchtsäfte, Konfitüren, Obstsorten, wie Weintrauben und Bananen, werden mit der Farbe Rot beziehungsweise „schießt ins Blut" dargestellt.
- Mehrfachzucker, in Form stärkehaltiger, ballaststoffarmer Lebensmittel, wie Weiß- und Mischbrote, Beilagen aus Auszugsmehl und Kartoffeln werden mit der Farbe Gelb beziehungsweise „fließt ins Blut" verknüpft.
- Mehrfachzucker, in Form stärkehaltiger, ballaststoffreicher Lebensmittel, wie Vollkornbrot und Vollkornbeilagen, werden mit der Farbe Grün beziehungsweise „sickert ins Blut" dargestellt.

Die Resorptionsgeschwindigkeit von Kohlenhydraten im Verdauungstrakt kann durch günstige Mahlzeitenzusammenstellungen verzögert werden. Hier bieten sich besonders eiweiß- und ballaststoffreiche Lebensmittel an. Ein Beispiel hierfür ist frisches Obst kombiniert mit Speisequark.

Im Rahmen einer kultursensiblen Beratung sollte selbstverständlich auf die Verwendung landestypischer Lebensmittel eingegangen werden.

Die Mahlzeiten werden idealerweise auf drei nicht zu große Hauptmahlzeiten und 2–3 kleinere Zwischenmahlzeiten über den Tag verteilt [1] (dort: S. 40, Kap. Ernährung / Nährstoffbedarf). Diese Empfehlung ist vor allem dann entscheidend, wenn die postprandial gemessenen Blutzuckerwerte regelmäßig den Zielbereich übersteigen.

In diesem Zusammenhang ist auch auf die erhöhte, morgendliche Insulinresistenz hinzuweisen, die zu deutlichen, postprandialen Blutzuckeranstiegen nach dem Frühstück führen kann. Als Konsequenz daraus sollte die Kohlenhydratmenge zum Frühstück kleiner ausfallen.

Ballaststoffzufuhr

Ballaststoffe sind Bestandteile pflanzlicher Nahrung, die nicht von den körpereigenen Enzymen abgebaut werden können. Die DGE (Deutsche Gesellschaft für Ernährung) empfiehlt eine tägliche Zufuhr von mindestens 30 g Ballaststoffen. Diese Empfehlung gilt selbstverständlich auch für diabetische Schwangere.

Folgende positive Effekte werden den Ballaststoffen zugeschrieben:
- verzögern den Resorptionsprozess von Kohlenhydraten im Gastrointestinaltrakt
- sorgen aufgrund ihrer Quellfähigkeit für ein größeres Volumen im Magen
- sorgen für eine länger anhaltende Sättigung
- regen die Peristaltik im Darm an und fördern die Verdauung

Der Ballaststoffgehalt kann mit Hilfe verschiedener Weizenmehltypen erklärt werden. 100 g Weizenmehl:
- Type 405 = 2,8 g Ballaststoffe
- Type 1050 = 5,2 g Ballaststoffe
- Type 1600 = 6,4 g Ballaststoffe

Weizenvollkornmehl hat keine Typenzahl. Es liefert den höchsten Gehalt an Ballaststoffen und sollte bevorzugt verwendet werden. Brot, als ein Mehlprodukt, wird in nahezu allen Kulturen täglich gegessen. Es sollte unbedingt thematisiert werden, insbesondere im Zusammenhang mit Vollkorngetreide.

Nicht jedes dunkel aussehende Brot ist automatisch ein Vollkornbrot. Häufig werden dem Teig Zuckerrüben- oder Karamellsirup zugefügt, um dem Brot ein gesünderes Aussehen zu verleihen. Der Gesetzgeber schreibt jedoch vor, dass ein Vollkornbrot einen Anteil von 90 % Vollkornmehl oder Vollkornschrot enthalten muss.

Abgepackte Brote haben eine Zutatenliste auf der Verpackung. Die darin enthaltenen Zutaten werden in absteigender Reihenfolge aufgeführt. Bei einem Vollkornbrot ist Vollkornmehl oder Vollkornschrot als erste Zutat gelistet. Um der Patientin eine bessere Orientierung beim Einkauf von Brot und Backwaren zu geben, hat es sich in der Praxis bewährt, ein Infoblatt mit Adressen regionaler Anbieter von Vollkornerzeugnissen zur Weitergabe zu erstellen.

Weitere Lebensmittel mit einem nennenswerten Anteil an Ballaststoffen sind Gemüse (auch in gekochter Form), Rohkost, Hülsenfrüchte, Nüsse und Beerenobst. Vor allem Gemüse, Salat und Rohkost sollten täglich verzehrt werden. Nüsse eignen sich als tägliche, kleine Zwischenmahlzeit. Sie liefern neben Ballaststoffen wertvolle ungesättigte Fettsäuren und sind reich an Folat, Eisen, Magnesium und Kalium.

Kontrollierte Gewichtszunahme

Eine kontrollierte Gewichtszunahme ist in der Regel durch Ernährungsumstellung und Alltagsbewegung zu erreichen. Patientinnen mit bestehendem Übergewicht oder Adipositas profitieren außerdem von einer leichten Kalorienreduktion. Die Leitlinien GDM sprechen sich hier für eine Kalorienreduktion von 30–33 % des Tagesenergiebedarfs aus [1] (dort: S. 41, Kap. 8.1.2.1 Kalorienbedarf). Die kontrollierte Gewichtszunahme orientiert sich an den Empfehlungen der IOM [3] (Tab. 5.5, siehe auch Kapitel 5.3.1)

Tab. 5.5: Gewichtszunahme nach den aktualisierten Empfehlungen des Institute of Medicine. Eine Information für Frauen mit den IOM-Empfehlungen hält das IQWiG bereit: www.gesundheitsinformation.de/sidgi2b65e7c1aed813252 f50f2b70ca871ed/index.518.de.html.

Präkonzeptioneller BMI [kg/m²/WHO]	Gewichtszunahme gesamt in der Schwangerschaft [kg]	Gewichtszunahme/Woche 2. u. 3. Trimenon* [kg]
< 18,5	12,5–18	0,5–0,6
18,5–24,9	11,5–16	0,4–0,5
25,0–29,9	7–11,5	0,2–0,3
> 30	5–9	0,2–0,3

Folgende Maßnahmen zur kontrollierten Gewichtszunahme sollten in der Beratung kommuniziert werden:
- Austausch gezuckerter Limonaden und Fruchtsäfte durch kalorienfreie Getränke, wie Wasser, Früchte,- Kräutertees oder Saftschorlen (1 Teil Saft zu 4 Teilen Wasser), selbst zubereitete aromatisierte Wasser, z. B. Zitronen-Minze-Wasser
- deutliche Reduzierung von Zucker, Honig, Sirup und daraus hergestellten Lebensmitteln

- Austausch von Auszugsmehlprodukten durch Vollgetreideprodukte
- täglicher Verzehr von Gemüse, Rohkost und Salat
- Bevorzugen fettarmer, tierischer Lebensmittel, wie z. B. Milch und Joghurt mit 1,5 % Fett
- sparsame Verwendung von Pflanzenölen und Streichfett

5.3.2.3 Schulung Fett- und Proteinauswahl

Fettauswahl

Fett gehört neben den Proteinen und Kohlenhydraten zu den Hauptnährstoffen und liefert mit 9 Kilokalorien/1 g Fett den höchsten Energiewert. Der Fettbedarf in der Schwangerschaft liegt bei 30–35 % der Gesamtenergiezufuhr. Das entspricht einer Fettmenge von 60–80 g pro Tag. Fett ist Träger der fettlöslichen Vitamine A, D, E und K sowie essenzieller Fettsäuren. Der Fettbedarf ist in der Schwangerschaft nicht erhöht, wohl aber der Bedarf an Vitamin A und E sowie an essenziellen Fettsäuren (einfach, mehrfach ungesättigte Fettsäuren). Essenzielle Fettsäuren kommen in Raps,- Oliven,- Sonnenblumen- und Maiskeimöl vor. Reich an Vitamin A sind Leberwurst, Butter, Eigelb, Grünkohl und Karotten. Vitamin E findet sich in Weizenkeim- und Sonnenblumenöl. Auch das Weizenkorn punktet mit Vitamin E.

Hervorzuheben sind die Omega-3-Fettsäuren, die für die kindliche Entwicklung der Gehirn- und Nervenzellen sowie der Netzhaut im Auge wichtig sind. Daher auch die Empfehlung für den Verzehr 1–2 Portionen fettem Seefisch pro Woche.

Zur Visualisierung der Gesamtfettmenge sollte mit praktischen Beispielen gearbeitet werden. Je näher die Beratung am Alltag der Patientin ist, desto eher werden die Empfehlungen auch umgesetzt. Die Gesamtfettmenge von 60–80 g kann z. B. sichtbar in einem mit Speiseöl gefüllten Schraubverschlussglas dargestellt werden. Der Fettgehalt von 1 Croissant entspricht ca. 17 g, 100 g Nürnberger Rostbratwurst enthält 32 g Fett.

Durch eine fettbewusste Ernährung kommt es seltener zur unkontrollierten Gewichtszunahme.

Fettbewusst essen bedeutet:
- Täglich:
  - reichlich Gemüse, Salat und Rohkost
  - 2 kleine Portionen Obst
  - Vollkorngetreideprodukte bevorzugen
  - 1–2 Esslöffel Pflanzenöl
  - 1 kleine Hand voll Nüsse (25–30 g)
- Bevorzugen von:
  - fettarmen Milch- und Milchprodukten (z. B. Milch, Joghurt mit 1,5 % Fett)
  - Käse mit max. 45 % Fett in der Trockenmasse
  - magerem Fleisch, fettarmer Wurst und Wurstwaren
- 2–3 Portionen Hülsenfrüchte in der Woche

- Streichfett (Butter oder Margarine) in kleinen Mengen
- Meiden von Fast Food und Convenience-Produkten

Proteinauswahl

Proteine liefern dem Körper, ebenso wie Kohlenhydrate, auf 1 g bezogen, 4 Kilokalorien. Eiweiß dient in erster Linie als Baustoff und der Energiegewinnung.

Erwähnenswert ist der hohe Sättigungswert eiweißreicher Lebensmittel. Diese bieten eine gute Alternative zur leicht kohlenhydratreduzierten Ernährung. Pflanzliche Eiweißträger sind neben Hülsenfrüchten, Amarant, Buchweizen, Hirse, Quinoa und Nüsse. Tierische, fettarme Produkte, wie Milch-, Milchprodukte, Käse, Fleisch und Wurstwaren, liefern deutlich mehr Eiweiß als die fettreichen Varianten.

5.3.2.4 Postpartale Schulung zur Diabetesprävention bei GDM

Ernährungsempfehlungen zur Diabetesprävention

Patientinnen mit Schwangerschaftsdiabetes haben nach der Entbindung ein 7- bis 8-fach erhöhtes Diabetesrisiko. Aufgrund dieses Risikos empfiehlt die DDG in ihren aktuellen Leitlinien, 6–12 Wochen nach Entbindung einen oralen Glukose Toleranztest durchzuführen [1] (dort: S. 68, Kap. 10 Postpartale Betreuung, Kap. 10.1 Nachsorge der Mutter). Im Anschluss an diesen Test sollte erneut eine Ernährungsberatung durchgeführt werden.

Ziel ist es, die Patientin zu einer langfristig ausgewogenen Ernährung zu motivieren. Die Ernährungsmodifikation ist im Sinne der Diabetesprävention für die Mutter und der familiären Primärprävention zu betrachten.

Die Leitlinien GDM empfehlen:
- Normalisierung des Körpergewichts (BMI: 18,5–24,9)
- gesunde, ausgewogene Ernährung
- ausreichend Bewegung und Sport im Alltag
- Rauchentwöhnung

Die Ernährungsempfehlungen postpartal unterscheiden sich nicht wesentlich von denen während der Schwangerschaft. Das Augenmerk richtet sich jedoch nicht mehr vornehmlich auf die Menge verzehrter Kohlenhydrate.

Das Infoblatt „Vollwertig essen und trinken nach den 10 Regeln der DGE" bietet hier eine Orientierung:
1. Lebensmittelvielfalt genießen
2. Gemüse und Obst – nimm „5 am Tag"
3. Vollkorn wählen
4. mit tierischen Lebensmitteln die Auswahl ergänzen
5. gesundheitsfördernde Fette nutzen
6. Zucker und Salz einsparen

7. am besten Wasser trinken
8. schonend zubereiten
9. achtsam essen und genießen
10. auf das Gewicht achten und in Bewegung bleiben

Dieses Infoblatt steht unter www.dge-medienservice.de (auch in leichter Sprache) zur Verfügung.

Literatur

[1] Kleinwechter H, Schäfer-Graf U, Bührer C. S3-Leitlinie Gestationsdiabetes mellitus (GDM), Diagnostik, Therapie und Nachsorge. AWMF-Registernummer 057–008; Stand 02/2018.
[2] Koletzko B, Cremer M, Flothkötter M, Graf C, Hauner H, et al. Diet and lifestyle before and during pregnancy –practical recommendations of the Germany-wide Healthy Start – Young Family Network. Geburtshilfe Frauenheilkd. 2018;78:1262-82.
[3] Rasmussen KM, Catalano PM, Yaktine AL. New guidelines for weight gain during pregnancy. What obstetrician/gynecologists should know. Curr Opin Obstet Gynecol. 2009;21:521-6.

5.3.3 Beratung hinsichtlich körperlicher Aktivität und Sport

Nina Ferrari, Christine Graf

Der gesundheitliche Nutzen von körperlicher Aktivität ist inzwischen für Frauen während und nach der Schwangerschaft, aber auch für die Nachkommen gut belegt [1,2]. Neben dem kardio-metabolischen Nutzen kommt es durch regelmäßige Bewegung während dieser Phase zu einem Erhalt der Fitness [3], einem geringeren Auftreten von Rückenschmerzen [4] und Stimmungsschwankungen [5], seltener zu Kaiserschnitten und Geburtskomplikationen bzw. die Erholungszeit nach der Geburt ist verkürzt [3,6]. Dagegen haben inaktive Frauen ein höheres Risiko zur Entwicklung eines Gestationsdiabetes (GDM) oder einer Präeklampsie und nehmen während der Schwangerschaft im Vergleich zu aktiven Schwangeren deutlicher an Gewicht zu [7,8]. Unter Berücksichtigung, dass die Interventionen zumeist verschieden ausgestaltet wurden und daher nur bedingt miteinander verglichen werden können, beträgt der Unterschied etwa 1 kg [7].

Naturgemäß kommt es im Verlauf einer Schwangerschaft zu physiologischen Veränderungen, u. a. einer Abnahme der Insulinsensitivität in verschiedenen Organsystemen, die für eine ausreichende Versorgung von Mutter und wachsendem Kind sorgen sollen. Bei übergewichtigen / adipösen Schwangeren sind diese Veränderungen infolge der gesteigerten metabolischen und inflammatorischen Belastungen deutlicher ausgeprägt und mit einem Erkrankungsrisiko für GDM vergesellschaftet. So ist das Risiko eines GDM bei adipösen Frauen 3-fach höher als bei normalgewichtigen [10,11].

Generell haben Adipokine als hormonelle Faktoren des viszeralen Fettgewebes die Aufgabe, Stoffwechselprozesse zu regulieren; dazu zählen Insulinsekretion, Appetit / Sättigung, Energiebilanzierung, sie beeinflussen aber auch inflammatorische Prozesse [12]. Im Kontext der Adipositas findet sich ein gesteigertes Adipozytokin-Level, primär Leptin, Interleukin 6, TNF-alpha, vermehrter oxidativer Stress sowie eine Reduktion von Adiponektin [13]. Insbesondere höhere Leptinwerte im ersten und zweiten Schwangerschaftsdrittel sind mit der Entwicklung eines GDM assoziiert [14]; parallel zeigt sich ein signifikant geringeres Niveau an Adiponektin, dem antiatherogene, antiinflammatorische und insulin-sensitivierende Eigenschaften zugesprochen werden [15,16].

Körperliche Aktivität / Bewegung im Rahmen der Schwangerschaft soll insbesondere durch den Einfluss auf die Körperkomposition und den naturgemäß gegebenen Einfluss auf Stoffwechselprozesse dazu beitragen, diesen metabolisch-inflammatorischen Teufelskreis zu durchbrechen. Die aktuell am häufigsten untersuchten Adipozytokine sind in Zusammenhang mit Bewegung und Schwangerschaft Leptin, Adiponektin, IL-6 und TNF-alpha. Die Daten sind aber bisher uneinheitlich. So untersuchten bislang fünf Studien die Zusammenhänge zwischen körperlicher Aktivität und Leptin während der Schwangerschaft; eine davon analysierte ebenfalls Adiponektin [17–21]. Nur zwei der Studien beschrieben einen inversen Zusammenhang zwischen körperlicher Aktivität und Leptin [18,19], d. h., aktive Schwangere wiesen signifikant geringere Leptinwerte im Vergleich zu Frauen auf, die ihre körperliche Aktivität während der Schwangerschaft deutlich reduzierten. In den anderen Studien wurden diese inversen Zusammenhänge nicht bestätigen [17,20,21]. Auch bzgl. der Adiponektinkonzentrationen beobachteten Ko et al. keinen Unterschied zwischen aktiven und inaktiven Frauen [17].

In zwei Studien wurden die Effekte von körperlicher Aktivität während der Schwangerschaft auf TNFalpha untersucht; eine Studie integrierte übergewichtige / adipöse Schwangere und analysierte ebenfalls IL-6 [18,22]. Van Poppeln et al. [22] zeigten, dass höhere körperliche Aktivität mit signifikant höherem IL-6 zu jedem gemessenen Zeitpunkt (15., 24. und 32. SSW) sowie mit höherem TNFalpha in der 15. SSW verbunden war. Es ist wahrscheinlich, dass höhere IL-6-Werte bei aktiveren Frauen aus dem Muskel stammendes IL-6 darstellen, das wegen der kontraktionsbedingten, nicht permanenten Sezernierung als entzündungshemmend gilt und mit einer erhöhten Lipolyse und Fettoxidationen sowie der Hemmung von TNF-alpha in Zusammenhang gebracht wird und somit zu einer verbesserten Insulinempfindlichkeit beitragen soll [23]. Bezogen auf TNFalpha fanden Clapp und Kiess [18] bei aktiven Frauen im Gegensatz zu der vorherigen Studie auch am Ende der Schwangerschaft niedrigere Werte im Vergleich zu Frauen, die ihre körperliche Aktivität reduzierten oder bereits zuvor inaktiv waren.

Definition von Bewegung

Generell wird unter körperlicher Aktivität jede Art von Bewegung verstanden, die mit einer Steigerung des Energieverbrauchs einhergeht [5]. Sport wiederum ist definiert als geplante, strukturierte, wiederholte Aktivität mit dem Ziel, die Fitness zu verbessern bzw. zu erhalten. Unter der Fitness wird neben der körperlichen bzw. kardiopulmonalen Leistungsfähigkeit auch die Muskelkraft und damit Körperkomposition und Flexibilität verstanden. Die „Dosis" wird als Energieaufwand, die Intensität als Rate des Energieverbrauchs im Rahmen ausgewählter Aktivitäten, meist ausgedrückt als VO_2max (oder relativ bezogen auf das individuelle Körpergewicht) bzw. Metabolische Einheiten verstanden.

Einteilung der körperlichen (In-)Aktivität:

- Metabolic equivalents oder METs = Quotienten aus arbeitsmetabolischer Rate zu Ruherate
- entspricht dem Multiplikationsfaktor, um den der Ruhesauerstoffverbrauch von $3,5$ mlO_2/(kg Körpergewicht × Min) unter Belastung gesteigert wird
- leichte Tätigkeiten: < 3 METS oder < 4 kcal/Min bzw. weniger als 75 Watt
- moderate Tätigkeiten: 3–6 METS oder 4–7 kcal/Min bzw. 75–100 Watt bzw. 40–60 % der VO_2max
- intensive Tätigkeiten: > 6 METS oder > 7 kcal/Min bzw. mehr als 100 Watt bzw. größer als 60 % VO_2max
- „Belastungen" unter 1,5 METS gelten als inaktiv bzw. „sedentary"; um dies aber deutlich von Alltagsaktivitäten zu unterscheiden, ist es sinnvoller die „Sitz- oder Liegezeit" zu nehmen

Zugrundeliegende Mechanismen von Sport und Gestationsdiabetes

Neben den Effekten auf Adipozytokine führt körperliche Aktivität zu einer Translokation von Glukosetransportern (überwiegend die Isoform GLUT 4) auf die Oberfläche von Skelettmuskelfasern [24] und damit neben der Insulinrezeptoren-vermittelten Glukoseaufnahme zu einer Steigerung der mechanischen Aufnahme [25]. Studien in Zusammenhang mit Typ-2-Diabetes-Patienten konnten belegen, dass Bewegung den zirkulierenden Blutzuckerspiegel senken und die Insulinempfindlichkeit bis zu 72 Stunden nach der Bewegung verbessern kann [26]. Welche spezifischen Mechanismen allerdings im Kontext GDM zugrunde liegen, ist bislang (noch) nicht wirklich bekannt. Nachgewiesen werden konnte bisher im Kontext GDM / körperliche Aktivität eine Verringerung der Blutzuckerkonzentration sowohl im nüchternen als auch postprandialen Zustand [27].

Insulinpflichtige Schwangere können durch Bewegung den Einsatz von Insulin zwar nicht immer verhindern, jedoch zeigte das systematische Review von Davenport et al. [28], dass die erforderliche Insulindosis reduziert werden kann. Umgekehrt zeigt sich keine höhere Inzidenz möglicher Hypoglykämien [28].

Bewegungsempfehlungen im Kontext von Gestationsdiabetes

Grundsätzlich wird geraten, vor Beginn eine ärztliche Untersuchung zum Ausschluss möglicher Risiken (siehe unten) durchzuführen. Im Vergleich zu normalgewichtigen Schwangeren ohne GDM zeigen sich grundsätzlich keine Unterschiede zwischen Bewegungsempfehlungen für Frauen mit GDM und adipösen Frauen. Es wird allen Schwangeren ohne Kontraindikationen empfohlen, sich mindestens 150 Minuten pro Woche zu bewegen; am besten jeden Tag 30 Minuten, jedoch mindestens an drei Tagen in der Woche [29,30]. Eine Kombination aus Ausdauer- und Kraftausdauertraining wird allen Schwangeren empfohlen.

Es kann davon ausgegangen werden, dass die meisten Frauen zuvor eher inaktiv waren, sodass sich die hier beschriebenen Bewegungsempfehlungen auch auf Frauen übertragen lassen, die vor der Schwangerschaft inaktiv waren und langsam mit Bewegung während der Schwangerschaft beginnen möchten. Nachfolgend werden die empfohlenen Bewegungsarten, die Dauer, Häufigkeit und empfohlene Intensität insbesondere bezogen auf Frauen mit GDM dargestellt (Abb. 5.5).

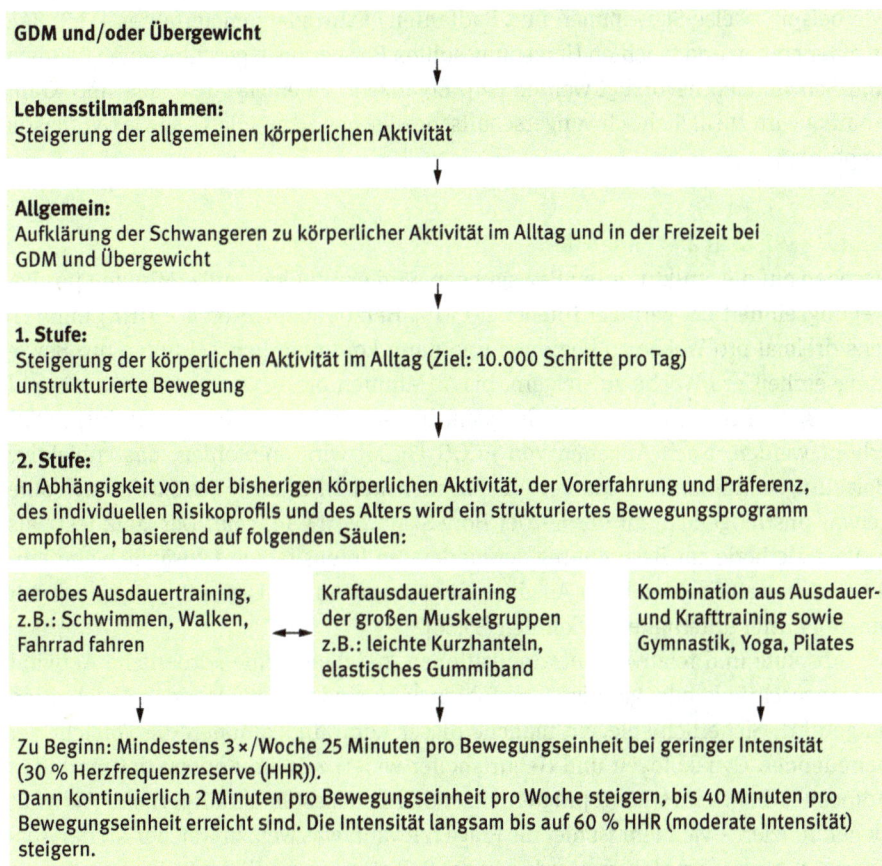

GDM und/oder Übergewicht

↓

Lebensstilmaßnahmen:
Steigerung der allgemeinen körperlichen Aktivität

↓

Allgemein:
Aufklärung der Schwangeren zu körperlicher Aktivität im Alltag und in der Freizeit bei GDM und Übergewicht

↓

1. Stufe:
Steigerung der körperlichen Aktivität im Alltag (Ziel: 10.000 Schritte pro Tag) unstrukturierte Bewegung

↓

2. Stufe:
In Abhängigkeit von der bisherigen körperlichen Aktivität, der Vorerfahrung und Präferenz, des individuellen Risikoprofils und des Alters wird ein strukturiertes Bewegungsprogramm empfohlen, basierend auf folgenden Säulen:

| aerobes Ausdauertraining, z.B.: Schwimmen, Walken, Fahrrad fahren | ←→ | Kraftausdauertraining der großen Muskelgruppen z.B.: leichte Kurzhanteln, elastisches Gummiband | Kombination aus Ausdauer- und Krafttraining sowie Gymnastik, Yoga, Pilates |

↓ ↓ ↓

Zu Beginn: Mindestens 3×/Woche 25 Minuten pro Bewegungseinheit bei geringer Intensität (30 % Herzfrequenzreserve (HHR)).
Dann kontinuierlich 2 Minuten pro Bewegungseinheit pro Woche steigern, bis 40 Minuten pro Bewegungseinheit erreicht sind. Die Intensität langsam bis auf 60 % HHR (moderate Intensität) steigern.

Abb. 5.5: Graphische Darstellung der Bewegungsempfehlungen, modifiziert nach [37].

Art

Alltagsaktivitäten und unstrukturierte Bewegung: Unter unstrukturierter Bewegung werden Bewegungsarten verstanden, die im leichten bis moderaten Intensitätsbereich liegen und in der Regel zu den Alltagsaktivitäten gehören (z. B. Fahrradfahren, Treppensteigen, Gehen). Die unstrukturierte Bewegung bildet die Basis der Aktivitätsempfehlungen. Generell wird eine tägliche Schrittzahl von 10.000 Schritten pro Tag empfohlen [31]. Gehen / Walken ist bei Schwangeren sehr beliebt und kann letztlich überall durchgeführt werden. Schrittzähler oder entsprechende Apps tragen erheblich zur Motivation bei und können unterstützend eingesetzt werden [32,33].

Sport und strukturierte Bewegung: Unter strukturierter Bewegung werden Bewegungsarten verstanden, die im moderaten bis anstrengenden Intensitätsbereich liegen. Sie sollen neben Alltagsaktivitäten regelmäßig durchgeführt werden. Im Zentrum der Bewegungsempfehlungen stehen – nach Auf- bzw. Abwärmen – allgemein „low impact"-Belastungen sowie aerobe Ausdauerbelastungen und Krafttraining für die großen Muskelgruppen sowie Sportarten ohne große Belastung auf die Gelenke, wie beispielsweise Schwimmen und Radfahren / Fahrradergometerfahren [13,31,34]. In einer heißen und feuchten Umgebung sollten Bewegung in geschlossenen Räumen und Schwimmen bevorzugt werden [34]. Ergänzend zu einem Ausdauer- und Krafttraining wird zusätzlich schwangerschaftsspezifisches Yoga, Pilates sowie Gymnastik empfohlen.

Dauer, Häufigkeit und Intensität

Bezogen auf die strukturierten Bewegungen wird empfohlen, mit 25 Minuten pro Bewegungseinheit bei geringer Intensität (30 % Herzfrequenzreserve – HHR) mindestens dreimal pro Woche zu beginnen und dann kontinuierlich 2 Minuten pro Bewegungseinheit pro Woche zu steigern, bis 40 Minuten pro Bewegungseinheit erreicht sind [13,31]. Die Intensität sollte langsam bis auf 60 % HHR (moderate Intensität) erhöht werden. Nach Angaben von ACOG [35,36] wird empfohlen, das subjektive Belastungsempfinden als Marker für die Intensität zu nutzen. Die Ausübung sollte „etwas anstrengend" (auf der 6–20er Borg-Skala bei 13–14) sein. Der „talk test" als weitere Methode zur Bestimmung der moderaten Intensität wird zusätzlich empfohlen. Schwangere sollten beim Ausüben der Sportart in der Lage sein, sich noch mit einem Partner unterhalten zu können [35,36].

Absolute und relative Kontraindikationen, bei denen eine körperliche Aktivität nur eingeschränkt oder gar nicht empfohlen wird, sind in den folgenden Abschnitten aufgeführt. Sicherlich spiegeln manche dieser Kontraindikationen die Vorsicht der betreuenden Gynäkologen und Geburtshelfer wider; z. B. im Kontext der morbiden Adipositas bzw. eines ausgeprägten sitzenden Lebensstils ist körperliche Aktivität sicher indiziert – vielmehr ist hier die Frage relevant, was wem in welcher Art der Ausübung, d. h. wie, empfohlen werden kann. Selbst wenn mögliche Risiken vorliegen, muss nicht zwingend zur absoluten Inaktivität geraten, sondern ggf. die Bewegungsform entsprechend angepasst werden.

Absolute Kontraindikationen (mod. nach [35]):
– hämodynamisch relevante Herzkrankheit
– restriktive Lungenerkrankung
– Zervixinsuffizienz oder Zerklage
– Risiko bzgl. vorzeitiger Wehen aktuell und im Rahmen vorangegangener Schwangerschaften
– persistierende Blutungen im zweiten oder dritten Trimester
– Plazenta praevia nach der 26. Schwangerschaftswoche
– rupturierte Fruchtblase
– Präeklampsie oder schwangerschaftsinduzierte Hypertonie
– schwere Anämie

Relative Kontraindikationen (mod. nach [35]):
– Anämie
– ungeklärte mütterliche Herzrhythmusstörungen
– chronische Bronchitis
– schlecht eingestellter Diabetes mellitus Typ 1
– morbide Adipositas
– extremes Untergewicht (BMI < 12 kg/m^2)
– anamnestisch extrem sitzender Lebensstil
– intrauterine Wachstumsrestriktion während der aktuellen Schwangerschaft
– schlecht eingestellte Hypertonie
– orthopädische Einschränkungen
– schlecht kontrollierte epileptische Störung
– schlecht kontrollierte Hyperthyreose
– schwerer Nikotinabusus

Bei folgenden Warnsignalen muss die Sportausübung abgebrochen werden und es muss zunächst eine Abklärung erfolgen (mod. nach [35]):
– vaginale Blutungen
– Wehentätigkeit
– Verlust von Fruchtwasser
– Dyspnoe
– Schwindel
– Kopfschmerzen
– Brustschmerzen
– muskuläre Schwächen, die die Gleichgewichtsfähigkeit beeinträchtigt
– Unterschenkelschmerzen oder Schwellungen

Transfer in die Praxis

Trotz des Wissens um die Wichtigkeit von körperlicher Aktivität während der Schwangerschaft nimmt sie im Vergleich zu der Bewegungszeit vor der Schwangerschaft deutlich ab [38]. In einer aktuellen Befragung mit 83 deutschen Schwangeren zeigte sich, dass 41,0 % der Befragten ihre körperliche Aktivität während der Schwangerschaft reduzierten und 38,6 % bereits vor der Schwangerschaft nicht aktiv waren und dies auch nicht änderten [39]. Die Gründe für die reduzierte körperliche Aktivität sind vielfältig [40] und häufig unbegründet, wie z. B. die Sorge um mögliche Schäden am ungeborenen Kind, einer Fehl- und Frühgeburt oder Unfällen während des Sports [38,41]. Schwangere sollten daher „entängstigt" und bei Inaktivität ermuntert werden, sich während der Schwangerschaft mehr zu bewegen, um von den genannten positiven Effekten des Sporttreibens auf Mutter und Kind zu profitieren [35]. Eine aktuelle Studie zeigt jedoch, dass viele Gynäkologen inaktiven Frauen auch ohne Vorliegen möglicher Kontraindikationen eher davon abraten, mit Sport in der Schwangerschaft zu beginnen [42]. Daher ist es umso wichtiger, Gynäkologen und Hebammen hinsichtlich der aktuellen Aktivitätsempfehlungen aufzuklären und hier auch die Bedeutung der Alltagsaktivitäten in den Fokus zu stellen. Spazierengehen und Walking gilt in diesem Zusammenhang als geeignete Sportart und wird von den meisten Schwangeren als favorisierte Sport- und Bewegungsart genannt.

Literatur

[1] Melzer K, Schutz Y, Boulvain M, Kayser B. Physical activity and pregnancy: cardiovascular adaptations, recommendations and pregnancy outcomes. Sports Med. 2010;40(6):493-507.

[2] Nascimento SL, Surita FG, Cecatti JG. Physical exercise during pregnancy: a systematic review. Curr Opin Obstet Gynecol. 2012;24(6):387-94.

[3] Price BB, Amini SB, Kappeler K. Exercise in pregnancy: effect on fitness and obstetric outcomes-a randomized trial. Medicine and science in sports and exercise. 2012;44(12):2263-9.

[4] Kihlstrand M, Stenman B, Nilsson S, Axelsson O. Water-gymnastics reduced the intensity of back/low back pain in pregnant women. Acta obstetricia et gynecologica Scandinavica. 1999;78(3):180-5.

[5] Poudevigne MS, O'Connor PJ. A review of physical activity patterns in pregnant women and their relationship to psychological health. Sports Med. 2006;36(1):19-38.

[6] Poyatos-Leon R, García-Hermoso A, Sanabria-Martínez G, Álvarez-Bueno C, Sánchez-López M, et al. Effects of exercise during pregnancy on mode of delivery: a meta-analysis. Acta obstetricia et gynecologica Scandinavica. 2015;94(10):1039-47.

[7] Sanabria-Martinez G, García-Hermoso A, Poyatos-León R, Álvarez-Bueno C, Sánchez-López M, et al. Effectiveness of physical activity interventions on preventing gestational diabetes mellitus and excessive maternal weight gain: a meta-analysis. BJOG. 2015;122(9):1167-74.

[8] Han S, Middleton P, Crowther CA. Exercise for pregnant women for preventing gestational diabetes mellitus. The Cochrane database of systematic reviews. 2012(7):CD009021.

[9] Moyce BL, Dolinsky VW. Maternal beta-cell adaptations in pregnancy and placental signalling: implications for gestational diabetes. Int J Mol Sci. 2018;19(11)pii: E3467.

[10] Ferrari N, Mallmann P, Brockmeier K, Strüder HK, Graf C. Secular trends in pregnancy weight gain in German women and their influences on foetal outcome: a hospital-based study. BMC Pregnancy and Childbirth. 2014;14:228.

[11] Teh WT, Teede HJ, Paul E, Harrison CL, Wallace EM, et al. Risk factors for gestational diabetes mellitus: implications for the application of screening guidelines. Aust N Z J Obstet Gynaecol. 2011;51(1):26-30.

[12] Kralisch S, Bluher M, Paschke R, Stumvoll M, Fasshauer M. Adipokines and adipocyte targets in the future management of obesity and the metabolic syndrome. Mini Rev Med Chem. 2007;7(1):39-45.

[13] Mottola MF, Artal R. Fetal and maternal metabolic responses to exercise during pregnancy. Early human development. 2016;94:33-41.

[14] Bao W, Baecker A, Song Y, Kiely M, Liu S, et al. Adipokine levels during the first or early second trimester of pregnancy and subsequent risk of gestational diabetes mellitus: a systematic review. Metabolism. 2015;64(6):756-64.

[15] Chandran M, Phillips SA, Ciaraldi T, Henry RR. Adiponectin: more than just another fat cell hormone? Diabetes Care. 2003;26(8):2442-50.

[16] Williams MA, Qiu C, Muy-Rivera M, Vadachkoria S, Song T, et al. Plasma adiponectin concentrations in early pregnancy and subsequent risk of gestational diabetes mellitus. J Clin Endocrinol Metab. 2004;89(5):2306-11.

[17] Ko CW, Napolitano PG, Lee SP, Schulte SD, Ciol MA, et al. Physical activity, maternal metabolic measures, and the incidence of gallbladder sludge or stones during pregnancy: a randomized trial. Am J Perinatol. 2014;31(1):39-48.

[18] Clapp JF, 3 rd, Kiess W. Effects of pregnancy and exercise on concentrations of the metabolic markers tumor necrosis factor alpha and leptin. American journal of obstetrics and gynecology. 2000;182(2):300-6.

[19] Ning Y, Williams MA, Butler CL, Muy-Rivera M, Frederick IO, et al. Maternal recreational physical activity is associated with plasma leptin concentrations in early pregnancy. Human reproduction. 2005;20(2):382-9.

[20] Hopkins SA, Baldi JC, Cutfield WS, McCowan L, Hofman PL. Effects of exercise training on maternal hormonal changes in pregnancy. Clin Endocrinol. 2011;74(4):495-500.

[21] van der Wijden CL, Delemarre-van de Waal HA, van Mechelen W, van Poppel MN. The relationship between moderate-to-vigorous intensity physical activity and insulin resistance, insulin-like growth factor (IGF-1)-system 1, leptin and weight change in healthy women during pregnancy and after delivery. Clin Endocrinol. 2015;82(1):68-75.

[22] van Poppel MN, Peinhaupt M, Eekhoff ME, Heinemann A, Oostdam N, et al. Physical activity in overweight and obese pregnant women is associated with higher levels of proinflammatory cytokines and with reduced insulin response through interleukin-6. Diabetes Care. 2014;37(4):1132-9.

[23] Golbidi S, Laher I. Potenzial mechanisms of exercise in gestational diabetes. J Nutr Metab. 2013;2013:285948.

[24] Richter EA, Hargreaves M. Exercise, GLUT4, and skeletal muscle glucose uptake. Physiol Rev. 2013;93(3):993-1017.

[25] Esefeld K, Kress S, Zimmer P, Stumvoll M, Brinkmann C, et al. Diabetes, Sport und Bewegung. Diabetologie und Stoffwechsel. 2018;13(02):S199-204.

[26] Colberg SR, Sigal RJ, Fernhall B, Regensteiner JG, Blissmer BJ, et al. Exercise and type 2 diabetes: the American College of Sports Medicine and the American Diabetes Association: joint position statement. Diabetes Care. 2010;33(12):e147-67.

[27] Brown J, Ceysens G, Boulvain M. Exercise for pregnant women with gestational diabetes for improving maternal and fetal outcomes. Cochrane Database Syst Rev. 2017;6:CD012202.

[28] Davenport MH, Sobierajski F, Mottola MF, Skow RJ, Meah VL, et al. Glucose responses to acute and chronic exercise during pregnancy: a systematic review and meta-analysis. Br J Sports Med. 2018;52(21):1357-66.

[29] Ferrari N, Graf C. Recommendations for physical activity during and after pregnancy. Gesund-heitswesen. 2017;79(S01):S36-9.

[30] Mottola MF, Davenport MH, Ruchat SM, Davies GA, Poitras V, et al. No. 367-2019 Ca-nadian guideline for physical activity throughout pregnancy. J Obstet Gynaecol Can. 2018;40(11):1528-37.

[31] Mottola MF. Physical activity and maternal obesity: cardiovascular adaptations, exercise recommendations, and pregnancy outcomes. Nutr Rev. 2013;71(1):S31-6.

[32] Conway MR, Marshall MR, Schlaff RA, Pfeiffer KA, Pivarnik JM. Physical activity device reliability and validity during pregnancy and postpartum. Med Sci Sports Exerc. 2018;50(3):617-23.

[33] Kominiarek MA, Vyhmeister H, Balmert LC, Fairchild P, Tolo H, et al. Activity tracking devices in group prenatal care: a feasibility study. Biores Open Access. 2018;7(1):165-76.

[34] Newton ER, May L. Adaptation of maternal-fetal physiology to exercise in pregnancy: the basis of guidelines for physical activity in pregnancy. Clin Med Insights Womens Health. 2017;10:1179562X17693224.

[35] ACOG Committee Opinion No. 650: physical activity and exercise during pregnancy and the postpartum period. Obstetrics and gynecology. 2015;126(6):e135-42.

[36] Evenson KR, Barakat R, Brown WJ, Dargent-Molina P, Haruna M, et al. Guidelines for phy-sical activity during pregnancy: comparisons from around the world. Am J Lifestyle Med. 2014;8(2):102-21.

[37] Landgraf R, Kellerer M, Aberle J, Fach EA, Gallwitz B, et al. Therapie des Typ-2 Diabetes. Dia-betologie und Stoffwechsel. 2018;13(S02):S144-65.

[38] Gaston A, Cramp A. Exercise during pregnancy: a review of patterns and determinants. Journal of science and medicine in sport / Sports Medicine Australia. 2011;14(4):299-305.

[39] Schmidt T, Heilmann T, Savelsberg L, Maass N, Weisser B, et al. Physical exercise during pregnancy – how active are pregnant Women in Germany and how well informed? Geburtshilfe Frauenheilkd. 2017;77(5):508-15.

[40] Evenson KR, Wen F. Prevalence and correlates of objectively measured physical activity and sedentary behavior among US pregnant women. Preventive Medicine. 2011;53(1-2):39-43.

[41] Duncombe D, Wertheim EH, Skouteris H, Paxton SJ, Kelly L. Factors related to exercise over the course of pregnancy including women's beliefs about the safety of exercise during pregnancy. Midwifery. 2009;25(4):430-8.

[42] McGee LD, et al. Exercise during pregnancy: obstetricians' beliefs and recommendations compared to American Congress of Obstetricians and Gynecologists' 2015 guidelines. Cureus. 2018;10(8):e3204.

5.4 Hebammenbetreuung diabetischer Schwangerer

Judith Scholler-Sachs

Schwangere Frauen mit Diabetes brauchen nicht nur eine gute fachliche Beratung, sondern auch eine einfühlsame Betreuung und individuelle Problemlösung. Gerade in der Frühschwangerschaft lassen sich viele gesundheitliche Risiken für Mutter und Kind mindern und die betroffenen Frauen sind in der Regel offen für Veränderungen. In der medizinischen Betreuung stehen eher Folgen und therapeutische Interventionen zur Vermeidung von Komplikationen im Vordergrund. Die Sichtweise der Hebamme auf den physiologischen Schwangerschaftsverlauf ist wichtig, um die Selbstwirksamkeit betroffener Frauen und deren Motivation zu stärken. Im Folgenden werden praktische Möglichkeiten aufgezeigt, wie gerade Hebammen aufgrund ihres umfassenden, ganzheitlichen Blickwinkels, Frauen mit Schwangerschaftsdiabetes unterstützen und begleiten können.

5.4.1 Schwangerschaftserleben nach der Diagnose GDM

Gestationsdiabetes ist eine der häufigsten Erkrankungen während der Schwangerschaft und mit akuten und Langzeitfolgen für Mutter und Kind verbunden [1]. Seit 2012 wurde der oGTT (oraler Glukosetoleranztest) in die regulären Untersuchungen der Mutterschaftsrichtlinien aufgenommen. Zurzeit ist ein zweitzeitiger Glukosetoleranztest obligat. Dies bedeutet, dass erst ein 50 g-Test als Suchtest vorgeschaltet ist. Dieser ist unabhängig von der Tageszeit und der Nahrungsaufnahme durchführbar. Liegt der Blutzuckerwert eine Stunde nach dem Trinken der 50 g Testlösung ≥ 135 mg/dl (7,5 mmol/l), gilt das Screening als positives und ein anschließender diagnostischer 75 g-oGTT ist erforderlich [1]. Hierbei erfolgt morgens nüchtern eine Blutabnahme und anschließend trinkt die Schwangere 75 g wasserfreie Glukose gelöst in 300 ml Wasser innerhalb von 3–5 Minuten. Nach 1 und 2 Stunden werden erneut Blutabnahmen durchgeführt. Wird mindestens ein Grenzwert überschritten, ist die Diagnose GDM gestellt. Da bei vielen Schwangeren jedoch gerade der Nüchternblutzuckerwert erhöht ist, wird ein Teil der betroffenen Frauen unter einem 50 g-Test nicht auffällig und eine möglich vorhandene Glukosetoleranzstörung nicht erfasst. Daher wäre es für schwangere Frauen viel weniger belastend, direkt einen 75 g-Test durchzuführen, der jedoch leider bei Kassenversicherten ohne einen vorausgehenden 50 g-Test nicht abgerechnet werden kann.

Ein direkter Diagnosetest mit einer 75 g-Glukoselösung kann allerdings, nach entsprechender Aufklärung der Frauen, als IGeL-Leistung angeboten werden. Für die schwangeren Frauen kann es entlastend sein, nur einen Test durchführen zu müssen, weil das Trinken der Testlösung zu Übelkeit oder Erbrechen führen kann. Nach der Testdurchführung treten bei einzelnen Schwangeren auch Symptome einer Hypoglykämie auf. Deshalb ist es empfehlenswert, wenn sich die Schwangere ein kleines Frühstück mitnimmt. Wenn Hebammen in ihrer Praxis ein Screening auf GDM durchführen wollen, ist es wichtig, die standardisierten Labormethoden einzuhalten [2]. Ein Screening sollte idealerweise in der 24.–28. SSW durchgeführt werden. Beim Vorliegen verschiedener Risikofaktoren (siehe Kap. 4.1) wird ein frühzeitiges Screening empfohlen. Vor der Testdurchführung sollten alle Schwangeren über die Folgen eines unbehandelten Schwangerschaftsdiabetes und entsprechende Behandlungsmöglichkeiten aufgeklärt werden. Das Merkblatt des gemeinsamen Bundesausschusses [3] bietet detailliert und evidenzbasiert Patienteninformationen zur Entscheidungsfindung an.

Wird bei einer schwangeren Frau ein Gestationsdiabetes diagnostiziert, wird sie in der Regel zur Blutzuckereinstellung an eine diabetologische Schwerpunktpraxis oder Diabetesambulanz überwiesen. Für viele Frauen kommt die Diagnose Gestationsdiabetes, aufgrund der fehlenden Symptomatik, eher unerwartet und verursacht vielfach Angst und Sorge um die gesundheitliche Entwicklung ihres Kindes. An erster Stelle steht häufig das Gefühl, „eine gute Mutter sein zu wollen", die für das Wohlergehen des Kindes bereit ist, eigene Bedürfnisse zurückzustellen. Gleichzeitig wachsen Befürchtungen, den neuen Anforderungen nicht gerecht zu werden oder Therapieempfehlungen nicht in den Alltag umsetzen zu können. Zwar sollen Ängste in einem ersten Gespräch nach Diagnosestellung besprochen werden, doch dies ist bei Arztbesuchen mit knapp bemessener Zeit in vollem Umfang häufig nicht möglich. Hier kann das Gespräch mit einer betreuenden Hebamme eine wertvolle Hilfe sein, um ausführlich über Sorgen und Schuldgefühle sprechen zu können. Betroffene Frauen sollten auch über realistische Ziele und Risiken beraten werden, um Ängste zu relativieren oder falsche Informationen zu korrigieren. Schwangerschaftskomplikationen gibt es in vielen unterschiedlichen Ausprägungen und meist treffen die teils erschreckenden Risiken auf nur wenige Frauen zu. Auch sollte die Bedeutung des sozialen Umfelds nicht außer Acht gelassen werden. Beispielsweise können die regelmäßigen Blutzuckerkontrollen dazu führen, nicht mehr an festlichen Anlässen, Reisen oder Treffen mit Freunden teilnehmen zu wollen. Die Unterstützung des Ehemanns oder der Familie spielen jedoch eine wesentliche Rolle für einen positiven Anpassungsprozess, der wiederum zu mehr Sicherheit und Wohlbefinden der Schwangeren beiträgt.

5.4.2 Hebammenbetreuung bei präexistentem Diabetes

Idealerweise sollten sich Frauen mit einem vorbestehendem Typ-1- oder Typ-2-Diabetes bei Kinderwunsch von ihrem betreuenden Diabetologen beraten lassen, um die Möglichkeiten einer optimalen Schwangerschaftsvorbereitung zu nutzen. Obwohl durch das medizinische Wissen und technische Neuerungen die Stoffwechseleinstellung bei Diabetes mellitus deutlich verbessert werden konnte, bleibt ein erhöhtes Risiko für das Auftreten von Komplikationen. Dies ist auch den betroffenen Frauen in der Regel bekannt und ihr Gefühl hinsichtlich einer Schwangerschaft mit einer engmaschigen Betreuung unterschiedlichster Berufsgruppen kann die Empfindung verstärken, ständig kontrolliert und überwacht zu werden. Statt Freude über das beginnende Leben stehen medizinische Fakten im Vordergrund und lösen teils ambivalente und sorgenvolle Gefühle aus.

In der Hebammenvorsorge stehen das Erleben und die Bedürfnisse der Schwangeren im Vordergrund. Hierdurch besteht die Chance, dass Ängste besser wahrgenommen, besprochen und bearbeitet werden können [4]. Gerade Risikoschwangere profitieren durch die Behandlungsmöglichkeit der Hebamme, die das Berühren und die Zuwendung der betreuenden Frau in den Vordergrund stellen kann. Voraussetzung sind jedoch die fachliche Kompetenz der Hebamme und die Bereitschaft der Ärzte, mit den Hebammen zusammenzuarbeiten. Eine gelungene und gut funktionierende Kooperation trägt dann zu größerer Zufriedenheit und Compliance der Schwangeren bei.

5.4.3 Lebensstilverbesserung

Zu Beginn der Schwangerschaft erleben viele Frauen eine Veränderung in ihrem Gefühlsleben. Es können Krisen und Verunsicherungen entstehen: Wie werde ich die neuen Herausforderungen bewältigen? Welche Lebensweise hilft mir und meinem Kind zu einem optimalen Start ins Leben? Hier liegt die große Chance, neue Wege zu gehen, alte Verhaltensmuster zu hinterfragen und sich um einen gesünderen Lebensstil zu bemühen. Bei über zwei Drittel der Frauen mit Gestationsdiabetes reicht die Nahrungsumstellung aus, um normnahe Blutzuckerwerte zu erreichen. Damit steckt in einer generellen Beratung zum Lebensstil und Ernährungsfragen am Beginn der Schwangerschaft ein immenses Potenzial, um gefährdete, aber auch gesunde Schwangere zu einer optimalen Lebensweise zu motivieren. In der Hebammenvorsorge interessieren sich viele Schwangere für eine gesunde Ernährung und die begleitende Vorsorge durch Hebammen ist eine zusätzliche Unterstützung zur diabetologischen Betreuung.

Nur wenige insulinpflichtige Schwangere brauchen eine BE-Berechnung der aufgenommenen Kohlenhydrate. Auch das Einhalten einer bestimmten Diät oder Low-Carb-Ernährung sind nicht das Ziel einer Ernährungsumstellung, sondern in fast allen Fällen reicht die Umsetzung einer ausgewogenen, vollwertigen Ernährung, die allen schwangeren Frauen empfohlen wird, aus. Kohlenhydrate sollen nicht zur Verbesserung der Blutzuckerwerte weggelassen werden, sondern vielmehr steht die Qualität der Nahrungsmittel im Vordergrund. Hieraus folgt, dass Nahrungsmittel mit einem hohen glykämischen Index vermieden werden sollten. Einfach zusammengefasst, könnte eine Empfehlung so aussehen:
- mindestens 2 Portionen Gemüse pro Tag
- 2–3 Portionen Obst am Tag, keine Obstsäfte

- Vollkornprodukte aller Art
- 2–3 Portionen Salat
- moderater Anteil Fisch (ohne Panade)
- niedriger Anteil von rotem oder verarbeitetem Fleisch
- Milchprodukte ohne Zuckerzusatz
- möglichst keine raffinierten Produkte, verarbeitete Backwaren, Brot aus Weißmehl, Softdrinks, Fastfood und Fertiggerichte [5]

Eine gute, gerade überarbeitete Informationsbroschüre „Ernährung und Lebensstil vor und während der Schwangerschaft – Handlungsempfehlungen" ist beim Bundesministerium für Ernährung und Landwirtschaft kostenlos zu bestellen [6]. Sie enthält leicht verständliche, alltagsnahe und unabhängige Informationen für schwangere Frauen und ist in Zusammenarbeit mit relevanten wissenschaftlichen Fachgesellschaften entwickelt worden.

Doch gerade die Nahrungsumstellung fällt betroffenen Frauen häufig sehr schwer und sie fallen trotz guter Vorsätze in alte Gewohnheiten zurück oder empfinden ihre neue Ernährungsweise als sehr einschränkend. Hier kann die Hebammenbetreuung eine wertvolle Hilfe sein, um Frauen in ihren Stärken individuell und ganzheitlich zu unterstützen. Die Kenntnis der Lebensumstände, sowie das Erfassen von Ängsten und die Berücksichtigung der familiären Situation, kann schwangeren Frauen auf der Suche nach praktischen Angeboten und Lösungsmöglichkeiten enorm weiterhelfen. Geburtsvorbereitung und hebammenspezifische Begleitung fördern das Gefühl einer physiologischen Schwangerschaft. Ein Kind wird nicht ausschließlich durch die Höhe der Messwerte oder potenzieller Risiken erfasst, sondern durch ein positives Körpergefühl verändert sich auch die Wahrnehmung und der Bezug zur kindlichen Entwicklung. Auch das Vertrauensverhältnis zur betreuenden Hebamme wird gestärkt, sodass Änderungsvorschläge leichter angenommen werden können.

Neben der Ernährungsumstellung hilft auch regelmäßiges körperliches Training den Glukosestoffwechsel zu verbessern. Inzwischen gibt es mehrere randomisiert-kontrollierte Studien und Metaanalysen [7], die nicht nur eine signifikante Verbesserung des Glukosestoffwechsels durch körperliche Aktivität belegen, sondern auch den positiven Einfluss auf andere ungünstige geburtshilfliche Risiken nachweisen (beispielsweise Hypertonie, Präeklampsie, Frühgeburt und sogar Sectio-Entbindung). Verschiedene Bewegungsangebote aus der Hebammenvorsorge, wie Schwangerschaftsgymnastik, Yoga, Step Balance, Fitness für Schwangere, Walking-Kurse, Aqua-Fitness oder Pilates, sind ideal, um Frauen in der Schwangerschaft zu mehr körperlicher Aktivität zu motivieren.

5.4.4 Stillförderung

Stillen als ureigenes Thema der Hebammenbetreuung spielt gerade im Zusammenhang mit der Diagnose Gestationsdiabetes eine große Rolle. Der günstige Effekt des Stillens auf die Prävention eines später auftretenden Diabetes mellitus Typ 2 für Mutter und Kind ist in vielen Studien belegt [8–10]. Viele Frauen wissen nicht, dass sie mit dem Stillen ihren Glukose- und Lipidmetabolismus verbessern können und damit einhergehend die Insulinsensitivität. Frauen mit Diabetes in der Schwangerschaft sollten deshalb nachdrücklich zum Stillen ihrer Kinder ermutigt werden. Dieses Thema können Hebammen schon vor der Entbindung ausführlich besprechen. Trotzdem stillen Frauen mit Gestationsdiabetes, aber auch Frauen mit präexistentem Diabetes, im Vergleich zu nichtdiabetischen Müttern ihre Kinder deutlich seltener und kürzer. Grund dafür könnte eine gestörte Laktogenese und Laktation sein, deren mögliche Ursachen vielfältig sind. Eine besondere Bedeutung scheint der pathologische Glukosestoffwechsel zu spielen, der mit einer verspäteten Milchbildung einhergeht [11]. Dies sollte in der Hebammenbetreuung schon vor der Geburt besprochen werden, damit ein schwieriger Stillstart nicht vorzeitig zum Abstillen führt.

Um einen verzögerten Stillbeginn zu überbrücken, ist die antepartale Kolostrumgewinnung (siehe Kap. 6.3) eine gute Möglichkeit, die zu geringe Muttermilchmenge zu ergänzen und gleichzeitig eine eventuelle postpartale Hypoglykämie beim Neugeborenen auffangen zu können. Auch wenn kein Kolostrum vorab gewonnen werden konnte, bedeutet dies nicht, dass nach der Geburt keine Milch produziert werden kann. Wichtig ist es, auf das frühzeitige Anlegen im Kreißsaal zu achten, da in dieser Zeit der Such- und Saugreflex besonders ausgeprägt ist. Zur Förderung der Milchbildung sollte das Baby auch weiterhin ca. alle 2–3 Stunden angelegt werden, möglichst beide Brüste bei jeder Stillmahlzeit. Das Kind kann durch mehrmaligen Seitenwechsel zum Weitertrinken animiert werden. Gleichzeitig ist es wichtig, auf ein korrektes Anlegen zu achten, sodass die Brustwarze ganz umfasst werden kann und sich die Mutter beim Stillen durch eine angenehme Haltung entspannen kann. Künstliche Sauger sollten nach Möglichkeit in den ersten Wochen vermieden werden. Dem Baby sollte eher die Möglichkeit gegeben werden, sein Saugbedürfnis an der Brust zu stillen. Sollten alle Versuche versagen und die Milchproduktion nicht in ausreichender Menge vorhanden sein, kann das Zufüttern an der Brust überlegt werden. Dabei werden kleinere oder auch größere Mengen direkt an der Brust über eine Spritze, wahlweise Fingerfeeder, gekürzter Sonde oder Butterflyschlauch zugeführt [12]. Hierdurch wird die Milchproduktion aufrechterhalten und die Sättigung und Zufriedenheit des Babys gefördert. Mit praktischen Hilfen und Förderung der Motivation werden die Frauen besser befähigt, ihre Kinder mindestens drei Monate, besser noch sechs Monate, zu stillen.

5.4.5 Betreuung unter der Geburt

Diätetisch eingestellte Gestationsdiabetikerinnen brauchen unter der Geburt nicht mehr ihren Blutzucker zu kontrollieren, da mit Einsetzen der Wehentätigkeit der Insulinbedarf sinkt. Insulinpflichtige Schwangere und Frauen mit präexistentem Diabetes sollten unter der Geburt bei zweistündlichen Messungen Blutzuckerwerte zwischen 90 und 140 mg/dl (4,4–7,2 mmol/l) anstreben. Generell sollten sowohl hyper- als auch hypoglykämische Schwankungen vermieden werden. Im Kreißsaal ist es daher notwendig, im Vorfeld Standards zu erarbeiten, die die Zuständigkeiten und Aufgaben des Teams festlegen.

Als Hebamme ist es wichtig zu wissen, dass hohe Blutzuckerwerte zu einem Sauerstoffmangel beim Kind führen können, während bei zu niedrigen Blutzuckerwerten die Wehentätigkeit zurückgehen kann. Die Blutzuckereinstellung diabetischer Frauen unter der Geburt muss immer individuell an die aktuellen Blutglukosewerte angepasst werden. Die betroffenen Frauen können durch die engmaschigen Kontrollen und dem Wunsch nach optimalen Blutzuckerwerten zusätzlich gestresst sein, was wiederum zu höheren Blutzuckerwerten führt und auch den Verlauf des Geburtsprozesses ungünstig beeinflussen kann. Hebammen sollten daher besonders darauf achten, das körperliche und seelische Erleben durch Zuwendung, Ermutigung und emotionalem Beistand zu unterstützen. Bewegung, Massagen, physikalische Anwendungen, Akupunktur, Aromatherapie oder Homöopathie sind weitere Maßnahmen, die sich positiv auf den Geburtsverlauf auswirken.

5.4.6 Betreuung direkt nach der Geburt

Direkt nach der Geburt ist es wichtig, auf eine eventuell auftretende Hypoglykämie beim Neugeborenen zu achten. Zur Prävention zählt das frühe Anlegen etwa 30 Minuten nach der Geburt. Damit der Energiehaushalt des Neugeborenen nicht zusätzlich belastet wird, sollte es ausreichend warmgehalten und eine Trennung vermieden werden. Zur Stressreduzierung trägt auch der Hautkontakt von Mutter und Kind bei. Auf keinen Fall sollte dem Neugeborenen prophylaktisch eine Glukoselösung, Wasser oder Tee gegeben werden [13].

Darüber hinaus sollte die betreuende Hebamme aufmerksam sein für mögliche Symptome einer beginnenden Hypoglykämie, die jedoch sehr unspezifisch sein können.

Hypoglykämische Symptome beim Neugeborenen:
- Tremor (nicht zu beruhigen)
- gesteigerter Such- und Saugreflex
- Lethargie
- Trinkschwäche
- Unruhe

- schrilles Schreien
- Apnoe
- Zyanose
- Hypothermie
- Hypotonie
- zerebrale Krampfanfälle

Auch Stunden nach der Geburt kann das Risiko für eine Unterzuckerung noch erhöht sein. Daher sollten Hebammen auch in der Nachsorge darauf achten, dass Kinder diabetischer Mütter häufig angelegt werden und am ersten Lebenstag nicht länger als sechs Stunden ohne Nahrung bleiben. Über die Prävalenz einer Hypoglykämie der Neugeborenen bei Frauen mit Gestationsdiabetes gibt es keine eindeutigen Zahlen. Aus der GestDiab-Erhebung [14], dem größten Register zu Diabetes und Schwangerschaft in Deutschland, ergeben sich für das Jahr 2016 von 4.681 dokumentierten Schwangerschaften mit Gestationsdiabetes insgesamt 92 Hypoglykämien bei Neugeborenen. Das entspricht einer Rate von 3,2 %. Allerdings mussten 34 Kinder mit einer intravenösen Glukoseinfusion in einer Kinderklinik therapiert werden. Vielleicht lassen sich einige der notfallmäßigen Verlegungen durch eine aufmerksame und zielgerichtete Betreuung vermeiden.

Stillen nach einem Kaiserschnitt ist komplizierter als nach einer spontanen vaginalen Geburt. Die Milchbildung kommt häufig schwieriger in Gang und Babys haben öfter Saugprobleme, auch der Milchspendereflex der Mutter ist in der Anfangszeit manchmal gestört. Durch frühes, häufiges und effektives Entleeren der Brust und Anlegen des Säuglings, eventuell mit präpartal gewonnenem Kolostrum, kann aber auch nach einem Kaiserschnitt erfolgreich gestillt werden. An babyfreundlichen Krankenhäusern wird unmittelbar nach einem Kaiserschnitt in PDA direkter Hautkontakt schon im OP-Raum ermöglicht (Sectio-Bonding), damit die Milchbildung besser in Gang kommt und der Saugreflex beim Neugeborenen gefördert wird. Besonders wichtig ist es, beim ersten Anlegen auf eine entspannte Stillposition zu achten, wobei sowohl das Stillen im Liegen als auch das Laid-Back-Nursing gut funktionieren.

5.4.7 Hebammennachsorge

In der postpartalen Phase erfordert das Leben mit dem Neugeborenen alle Aufmerksamkeit und eigene Bedürfnisse werden häufig zurückgestellt. Dies kann ein Grund sein, warum sich viele Frauen nach der Geburt und der Normalisierung des Glukosestoffwechsels nicht mehr mit dem Risiko einer zukünftigen Diabetesmanifestation beschäftigen. Vielfach werden die in der Schwangerschaft durchgeführten Gesundheitsempfehlungen hinsichtlich Ernährung und Bewegung nicht weiter fortgesetzt. In der Nachsorge sollten Hebammen Maßnahmen eines gesunden Lebensstils weiterhin fördern und vor allem auf den schützenden Effekt des Stillens auf das Diabetesrisiko hinweisen. Studien belegen, dass eine inverse Korrelation zwischen der Stilldauer und dem Diabetesrisiko besteht [8]. Die Ergebnisse der Kohortenstudie von Song et al aus 2017 mit insgesamt 2.626.905 Schwangeren zeigen, dass Frauen mit Gestationsdiabetes ein 7,76-fach erhöhtes Risiko für eine zukünftige Diabetesmanifestation haben, während bei Frauen mit zusätzlichen Einflussfaktoren, wie Alter, BMI oder Parität das Risiko 17,92-fach erhöht war [15]. Drei bis sechs Jahre nach der Schwangerschaft war vor allem bei Frauen unter 40 Jahren das Risiko einer Diabeteserkrankung hoch. Aufgrund der langen biographischen Dauer werden Frauen schon früh von mikro- und makrovaskulären Folgekomplikationen betroffen sein. Das Bewusstsein für diese Problematik scheint in der Risikogruppe jedoch eher gering ausgeprägt zu sein, ebenso wie die Überzeugung der eigenen Selbstwirksamkeit. Erfolgserlebnisse führen zu einer Stärkung des Vertrauens in die eigenen Fähigkeiten, insbesondere, wenn der Erfolg den eigenen Anstrengungen und Fähigkeiten zugeschrieben wird. Beispielsweise durch eine erfolgreiche Stillphase erfährt die Mutter Bestätigung, Anerkennung und Zuversicht. Auch die Teilnahme an geleiteten Stillgruppen kann motivierend sein, um sich auszutauschen und von den Lösungsstrategien anderer Mütter zu lernen.

In der Nachsorge können Hebammen weiterhin auf die Bedeutung eines gesunden Lebensstils für die ganze Familie achten. Meist wird auf Fertiggerichte und Fast-Food zurückgegriffen, da der Alltag mit dem Neugeborenen im Vordergrund steht. Hier könnte die Hebamme beim Hausbesuch mögliche Ressourcen fördern, wie den Ehepartner oder andere Familienmitglieder mit der Aufgabe des Kochens und Einkaufens zu beauftragen. Schon durch kleine Lebensstiländerungen lassen sich enorme Verbesserungen erreichen und eine zukünftige Erkrankung länger hinausschieben, im besten Fall vermeiden.

Zusätzlich ist es gut, Mutter und Kind in den ersten Tagen aufmerksam zu beobachten. Kinder diabetischer Mütter haben ein erhöhtes Hyperbilirubinämierisiko bedingt durch die in Schwangerschaft mit erhöhten Blutzuckerspiegeln entstandene Polyglobulie. Aufgrund des Gewichtsverlusts in den ersten Tagen nach der Geburt kann die Anzahl der Erythrozyten noch zunehmen und bei einer Unreife der Leber steigt das Bilirubin im Blut an.

Bei Müttern mit einem Diabetes mellitus Typ 1 sinkt der Insulinbedarf nach der Geburt rapide, sodass teilweise bis zu 25 % weniger Insulin als vor der Schwangerschaft gebraucht wird. Besonders während und nach dem Stillen ist die Gefahr einer mütterlichen Hypoglykämie besonders hoch. Deswegen sollte eine stillende Mutter immer ein süßes Getränk neben sich haben, um im Bedarfsfall rechtzeitig einer Hypoglykämie entgegenzuwirken. Gerade bei einer Schwangerschaft mit Diabetes ist der Betreuungsbedarf zu Beginn wahrscheinlich höher als bei anderen Frauen. Zur Entlastung kann daher eine verlängerte Hebammenhilfe angeboten werden.

5.4.8 Postpartale Depressionen erkennen

Ein weiterer, oft vernachlässigter Aspekt in der Wochenbettbetreuung ist, dass Frauen mit einem Gestationsdiabetes häufiger eine postpartale Depression entwickeln [16]. Idealerweise sollte ein Screening bei der Durchführung des postpartalen 75 g-oGTTs sechs bis zwölf Wochen nach der Geburt in der Schwerpunktpraxis oder Diabetesambulanz durchgeführt werden. Leider nehmen jedoch nur 40 % der Frauen an der empfohlenen Untersuchung teil [17]. Bei nur 13 % der Frauen wurde ein Depressionsscreening gleichzeitig zum 75 g-oGTT in den Praxen durchgeführt. In 11 % der Fälle lag jedoch schon ein auffälliges Ergebnis vor und bei 5 % war eine sofortige Intervention notwendig. Nachsorgehebammen sollten daher genauer auf Symptome einer sich entwickelnden postpartalen Depression achten. Als mögliches Screening-Tool eignet sich die Edinburgh-Postnatal-Depressions-Skala (EPDS) [18]. Unter http://www.postnatale-depression.ch/de/selbsttest.html können Frauen auch einen Selbsttest durchführen. Zusätzlich stehen die Fragebögen in unterschiedlichen Sprachen für Fachkräfte zum Download bereit. Hebammen, die im Verlauf von Schwangerschaft, Geburt und Wochenbett einen engen Kontakt zu den Frauen entwickelt haben und die häusliche Situation gut einschätzen können, fallen wahrscheinlich depressive Symptome schneller und deutlicher auf als anderen Kontaktpersonen.

Die Versorgungsqualität für Frauen mit Diabetes kann durch unterschiedlichste Ansätze verbessert werden. Gerade Hebammen können aufgrund ihrer fachlichen Kompetenzen und Erfahrungen die medizinische und diabetologische Betreuung optimal ergänzen und somit einen wichtigen Beitrag für die Gesundheit von Mutter und Kind leisten.

Literatur

[1]   Schäfer-Graf U. S3 Leitlinie Gestationsdiabetes mellitus (GDM), Diagnostik, Therapie und Nachsorge, 2. Aufl. DDG, DGGG-AGG 2018. Im Internet: http://www.awmf.org/leitlinien/detail/ll/057-008.html; Zugriff: 17.02.2019

[2]   Nauck M, Petermann A, Müller-Wieland D, Müller UA, et al. Definition, Klassifikation und Diagnostik des Diabetes mellitus. Diabetologie und Stoffwechsel. 2017;12(S02):S94-1009.

[3]   Gemeinsamer Bundesausschuss. 2012. Patienteninformation. Ich bin schwanger. Warum wird allen Frauen ein Test auf Gestationsdiabetes angeboten? Im Internet: https://www.g-ba.de/downloads/17-98-3215/2012-03-03_Merkblatt%20Schwangerschaftsdiabetes.pdf; Zugriff: 17.02.2019

[4]   Ensel A. Hebammen im Konfliktfeld der Pränatalen Diagnostik zwischen Abgrenzung und Mitleiden. Einführung, Hintergrund, Erfahrungen, Perspektiven (HGH Schriftenreihe). 1. Aufl. Stuttgart: Hebammengemeinschaftshilfe; 2002.

[5]   Assaf-Balut C, García de la Torre N, Durán A, Fuentes M4, Bordiú E, et al. A mediterranean diet with additional extra virgin oil and pistachios reduces the incidence of gestational diabetes mellitus (GDM): a randomized controlled trial: The St. Carlos GDM prevention study. PloS One. 2017;12(10):e0185873.

[6] Koletzko B, Cremer M, Flothkötter M, Graf C, Hauner H, et al. Ernährung und Lebensstil vor und während der Schwangerschaft – Handlungsempfehlungen des bundesweiten Netzwerks Gesund ins Leben. Geburtsh Frauenheilk. 2018;78:1-21.

[7] Berghella V, Saccone G. Exercise in pregnancy! Am J Obstet Gynecol. 2017;216(4):335-7.

[8] Pavlicek V. Typ 2 Diabetes Entwicklung nach Gestationsdiabetes. Präventiver Effekt des Stillens. Der Diabetologe. 2016;12:46-8.

[9] Hummel S, Ziegler AG. Typ 2 Diabetes. Schützt Stillen? Deutsche Hebammenzeitschrift. 2013;11:4850.

[10] Taylor JS, Kacmar JE, Nothnagle M, Lawrence RA. A systematic review of literature associating breastfeeding with type 2 diabetes and gestational diabetes. J Am Coll Nutr. 2005;24:320-6.

[11] Lemay DG, Ballard OA, Hughes MA, Morrow AL, Horseman ND, et al. RNA sequencing of the human milk fat layer transcriptome reveals distinct gene expression profiles at three stages of lactation. PLoS One. 2013;8(7):e67531.

[12] Hemmelmayr A. Zufüttern an der Brust – ein zu großer Aufwand? Laktation & Stillen. 2019;1:36-7

[13] Bührer C, Segerer H, Kapellen T, Mattern E, Ramsauer B, et al. Betreuung von Neugeborenen diabetischer Mütter. AWMF-Leitlinien-Register Nr. 024/006. Im Internet: https://www.awmf. org/uploads/tx_szleitlinien/024-006l_S2k_Betreuung_von_Neugeborenen_diabetischer_ Muetter_2017-10.pdf; Zugriff: 01.07.2017

[14] Wissenschaftliches Institut der niedergelassenen Diabetologen. Register zu Diabetes und Schwangerschaft in Deutschland: GestDiab. Im Internet: https://www.windiab.de/gestdiab/; Zugriff: 17.02.2019

[15] Song C Lyu Y, Li C, Liu P, Li J, Ma RC, et al. Long-term risk of diabetes in women at varying durations after gestational diabetes. A systematic review and meta-analysis with more than 2 million women. Obesity Reviews. 2017;19(3):421-429.

[16] Kleinwechter H, Schäfer-Graf U, Bührer C, Hoesli I, Kainer F, et al. Gestationsdiabetes mellitus (GDM) –Diagnostik, Therapie und Nachsorge. Praxisleitlinie der Deutschen Diabetes Gesell- schaft (DDG) und der Deutschen Gesellschaft für Gynäkologie und Geburtshilfe (DGGG.)Dia- betologie. 2016;11(2):S182-S194.

[17] Adamczewski H, Weber D, Faber-Heinemann G, Kaltheuner M. Einfluss der Gestationsdiabetes- Leitlinie der DDG auf die Versorgungsqualität: Analysen des Register GestDiab. Diabetologie und Stoffwechsel 2016;11(05):341-9.

[18] beyondblue – Australian National Postnatal Depression Program. Die Edinburgh Postnatale De- pression Skala (EPDS). Richtlinie für Professionelle im Gesundheitswesen. Im Internet: http:// www.mutter-kind-behandlung.de/downloads/fragebogen_EPDS.pdf; Zugriff: 17.02.2019

6 Postpartale Therapie und Langzeitprognose

6.1 Wochenbett und Nachsorge

Jens H. Stupin

6.1.1 Postpartale Betreuung, Nachsorge und Prävention nach Gestationsdiabetes

Postpartale Betreuung

Schwangere mit einem diätetisch gut eingestellten GDM müssen in der Regel kein postpartales Tagesprofil durchführen.

Beim insulinpflichtigen GDM wird die Therapie bereits mit Wehenbeginn abgesetzt. *Post partum* sind im Allgemeinen keine Insulingaben notwendig. Am 2. postpartalen Tag sollte durch ein 4-Punkte-Blutzuckertages-Profil unter normaler Vollkost ein persistierender Diabetes ausgeschlossen werden. Die Blutglukosemessungen müssen bei Nüchternglukose > 100 mg/dl (5,6 mmol/l) und / oder postprandialer Blutglukose > 160 mg/dl (8,9 mmol/l) weiter fortgeführt werden. Bei Blutglukosewerten > 200 mg/dl (> 11,1 mmol/l) sind eine Insulintherapie und die Vorstellung in einer diabetologischen Schwerpunktpraxis indiziert.

Über das Risiko für die Entstehung eines Diabetes mellitus Typ 2 (T2DM) und eine mögliche Diabetesprävention mittels lebensstiländernder Maßnahmen sowie über die Vorteile des Stillens sollten alle Patientinnen rechtzeitig, idealerweise noch in der Schwangerschaft, durch die betreuende Klinik aufgeklärt werden. Vor allem sollten sie auch bei postpartal normalen Blutglukosewerten eindringlich auf die Wahrnehmung eines 75 g-oralen Glukosetoleranztests (oGTT) 6–12 Wochen nach der Geburt, unabhängig vom Stillen, hingewiesen werden [1].

Für venöses Plasma gelten die diagnostischen Werte des 75 g-oGTT für die Diagnose „Diabetes mellitus" außerhalb der Schwangerschaft nach WHO [2]:

Normal:
- Nüchtern-Plasmaglukose < 100 mg/dl (5,6 mmol/l) und / oder
- 2 h-Plasmaglukose < 140 mg/dl (7,8 mmol/l)

Diabetes mellitus:
- Nüchtern-Plasmaglukose ≥ 126 mg/dl (7,0 mmol/l) und / oder
- 2 h-Plasmaglukose ≥ 200 mg/dl (11,1 mmol/l)

IFG („impaired fasting glucose tolerance", abnorme Nüchternblutglukose):
- Nüchtern-Plasmaglukose 100–125 mg/dl (5,6–6,9 mmol/l)

https://doi.org/10.1515/9783110569186-006

IGT („impaired glucose tolerance", gestörte Glukosetoleranz)
- 2 h-Plasmaglukose 140–199 mg/dl (7,8–11,0 mmol/l), bei Nüchtern-Plasmaglukose < 126 mg/dl (7,0 mmol/l).

Nicht zur Diagnostik empfohlen wird die unmittelbar postpartale Bestimmung des HbA1c, da der Wert aufgrund einer eventuellen peripartalen Anämie oder höherem Anteil jüngerer Erythrozyten durch Eisensubstitution in der Schwangerschaft falsch zu niedrig gemessen wird [1].

Unbefriedigend ist, dass nur etwa 20–55 % der Wöchnerinnen den postpartalen oGTT wahrnehmen [3–8]. Eine populationsbasierte kanadische Studie an 8.703 Schwangerschaften mit GDM fand, dass nach einem Jahr *post partum* 55 % der Frauen einen Test auf Glukoseintoleranz durchlaufen hatte. Davon hatten 59,7 % einen 75 g-oGTT, 17,4 % eine HbA1c-Bestimmung und 22,9 % eine Nüchtern- oder Gelegenheitsglukose erhalten [3]. Frauen, die nicht zum Test erschienen, waren jünger, rauchten häufiger, lebten in eher ländlichen Gegenden und kamen aus unteren Einkommensschichten [3,4]. In einer Auswertung des deutschen GestDiab-Registers lag die postpartale Testquote mittels 75 g-oGTT bei 32 % [9].

Als Hinderungsgrund für die Nichtteilnahme am oGTT gaben Frauen in einer 6 Monate postpartal durchgeführten Befragung die veränderten Lebensumstände nach Geburt, v. a. Zeitmangel, Müdigkeit und fehlende Betreuungsmöglichkeiten des Kindes an [10]. In einer weiteren Studie adressierten Frauen auch die Sorge um die Fastensituation während des Stillens [5]. Auf ärztlicher Seite wurden Defizite in der Kommunikation zwischen den behandelnden Gynäkologen und Diabetologen beschrieben [5,11]. Inzwischen gibt es erfolgversprechende Ansätze, die Teilnahme z. B. mit geeigneten Recalls per SMS oder E-Mail zu steigern [12].

Wurde der postpartale oGTT verpasst, sollte er zeitnah nachgeholt werden, um eine Verzögerung der möglichen Diagnose „Diabetes mellitus" und des rechtzeitigen Therapiebeginns zu vermeiden.

Da Frauen nach GDM ein erhöhtes Risiko für eine Wochenbettdepression aufweisen, sollten Hebammen und niedergelassene Fachärzte sensibel auf entsprechende Symptome achten [13]. Zum Zeitpunkt des postpartalen oGTT sollte der Edinburgh Postnatal Depression Scale (EPDS) als Screening für eine postpartale Depression bei allen Patientinnen eingesetzt werden [1,14]. Ein EPDS-Summenscore von ≥ 10 weist auf eine depressive Verstimmung hin, die fachspezifisch weiter abgeklärt und therapiert werden muss (siehe Kap. 6.7).

Nachsorge

In jeder folgenden Schwangerschaft sollte die Beurteilung der Glukosestoffwechsellage bereits im 1. Trimenon erfolgen. Bei geplanten Schwangerschaften kann bereits präkonzeptionell eine Diabetesdiagnostik mittels HbA1c und Nüchternblutglukose durchgeführt werden [1].

Entsprechend der Nationalen Versorgungsleitlinie „Therapie des Diabetes mellitus Typ 2" wird eine Diabetesdiagnostik alle 2–3 Jahre bei normalem Ergebnis des postpartalen oGTT, eine jährliche Diagnostik bei gestörter Glukosetoleranz (IFG/IGT) angeraten [15]. Im Gegensatz zum jährlichen oGTT haben sich die Messung der Nüchternblutglukose und des HbA1c als stärker praktikabel erwiesen. Bei einem HbA1c ≥ 5,7 % sollte ein oGTT durchgeführt werden [16].

Die weitere Nachsorge muss kontinuierlich fortgesetzt werden und sollte die Messung des Blutdrucks und Früherkennung kardiovaskulärer Erkrankungen einschließen, da nach GDM langfristig auch ein erhöhtes kardiovaskuläres Risiko besteht [17]. So wurde innerhalb eines Zeitraums von 25 Jahren nach GDM ein erhöhtes Erkrankungsrisiko für eine ischämische Herzerkrankung (Hazard Ratio 1,23) oder einen Myokardinfarkt (Hazard Ratio 2,14) beobachtet [18]. Eine Metaanalyse von 9 Studien zeigte ein 2,3-fach erhöhtes Risiko für kardiovaskuläre Ereignisse innerhalb von 10 Jahren nach GDM [19].

Bei Frauen mit einem BMI < 30 kg/m², die eine Insulintherapie des GDM benötigten, besteht der V. a. Entwicklung eines T1DM. Sie sollten deshalb ein Screening auf Autoantikörper (z. B. GAD, IA-2A, ZnT8A) erhalten [20].

Prävention

Frauen mit präkonzeptioneller Adipositas, positiver Familienanamnese für T2DM, Insulinbedarf in der Schwangerschaft, höherem Alter, Asiatinnen, Afrikanerinnen, einer GDM-Diagnose vor 24 Schwangerschaftswochen (SSW), einem 1 h-Wert im 75 g-oGTT ≥ 200 mg/dl (11,1 mmol/l) und einem HbA1c ≥ 5,7 % bei Diagnose haben ein erhöhtes Risiko der Konversion des GDM in einen manifesten T2DM. Das Diabetesrisiko dieser Frauen ist 7- bis 8-fach gegenüber stoffwechselgesunden Frauen erhöht. In Abhängigkeit von der entsprechenden Risikokonstellation entwickeln 35–60 % der Frauen innerhalb von 10 Jahren nach GDM einen T2DM [21,22]. Bereits bei 13–40 % bildet sich die Glukosetoleranzstörung in den ersten Wochen *post partum* nicht zurück [23,24].

Ziel aller präventiven Maßnahmen muss es sein, in diesem Hochrisikokollektiv junger Frauen die Konversion des GDM in einen T2DM zu verhindern bzw. so lange wie möglich hinauszuzögern. Insbesondere Frauen mit Risikofaktoren für Diabetes oder gestörter postpartaler Glukosetoleranz (IFG, IGT) sollten rechtzeitig zu folgenden Interventionen im Sinne einer Lebensstilmodifikation beraten und angeleitet werden [1]:

– bedarfsgerechte Ernährung bzw. fettarme, ballaststoffreiche Kost
– Gewichtsreduktion
– regelmäßige körperliche Aktivität
– bei Raucherinnen: Rauchentwöhnung

Eine Metaanalyse von 8 randomisierten Studien, die *post partum* eine Lebensstil-Intervention mittels Ernährungsumstellung und / oder Bewegung durchführten, zeigte eine Reduktion des Risikos, einen T2DM zu entwickeln um 25 % (RR = 0,75; 95-%-KI: 0,55–1,03), was knapp die Signifikanz verfehlte [25]. Wenn die Intervention bereits innerhalb von 6 Monaten *post partum* begann, trat eine Reduktion um knapp 40 % auf (RR = 0,61; 95-%-KI: 0,40–0,94).

Aroda et al. fanden in einer Langzeitanalyse der Diabetes Prevention Program Outcomes Study (DPP/DPPOS) nach 10 Jahren, dass Frauen nach GDM im Gegensatz zu stoffwechselgesunden Frauen hinsichtlich der Vermeidung einer Progression zu einem T2DM sowohl von einer Lebensstilintervention mittels Gewichtsreduktion und ≥ 150 Minuten moderat-intensiver Bewegung pro Woche (Risikoreduktion 35 %) als auch von einer medikamentösen Therapie mit 2 × 850 mg Metformin täglich (Risikoreduktion 40 %) profitierten [26]. Allerdings ist eine Metformin-Therapie für den Prä-Diabetes nicht zugelassen und kann nur als Off-Label-Use erfolgen (ausführlich siehe Kap. 6.6)

Da Frauen mit GDM infolge des häufig bestehenden Übergewichts, Insulintherapie, niedrigerem Bildungsniveau oder später einsetzender Laktogenese durchschnittlich seltener und kürzer stillen [27–31], sollten sie bereits in der Schwangerschaft von den Vorteilen eines mindestens 4- bis 6-monatigen exklusiven Stillens, das auch nach Einführung der Beikost fortgesetzt werden sollte, überzeugt werden [29]. Stillen hat vielfältige positive Wirkungen auf die Gesundheit von Mutter und Kind. Es kann einerseits kurzfristig die maternale Glukosehomöostase, die Insulinsensitivität und Fettstoffwechselparameter verbessern und trägt zur postpartalen Gewichtsabnahme bei [32], andererseits langfristig zur Reduktion des T2DM-Risikos bei den Müttern [33,34]. Vor allem längerdauerndes Stillen bei Frauen nach GDM kann zur Senkung des Übergewichts-/Adipositasrisikos im späteren Leben der Nachkommen beitragen [35–38] (ausführlich siehe Kap. 6.4)

Nach einer Schwangerschaft mit GDM ist folgende Diabetesdiagnostik notwendig:
- 75 g-oGTT 6–12 Wochen *post partum*
- bei normalem Ergebnis: Wiederholung alle 2–3 Jahre, bei IFG/IGT: Wiederholung jährlich mittels Nüchtern-Plasmaglukose + HbA1c
- bei Planung einer weiteren Schwangerschaft: Nüchtern-Plasmaglukose + HbA1c
- in jeder weiteren Schwangerschaft: Frühdiagnostik im 1. Trimenon mittels Nüchtern-Plasmaglukose oder HbA1c

Parallel dazu: Beratung und Anleitung zu Interventionsmaßnahmen (Lebensstilmodifikation) durch bedarfsgerechte Ernährung, Gewichtsreduktion, regelmäßige körperliche Aktivität, ggf. Rauchentwöhnung.

6.1.2 Postpartale Betreuung und Prävention bei Diabetes mellitus Typ 1 und Typ 2

Postpartale Betreuung

Nach der Geburt der Plazenta verbessert sich die Insulinsensitivität deutlich. In den ersten 24 Stunden nach Geburt ist daher der Insulinbedarf vermindert. Es besteht ein hohes Hypoglykämierisiko, auch im Zusammenhang mit dem Stillen und unregelmäßiger Nahrungsaufnahme und Schlaf, dessen Prävention großer Aufmerksamkeit bedarf [39]. Deshalb sollte die Gabe von langwirksamem (Basal-)Insulin vorsichtig erfolgen. Bei guter präkonzeptioneller Einstellung kann als Richtwert die Insulindosierung vor der Schwangerschaft minus 20 %, sonst minus 50 % angenommen werden [40,41]. Dies gilt auch für die Einstellung und Anpassung der Basalrate bei Trägerinnen einer Insulinpumpe / CSII (continuous subcutaneous insulin infusion = kontinuierliche subkutane Insulin-Infusion). Nach Milcheinschuss sinkt der Insulinbedarf nochmals, sodass bei stillenden Müttern bis zu 25 % weniger Insulin als vor der Schwangerschaft benötigt wird.

In einer retrospektiven Kohortenstudie an 44 Frauen mit einem gut eingestellten T1DM (medianer HbA1c = 6,4 %), von denen 73 % eine Insulinpumpe / CSII trugen, wurde die Veränderung in der täglichen präkonzeptionellen mit der postpartalen Gesamtinsulinmenge verglichen [42]. Der postpartale Insulinbedarf lag um 34 % unter dem Bedarf vor der Schwangerschaft. Bei der postpartalen Insulindosis gab es keinen Unterschied zwischen stillenden und nicht stillenden Müttern sowie zwischen CSII und subkutanen Insulininjektionen. Demgegenüber war in einer Studie an 18 Frauen mit T1DM der Basalinsulinbedarf derjenigen, die stillten, signifikant geringer als derjenigen, die nicht stillten [39].

Um rechtzeitig auf Hypoglykämien reagieren zu können, wird eine engmaschige Blutglukosekontrolle alle 4–6 Stunden empfohlen. Innerhalb von 1–2 Wochen nach Entbindung erreicht die Insulinsensitivität wieder das präkonzeptionelle Niveau.

Ein entsprechendes Standardvorgehen für Blutglukosekontrollen und Insulindosisanpassungen sollte in jeder Entbindungsklinik vorhanden sein, wie auch die Option, einen Diabetologen konsiliarisch zur Beratung der Frau hinzuziehen zu können.

Frauen mit einem T2DM, die präkonzeptionell mit oralen Antidiabetika (Glibenclamid, Metformin) therapiert wurden, sollten, sofern sie Insulin in der Schwangerschaft erhielten und diese Therapie weiterhin notwendig ist, dieses während der Stillzeit fortsetzen. Während Glibenclamid nicht in der Muttermilch nachgewiesen werden konnte [43], wird Metformin in geringen Mengen (relative Dosis 0,1–0,7 %) in die Muttermilch sezerniert [44]. Obwohl keine Hypoglykämien der Kinder beobachtet wurden, ist bei der derzeitigen Datenlage und der Tatsache, dass Metformin in Schwangerschaft und Stillzeit in Deutschland nicht zugelassen ist, eine Weiterführung der Insulintherapie anzuraten.

Prävention

Zur Häufigkeit des Stillens von Müttern mit T1DM und T2DM gibt es divergente Studienergebnisse. Während einerseits beobachtet wurde, dass Mütter mit T1DM deutlich seltener und kürzer stillten [45], konnte andererseits kein Unterschied in der Stilldauer zu gesunden Frauen gefunden werden, wenn diese bereits in der Schwangerschaft auf die Vorteile des Stillens hingewiesen wurden und entsprechende Unterstützung erhielten [46]. In einem Vergleich der Stilldauer von Müttern mit T1DM und T2DM zeigte sich, dass 4 Monate *post partum* signifikant weniger Frauen mit T2DM stillten (34 vs. 61 %, p < 0,01) [47].

Insofern sollte auch Frauen mit präkonzeptionellem Diabetes rechtzeitig ein mindestens 4- bis 6-monatiges exklusives Stillen empfohlen werden. Auch hier sollte nach Einführung der Beikost weiterhin gestillt werden. Dadurch können nicht nur die Stoffwechselsituation und Gewichtsabnahme der Mutter nach der Schwangerschaft positiv beeinflusst, sondern bei den Kindern das Risiko für späteres Übergewicht / Adipositas und diabetische Stoffwechsellage reduziert [48,49] und bei Kindern von Frauen mit T1DM deren eigenes Erkrankungsrisiko für diese Stoffwechselstörung gesenkt werden [50,51] (ausführlich siehe Kap. 6.4).

Frauen mit T1DM und T2DM sind *post partum* durch Hypoglykämien gefährdet, insbesondere, wenn sie stillen. Engmaschige Blutglukosekontrollen und Anpassung der Insulindosen (ca. 20–50 % unter dem Bedarf vor der Schwangerschaft) ist daher dringend notwendig.

Literatur

[1] Deutsche Diabetes Gesellschaft (DDG), Deutsche Gesellschaft für Gynäkologie und Geburtshilfe (DGGG). S3-Leitlinie Gestationsdiabetes mellitus (GDM), Diagnostik, Therapie und Nachsorge. 2. Aufl. AWMF-Registernummer 057–008; 2018. Im Internet: https://www.awmf.org/uploads/tx_szleitlinien/057-008l_S3_Gestationsdiabetes-mellitus-GDM-Diagnostik-Therapie-Nachsorge_2018-03.pdf; Zugriff: 01.05.2019

[2] Petersmann A, Nauck M, Müller-Wieland D, Kerner W, Müller UA, et al. Definition, classification and diagnosis of diabetes mellitus. Exp Clin Endocrinol Diabetes. 2018;126:406-10.

[3] Butalia S, Donovan L, Savu A, Johnson J, Edwards A, et al. Postpartum diabetes testing rates after gestational diabetes mellitus in canadian women: a population-based study. Can J Diabetes. 2017;41:613-20.

[4] Herrick CJ, Keller MR, Trolard AM, Cooper BP, Olsen MA, et al. Postpartum diabetes screening among low income women with gestational diabetes in Missouri 2010-2015. BMC Public Health. 2019;19:148.

[5] Bernstein JA, Quinn E, Ameli O, Craig M, Heeren T, et al. Follow-up after gestational diabetes: a fixable gap in women's preventive healthcare. BMJ Open Diabetes Res Care. 2017;5:e000445.

[6] Olesen CR, Nielsen JH, Mortensen RN, Bøggild H, Torp-Pedersen C, et al. Associations between follow-up screening after gestational diabetes and early detection of diabetes--a register based study. BMC Public Health. 2014;14:841.

[7] Zera CA, Bates DW, Stuebe AM, Ecker JL, Seely EW. Diabetes Screening Reminder for Women With Prior Gestational Diabetes: A Randomized Controlled Trial. Obstet Gynecol. 2015;126:109-14.

[8] Blatt AJ, Nakamoto JM, Kaufman HW. Gaps in diabetes screening during pregnancy and postpartum. Obstet Gynecol. 2011;117:61-8.

[9] Adamczewski H, Weber D, Heinemann L, Kaltheuner M. Betreuung von schwangeren Frauen in diabetologischen Schwerpunktpraxen. Diabetes, Stoffwechsel und Herz. 2010;19:99-109.

[10] Van Ryswyk EM, Middleton PF, Hague WM, Crowther CA. Women's views on postpartum testing for type 2 diabetes after gestational diabetes: six month follow-up to the DIAMIND randomised controlled trial. Prim Care Diabetes. 2016;10:91-102.

[11] Stuebe A, Ecker J, Bates DW, Zera C, Bentley-Lewis R, et al. Barriers to follow-up for women with a history of gestational diabetes. Am J Perinatol. 2010;27:705-10.

[12] Balaji B, Ranjit Mohan A, Rajendra P, Mohan D, Ram U, et al. Gestational diabetes mellitus postpartum follow-up testing: challenges and solutions. Can J Diabetes 2019;pii: S1499-2671(18)30806-2.

[13] Kozhimannil KB, Pereira MA, Harlow BL. Association between diabetes and perinatal depression among low-income mothers. JAMA. 2009;301:842-7.

[14] Bergant AM, Nguyen T, Heim K, Ulmer H, Dapunt O. German language version and validation of the Edinburgh postnatal depression scale. Dtsch Med Wochenschr. 1998;123:35-40.

[15] Bundesärztekammer (BÄK), Kassenärztliche Bundesvereinigung (KBV), Arbeitsgemeinschaft der Wissenschaftlichen Medizinischen Fachgesellschaften (AWMF). Nationale Versorgungs-Leitlinie Therapie des Typ-2-Diabetes – Langfassung. 1. Aufl. Version 3. 2013; zuletzt geändert: April 2014. Im Internet: http://www.deutsche-diabetes-gesellschaft.de/fileadmin/Redakteur/Leitlinien/Evidenzbasierte_Leitlinien/NVL_Typ-2_Therapie-lang_Apr_2014.pdf; Zugriff: 01.05.2019

[16] Su X, Zhang Z, Qu X, Tian Y, Zhang G. Hemoglobin A1c for diagnosis of postpartum abnormal glucose tolerance among women with gestational diabetes mellitus: diagnostic meta-analysis. PLoS One. 2014;9:e102144.

[17] Retnakaran R. Hyperglycemia in pregnancy and its implications for a woman's future risk of cardiovascular disease. Diabetes Res Clin Pract. 2018;145:193-9.

[18] McKenzie-Sampson S, Paradis G, Healy-Profitós J, St-Pierre F, Auger N. Gestational diabetes and risk of cardiovascular disease up to 25 years after pregnancy: a retrospective cohort study. Acta Diabetol. 2018;55:315-22.

[19] Kramer CK, Campbell S, Retnakaran R. Gestational diabetes and the risk of cardiovascular disease in women: a systematic review and meta-analysis. Diabetologia. 2019;62:905-14.

[20] de Leiva A, Mauricio D, Corcoy R. Diabetes-related autoantibodies and gestational diabetes. Diabetes Care. 2007;30(2):S127-33.

[21] Bellamy L, Casas JP, Hingorani AD, Williams D. Type 2 diabetes mellitus after gestational diabetes: a systematic review and meta-analysis. Lancet. 2009;373:1773-9.

[22] Eades CE, Styles M, Leese GP, Cheyne H, Evans JM. Progression from gestational diabetes to type 2 diabetes in one region of Scotland: an observational follow-up study. BMC Pregnancy Childbirth. 2015;15:11.

[23] Bartáková V, Malúšková D, Mužík J, Bělobrádková J, Kaňková K. Possibility to predict early postpartum glucose abnormality following gestational diabetes mellitus based on the results of routine mid-gestational screening. Biochem Med (Zagreb). 2015;25:460-8.

[24] Schaefer-Graf UM, Klavehn S, Hartmann R, Kleinwechter H, Demandt N, et al. How do we reduce the number of cases of missed postpartum diabetes in women with recent gestational diabetes mellitus? Diabetes Care. 2009;32:1960-4.

[25] Goveia P, Cañon-Montañez W, Santos DP, Lopes GW, Ma RCW, et al. Lifestyle intervention for the prevention of diabetes in women with previous gestational diabetes mellitus: a systematic review and meta-analysis. Front Endocrinol (Lausanne). 2018;9:583.

[26] Aroda VR, Christophi CA, Edelstein SL, Zhang P, Herman WH, et al. The effect of lifestyle intervention and metformin on preventing or delaying diabetes among women with and without

gestational diabetes: the diabetes prevention program outcomes study 10-year follow-up. J Clin Endocrinol Metab. 2015;100:1646-53.

[27] Nguyen PTH, Binns CW, Nguyen CL, Ha AVV, Chu TK, et al. Gestational diabetes mellitus reduces breastfeeding duration: a prospective cohort study. Breastfeed Med. 2019;14:39-45.

[28] Morrison MK, Collins CE, Lowe JM, Giglia RC. Factors associated with early cessation of breast-feeding in women with gestational diabetes mellitus. Women Birth. 2015;28:143-7.

[29] Finkelstein SA, Keely E, Feig DS, Tu X, Yasseen AS 3 rd, et al. Breastfeeding in women with diabetes: lower rates despite greater rewards. A population-based study. Diabet Med. 2013;30:1094-101.

[30] Cordero L, Gabbe SG, Landon MB, Nankervis CA. Breastfeeding initiation in women with gesta-tional diabetes mellitus. J Neonatal Perinatal Med. 2013;6:303-10.

[31] Hummel S, Hummel M, Knopff A, Bonifacio E, Ziegler AG. Breastfeeding in women with gesta-tional diabetes. Dtsch Med Wochenschr. 2008;133:180-4.

[32] Gunderson EP, Hurston SR, Ning X, Lo JC, Crites Y, et al. Study of women, infant feeding and type 2 diabetes after GDM pregnancy investigators. Lactation and progression to type 2 dia-betes mellitus after gestational diabetes mellitus: a prospective cohort study. Ann Intern Med. 2015;163:889-98.

[33] Gunderson EP, Lewis CE, Lin Y, Sorel M, Gross M, et al. Lactation duration and progression to diabetes in women across the childbearing years: the 30-year CARDIA Study. JAMA Intern Med. 2018;178:328-37.

[34] Ziegler AG, Wallner M, Kaiser I, Rossbauer M, Harsunen MH, et al. Long-term protective effect of lactation on the development of type 2 diabetes in women with recent gestational diabetes mellitus. Diabetes. 2012;61:3167-71.

[35] Bider-Canfield Z, Martinez MP, Wang X, Yu W, Bautista MP, et al. Maternal obesity, gestational diabetes, breastfeeding and childhood overweight at age 2 years. Pediatr Obes. 2017;12:171-8.

[36] Shearrer GE, Whaley SE, Miller SJ, House BT, Held T, et al. Association of gestational diabetes and breastfeeding on obesity prevalence in predominately Hispanic low-income youth. Pediatr Obes. 2015;10:165-71.

[37] Schaefer-Graf UM, Hartmann R, Pawliczak J, Passow D, Abou-Dakn M, et al. Association of breast-feeding and early childhood overweight in children from mothers with gestational dia-betes mellitus. Diabetes Care. 2006;29:1105-7.

[38] Mayer-Davis EJ, Rifas-Shiman SL, Zhou L, Hu FB, Colditz GA, et al. Breast-feeding and risk for childhood obesity: does maternal diabetes or obesity status matter? Diabetes Care. 2006;29:2231-7.

[39] Riviello C, Mello G, Jovanovic LG. Breastfeeding and the basal insulin requirement in type 1 dia-betic women. Endocr Pract. 2009;15:187-93.

[40] Kleinwechter H, Bührer C, Hunger-Battefeld W, Kainer F, Kautzky Willer A, et al. Diabetes und Schwangerschaft. S3-Leitlinie, AWMF-Registernummer 057–023; Stand 12/2014.

[41] Feldman AZ, Brown FM. Management of type 1 diabetes in pregnancy. Curr Diab Rep. 2016;16:76.

[42] Roeder HA, Moore TR, Ramos GA. Changes in postpartum insulin requirements for patients with well-controlled type 1 diabetes. Am J Perinatol. 2016;33:683-7.

[43] Feig DS, Briggs GG, Kraemer JM, Ambrose PJ, Moskovitz DN, et al. Transfer of glyburide and glipizide into breast milk. Diabetes Care. 2005;28:1851-5.

[44] Briggs GG, Ambrose PJ, Nageotte MP, Padilla G, Wan S. Excretion of metformin into breast milk and the effect on nursing infants. Obstet Gynecol. 2005;105:1437-41.

[45] Schoen S, Sichert-Hellert W, Hummel S, Ziegler AG, Kersting M. Breastfeeding duration in families with type 1 diabetes compared to non-affected families: results from BABYDIAB and DONALD studies in Germany. Breastfeed Med. 2008;3:171-5.

[46] Stage E, Nørgård H, Damm P, Mathiesen E. Long-term breast-feeding in women with type 1 diabetes. Diabetes Care. 2006;29:771-4.

[47] Herskin CW, Stage E, Barfred C, Emmersen P, Ladefoged Nichum V, et al. Low prevalence of long-term breastfeeding among women with type 2 diabetes. J Matern Fetal Neonatal Med. 2016;29:2513-8.

[48] Pettitt DJ, Knowler WC. Long-term effects of the intrauterine environment, birth weight, and breast-feeding in Pima Indians. Diabetes Care. 1998;21(2):B138-41.

[49] Kerssen A, Evers IM, de Valk HW, Visser GH. Effect of breast milk of diabetic mothers on body-weight of the offspring in the first year of life. Eur J Clin Nutr. 2004;58:1429-31.

[50] Visalli N, Sebastiani L, Adorisio E, Conte A, De Cicco AL, et al. Environmental risk factors for type 1 diabetes in Rome and province. Arch Dis Child. 2003;88:695-8.

[51] Sadauskaite-Kuehne V, Ludvigsson J, Padaiga Z, Jasinskiene E, Samuelsson U. Longer breast-feeding is an independent protective factor against development of type 1 diabetes mellitus in childhood. Diabetes Metab Res Rev. 2004;20:150-7.

6.2 Betreuung von Kindern diabetischer Mütter

Dieter Hüseman

Wie bei jeder Risikoschwangerschaft ist die präpartale Kommunikation zwischen Geburtsmedizinern und Kinderärzten / Neonatologen erforderlich, um essenzielle spezifische Informationen bereitzustellen. Nach Absprache erfolgt ein kinderärztliches Beratungsgespräch mit den werdenden Eltern.

Im Pränatalkonsil abzufragende Angaben sind:
- Diabetestyp
- Therapiemodalitäten (diätetisch, Insulin inkl. Applikationsart, Dosierung, Präparate)
- Qualität der Stoffwechseleinstellung
- Komorbiditäten der Schwangeren
- vorausgegangene Schwangerschaften inkl. Geburtsgewicht (GG), Gestationsalter (GA), Komplikationen
- BMI vor der Schwangerschaft, Gewichtszuwachs während der Schwangerschaft
- Organ-Feindiagnostik erfolgt? Befund?
- aktuelles Schätzgewicht / Proportionen

6.2.1 Diabetische Embryopathie und präkonzeptionelle Faktoren

Bei Schwangeren mit Typ-1- und Typ-2-Diabetes steigt das Risiko für angeborene Organfehlbildungen in Abhängigkeit von der Qualität der präkonzeptionellen Stoffwechseleinstellung, gemessen z. B. mittels HbA1c vor oder zu Beginn der Schwangerschaft, im Mittel um den Faktor 3–4 gegenüber dem allgemeinen Fehlbildungsrisiko. Noch höher ist das relative Risiko für Frühaborte. Eine messbare Risikoerhöhung

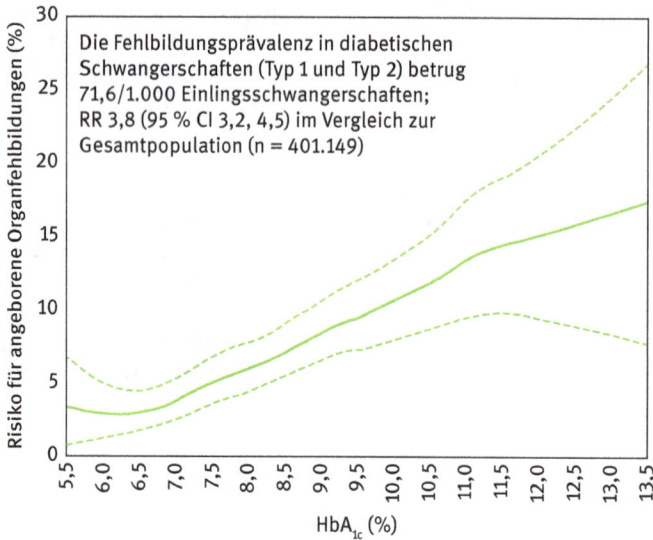

Die Fehlbildungsprävalenz in diabetischen Schwangerschaften (Typ 1 und Typ 2) betrug 71,6/1.000 Einlingsschwangerschaften; RR 3,8 (95 % CI 3,2, 4,5) im Vergleich zur Gesamtpopulation (n = 401.149)

Abb. 6.1: Perikonzeptioneller HbA1c und Risiko für angeborene nicht-chromosomale Fehlbildungen (gestrichelte Linie 95 % Konfidenzintervall) bei 1677 Einlingsschwangerschaften bei präexistentem Typ-1- und Typ-2-Diabetes, basierend auf populationsbezogenen Registerdaten aus Nordengland. Nach [1].

findet sich bei HbA1c-Werten > 6,3 %; je HbA1c-Erhöhung um 1 % resultiert eine Risikovermehrung um jeweils 30 % (Abb. 6.1) [1]. Dementsprechend gilt das erhöhte Fehlbildungsrisiko nicht für eine erst nach Abschluss der Organogenese entstandene Störung des Glukosemetabolismus. Der für diabetisch bedingte teratogene Effekte empfindlichste Zeitraum sind die ersten vier postkonzeptionellen Wochen bis zum Abschluss der Blastogenese. Die beobachteten Fehlbildungen sind nach Schweregrad und Organbeteiligung äußerst variabel und unspezifisch. Als für die diabetische Schwangerschaft weitgehend spezifisch gilt die kaudale Regressionssequenz, eine vermutlich mesodermale Fehlanlage mit Fehlbildungen der lumbosakralen Wirbelsäule, häufig in Kombination mit urogenitalen und anorektalen Malformationen. Für diabetische Schwangerschaften beträgt das relative Risiko 1:200. Die Extremvariante der kaudalen Regressionssequenz ist die Sirenomelie. Die hierfür angegebene Prävalenzschätzung von 1:100.000 Geburten ist vor der verbreiteten Einführung der differenzierten Pränataldiagnostik entstanden [2].

6.2.2 Diabetische Fetopathie

Fetale Makrosomie

Die bekannteste und auch in der Laien-Öffentlichkeit am häufigsten thematisierte Ausprägung der diabetischen Fetopathie ist die fetale Makrosomie. In der Presse finden sich Sensationsmeldungen über die Geburt von „Riesenbabys" mit mehr als 5 kg Geburtsgewicht, i. d. R. ohne dass die gravierenden akuten und persistierenden Gesundheitsbeeinträchtigungen adressiert würden. Weiter unten werden die klinischen Aspekte und Komplikationen der diabetischen Fetopathie aufgelistet. Makrosom sind Neugebo-

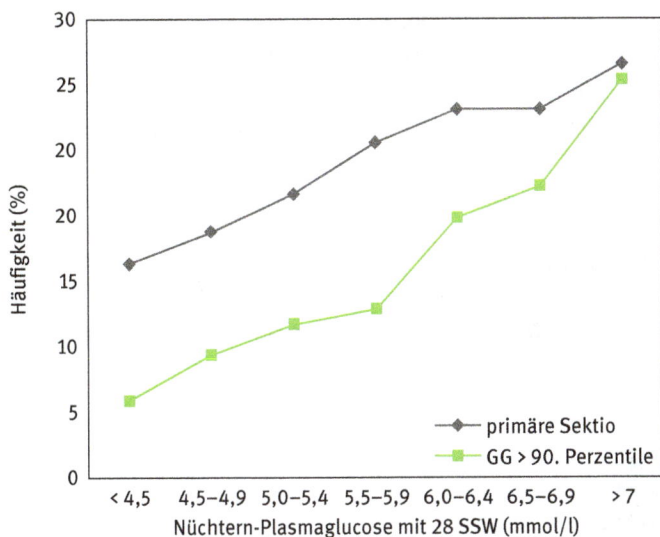

Abb. 6.2: Zusammenhang zwischen Nüchtern-BZ mit 28 SSW und Schwangerschaftsoutcome in der HAPO-Studie. Ein vergleichbarer Zusammenhang besteht für die Ergebnisse des 1h- und 2 h-Blutzuckers im 75 g-oGTT. Nach [5].

rene mit einem GG oberhalb der 90. Perzentile und ähnlich ausgeprägter Körperlänge; der Kopfumfang ist meist nicht entsprechend vergrößert. Vereinfachend (und nicht korrekt) wird der Begriff Makrosomie häufig für Neugeborene mit einem GG > 4.000 g verwendet. Spezifisch vermehrt ist der Körperfettanteil, was u. a. durch Messung der Hautfaltendicke verifiziert werden kann [3]. Klinisch passt hierzu die Erfahrung, dass sich die Anlage peripher-venöser Verweilkanülen oft schwierig gestaltet.

Der zugrundeliegende Mechanismus der diabetischen Fetopathie ist der durch den vermehrten transplazentaren Glukosetransfer hervorgerufene fetale Hyperinsulinismus. Dieser Zusammenhang wurde bereits 1952 postuliert [4] und seither vielfach bestätigt. Die 2008 erschienene multizentrische HAPO-Studie hat für Schwangere mit gestörter Glukosetoleranz nachweisen können, dass mit ansteigenden Blutglukose-Werten das Risiko für erhöhte fetale Insulinproduktion, Makrosomie, neonatale Hypoglykämie sowie Entbindung durch primäre Sectio kontinuierlich ansteigt (Abb. 6.2). Die Ergebnisse eines mit 28 SSW durchgeführten 75g-oGTT konnten verblindet werden, weil seinerzeit für die Diagnose eines Gestationsdiabetes und damit für therapeutische Konsequenzen deutlich höhere Schwellenwerte galten [5]. Weniger gut untersucht sind die Wirkungen weiterer insbesondere bei adipösen Schwangeren vermehrt dem Fetus zugeführten Stoffwechselspaltprodukte des Fett- und Aminosäuremetabolismus.

Neonatologische Aspekte der diabetischen Fetopathie:
–   Makrosomie, Adipositas (Abb. 6.3)
–   Verzögerte Lungenreifung, erhöhtes Risiko für postnatale Atemstörung
–   Postnatale Hypoglykämie

– Erhöhtes Risiko für Geburtskomplikationen und -verletzungen (Schulterdystokie, Klavikulafraktur, Plexusläsion, Kephalhämatom, Frakturen der langen Röhrenknochen u. a.)
– Hypertrichose; spezifisch vermehrte Behaarung der Helix (Abb. 6.4)
– Hepatomegalie
– Polyglobulie
– Hyperbilirubinämie
– Hypokalzämie, Hypomagnesiämie

→ erhöhte Aufnahmerate in die Neonatologie, verbunden mit Trennung von Mutter und Kind

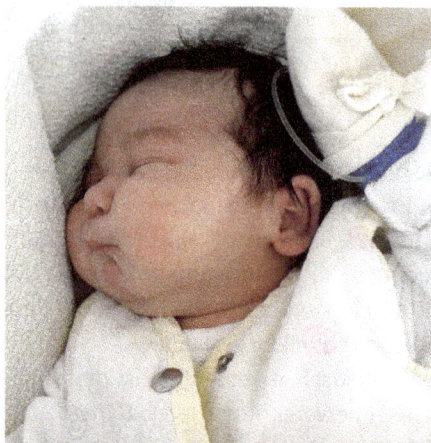

Abb. 6.3: Makrosomie eines Neugeborenen mit diabetischer Fetopathie.

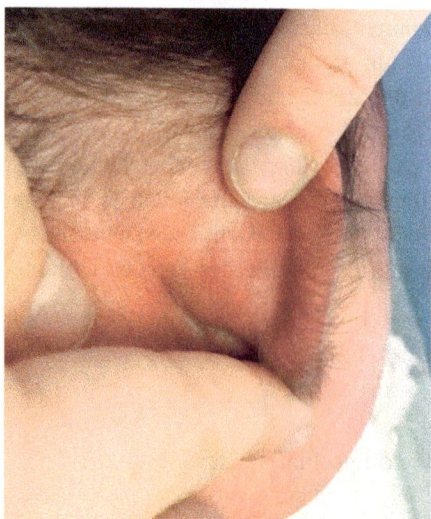

Abb. 6.4: Aurikuläre Hypertrichose eines Reifgeborenen mit diabetischer Fetopathie.

6.2.3 Neonatale Hypoglykämie

Der häufigste Grund für die neonatologische Aufnahme von Kindern diabetischer Mütter ist die postnatale Hypoglykämie. Die Symptome der Hypoglykämie sind überwiegend unspezifische Zeichen einer Adaptationsstörung: Zittrigkeit, Irritabilität, schrilles Schreien, Apnoen, Zyanose, Brady- oder Tachykardie, Krampfanfälle. Die fetalen Blutglukose-Werte sind um etwa 0,5 mmol/l (in diesem Kapitel wird die Blutglukosekonzentration in *mmol/l* angegeben; zur Umrechnung in *mg/dl* wird mit dem Faktor 18,02 multipliziert) niedriger als die maternalen Werte, sodass stets ein materno-fetaler Glukosetransport entlang eines Konzentrationsgradienten gewährleistet ist. Unmittelbar nach der Geburt kommt es bei gesunden eutrophen Neugeborenen zu einem Blutglukoseabfall um etwa 1,4–1,7 mmol/l auf ein Niveau von 3,0–3,3 mmol/l (Median) im Alter von 1–2 Stunden. Während der ersten 24 Stunden verharrt die Plasmaglukose auf diesem niedrigen Niveau, um an Tag 2–3 auf Normalwerte älterer Kinder > 3,9 mmol/l anzusteigen. Auch bei niedrigen Glukosewerten wird die Insulinsekretion am ersten Lebenstag nicht vollständig supprimiert [6].

Die Diskussion über eine Festlegung sicher pathologischer oder sicher unschädlicher Blutglukose-Schwellenwerte während der ersten Lebenstage in Bezug auf neurologische Funktionseinschränkungen ist von vielen Unsicherheiten bestimmt. Neben dem minimalen Blutglukosewert haben die Dauer der Hypoglykämie, ihr wiederholtes Auftreten und möglicherweise auch Therapieeffekte für ein mögliches Schadensausmaß eine Bedeutung. Der neuronale Metabolismus des Neugeborenen ist auf eine ausreichende Glukosezufuhr angewiesen. Alternative Energiequellen stehen allenfalls limitiert zur Verfügung (hypoketotische Hypoglykämie). Als Schwellenwert zur Neuroglykopenie mit der Folge akuter neuronaler Funktionsstörungen gilt allgemein ein Blutglukosewert von 2,8 mmol/l. Es ist unklar, ob für Neugeborene ein anderer Schwellenwert gilt [6]. Frühgeborene, unter- und übergewichtige Neugeborene (SGA, LGA) und Neugeborene diabetischer Mütter haben innerhalb der ersten 72 Lebensstunden deutlich niedrigere Blutglukosewerte als term-eutrophe Kinder. Fast 50 % der NG diabetischer Mütter haben eine minimale BG < 2,6 mmol/l und 4 % < 1,7 mmol/l [7]. Frühfütterung mit 30 Minuten (Anlegen oder Formula) reduziert die Hypoglykämierate von Risikokindern.

Unbestritten ist, dass sehr schwere neonatale Hypoglykämien mit minimaler Blutglukose um 1,0 mmol/l bei späten Früh- und Reifgeborenen schwere persistierende neuronale Schäden verursachen (Tab. 6.1) [8,9]. Für sehr unreife Frühgeborene etablierte Lucas 1988 anhand der Korrelation von neonataler Hypoglykämie und reduzierten Bayley-Scores mit 18 Monaten den Blutglukosewert von 2,5 mmol/l als minimal sichere Glukosekonzentration, sodass neonatale Hypoglykämien fortan vielfach als Blutglukose < 2,6 mmol/l definiert wurden [10]. Tab. 6.1 führt Studien auf, die hypoglykämieassoziierte neuronale Schäden oder Defizite in ihrem Zusammenhang zu unterschiedlich stark ausgeprägten neonatalen Hypoglykämien beschreiben.

Tab. 6.1: Studien mit Beschreibung hypoglykämieassoziierter neuronaler Schädigung.

Quelle	Population / Design	Ausmaß der Hypoglykämie	Befunde
[8]	35 RG mit schwerer symptomatischer Hypoglykämie (frühes MRT, Follow-up nach 2 Jahren)	minimale BG 1,0 mmol/l; range 0–2,5 mmol/l); bei n = 30/35 min. BG < 1,5 mmol/l	MRT: – okzipital betonte kortikale Atrophie und Gliose – Läsionen in Basalganglien / Thalamus – intrazerebrale Hämorrhagie
			32 % moderate oder schwere Behinderung 44 % leichte Beeinträchtigungen 35 % Epilepsie
[9]	retrospektive Analyse von 36 NG mit Epilepsie / neurol. Schäden 10 Jahre nach sympt. neonat. Hypoglykämie	minimale BG (Mittelwert / Standardabweichung) 1,20/0,07 mmol/l	Epilepsiebeginn im 1. Lebensjahr bei 72 % diverse Epilepsietypen therapieresistente Epilepsie bei 64 % MRT: – subkortikale Gliose – kortikale Atrophie – jeweils mit okzipitaler Betonung
[10]	75 LGA-Neugeborene mit transitorischer Hypoglykämie am 1. LT (60 hypoglykäm vs. 15 normoglykäm); Nachuntersuchung mit 4 Jahren	< 2,2 mmol/l mit 1 Lebensstunde, < 2,5 mmol/l im weiteren Verlauf	kein signifikanter Unterschied; eingeräumt wird, dass der gefundene Trend zu schlechteren Ergebnissen in der Hypoglykämiegruppe bei einer höheren Fallzahl das Signifikanzniveau hätte erreichen können
[11]	661 FG, mittleres GA 30 + 5 SSW, mittleres GG 1337 g	Häufigkeit von Tagen mit BG < 2,6 mmol/l	Bailey Scores für mentale und psychomotorische Entwicklung waren signifikant schlechter bei ehem. FG mit moderaten und rezidivierenden Hypoglykämien
[12]	832 FG 32 + 0 – 35 + 6 SSW mit 4 Jahren	mind. einmal gemessene BG < 1,7 mmol/l (8,1 % der FG)	nach Adjustierung blieb einzig eine neonatale Hypoglykämie als unabhängiger Risikofaktor für Entwicklungsverzögerung (8 % vs. 20 % bei FG ohne und mit Hypoglykämie)
[13]	1395 nicht selektierte Früh- und Neugeborene mit Glukosemessung in der zweiten Lebensstunde	Erniedrigte BG-Werte < 2,0 mmol/, < 2,2 bzw. < 2,5 mmol/l traten auf bei 6,4, 10,3 bzw. 19,3 %.	Kinder mit transienter Hypoglykämie hatten im Alter von 10 Jahren schlechtere Schulergebnisse in Mathematik sowie Lese- und Schreib-Kompetenz

Tab. 6.1: (fortgesetzt) Studien mit Beschreibung hypoglykämieassoziierter neuronaler Schädigung.

Quelle	Population / Design	Ausmaß der Hypoglykämie	Befunde
[14,15]	528 NG > 34 SSW bzw. 477 NG > 32 SSW mit neonatalem Hypo- glykämierisiko und eng- maschigem Glukose- monitoring; Nachsorge mit 2 bzw. 4,5 Jahren	transitorische neonatale Hypogly- kämie < 2,6 mmol/l mit anschließender therapeutischer Intervention	Kinder mit moderater Hypoglykämie (2,0–2,5 mmol/l) waren mit zwei Jahren nicht signifikant verschieden von den Kontrollen mit 4,5 Jahren: höheres Risiko für exe- kutive Dysfunktion und visuo-motorische Defizite bei Kindern mit schwerer Hypo- glykämie (minim. BG < 2,0 mmol/l) und rezidiv. Hypoglykämie (mind. 3 × BG < 2,5 mmol/l)
[16]	populationsbezogene Untersuchung von 101.060 gesunden Neu- geborenen > 33 + 6 SSW nicht-diabetischer Mütter	transitorische neonatale Hypoglykämie mit BG < 2,2 mmol/l innerhalb der ersten 6 h	bei 1,5 % der Population bestand eine Hypoglykämie ehemals hypoglykämische NG wiesen mit 2–6 Jahren häufiger kognitive (OR 2,8) und motorische (OR 1,9) Entwicklungs- defizite auf

Zusammenfassend ist festzustellen, dass oberhalb eines Schwellenwerts von 2,5 mmol/l bei asymptomatischen Kindern mit großer Sicherheit keine neurologischen Spätfolgen zu erwarten sind. Mit einmaligen oder rezidivierenden Hypoglykämien < 2,5 mmol/l sind bei Vorschul- und Schulkindern Defizite in komplexeren kognitiven Funktionen assoziiert. Hypoglykämien < 1,7 mmol/l werden als schwere Hypoglykämie gekennzeichnet. Die Studienlage erlaubt keinen sicheren Nachweis von Kausalitäten.

Als Expertenkonsens (EBM Level IV) formuliert eine aktuelle AWMF-Leitlinie Standards für die „Betreuung von Neugeborenen diabetischer Mütter" [17] und empfiehlt einen Diagnose- und Therapiealgorithmus für Risikokinder. Für den dort propagierten unteren Interventionswert von 2,0 mmol/l für asymptomatische gesunde Kinder gibt es keinen Sicherheitsnachweis. In Österreich wird erst bei „extremer Hypoglykämie" < 1,4 mmol/l eine i.v.-Glukosesubstitution empfohlen, BZ-Werte zwischen 1,4 und 2,0 mmol/l sollen mit oraler Nahrungszufuhr beantwortet werden [18].

Seit 2017 haben mehrere methodisch gute Studien mit hoher Fallzahl den Nachweis von Entwicklungsdefiziten nach Hypoglykämien im Bereich zwischen 2,0 und 2,5 mmol/l erbracht [13,15,16]. Aus diesem Grund ist es geboten, die Diskussion über sichere Interventionsgrenzen wieder aufzunehmen.

Wir empfehlen abweichend von den genannten Leitlinien bis zu einer Klärung für Hypoglykämie-Risikokinder (Frühgeborene, SGA, LGA, Kinder diabetischer Mütter) ein Hypoglykämie-Screening mit einem Interventionswert von < 2,5 mmol/l.

Empfehlungen der AWMF-Leitlinie „Betreuung von Neugeborenen diabetischer Mütter" [17]:

- Entbindung Schwangerer mit diabetischer Stoffwechsellage in Perinatalem Schwerpunkt oder Perinatalzentrum, bei Insulintherapie und absehbarer Gefährdung des Kindes Entbindung im Perinatalzentrum
- Anlegen / Frühfütterung spätestens im Alter von 30 Minuten
- erste BG-Messung 2–3 Stunden postnatal (vor Verlegung aus dem Kreißsaal), weitere Messungen jeweils präprandial; Blutglukosemessungen erfolgen zuverlässig unter Verwendung der Glucose-Oxidase-Methode, wie z. B. in Blutgasanalysegeräten
- Interventionsgrenzen (sofortige orale Zufuhr von Muttermilch, Formula oder Glukosegel): < 2,0 mmol/l bei asymptomatischen Neugeborenen ohne perinatale Azidose; < 2,5 mmol/l bei symptomatischer Hypoglykämie und nach perinataler Azidose. Indikation zur i.v.-Substitution: < 1,7 mmol/l (jeder Wert) oder bei jedem zweiten Wert unterhalb der o. g. Interventionsgrenzen
- Kontrollen sind solange geboten, bis zwei aufeinanderfolgende BG-Werte oberhalb von 2,0 bzw. 2,5 mmol/l gemessen werden.

Die Nutzbarkeit subkutaner Sensorsysteme für die postnatale Glukoseüberwachung von Früh- und Reifgeborenen wird aktuell in mehreren Studien erforscht. Insbesondere die unzureichende Verlässlichkeit im niedrigen BG-Bereich schränkt deren klinischen Einsatz jedoch derzeit noch ein [19].

Die Therapie neonataler Hypoglykämien besteht in unverzüglicher oraler oder intravenöser Kohlenhydratzufuhr (Muttermilch oder Formula 5–10 ml/kg p.o., Dextrose-Gel 40 % buccal, Glukose 10 % 3–4,5 ml/kg/h i.v.). Intravenöse Bolusgaben (2 ml/kg Glukose 10 %) erfolgen nur bei symptomatischer Hypoglykämie, insbesondere bei Krampfanfällen und werden immer von einer Dauerinfusion (5–8 mg/kg/min) gefolgt. Für die Prävention aufnahmepflichtiger Hypoglykämien bei Risikokindern hat sich in einer randomisiert-kontrollierten Studie der Einsatz von buccal verabreichtem Dextrose-40-%-Gel als wirksam erwiesen [20]. Im 2-Jahres-Follow-up der gleichen Studie hatten die behandelten Neugeborenen allerdings keine geringere Rate an neurologischen Auffälligkeiten [21]. Außerdem ist das Nebenwirkungspotenzial der Glukosesubstitutionstherapie unklar. Für die neurologische Prognose sind sowohl ein zu schneller als auch ein zu langsamer Hypoglykämieausgleich ungünstig [22].

Respiratorische Insuffizienz, Verzögerte Lungenreifung, Lungenreifungsindikation
Durch intrauterine Hyperglykämie und fetalen Hyperinsulinismus wird die Bildung der Surfactant-Proteine supprimiert, worin die wesentliche Ursache für die häufigere respiratorische Insuffizienz begründet ist [23]. Für die Durchführung einer präpartalen Lungenreifungsinduktionstherapie nach 34 vollendeten SSW gibt es nachvollziehbare Argumente, aber noch keine evidenzbasierte Empfehlung [24].

Die weiteren im Kontext der diabetischen Fetopathie abweichenden Befunde, wie Polyzythämie, Hypokalzämie, Hypomagnesiämie und Ventrikelseptumhypertrophie sind regelmäßig nachweisbar, haben aber meist eine geringere klinische Relevanz.

6.2.4 Langzeitkomplikationen für Nachkommen diabetischer Mütter

Adipositas und metabolische Veränderungen

Kinder, deren Mütter in der Schwangerschaft an Diabetes erkrankt waren, haben eine erhöhte Wahrscheinlichkeit, bereits im jungen Erwachsenenalter Komponenten des metabolischen Syndroms (Adipositas, Hypertonus, gestörte Glukosetoleranz bzw. Diabetes mellitus Typ 2) entwickelt zu haben [25,26]. Faktoren, die unabhängig von maternaler Hyperglykämie mit frühkindlichem Übergewicht bzw. Adipositas vergesellschaftet sind, sind prägravide mütterliche Adipositas sowie eine übermäßige Gewichtszunahme in der Schwangerschaft. Eine Stilldauer > 6 Monate reduziert das Adipositasrisiko [27]. In der prospektiv angelegten HAPO-Follow-up-Studie wurde für mehr als 4.800 Kinder und Jugendliche im Alter von 10–14 Jahren der Zusammenhang zwischen mütterlichem HbA1c sowie den Ergebnissen eines 75 g-oGTT mit 28 SSW und metabolischen Veränderungen bei den Kindern untersucht. Für den 2 h-Plasma-Glukosewert und den HbA1c galt, dass in linearer Korrelation mit einer Erhöhung um jeweils eine Standardabweichung (1,3 mmol/l bzw. 0,45 %) das Adipositasrisiko um 21 % anstieg [28]. In der gleichen Studie erhielten die Kinder einen 75 g-oGTT. Die durchschnittlich 11,4 Jahre alten Kinder der Mütter mit GDM hatten doppelt so häufig eine eingeschränkte Glukosetoleranz wie Kinder nicht-diabetischer Mütter (10,6 % vs. 5,0 %) [29].

Neurologische Langzeitentwicklung

Jugendliche und junge erwachsene Nachkommen diabetischer Mütter weisen auch nach Adjustierung für relevante Confounder in kognitiven und psychomotorischen Testungen signifikant niedrigere Ergebnisse als ihre jeweiligen Kontrollpopulationen auf [30–32]. Dies ist sowohl für präexistenten wie auch für Gestationsdiabetes gezeigt worden und gilt unabhängig vom Auftreten postnataler Hypoglykämien. Für ein erhöhtes Risiko für Aufmerksamkeitsdefizit-Erkrankungen sowie Autismusstörungen liegen inkonsistente Studien vor [33,34]. Ob epigenetische Prägungen, toxisch-teratogene intrauterine Umgebungsfaktoren, wie Hyperglykämie, maternale Hypoglykämie oder Ketoazidose, oder doch postnatale Einflüsse hierfür verantwortlich sind, ist noch unklar.

Weitere Erkrankungen

In einer großen dänischen populationsbezogenen Studie bestand für Nachkommen diabetischer Mütter ein um etwa 40 % erhöhtes Risiko, bis zum Alter von durchschnittlich 15 Jahren (Range 1–30) an einer malignen Neoplasie erkrankt zu sein [35]. Widersprüchliche Untersuchungsergebnisse betreffen ein möglicherweise erhöhtes Asthmarisiko [36].

Literatur

[1]   Bell R, Glinianaia SV, Tennant PWG,Bilous RW, Rankin J. Peri-conception hyperglycaemia and risk of congenital anomaly in women with pre-existing diabetes: a population-based cohort study. Diabetologia. 2012;55:936-47.

[2]   Castori M. Diabetic embryopathy: a developmental perspective from fertilization to adulthood. Mol Syndromol. 2013;4:74-86.

[3]   The HAPO Study Cooperative Research Group. Hyperglycemia and adverse pregnancy outcome study. Associations with neonatal anthropometrics. Diabetes. 2009;58:453-9.

[4]   Pedersen J. Diabetes and pregnancy: blood sugar of newborn infants. Ph.D. thesis. Copenhagen: Danish Science Press; 1952. p. 230.

[5]   The HAPO Study Cooperative Research Group. Hyperglycemia and adverse pregnancy outcome study. N Engl J Med. 2008;358:1991-2002.

[6]   Stanley CA, Rozance PJ, Thornton P, De Leon DD, Harris D, et al. Re-evaluating „transitional neonatal hypoglycemia": mechanism and implications for management. J Peds. 2015;166:1520-5.

[7]   Maayan-Metzger A, Lubin D, Kuint J. Hypoglycemia rates in the first days of life among term infants born to diabetic mothers. Neonatology. 2009;96:80-5.

[8]   Burns CM, Rutherford MA, Boardman JP, Cowan F. Patterns of cerebral injury after symptomatic neonatal hypoglycemia. Pediatrics. 2008;122:65-74.

[9]   Arhan E, Üztürk Z, Serdaroglu A, Aydin K, Hirfanoglu T, et al. Neonatal hypoglycemia: a wide range of electroclinical manifestations and seizure outcomes. Pediatric Neurology. 2017;21:738-44.

[10]   Brand PLP, Molenaar NLD, Kaaijk C, Wierenga WS. Neurodevelopmental outcome of hypoglycaemia in healthy, large for gestational age, term newborns. Arch Dis Child. 2005;90:78-81.

[11]   Lucas A, Morley R, Cole TJ. Adverse neurodevelopmental outcome of moderate neonatal hypoglycaemia. BMJ. 1988;297:1304-8.

[12]   Kerstjens JM, Bocca-Tjeertes IF, de Winter AF, Reijneveld SA, Bos AF. Neonatal morbidities and developmental delay in moderately preterm-born children. Pediatrics. 2012;130:1-8.

[13]   Kaiser JR, Bai S, Gibson N, Holland G, Lin TM, et al. Association between transient newborn hypoglycemia and fourth-grade achievement test proficiency. A population-based study. JAMA Pediatr. 2015;169:913-21.

[14]   McKinlay CJ, Alsweiler JM, Ansell JM, Anstice NS, Chase JG, et al. Neonatal glycemia and neurodevelopmental outcomes at 2 years. NEJM. 2015;373:1507-18.

[15]   McKinlay CJ, Alsweiler JM, Anstice NS, Anstice NS, Burakevych N, et al. Association of neonatal glycemia with neurodevelopmental outcomes at 4.5 years. JAMA Pediatr. 2017;171:972-83.

[16]   Wickström R, Skiöld B, Petersson G, Stephansson O, Altman M. Moderate neonatal hypoglycemia and adverse neurological development at 2-6 years of age. Eur J Epid. 2018;33:1011-20.

[17]   AWMF-Leitlinie 024/006. Letzte Überarbeitung 7/2017. www.awmf.org

[18]   Kautzky-Willer A, Harreiter J, Winhofer-Stöckl Y, Brancher-Todesca D, Berger A, et al. Gestationsdiabetes (GDM) (Update 2019). Wien Klin Wochenschr. 2019;131(1):S91-102.

[19]   Shah R, McKinlay CJ, Harding JE. Neonatal hypoglycemia: continuous glucose monitoring. Curr Opin Pediatr. 2018;30:204-8.

[20]   Harris DL, Weston PJ, Signal M, Chase JG, Harding JE. Dextrose gel for neonatal hypoglycaemia (the Sugar Babies Study): a randomised, double-blind, placebo-controlled trial. Lancet. 2013;382:2077-83.

[21] Harris DL, Alsweiler JM, Ansell JM, Gamble GD, Thompson B, et al. Outcome at two years after dextrose gel treatment for neonatal hypoglycemia: follow up of a randomized trial. J Pediatr. 2016;170:54-9.

[22] Burakevych N, McKinlay CJD, Harris DL, Alsweiler JM, Harding JE. Factors influencing glycaemic stability after neonatal hypoglycaemia and relationship to neurodevelopmental outcome. Sci Rep. 2019;9:8132. doi.org/10.1038/s41598-019-44609-1

[23] McGillick EV, Morrison JL, McMillen C, Orgeig S. Intrafetal glucose infusion alters glucocorticoid signaling and reduces surfactant protein mRNA expression in the lung of the late-gestation sheep fetus. Am J Physiol Regul Integr Comp Physiol. 2014;307:R538-45.

[24] Groom KM. Antenatal corticosteroids after 34 weeks gestation: do we have the evidence? Semin Fetal Neonatal Med. 2019;24(3):189-96.

[25] Clausen TD, Mathiesen ER, Hansen T, Pedersen O, Jensen DM, et al. High prevalence of type 2 diabetes and pre-diabetes in adult offspring of women with gestational diabetes mellitus or Type 1 diabetes. Diabetes Care. 2008;31:340-6.

[26] Clausen TD, Mathiesen ER, Hansen T, Pedersen O, Jensen DM, et al. Overweight and the metabolic syndrome in adult offspring of women with diet-treated gestational diabetes mellitus or type 1 diabetes. J Clin Endocrinol Metab. 2009;94:2464-70.

[27] Bider-Canfield Z, Martinez MP, Wang X, Yu W, Bautista MP, et al. Maternal obesity, gestational diabetes, breastfeeding and childhood overweight at age 2 years. Pediatric Obesity. 2017;12:171-8.

[28] Lowe WL, Lowe LP, Kuang A, Catalano PM, Nodzenski M, et al. Maternal glucose levels during pregnancy and childhood adiposity in the hyperglycemia and adverse pregnancy outcome follow-up study. Diabetologia. 2019; 62:598-610.

[29] Lowe WL, Scholtens DM, Kuang A, et al. Hyperglycemia and adverse pregnancy outcome follow-up study (HAPO FUS): maternal gestational diabetes mellitus and childhood glucose metabolism. Diabetes Care. 2019;42:372-80.

[30] Ornoy A. Growth and neurodevelopmental outcome of children born to mothers with pregestational and gestational diabetes. Pediatr Endocrinol Rev. 2005;3:104-13.

[31] Fraser A, Almqvist C, Larsson H, Långström N, Lawlor DA. Maternal diabetes in pregnancy and offspring cognitive ability: sibling study with 723,775 men from 579,857 families. Diabetologia. 2014;57:102-9.

[32] Bytoft B, Knorr S, Vlachova Z, et al. Long-term cognitive implications of intrauterine hyperglycemia in adolescent offspring of women with type 1 diabetes (the EPICOM study). Diabetes Care. 2016;39:1356-63.

[33] Carpita B, Muti D, Dell'Osso L. Oxidative stress, maternal diabetes, and autism spectrum disorders. Oxid Med Cell Longev. 2018:3717215.

[34] Bytoft B, Knorr S, Vlachova Z, Jensen RB, Mathiesen ER, et al. Assessment of attention deficits in adolescent offspring exposed to maternal type 1 diabetes. PLoS ONE. 2017;12(1):e0169308.

[35] Wu CS, Nohr EA, Bech BH, Vestergaard M, Olsen J. Long-term health outcomes in children born to mothers with diabetes: a population-based cohort study. PLoS ONE. 2012;7(5):e36727.

[36] Azad MB, Moyce BL, Guillemette L, Pascoe CD, Wicklow B, et al. Diabetes in pregnancy and lung health in offspring: developmental origins of respiratory disease. Paediatr Respir Rev. 2017;21:19-26.

6.3 Stillen: praktische Aspekte, Stillberatung, Kolostrumgewinnung

Bettina Kraus

Laut Deutscher Diabetes Gesellschaft wird Diabetikerinnen ausdrücklich empfohlen zu stillen [1]. Will man die Mutter bei diesem Unterfangen unterstützen, darf eine Stillberatung nicht erst dann beginnen, wenn das Kind schon geboren ist, sondern sollte spätestens im letzten Schwangerschaftsdrittel erfolgen. Ein günstiges Zeitfenster hierfür ist nach der 34., jedoch vor der 37. SSW, da es neben Aufklärung und Motivation auch genug Zeit lässt, die Frau in eine mögliche vorzeitige Kolostrumgewinnung einzuweisen.

Werdende Mütter mit einer diabetischen Grunderkrankung sind, was einen gelungenen Stillstart angeht, einigen Erschwernissen ausgesetzt. Drei Aspekte sind hier besonders hervorzuheben: Zum einen ist die Verlegungsrate der Neugeborenen auf die Neonatologie und damit die Trennung von Mutter und Kind im Vergleich zu nicht-diabetischen Müttern erhöht. Außerdem wird laut AWMF-Leitlinie „Betreuung von Neugeborenen diabetischer Mütter" [2] empfohlen, wenn ein erstes Anlegen innerhalb von 30 Minuten *post partum* nicht gelingt, 3–5 ml/kg hydrolisierte Formula zuzufüttern, wenn Muttermilch nicht vorhanden ist. Auch die Rate von Schnittentbindungen ist erhöht, welche an sich schon ein Stillhindernis darstellen [3]. Darüber sensibel aufzuklären, ist Ziel der präpartalen Stillberatung. Dabei sollen gleichzeitig Möglichkeiten aufgezeigt werden, wie auftretenden Problemen frühzeitig entgegengewirkt werden kann.

6.3.1 Präpartales Stillgespräch

Inhalte des präpartalen Stillgesprächs sind neben der sensiblen Aufklärung über Risiken und mögliche Probleme aber vor allem grundsätzliche Informationen zu den Themen Bonding, Stillzeichen und Stillen ad libitum, Insulinbedarf der Stillenden, korrektem Anlegen, Pumpen und der frühzeitigen Kolostrumgewinnung.

Bonding

Alles Stillen beginnt mit dem Bonding. Hiermit ist der unmittelbare Hautkontakt von Mutter und Kind gemeint. Die Mutter sollte über den hohen Nutzen und den Effekt des Bondings in Bezug auf den kindlichen Energiehaushalt informiert werden. Auch sollte bei der Begleitung der Nachgeburtsphase auf keinen Fall versäumt werden, Mutter und Kind sofort ein ungestörtes, intensives Bonding zu ermöglichen. Im Hautkontakt kühlen die Kinder weniger aus, sie sind weniger gestresst und ihr Energieverbrauch wird auf ein Minimum reduziert. Dies wirkt einer Hypoglykämie entgegen. Zudem lassen sich die Stillzeichen früher erkennen.

Stillzeichen und Stillen ad libitum

Die Mutter sollte eine Vorstellung davon bekommen, wie die frühen Stillzeichen aussehen (suchende Bewegungen mit den Augen, Wenden des Kopfes, Lecken der Lippen, leise Geräusche, rudernde Bewegungen mit den Armen, geballte Fäuste werden Richtung Mund geführt), um entsprechend dem Kind die Brust anzubieten, sobald sich diese Stillzeichen zeigen. Außerdem sollte die Mutter wissen, dass sie nicht nur nach Bedarf, sondern auch ohne Anzeichen in regelmäßigen, engmaschigen Abständen das Kind anlegen sollte, um einer Unterzuckerung vorzubeugen.

Der Insulinbedarf *post partum*

Diabetikerinnen müssen wissen, dass sich der Insulinbedarf *post partum* durch das Einsetzen der Milchbildung und im Verlauf der Stillzeit vermutlich um bis zu 25 % reduziert [4].

Das korrekte Anlegen

Insbesondere mit Blick auf ein grundsätzlich erhöhtes Risiko für Wundheilungsstörungen und Soorinfektionen sollte bei der diabetischen Mutter (wie bei jeder anderen Mutter natürlich auch) das Entstehen von wunden Brustwarzen von vornherein vermieden werden. Hierfür ist es unerlässlich, den Frauen zu erklären, wie genau ein Kind korrekt angelegt ist, welche Tipps und Tricks es beim Handling gibt, welche Reflexe das Kind mit sich bringt, um erfolgreich und korrekt die Brustwarze zu erfassen. Hier können Videoanimationen dabei helfen, eine Vorstellung zu entwickeln und sich eventuell auch ein paar Handgriffe abzuschauen. In den ersten Tagen nach der Geburt sollte den Frauen viel Unterstützung zuteilwerden, damit in Ruhe das richtige Anlegen geübt werden kann. Die Frauen sollten ausdrücklich dazu ermutigt werden, diese Unterstützung auch einzufordern.

Pumpen

Wenn ein korrektes Anlegen nicht möglich oder eine Trennung von Mutter und Kind unumgänglich ist, sollte die Frau neben der Entleerung der Brust per Hand umgehend in das unterstützende Pumpen eingewiesen werden. Es ist sinnvoll, ihr zu erklären, dass es neben der Gewinnung von Kolostrum / Muttermilch auch um ein grundsätzliches Anregen der Milchproduktion geht. Dies ermutigt Frauen, kontinuierlich zu pumpen, auch wenn eventuell die Mengen noch nicht reichen sollten, um das Kind zu sättigen, beziehungsweise den kindlichen Blutzucker zu stabilisieren.

Entleerung der Brust per Hand

Die Kolostrummassage (Abb. 6.5), zum Beispiel nach Plata Rueda oder Marmet [5] sollte möglichst an der durchwärmten Brust, nach dem Duschen oder nach einem feucht-warmen Wickel (Mamille dabei frei lassen!) erfolgen. Die Frau sollte sich wohlfühlen, nicht gestresst sein oder unter Leistungsdruck stehen.

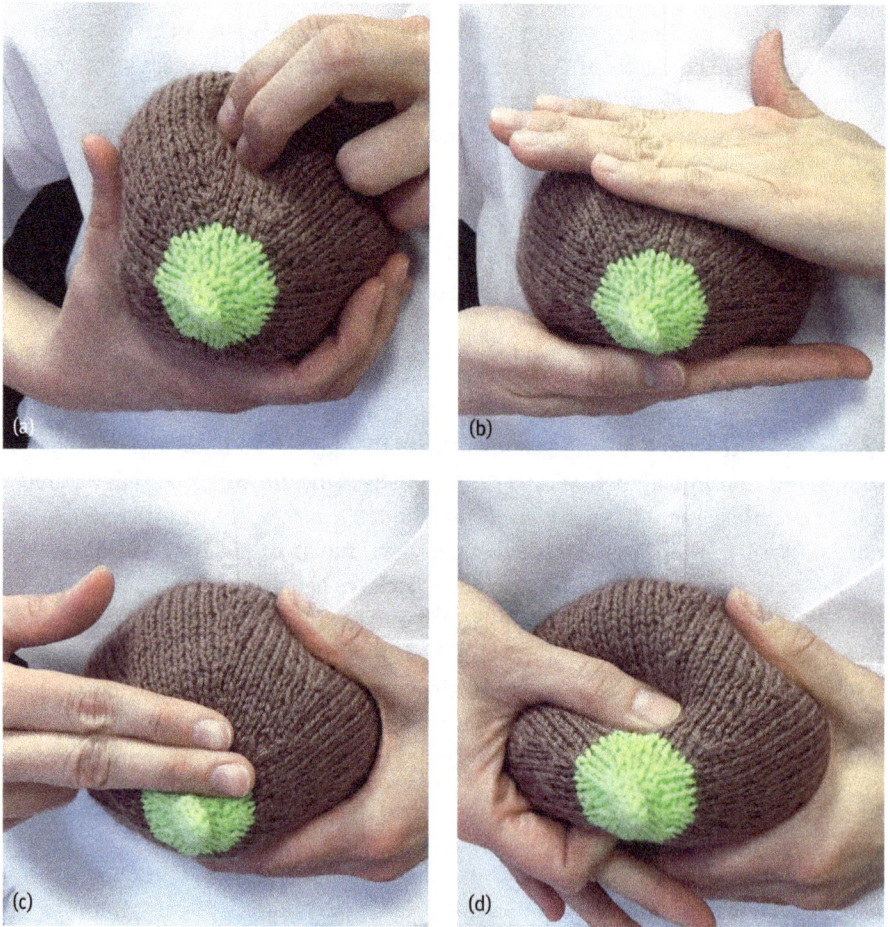

Abb. 6.5: Auflockernde Massage, Positionierung der Finger, gegenüberliegend und zwei fingerbreit von der Mamille entfernt, Abdrücken des Kolostrums.

6.3.2 Vorzeitige Kolostrumgewinnung

Es ist möglich, schon in der Schwangerschaft die Entleerung der Brust per Hand durchzuführen, das gewonnene Kolostrum in dafür geeigneten Kolostrumbehältern aufzufangen, einzufrieren und zur Geburt mit ins Krankenhaus zu bringen. Falls das erste Anlegen noch nicht gelingt, steht schon eigene Milch zur Verfügung und auf Formulanahrung kann verzichtet werden. Ab Schwangerschaftswoche 37 + 0 sollte die Frau sich mindestens zehn Minuten für die Massage Zeit nehmen und diese ein bis drei Mal täglich durchführen. In den ersten Tagen gewinnen die Frauen vielleicht nur einige wenige Tropfen, die es nicht lohnt aufzuheben. Sie können zur Hautpflege benutzt werden. Was Dauer und Häufigkeit angeht, merken die Frauen schnell selbst, was ihnen guttut. Ein Erfolg ist nicht garantiert. Manchen Frauen gelingt die Gewinnung von Kolostrum nicht oder die Massage ist ihnen unangenehm. Hier ist wichtig, zu erklären, dass dies nicht bedeutet, dass der Stillerfolg grundsätzlich in Frage gestellt ist.

Sachgerechte Lagerung und Transport

Die Frauen erhalten beim präpartalen Stillgespräch umfassendes Informationsmaterial, darunter genaue Anweisungen zur Lagerung und zum Transport des Kolostrums. Die Eltern sollten einen schriftlichen Hinweis erhalten, dass allein sie für die sachgerechte Lagerung, den Transport und eine unterbrechungsfreie Kühlkette verantwortlich sind. Das Kolostrum wird, nachdem es gewonnen wurde, mit Datum, Uhrzeit und dem Namen der Frau beschriftet und in Einzelportionen unverzüglich eingefroren.

Bei der Gewinnung der Milch per Hand wird diese quasi abgedrückt – eine Stimulation der Mamille, wie etwa beim Pumpen, findet nicht statt. Vorzeitige Wehentätigkeit aufgrund einer Anregung der Oxytocinausschüttung ist nicht zu erwarten. Wichtige Voraussetzung für ein gutes Gelingen ist eine entspannte Grundhaltung. Der Frau sollte es zu jedem Zeitpunkt mit ihren Aktivitäten gutgehen. Was mit wenigen Tropfen beginnt, endet oft in imposanten Mengen. Die Sorge, nach der Geburt könnte kein Kolostrum mehr vorhanden sein, ist unbegründet. Solange die Plazenta arbeitet, verhindern die schwangerschaftserhaltenden Hormone den Übergang von Kolostrum zu reifer Milch. Die Laktogenese II kann also erst nach der Geburt der Plazenta erfolgen.

6.3.3 Vorgehen nach der Geburt

Nach der Geburt sollten die Kinder unmittelbar zur Mutter ins Bonding kommen. Erste Anlegeversuche sollten innerhalb der ersten halben Lebensstunde unternommen werden. Gelingt ein Anlegen noch nicht, kann die Mutter, so sie die Technik der Handentleerung beherrscht, erstes Kolostrum direkt in den Mund des Kindes abdrücken (oder auffangen und dann dem Kind zuführen). Reicht dies noch nicht, greift man auf das gefrorene Kolostrum zurück. Sollte die Klinik die Entgegennahme von gefrorenem Kolostrum nicht unterstützen, so wird es sich dennoch bemerkbar machen, wenn die Frau in der Technik schon geschult ist. Häufig brauchen Mütter, die viel Kolostrum im Vorfeld gewonnen hatten, auf diese Reserve gar nicht zurückgreifen.

Um neben einem guten Stillstart einer Diabetikerin auch einen langfristigen Stillerfolg zu unterstützen, sollte die Frau unbedingt an eine Stillberatung angebunden bleiben. Dies gelingt umso leichter, wenn man sich schon in der Schwangerschaft kennengelernt hat und weiß, wo man auch nach der Geburt bei Problemen schnell Hilfe findet. Denn neben den erhöhten Risiken für Anfangsschwierigkeiten, bleiben alle anderen Stillhindernisse, mit denen Mütter an sich zu kämpfen haben, auch bei Diabetikerinnen bestehen. Besonders hilfreich in diesem Zusammenhang ist das Hinweisen und fördern von Stillgruppen – die „Peergroup" kann, weit über die Möglichkeiten des medizinischen Personals hinaus, ein Ort der Unterstützung sein und einen langfristigen Stillerfolg fördern.

> Eine frühe Anbindung an die Stillberatung, präpartale Gewinnung von Kolostrum per Hand (ab 37 + 0 SSW) sowie ein gelungenes Bonding können den Stillstart fördern und die diabetischen Mütter unterstützen, ihr persönliches Stillziel zu erreichen.

Literatur

[1] Kleinwechter H, Schäfer-Graf U, Bührer C, et al. Praxisempfehlungen der Deutschen Diabetes Gesellschaft: Diabetes und Schwangerschaft. Stuttgart: Thieme; 2018.

[2] Bührer C, Segerer H, Kapellen T, Mattern E, Ramsauer B, et al. AWMF-Leitlinie Betreuung von Neugeborenen diabetischer Mütter. AWMF-Leitlinienregister Nr. 024/006; Stand 07/2017.

[3] Hopps A, Mannion C, Mc Donald S, Brockway M, Tough S. The impact of caesarean section on breastfeeding initiation, duration and difficulties in the first four months postpartum. BMC Pregnancy and Childbirth. 2016;4.

[4] Kleinwechter H, Bührer C, Hunger-Battefeld W, Kainer F, Kautzky Willer A, et al. Diabetes und Schwangerschaft. S3-Leitlinie, AWMF-Registernummer 057–023; Stand 12/2014.

[5] von der Ohe G. Brustmassagen und Gewinnung von Muttermilch per Hand. Laatzen: BDL (Berufsverband Deutscher Laktationsberaterinnen IBCLC e.V.); 2018.

6.4 Stillen als Prävention von Diabetes mellitus und Übergewicht / Adipositas

Jens H. Stupin

6.4.1 Definitionen

Im Althochdeutschen ist der Begriff „stillen" seit dem 8. Jahrhundert im Sinne von „zum Schweigen bringen" als Synonym zu „säugen" im Gebrauch, allerdings wird erst seit dem 16. Jahrhundert im Neuhochdeutschen der Begriff „ein Kind stillen" anstelle von „säugen" verwendet [1].

Stillen ist das Trinken von Muttermilch an der Brust. Ausschließliches oder exklusives Stillen bedeutet, dass Säuglinge neben der Muttermilch keine weiteren Flüssigkeiten oder Beikost, insbesondere keine industriell hergestellte Säuglingsmilchnahrung (Formula) erhalten. Volles Stillen bedeutet, dass zusätzlich Flüssigkeiten, wie z. B. Wasser oder Tee, gegeben werden können. Beim jeglichen Stillen können auch nahrhafte Flüssigkeiten (z. B. Säuglingsmilchnahrung) oder Beikost gegeben werden [2].

6.4.2 Vorteile des Stillens

Stillen ist die natürliche Art der Säuglingsernährung und im Sinne des Bondings wichtigstes Bindeglied zwischen Mutter und Kind in der frühen Nachgeburtsperiode. Bereits während der Schwangerschaft beginnt die Bildung von Muttermilch über die Ausschüttung von Prolaktin. In den ersten Lebensstunden sucht das Neugeborene nach der Brust der Mutter (Suchreflex). Nach Auslösen des Saug-Schluck-Reflexes durch Umfassen der Areola wird Muttermilch aufgenommen. Dies induziert wiederum die Ausschüttung von Prolaktin, was zu weiterer Milchbildung führt. Dabei wird bei der Mutter auch das Hormon Oxytocin ausgeschüttet, das die Gebärmutterkontraktion und -rückbildung fördert sowie Wohlbefinden und Ruhe auslöst [3].

Besonders für Schwangere mit präkonzeptionellem Diabetes und Gestationsdiabetes (GDM) hat Stillen viele Vorteile. Langanhaltende, positive Effekte auf kardiometabolische Risikofaktoren, einschließlich einer verbesserten Glukosetoleranz und erhöhten Insulinsensitivität in Abhängigkeit von der Stilldauer konnten sowohl für stoffwechselgesunde als auch diabetische Mütter und deren Kinder gezeigt werden. Eine Reduktion des Risikos für die Entwicklung eines Diabetes mellitus Typ 2 (T2DM) bzw. eines metabolischen Syndroms [4–8], von kardiovaskulären Erkrankungen [9], aber auch eines Mamma- oder Ovarialkarzinoms [10] bei den Müttern sowie der Entwicklung einer Adipositas [9,11–13], eines Diabetes [14–17], einer Hypertonie [18] und eines Asthma bronchiale [19] bei den Nachkommen wurden beobachtet [20] (Tab. 6.2).

Tab. 6.2: Risiken, die mit suboptimalem Stillen (Nicht-Stillen, Teilstillen, kurze Stilldauer) verbunden sind (nach [20]).

Gesundheitsrisiken / Erkrankungen	Starke Evidenz	Gesicherte Assoziation
Mutter		
postpartale Blutung	X	
Hypertonie		X
postpartale Gewichtsentwicklung		X
Bonding		X
postpartale Depression	X	
Mamma-, Ovarialkarzinom		X
Komorbiditäten von Übergewicht / Adipositas (T2DM, Hypertonie)		X
unspezifische gastrointestinale Infektionen, Infektionen des oberen und unteren Respirationstrakts	X	
Otitis media	X	
atopische Dermatitis		X
Autoimmunerkrankungen (z. B. Zöliakie)		X
plötzlicher Kindstod	X	
nekrotisierende Enterokolitis	X	
kognitive Entwicklung		X
Asthma		X
späteres Übergewicht / Adipositas		X
Komorbiditäten von Übergewicht / Adipositas (T2DM, kardiovaskuläre Erkrankungen, Hypertonie, Hypercholesterinämie)		X

6.4.3 Laktation und Stillen bei diabetischen Müttern

Frauen mit GDM, T1DM und T2DM weisen ein erhöhtes Risiko für eine nicht ausreichende Laktogenese (Milchbildung) und verzögerte Laktation (Milchabgabe), d. h. später als 72 Stunden nach der Geburt [21], auf [22–24]. Eine große Rolle scheint dabei der gestörte Glukose- und Insulinstoffwechsel zu spielen. Im Vergleich zu stoffwechselgesunden Frauen wurde bei Frauen mit Diabetes in der Schwangerschaft ein um 24–48 Stunden verzögerter Beginn der Laktation beobachtet [22,24], der mit präkonzeptioneller Adipositas, höherem Alter und einer Insulintherapie korrelierte [24].

Die Insulinrezeptoren der Brustdrüsenzellen werden postpartal ausgeprägt insulinempfindlich. Somit wird die Auslösung der Reaktionskaskade der Laktation durch Insulinmangel gehemmt. Außerdem könnte bei diabetischen, insulinresistenten Müttern das Gen PTPRF (Protein Tyrosin Phosphatase, Rezeptor Typ F) in den Brustdrüsen überexprimiert sein. Dessen Produkt hemmt den Insulinsignalweg über eine Dephosphorylierung von Insulinrezeptorproteinen [25]. Liegen zusätzlich noch Übergewicht / Adipositas vor, kann durch vom Fettgewebe gespeichertes Progesteron, dessen postpartales Absinken notwendige Voraussetzung für die Freisetzung von Prolaktin und die Milchbildung ist, die Prolaktinsekretion gedämpft werden [26].

Ein früher, problemloser Stillbeginn sowie ausschließliches Stillen sind für ein erfolgreiches langfristiges Stillen essenziell. Deshalb sollte bereits in der Schwangerschaft über das Stillen und seine positiven Wirkungen informiert werden. Dies scheint in Anbetracht der Beobachtung, dass diabetische Mütter, insbesondere, wenn sie adipös sind, ihre Kinder durchschnittlich kürzer stillen als gesunde Mütter, dringend notwendig zu sein [24,27–29]. Als Risikofaktoren für einen nicht erfolgreichen Beginn des Stillens bei Frauen nach GDM wurden mütterliche Adipositas, Insulintherapie und suboptimaler Stillbeginn im Krankenhaus identifiziert [24].

Auch können mit der Diabeteserkrankung assoziierte perinatale Komplikationen, wie eine Sectio caesarea oder eine Hypoglykämie des Neugeborenen und Verlegung auf eine Intensivstation, den Mutter-Kind-Kontakt und damit die Initiierung des Stillens beeinträchtigen [29]. In einer Untersuchung von Einflussfaktoren für einen Abbruch des Stillens bei Müttern nach GDM innerhalb der ersten 3 postpartalen Monate wurden als wichtigste Ursachen häusliche Stillprobleme (Odds Ratio, OR 8,01), die Wiederaufnahme der Arbeit nach weniger als 3 Monaten (OR 3,39), mangelnde Unterstützung und Beratung beim Stillen (OR 1,88), eine Entbindung durch *Sectio caesarea* (OR 1,70), sowie ein hoher BMI (OR 1,08) gefunden. Waren die Frauen verheiratet, wirkte sich dies hingegen protektiv aus (OR 0,14) [30]. In einer prospektiven Studie an 2.328 Müttern nach GDM begannen 96,1 % *post partum* mit dem Stillen, und 93,1 % stillten noch nach einem Monat [31]. Das höchste Risiko einer vorzeitigen Beendigung des Stillens war hier das Nichtstillen in der vorangegangenen Schwangerschaft (relatives Risiko, RR 5,02), gefolgt von Rauchen (RR 2,37), Erkrankung des Neugeborenen (RR 2,25) und früher Frühgeburt (RR 2,49).

In der prospektiven BABYDIAB-Studie stillten Mütter nach GDM verglichen mit gesunden Müttern seltener (75 vs. 86 %, p < 0,0001) bei kürzerer Stilldauer (ausschließlich 9 vs. 17 W., gesamt 16 vs. 26 W., Median, jeweils p < 0,0001). Frauen mit insulinpflichtigem GDM stillten kürzer als diätetisch therapierte Gestationsdiabetikerinnen (ausschließlich 4 vs. 12 W., p < 0,01; gesamt 10 vs. 20 W., p < 0,0001). Adipöse Frauen mit GDM stillten seltener (65 vs. 80 %, p = 0,01) und kürzer (gesamt 12 vs. 17 W., p = 0,02) als normal- oder übergewichtige Frauen [29].

Innerhalb der Feeding Practices Study II wurde ebenfalls die Stillhäufigkeit von gesunden und von Müttern nach GDM untersucht. Von 2.038 Teilnehmerinnen hatten 5,8 % einen GDM entwickelt. Bei Entlassung aus der Klinik stillten signifikant weniger diabetische als gesunde Frauen (62,2 vs. 75,4 %, p < 0,01) [32]. In einer multiethnischen Population in Oslo, Norwegen, mit einer GDM-Prävalenz von 31 % beendeten Frauen mit GDM signifikant früher als gesunde Frauen (Hazard Ratio, HR 1,33), sowie Frauen mit südasiatischer Herkunft früher als Kaukasierinnen (HR 1,53) das Stillen [33].

Den zusätzlichen Effekt einer nach den Guidelines des IOM (Institute of Medicine) zu hohen Gewichtszunahme in der Schwangerschaft untersuchte eine Registerstudie in den USA an 173.603 Frauen [34]. Davon hatten 9,5 % einen GDM entwickelt und nur 30,7 % waren innerhalb der empfohlenen Gewichtsgrenzen des IOM geblieben. Frauen mit normaler und exzessiver Gewichtszunahme und GDM stillten am Ende des 1. bzw. des 3. Monats *post partum* signifikant seltener (OR 0,74 vs. 0,75 bzw. 0,67 vs. 0,71) als gesunde Frauen.

Auch metabolische Marker scheinen einen Einfluss auf die Stilldauer zu haben. In einer Studie an Gestationsdiabetikerinnen stillten diejenigen mit höherer Nüchternblutglukose, HbA1c sowie höherem BMI und einer größeren Hautfaltendicke als Maß für eine Adipositas signifikant kürzer (alle p < 0,5) [35].

Ein systematischer Review von 16 Studien bestätigte, dass Frauen mit GDM seltener nach der Geburt mit dem Stillen begannen, bei Klinikentlassung seltener ausschließlich und insgesamt kürzer stillten [36].

Während sich in einem prospektiven Vergleich der Stilldauer von Typ-2- und Typ-1-Diabetikerinnen zum Zeitpunkt der Entlassung noch kein Unterschied in der Stillhäufigkeit zeigte (86 vs. 93 %, p = 0,17), wurde 4 Monate *post partum* in der Gruppe der Mütter mit T2DM signifikant weniger gestillt (34 vs. 61 %, p < 0,01). Positiv wirkte sich auf längeres Stillen ein früher Beginn in den ersten 24 Stunden nach der Geburt, negativ ein hoher präkonzeptioneller BMI und Rauchen aus [37].

Hummel et al. beobachteten, dass Mütter mit T1DM seltener stillten als nicht-diabetische Mütter (77 vs. 86 %, p < 0,0001), ebenso waren ausschließliches Stillen und Gesamtstilldauer signifikant kürzer (12 vs. 17 W., 20 vs. 26 W.; jeweils p < 0,0001) [28]. Dies wurde durch eine prospektive Beobachtungsstudie an gesunden und Müttern mit T1DM bestätigt [38]. Letztere stillten nach 2 und 6 Monaten seltener (80,7 vs. 95 %, p = 0,045; 61,5 vs. 76,7 %, p = 0,025). Wenn allerdings Mütter mit T1DM Informationen über das Stillen bereits in der Schwangerschaft sowie Hilfe und Unterstützung beim postpartalen Stillbeginn erhielten, ein höheres Bildungsniveau hatten und vaginal entbunden worden waren, stillten sie nach 4 Monaten immer noch 54 % ausschließlich und 14 % teilweise, was den Stillraten in einer gesunden Vergleichspopulation (50 % ausschließlich, 26 % teilweise) entsprach [39].

6.4.4 Auswirkungen des Stillens auf die Mutter

Stoffwechselgesunde Mütter

Während der Schwangerschaft kommt es zu diabetogenen und atherogenen Veränderungen im maternalen Stoffwechsel, wie Anstieg der Insulinresistenz, Verminderung

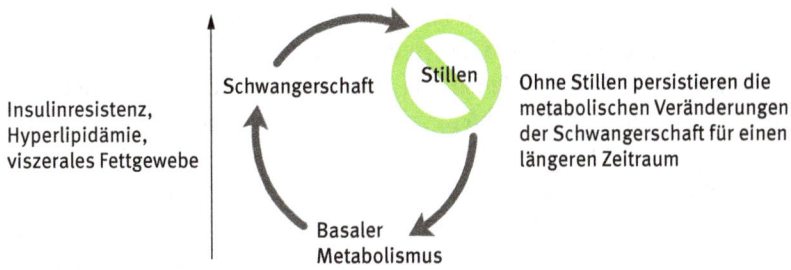

Abb. 6.6: Reset-Hypothese (nach [40]).

der Insulinsekretion und Anstieg der Nüchterntriglyzeride, um eine suffiziente Zufuhr von Nährstoffen zum Fetus sicherzustellen. Diese metabolischen Veränderungen werden wahrscheinlich durch das Stillen auf den Ausgangszustand zurückgesetzt (reset hypothesis) [40] (Abb. 6.6).

Ausschließliches Stillen ist mit einem zusätzlichen Energiebedarf von etwa 480 kcal/Tag verbunden [41], was sich positiv auf die Gewichtsabnahme nach der Schwangerschaft auswirkt. Bei gesunden Frauen führte Stillen zu verminderter Gewichtszunahme und abdominaler Adipositas [42], höherer Insulinsensitivität und Glukosetoleranz sowie verbessertem Lipidmetabolismus [43,44] und senkte das Risiko für die Entwicklung eines T2DM im späteren Leben [5,6].

Eine Metaanalyse von vier prospektiven Studien an insgesamt 220.360 gesunden Müttern bestätigte, dass Stillen über die günstige Beeinflussung des metabolischen Profils mit einem verminderten, dosisabhängigen Risiko für die spätere Entwicklung eines T2DM assoziiert ist [5]. Es fand sich eine inverse Korrelation, d. h. je länger die Mütter stillten, desto geringer war ihr Diabetesrisiko. Die gepoolte Hazard-Ratio über die Lebenszeit betrug für eine Gesamtstilldauer von 6–11 Monaten vs. nie gestillt 0,89.

Mütter mit Gestationsdiabetes

Grundlage der positiven Effekte des Stillens auf das Langzeitrisiko für einen T2DM bzw. ein metabolisches Syndrom könnte die positive Beeinflussung von Biomarkern sein.

Innerhalb kurzer Zeit nach der Schwangerschaft fanden sich bei stillenden Frauen u. a. ein günstigeres Lipoproteinprofil und eine verbesserte Insulinsensitivität. In einem Vergleich von Glukose- und Lipidwerten zeigten sich 4–12 Wochen nach GDM bei Frauen, die stillten, gegenüber denen, die nicht stillten, signifikant niedrigere Nüchtern- und 2 h-Blutglukosewerte im oGTT sowie höhere HDL-Cholesterinwerte [44].

Auch innerhalb der SWIFT (Study of Women, Infant Feeding and Type 2 Diabetes after GDM Pregnancy)-Kohorte der Kaiser Permanente Nordkalifornien konnte, mit Ausnahme eines niedrigeren Adiponektins, eine positive Beeinflussung von metabolischen Biomarkern durch Stillen im Sinne einer Dosis-Wirkungs-Beziehung gezeigt werden. 6–9 Monate nach GDM hatten von 1.007 Müttern diejenigen, die ausschließlich stillten, verglichen mit denen, die ihre Kinder ausschließlich / teilweise mit Formula ernährten, höhere HDL-Cholesterin- (p < 0,01) und niedrigere Nüchterntriglyzerid-Konzentrationen (p < 0,001) [45]. In einem Teilkollektiv (n = 522) konnte gezeigt werden, dass ausschließliches Stillen vs. ausschließlich / teilweise Formula-Ernährung in einem 75 g-oGTT zu niedrigeren Nüchternblutglukose- (adjustierte mittlere Differenz: −4,3 mg/dl) und Nüchtern-Insulinwerten (adjustierte mittlere Differenz: −6,3 µU/ml) sowie niedrigeren Insulinwerten nach 2 Stunden (adjustierte mittlere Differenz: −21,4 µU/ml) führte (jeweils p < 0,05) [46].

In einer Substudie der Atlantic DIP (Diabetes in Pregnancy)-Studie trat 12 Wochen *post partum* sowohl bei Frauen mit als auch ohne GDM, die stillten, eine Hyperglykämie seltener auf, als bei Frauen, die ihre Kinder mit Formula ernährten (8,2 vs. 18,4 %, p < 0,05) [47].

Frauen mit GDM bilden ein Hochrisikokollektiv für die spätere Entwicklung eines T2DM. Bereits bei 13–40 % bildet sich die Glukosetoleranzstörung in den ersten Wochen *post partum* nicht zurück [48,49]. 13 Wochen nach einer Schwangerschaft wurden bei 16 % Glukosetoleranzstörungen, bei 5,5 % sogar ein manifester T2DM diagnostiziert [49]. Innerhalb von 10 Jahren entwickeln 35–60 % einen T2DM [50–52]. Das kumulative Risiko für die Entwicklung eines T2DM lag in einer prospektiven deutschen Studie nach 8 Jahren bei 52,7 % [53]. In einer Metaanalyse von 20 Kohortenstudien war das Risiko für die Entwicklung eines T2DM bei Frauen mit GDM 7-fach erhöht [51].

Die bislang größte Kohortenstudie, in der prospektiv der Zusammenhang zwischen Stillintensität und -dauer und der Inzidenz eines T2DM innerhalb von zwei Jahren nach GDM untersucht wurde, ist die SWIFT (Study of Women, Infant Feeding and Type 2 Diabetes after GDM Pregnancy)-Studie der Kaiser Permanente Nordkalifornien. An 1.035 Frauen wiesen Gunderson et al. nach, dass exklusives Stillen über

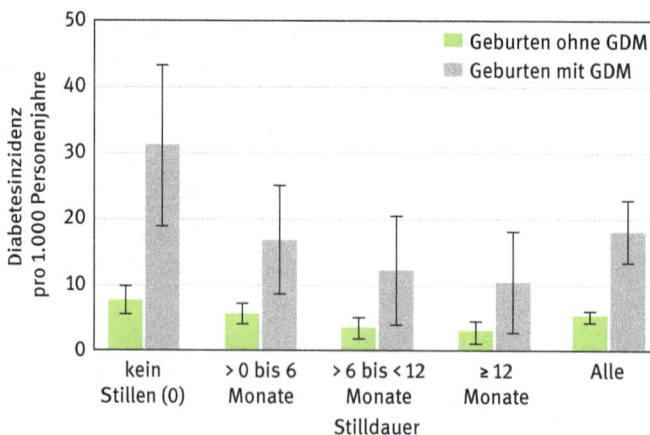

Abb. 6.7: Inzidenz eines T2DM in Abhängigkeit von der Stilldauer stratifiziert nach GDM der Frauen (nach [8]).

zwei Monate das Risiko einer Konversion des GDM in einen T2DM halbierte [54]. Die Inzidenz eines T2DM unter den Müttern, die ausschließlich stillten, betrug 3,95 Fälle verglichen mit 8,79 Fällen bei Müttern, die nicht stillten (jeweils pro 1.000 Personenmonate). Eine graduelle relative Reduktion des Risikos von 35 bis 57 % in der 2-Jahres-Diabetes-Inzidenz war mit der Dauer des Stillens (< 2 bis > 10 Monate) assoziiert.

Ein protektiver Langzeiteffekt des Stillens konnte in einer prospektiven Studie mit 264 Frauen nach GDM nachgewiesen werden [7]. Nach einem Zeitraum von 19 Jahren hatten Mütter, die > 3 Monate stillten, gegenüber denen, die ≤ 3 Monate oder nicht stillten, ein um 45 % verringertes Risiko, an einem T2DM zu erkranken. Die Stilldauer war dabei negativ mit dem postpartalen Diabetesrisiko korreliert (p = 0,002). Das niedrigste 15-Jahres-Risiko hatten Frauen, die > 3 Monate stillten im Vergleich zu Frauen, die nicht oder ≤ 3 Monate stillten (42 vs. 72 %, p = 0,0002). Die Entwicklung eines T2DM konnte dabei um durchschnittlich 10 Jahre (12,3 vs. 2,3 Jahre) verzögert werden.

Eine Metaanalyse von 13 Kohortenstudien zeigte ein signifikantes, 34 % niedrigeres Risiko für die Entwicklung eines T2DM bei Frauen nach GDM, die jemals, gegenüber denen, die niemals stillten [55]. Hier konnte allerdings kein Zusammenhang mit der Stilldauer hergestellt werden. Eine weitere Metaanalyse von 23 Beobachtungsstudien fand bei Gestationsdiabetikerinnen mit einer Stilldauer zwischen mindestens 4–14 Wochen verglichen mit einer kürzeren Stilldauer eine verminderte Wahrscheinlichkeit der Progression zu einem manifesten T2DM (OR = 0,79; 95-%-KI: 0,68–0,92) oder Prä-Diabetes (OR = 0,66; 95-%-KI: 0,51–0,86) sowie einen niedrigeren BMI und niedrigere metabolische Parameter wie Nüchternblutglukose, Triglyzeride und eine höhere Insulinsensitivität [56].

In der CARDIA (Coronary Artery Risk Development in Young Adults)-Studie wurde gezeigt, dass sich durch mindestens 6- bis 9-monatiges Stillen das Risiko von 704 Frauen, darunter 84 mit GDM, innerhalb von 20 Jahren ein metabolisches Syndrom zu entwickeln, um ⅔ verringerte [4].

In einem Follow-up der prospektiven CARDIA-Studie nach 30 Jahren wurden 1.238 Frauen, die während dieses Zeitraums bis zu siebenmal einen oGTT erhalten hatten, nachuntersucht [8]. Die Inzidenz eines T2DM betrug bei Frauen mit bzw. ohne GDM 18,0 bzw. 5,1 Fälle pro 1.000 Personenjahre (p < 0,001). Die Dauer des Stillens zeigte eine signifikante, inverse Korrelation mit der Inzidenz eines T2DM: RH (relative Hazard Ratio) 0,75 (> 0 bis 6 Monate), 0,52 (> 6 bis < 12 Monate) und 0,53 (≥ 12 Monate) (p für Trend = 0,01). Hier zeigte sich eine unabhängige Korrelation einer längeren Stilldauer mit einer niedrigeren Inzidenz des T2DM (Abb. 6.7).

6.4.5 Auswirkungen des Stillens auf das Kind

Kurzfristige Auswirkungen

Die wichtigste Komplikation bei Neugeborenen diabetischer Mütter ist die postnatale Hypoglykämie. Davon sind signifikant mehr Neugeborene von Frauen nach GDM im Vergleich zu gesunden Frauen betroffen (2,7 vs. 1,9 %, p < 0,01) [57].

In einer prospektiven Pilotstudie mit geringer Fallzahl wurde der Effekt eines frühen Stillens innerhalb der ersten 3 Stunden *post partum* auf die Blutglukosekonzentrationen Neugeborener von Müttern mit GDM untersucht [58]. Gestillte Neugeborene wiesen im Vergleich mit nicht gestillten Neugeborenen eine signifikant niedrigere Rate von grenzwertigen Hypoglykämien und höhere mittlere Blutglukosewerte auf (3,2 vs. 2,9 mmol/l, p = 0,03). Auch im Vergleich zu Neugeborenen, die Formula erhielten, wurden bei ihnen höhere Blutglukosewerte (3,2 vs. 2,7 mmol/l, p = 0,002) gemessen. Diese Befunde konnten bislang nicht bestätigt werden.

Die Blutglukosewerte Neugeborener von Müttern mit T1DM wurden in einer prospektiven Kohortenstudie erstmals 2 Stunden *post partum* und danach dreistündlich während des ersten Lebenstags bestimmt [39]. 30 % aller Neugeborenen benötigten trotz Frühfütterung i.v.-Glukose-Infusionen. Eine Hypoglykämie (Blutglukosewert < 2,5 mmol/l in den ersten 24 Lebensstunden) trat bei ausschließlich gestillten seltener als bei teilweise gestillten Neugeborenen auf (58 vs. 70 %). Sie benötigten zudem auch signifikant seltener eine i.v.-Glukose-Infusion (22 vs. 40 %, p < 0,005).

Langfristige Auswirkungen

Aufbauend auf der „Pedersen Hypothese" [59] und deren Erweiterung durch Forschungen von Dörner und Freinkel wird ein fetaler und neonataler Hyperinsulinismus, im Sinne einer „functional teratology" bzw. „fuel-mediated teratogenesis" hervorgerufen durch maternale Schwangerschaftshyperglykämie und / oder prä- und neonatale Überernährung, als auslösende Ursache einer dauerhafter Fehlprogrammierung zentralnervöser Kontrollsysteme für Stoffwechsel, Nahrungsaufnahme und Körpergewicht angesehen („perinatale Programmierung") [60,61] (Ausführlich siehe Kap. 6.5).

Das Ergebnis ist eine perinatal erworbene Disposition für Übergewicht und Adipositas und assoziierte metabolische Störungen, wie Hyperinsulinämie, Insulinresistenz, T2DM, metabolisches Syndrom und kardiovaskuläre Erkrankungen im späteren Leben [62–64]. Barker und Hales [65] postulierten, dass fetale Unterernährung, also Adaptation an zu wenig Nahrung, ebenfalls zu den Symptomen des metabolischen Syndroms im späteren Leben führt (thrifty phenotype hypothesis), bedingt wahrscheinlich durch die deletären Auswirkungen einer frühen postnatalen Überernährung (catch-up growth) [66,67].

Gestillte Kinder weisen allgemein ein niedrigeres Risiko für späteres Übergewicht auf, was sich positiv auf das Risiko der Entwicklung eines T2DM auswirkt. Ebenso scheint Stillen auf das Diabetesrisiko per se protektiv zu wirken.

In einer Longitudinalstudie an 3.595 jungen Erwachsenen im Alter von 21 Jahren konnte gezeigt werden, dass Neugeborene, die mehr als 4 Monate gestillt wurden, einen substanziell protektiven Effekt gegen die Entwicklung eines Diabetes im jungen Erwachsenenalter aufwiesen (OR 0,29 vs. 0,58) [14].

In einer Metaanalyse von 14 Studien an mehr als 250.000 Individuen zeigte sich eine gepoolte Odds Ratio von 0,67 (95-%-KI: 0,56–0,80), d. h. ein um 33 % vermindertes Risiko der Kinder einen T2DM im Laufe ihres Lebens zu entwickeln, wenn sie gestillt wurden, unabhängig von der Stilldauer [17].

Harder et al. fanden in einer Metaanalyse von 17 Studien an einer nicht diabetischen Allgemeinpopulation von insgesamt 111.810 Frauen eine dosisabhängige Senkung des Übergewichtsrisikos der Nachkommen um ein Drittel [11]. Das Risiko sank pro Stillmonat bis zu einer Gesamtstilldauer von 9 Monaten um 4 %.

Ursächlich dafür könnte sein, dass gestillte Kinder die Menge der aufgenommenen Muttermilch selbst bestimmen und somit besser als formulaernährte Kinder lernen, ihre Energieaufnahme selbst zu regulieren.

Eine wichtige Rolle spielt auch der unterschiedliche Anteil von Nährstoffen wie Glukose und Protein in Muttermilch und Formula. Ein höherer Proteinanteil in der Formula respektive eine höhere frühe Proteinaufnahme werden für ein erhöhtes Adipositasrisiko bereits im Kindesalter verantwortlich gemacht [68]. Der positive Effekt des Stillens ist zudem auf eine langsamere Gewichtszunahme im Gegensatz zu formulaernährten Neugeborenen zurückzuführen, da ein akzeleriertes postnatales Wachstum oder ein schnelles postnatales Aufholwachstum (catch-up growth) die Risiken von Übergewicht / Adipositas und kardiovaskulären Erkrankungen im Erwachsenalter verstärken [69].

Auch für die Nachkommen von diabetischen Müttern konnte gezeigt werden, dass das Risiko für späteres Übergewicht durch Stillen vermindert werden kann [13,70–75].

Bei 783 Kindern von Frauen mit T1DM war sowohl für ausschließliches Stillen > 4 Monate als auch Stillen zwischen 1 und 3 Monaten das Risiko, bereits in der Kindheit übergewichtig zu werden, signifikant reduziert [69]. Hier bestand gegenüber der Allgemeinpopulation, in der sich eine klare Dosis-Wirkungs-Beziehung zeigte, eine Diskrepanz, die einen relativ verminderten protektiven Effekt des Stillens bei Nachkommen diabetischer Mütter aufzeigte. In einer weiteren Studie erwiesen sich exklusives Stillen > 5 Monate (OR 0,54) und eine Gesamtstilldauer > 7 Monate (OR 0,56) als protektiv gegenüber der Entwicklung eines T1DM bei Kindern von Typ-1-Diabetikerinnen [71].

In einer prospektiven Kohorte von 15.710 Mutter-Kind-Paaren waren präkonzeptionelle maternale Adipositas (OR 2,34; 95-%-KI: 2,09–2,62), Übergewicht (OR 1,50; 95-%-KI: 1,34–1,68) und exzessive Gewichtszunahme in der Schwangerschaft (OR 1,23; 95-%-KI: 1,12–1,35), jedoch nicht ein GDM (OR 0,95; 95-%-KI: 0,83–1,10), unabhängig mit einem erhöhten Risiko für Übergewicht im Alter von 2 Jahren korreliert [13]. Eine Stilldauer ≥ 6 Monate korrelierte mit einem signifikant erniedrigten Übergewichtsrisiko der Kinder im Alter von 2 Jahren (OR 0,76; 95-%-KI: 0,69–0,83).

Die prospektive Offspring Study der SWIFT (Study of Women, Infant Feeding, and Type 2 Diabetes after GDM Pregnancy)-Kohorte von 464 Mutter-Kind-Paaren zeigte bei ausschließlich zwischen 6 und 9 Wochen *post partum* gestillten im Vergleich zu formulaernährten Kindern ein langsameres Wachstum bzw. Gewichtszunahme zwischen 6 und 9 Wochen bis 6 Monaten bzw. von Geburt bis 12 Monaten *post partum* [74].

Kinder, die von ihren Müttern nach GDM ausschließlich > 8 Monate gestillt wurden, zeigten auch niedrigere HbA1c-Werte [76].

Bei diabetischen Müttern hat möglicherweise die Stilldauer einen Einfluss auf die Entwicklung von Übergewicht und Adipositas bei den Nachkommen. Studien fanden eine veränderte Zusammensetzung der Muttermilch von Frauen mit Diabetes unmittelbar nach der Geburt, in der diese noch die diabetische Stoffwechsellage der Schwangerschaft reflektiert. So wurden im Kolostrum bzw. in der Milch höhere Glukosekonzentrationen [77–80], proportional zu den Blutglukosekonzentrationen [78], sowie höhere Insulinkonzentrationen [78] gefunden als bei gesunden Müttern. Wenn sich nach Schwangerschaften mit GDM *post partum* der Glukosestoffwechsel nicht vollständig normalisiert, kann eine erhöhte Glukosekonzentration in der Muttermilch

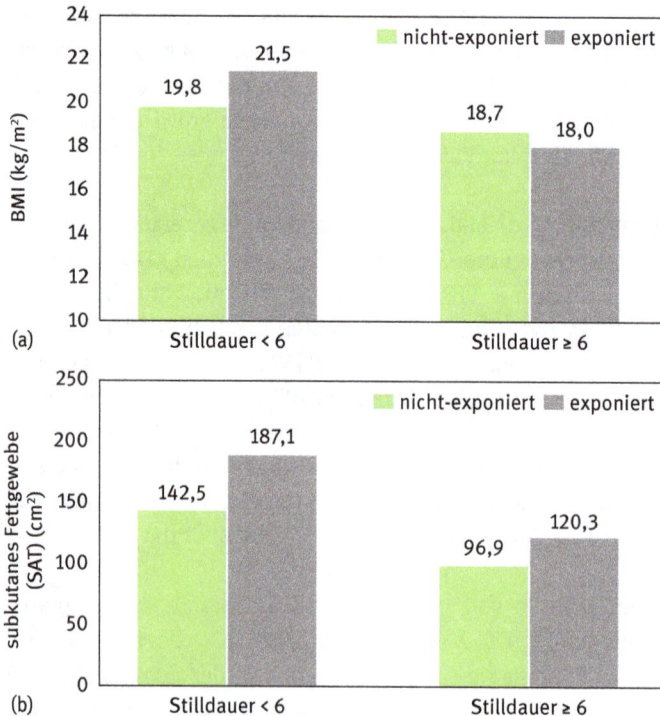

Abb. 6.8: Auswirkungen der Exposition gegenüber einem Diabetes *in utero* auf Adipositasparameter im Alter 6–13 Jahre, stratifiziert nach Stilldauer. (a) BMI, p = 0,03 für Kinder mit Stilldauer < 6 M., p = 0,4 für Kinder mit Stilldauer ≥ 6 M. (b) subkutanes Fettgewebe, p = 0,03 für Kinder mit Stilldauer < 6 M., p = 0,11 für Kinder mit Stilldauer ≥ 6 M. (nach [70]).

erwartet werden. Beide Phänomene könnten zu einem erhöhten Risiko für Überge-wicht und Insulinresistenz der Nachkommen führen.

Eine besonders vulnerable Phase scheint hier vor allem die erste Lebenswoche zu sein. Später, in der reifen Muttermilch gut eingestellter Diabetikerinnen, konnte eine Normalisierung der Makronährstoffe nachgewiesen werden [81]. Das Neugebore-ne könnte somit bei unzureichender Stoffwechseleinstellung der Mutter nicht nur *in utero* eine metabolische Fehlprogrammierung erhalten, sondern auch in der frühen postnatalen Phase, was durch eine längere Stilldauer möglicherweise wieder aus-geglichen wird.

Diese Hypothese wird durch die nachfolgend dargestellten Studienergebnisse ge-stützt.

In der retrospektiven, multiethnischen Exploring Perinatal Outcomes among Chil-dren (EPOCH)-Kohortenstudie wurden BMI, Taillenumfang, Hautfaltendicke und die Menge subkutanen und viszeralen abdominalen Fetts (mittels MRT) von 89 Kindern diabetischer Mütter (91 % GDM, 9 % präexistenter Diabetes mellitus) und 379 Kindern gesunder Mütter 6–13 Jahre nach der Geburt erfasst [70]. Eine ausschließliche Still-dauer ≥ 6 Monate war sowohl bei Kindern diabetischer als auch gesunder Mütter mit signifikant niedrigerem BMI (18,0 vs. 20,1; p = 0,05 und 18,6 vs. 19,6; p = 0,02), gerin-gerem Taillenumfang (p = 0,03 und p = 0,05) und Menge an subkutanem Fettgewebe (p = 0,02 und p = 0,03) der Kinder assoziiert. Abb. 6.8 zeigt die Assoziationen zwischen einer Exposition gegenüber Diabetes *in utero* und zwei ausgewählten Adipositaspara-metern, BMI und Menge des subkutanen Fettgewebes, stratifiziert nach Stilldauer. Eine Stilldauer < 6 Monate war mit signifikant höherem BMI, Taillenumfang, subku-taner und viszeraler Fettmenge und Hautfaltendicke assoziiert. Hingegen waren die Auswirkungen eines Diabetes *in utero* auf Adipositasmarker durch ein ausschließli-ches Stillen ≥ 6 Monate deutlich abgeschwächt und nicht mehr signifikant.

An Kindern von adipösen Frauen mit GDM, die ≥ 3 Monate gestillt worden wa-ren, konnten Schäfer-Graf et al. im Alter von 2–8 Jahren eine signifikant niedrigere Häufigkeit an Übergewicht (BMI > 90. Perzentile) gegenüber nicht gestillten Kindern (p = 0,042) zeigen [12]. Bei einer Stilldauer < 3 Monate und bei nicht adipösen Frauen war der Unterschied nicht signifikant.

Teilnehmer der Growing Up Today Study (GUTS) waren 15.253 Kinder von Müt-tern, die an der Nurses Health Study II teilgenommen hatten [72]. Die Dauer des Stil-lens war mit reduziertem Übergewichtsrisiko im Alter von 9–14 Jahren assoziiert. So hatten Kinder, die ≥ 9 Monate, verglichen mit Kindern, die < 9 Monate ausschließlich gestillt wurden, ein um 37 % reduziertes Risiko für Übergewicht (OR 0,63; 95-%-KI: 0,50–0,78), unabhängig vom maternalen Diabetes-Status oder Gewicht. Kinder, die einem GDM *in utero* ausgesetzt waren, und ausschließlich gestillt wurden, hatten gegenüber formulaernährten Kindern ein 38 % reduziertes Übergewichtsrisiko (OR 0,62). Interessanterweise fand sich bei den < 1 Monat gestillten Kindern eine Zunahme des Übergewichtsrisikos im Vergleich mit formulaernährten Kindern (OR 1,36; 95-%-KI: 1,02–1,82). Bei einer Stilldauer ≥ 6 Monate verhielt es sich dagegen umgekehrt.

Tab. 6.3: Stillempfehlungen nach den S3-Leitlinien „Gestationsdiabetes" und „Diabetes und Schwangerschaft" [84,85].

Patientinnenkollektive	Empfehlungen
Schwangere mit GDM, T1DM, T2DM	Stillberatung vor der Entbindung: Hinweis auf die Vorteile des Stillens für Mutter und Kind, Aufzeigen von Strategien für einen erfolgreichen Stillstart
Schwangere mit GDM, T1DM, T2DM	Ausschließliches Stillen von mindestens 4–6 Monaten, nach Einführung von Beikost möglichst lange weiterstillen
Adipöse Schwangere mit GDM, T1DM, T2DM	Besondere Motivierung und Unterstützung für das Stillen

Hinweise auf den besonderen Einfluss der Milch diabetischer Mütter in der ersten Lebenswoche finden sich in der Kaulsdorf Cohort Study [81,82], die eine positive dosisabhängige Beziehung der in diesem Zeitraum aufgenommenen Muttermilch-Menge mit dem relativen Körpergewicht und Übergewichtsrisiko von 1- bis 4-jährigen Kindern aufzeigte (OR 2,47). Im Gegensatz dazu fand sich in einer Vergleichsgruppe von Kindern diabetischer Mütter, die ersatzweise Muttermilch stoffwechselgesunder Mütter aus einer Milchbank erhalten hatten, im Alter von 1–4 Jahren ein umso geringeres Risiko für Übergewicht oder eine Glukosetoleranzstörung, je mehr sie von der Ersatzmilch erhalten hatten (OR 0,18). Keinen Einfluss auf die spätere Entwicklung einer kindlichen Adipositas scheint hingegen die zu einem späteren Zeitpunkt aufgenommene Muttermilchmenge zu haben. Ähnliche Ergebnisse zeigten sich in einer Kohortenstudie an formulaernährten Kindern. Jede absolute Gewichtszunahme um 100 g in der ersten Lebenswoche war mit einem Anstieg des Übergewichtsrisikos um 28 % im Erwachsenenalter assoziiert [83].

Hinsichtlich der Frage der optimalen exklusiven Stilldauer besteht weiterhin Forschungsbedarf.

6.4.6 Stillempfehlungen

Tab. 6.3 fasst die derzeit gültigen Stillempfehlungen aus den S3-Leitlinien „Gestationsdiabetes" und „Diabetes und Schwangerschaft" zusammen. Neben der Vermeidung von präkonzeptionellem Übergewicht bzw. Adipositas, adäquater Gewichtszunahme in der Schwangerschaft und Therapie des GDM, wird vor allem ein möglichst langes, mindestens 4- bis 6-monatiges ausschließliches Stillen der Kinder, das auch nach Einführung von Beikost möglichst lange weiter erfolgen sollte, zur Prävention der Konversion des GDM in einen manifesten T2DM und von Übergewicht / Adipositas im späteren Leben der Nachkommen empfohlen. Da Mütter mit präkonzeptionellem Diabetes oder GDM seltener und kürzer stillen, sollten sie bereits während der Schwangerschaft über diese Vorteile informiert und zum Stillen motiviert werden, dies gilt insbesondere für adipöse Schwangere [84,85].

- Stillen könnte einfach und kostengünstig zur Prävention von Erkrankungen wie Übergewicht / Adipositas, T2DM und metabolisches Syndrom im späteren Leben von Mutter und Kind beitragen und damit deren langfristige Gesundheit fördern.
- Diabetischen Müttern (GDM, T1DM, T2DM) sollte ein möglichst langes ausschließliches Stillen, mindestens 4–6 Monate *post partum*, empfohlen werden.
- Eine prä- aber auch postpartale, laktationsbegleitende Stoffwechselkontrolle erscheint empfehlenswert.

Literatur

[1]   Kluge F. Etymologisches Wörterbuch der deutschen Sprache. Bearb. v. Seebold E. 25. Aufl. Berlin: de Gruyter; 2011.

[2]   Nationale Stillkommission am Bundesinstitut für Risikobewertung. Einheitliche Terminologie zur Säuglingsernährung. Aktualisierte Empfehlung der Nationalen Stillkommission von 1999. Aktualisiert am 01.08.2007. Im Internet: www.bfr.bund.de/cm/343/einheitliche_terminologie_zur_saeuglingsernaehrung.pdf; Zugriff: 01.05.2019

[3]   Uvnäs-Moberg K, Petersson M. Oxytocin, ein Vermittler von Antistress, Wohlbefinden, sozialer Interaktion, Wachstum und Heilung. Z Psychosom Med Psychother. 2005;51:57-80.

[4]   Gunderson EP, Jacobs DR Jr, Chiang V, Lewis CE, Feng J, et al. Duration of lactation and incidence of the metabolic syndrome in women of reproductive age according to gestational diabetes mellitus status: a 20-Year prospective study in CARDIA (Coronary Artery Risk Development in Young Adults). Diabetes. 2010;59:495-504.

[5]   Jäger S, Jacobs S, Kröger J, Fritsche A, Schienkiewitz A, et al. Breast-feeding and maternal risk of type 2 diabetes: a prospective study and meta-analysis. Diabetologia 2014;57:1355–65.

[6]   Stuebe AM, Rich-Edwards JW, Willett WC, Manson JE, Michels KB. Duration of lactation and incidence of type 2 diabetes. JAMA. 2005;294:2601-10.

[7]   Ziegler AG, Wallner M, Kaiser I, Rossbauer M, Harsunen MH, et al. Long-term protective effect of lactation on the development of type 2 diabetes in women with recent gestational diabetes mellitus. Diabetes. 2012;61:3167-71.

[8]   Gunderson EP, Lewis CE, Lin Y, Sorel M, Gross M, et al. Lactation duration and progression to diabetes in women across the childbearing years: The 30-Year CARDIA study. JAMA Intern Med. 2018;178:328-37.

[9]   McClure CK, Catov JM, Ness RB, Schwarz EB. Lactation and maternal subclinical cardiovascular disease among premenopausal women. Am J Obstet Gynecol. 2012;207:46.e1-8.

[10] Collaborative group on hormonal factors in breast cancer. Breast cancer and breastfeeding: collaborative reanalysis of individual data from 47 epidemiological studies in 30 countries, including 50302 women with breast cancer and 96973 women without the disease. Lancet. 2002;360:187-95.

[11] Harder T, Bergmann R, Kallischnigg G, Plagemann A. Duration of breastfeeding and risk of overweight: a meta-analysis. Am J Epidemiol. 2005;162:397-403.

[12] Schaefer-Graf UM, Hartmann R, Pawliczak J, Passow D, Abou-Dakn M, et al. Association of breast-feeding and early childhood overweight in children from mothers with gestational diabetes mellitus. Diabetes Care. 2006;29:1105-7.

[13] Bider-Canfield Z, Martinez MP, Wang X, Yu W, Bautista MP, et al. Maternal obesity, gestational diabetes, breastfeeding and childhood overweight at age 2 years. Pediatr Obes. 2017;12:171-8.

[14] Al Mamun A, O'Callaghan MJ, Williams GM, Najman JM, Callaway L, et al. Breastfeeding is protective to diabetes risk in young adults: a longitudinal study. Acta Diabetol. 2015;52:837-44.

[15] Norris JM, Scott FW. A meta-analysis of infant diet and insulin-dependent diabetes mellitus: do biases play a role? Epidemiology. 1996;7:87-92.

[16] Pettitt DJ, Forman MR, Hanson RL, Knowler WC, Bennett PH. Breastfeeding and incidence of non-insulin-dependent diabetes mellitus in Pima Indians. Lancet. 1997;350:166-8.

[17] Horta BL, de Lima NP. Breastfeeding and type 2 diabetes: systematic review and meta-analysis. Curr Diab Rep. 2019;19:1.

[18] Owen CG, Whincup PH, Gilg JA, Cook DG. Effect of breast feeding in infancy on blood pressure in later life: systematic review and meta-analysis. BMJ. 2003;327:1189-95.

[19] Bachrach VR, Schwarz E, Bachrach LR. Breastfeeding and the risk of hospitalization for respiratory disease in infancy: a meta-analysis. Arch Pediatr Adolesc Med. 2003;157:237-3.

[20] Lessen R, Kavanagh K. Position of the academy of nutrition and dietetics: promoting and supporting breastfeeding. J Acad Nutr Diet. 2015;115:444-9.

[21] Chapman DJ, Pérez-Escamilla R. Identification of risk factors for delayed onset of lactation. J Am Diet Assoc. 1999;99:450-4.

[22] Neubauer SH, Ferris AM, Chase CG, Fanelli J, Thompson CA, et al. Delayed lactogenesis in women with insulin-dependent diabetes mellitus. Am J Clin Nutr. 1993;58:54-60.

[23] Hartmann P, Cregan M. Lactogenesis and the effects of insulin-dependent diabetes mellitus and prematurity. J Nutr. 2001;131:3016S-20S.

[24] Matias SL, Dewey KG, Quesenberry CP Jr, Gunderson EP. Maternal prepregnancy obesity and insulin treatment during pregnancy are independently associated with delayed lactogenesis in women with recent gestational diabetes mellitus. Am J Clin Nutr. 2014;99:115-21.

[25] Lemay DG, Ballard OA, Hughes MA, Morrow AL, Horseman ND, et al. RNA sequencing of the human milk fat layer transcriptome reveals distinct gene expression profiles at three stages of lactation. PLoS One. 2013;8:e67531.

[26] Rasmussen KM, Kjolhede CL. Prepregnant overweight and obesity diminish the prolactin response to suckling in the first week postpartum. Pediatrics. 2004;113:e465-71.

[27] Finkelstein SA, Keely E, Feig DS, Tu X, Yasseen AS 3 rd, et al. Breastfeeding in women with diabetes: lower rates despite greater rewards. A population-based study. Diabet Med. 2013;30:1094-101.

[28] Hummel S, Winkler C, Schoen S, Knopff A, Marienfeld S, et al. Breastfeeding habits in families with Type 1 diabetes. Diabet Med. 2007;24:671-6.

[29] Hummel S, Hummel M, Knopff A, Bonifacio E, Ziegler AG. Breastfeeding in women with gestational diabetes. Dtsch Med Wochenschr. 2008;133:180-4.

[30] Morrison MK, Collins CE, Lowe JM, Giglia RC. Factors associated with early cessation of breastfeeding in women with gestational diabetes mellitus. Women Birth 2015;28:143–7.

[31] Reinheimer SM, Schmidt MI, Duncan BB, Drehmer M. Factors associated with breastfeeding among women with gestational diabetes. J Hum Lact. 2019:890334419845871.

[32] Haile ZT, Oza-Frank R, Azulay Chertok IR, Passen N. Association between history of gestational diabetes and exclusive breastfeeding at hospital discharge. J Hum Lact. 2016;32:NP36-43.

[33] Baerug A, Sletner L, Laake P, Fretheim A, Løland BF, et al. Recent gestational diabetes was associated with mothers stopping predominant breastfeeding earlier in a multi-ethnic population. Acta Paediatr. 2018;107:1028-35.

[34] Haile ZT, Chertok IRA, Chavan BB, Teweldeberhan AK, Stocum R. Combined influence of gestational diabetes and gestational weight gain on exclusive breastfeeding. Breastfeed Med. 2019. doi: 10.1089/bfm.2018.0204

[35] Glover AV, Berry DC, Schwartz TA, Stuebe AM. The association of metabolic dysfunction with breastfeeding outcomes in gestational diabetes. Am J Perinatol. 2018;35:1339-45.

[36] Nguyen PTH, Pham NM, Chu KT, Van Duong D, Van Do D. Gestational diabetes and breastfeeding outcomes: a systematic review. Asia Pac J Public Health. 2019;31:183-98.

[37] Herskin CW, Stage E, Barfred C, Emmersen P, Ladefoged Nichum V, et al. Low prevalence of long-term breastfeeding among women with type 2 diabetes. J Matern Fetal Neonatal Med. 2016;29:2513-8.

[38] Sparud-Lundin C, Wennergren M, Elfvin A, Berg M. Breastfeeding in women with type 1 diabetes: exploration of predictive factors. Diabetes Care. 2011;34:296-301.

[39] Stage E, Nørgård H, Damm P, Mathiesen E. Long-term breast-feeding in women with type 1 diabetes. Diabetes Care. 2006;29:771-4.

[40] Stuebe AM, Rich-Edwards JW. The reset hypothesis: lactation and maternal metabolism. Am J Perinatol. 2009;26:81-8.

[41] Butte NF, King JC. Energy requirements during pregnancy and lactation. Public Health Nutr. 2005;8:1010-27.

[42] Stuebe AM, Kleinman K, Gillman MW, Rifas-Shiman SL, Gunderson EP, et al. Duration of lactation and maternal metabolism at 3 years postpartum. J Womens Health (Larchmt). 2010;19:941-50.

[43] Gunderson EP, Lewis CE, Wei GS, Whitmer RA, Quesenberry CP, et al. Lactation and changes in maternal metabolic risk factors. Obstet Gynecol. 2007;109:729-38.

[44] Kjos SL, Henry O, Lee RM, Buchanan TA, Mishell DR Jr. The effect of lactation on glucose and lipid metabolism in women with recent gestational diabetes. Obstet Gynecol. 1993;82:451-5.

[45] Gunderson EP, Hedderson MM, Chiang V, Crites Y, Walton D, et al. Lactation intensity and postpartum maternal glucose tolerance and insulin resistance in women with recent GDM: the SWIFT cohort. Diabetes Care. 2012;35:50-6.

[46] Gunderson EP, Kim C, Quesenberry CP Jr, Marcovina S, Walton D, et al. Lactation intensity and fasting plasma lipids, lipoproteins, non-esterified free fatty acids, leptin and adiponectin in postpartum women with recent gestational diabetes mellitus: the SWIFT cohort. Metabolism. 2014;63:941-50.

[47] O'Reilly MW, Avalos G, Dennedy MC, O'Sullivan EP, Dunne F. Atlantic DIP: high prevalence of abnormal glucose tolerance post partum is reduced by breast-feeding in women with prior gestational diabetes mellitus. Eur J Endocrinol. 2011;165:953-9.

[48] Bartáková V, Malúšková D, Mužík J, Bělobrádková J, Kaňková K. Possibility to predict early postpartum glucose abnormality following gestational diabetes mellitus based on the results of routine mid-gestational screening. Biochem Med (Zagreb). 2015;25:460-8.

[49] Schaefer-Graf UM, Klavehn S, Hartmann R, Kleinwechter H, Demandt N, et al. How do we reduce the number of cases of missed postpartum diabetes in women with recent gestational diabetes mellitus? Diabetes Care. 2009;32:1960-4.

[50] Lauenborg J, Hansen T, Jensen DM, Vestergaard H, Mølsted-Pedersen L, et al. Increasing incidence of diabetes after gestational diabetes: a long-term follow-up in a Danish population. Diabetes Care. 2004;27:1194-9.

[51] Bellamy L, Casas JP, Hingorani AD, Williams D. Type 2 diabetes mellitus after gestational diabetes: a systematic review and meta-analysis. Lancet. 2009;373:1773-9.

[52] Eades CE, Styles M, Leese GP, Cheyne H, Evans JM. Progression from gestational diabetes to type 2 diabetes in one region of Scotland: an observational follow-up study. BMC Pregnancy Childbirth. 2015;15:11.

[53] Löbner K, Knopff A, Baumgarten A, Mollenhauer U, Marienfeld S, et al. Predictors of postpartum diabetes in women with gestational diabetes mellitus. Diabetes. 2006;55:792-7.

[54] Gunderson EP, Hurston SR, Ning X, Lo JC, Crites Y, et al. Study of women, infant feeding and type 2 diabetes after GDM pregnancy investigators. Lactation and progression to type 2 diabetes mellitus after gestational diabetes mellitus: a prospective cohort study. Ann Intern Med. 2015;163:889-98.

[55] Feng L, Xu Q, Hu Z, Pan H. Lactation and progression to type 2 diabetes in patients with gestational diabetes mellitus: A systematic review and meta-analysis of cohort studies. J Diabetes Investig. 2018;9:1360-9.

[56] Ma S, Hu S, Liang H, Xiao Y, Tan H. Metabolic effects of breastfeed in women with prior gestational diabetes mellitus: A systematic review and meta-analysis. Diabetes Metab Res Rev. 2019;35:e3108.

[57] International Association of Diabetes and Pregnancy Study Groups Consensus Panel, Metzger BE, Gabbe SG, Persson B, Buchanan TA, et al. International association of diabetes and pregnancy study groups recommendations on the diagnosis and classification of hyperglycemia in pregnancy. Diabetes Care. 2010;33(3):676-82.

[58] Chertok IR, Raz I, Shoham I, Haddad H, Wiznitzer A. Effects of early breastfeeding on neonatal glucose levels of term infants born to women with gestational diabetes. J Hum Nutr Diet. 2009;22:166-9.

[59] Pedersen J. Course of diabetes during pregnancy. Acta Endocrinol (Copenh). 1952;9:342-64.

[60] Dörner G. Hormones and brain differentiation. Amsterdam, Oxford, New York: Elsevir Scientific Publishing Company. 1976:256-9.

[61] Freinkel N. Banting lecture 1980. Of pregnancy and progeny. Diabetes. 1980;29:1023-35.

[62] Catalano PM, Hauguel-De Mouzon S. Is it time to revisit the Pedersen hypothesis in the face of the obesity epidemic? Am J Obstet Gynecol. 2011;204:479-87.

[63] Catalano PM, McIntyre HD, Cruickshank JK, McCance DR, Dyer AR, et al. HAPO Study Cooperative Research Group. The hyperglycemia and adverse pregnancy outcome study: associations of GDM and obesity with pregnancy outcomes. Diabetes Care. 2012;35:780-6.

[64] Plagemann A, Harder T, Schellong K, Schulz S, Stupin JH. Early postnatal life as a critical time window for determination of long-term metabolic health. Best Pract Res Clin Endocrinol. Metab. 2012;26:641-53.

[65] Hales CN, Barker DJ. Type 2 (non-insulin-dependent) diabetes mellitus: the thrifty phenotype hypothesis. Diabetologia. 1992;35: 595-601.

[66] Claris O, Beltrand J, Levy-Marchal C. Consequences of intrauterine growth and early neonatal catch-up growth. Semin Perinatol. 2010;34:207-10.

[67] Eriksson JG, Forsén T, Tuomilehto J, Winter PD, Osmond C, et al. Catch-up growth in childhood and death from coronary heart disease: longitudinal study. BMJ. 1999;318:427-31.

[68] Weber M, Grote V, Closa-Monasterolo R, Escribano J, Langhendries JP, et al. European childhood obesity trialsStudy group. Lower protein content in infant formula reduces BMI and obesity risk at school age: follow-up of a randomized trial. Am J Clin Nutr. 2014;99:1041-51.

[69] Singhal A, Lanigan J. Breastfeeding, early growth and later obesity. Obes Rev. 2007;8(1):51-4.

[70] Crume TL, Ogden L, Maligie M, Sheffield S, Bischoff KJ, et al. Long-term impact of neonatal breastfeeding on childhood adiposity and fat distribution among children exposed to diabetes in utero. Diabetes Care. 2011;34:641-5.

[71] Hummel S, Pflüger M, Kreichauf S, Hummel M, Ziegler AG. Predictors of overweight during childhood in offspring of parents with type 1 diabetes. Diabetes Care. 2009;32:921-5.

[72] Mayer-Davis EJ, Rifas-Shiman SL, Zhou L, Hu FB, Colditz GA, et al. Breast-feeding and risk for childhood obesity: does maternal diabetes or obesity status matter? Diabetes Care. 2006;29:2231-7.

[73] Sadauskaite-Kuehne V, Ludvigsson J, Padaiga Z, Jasinskiene E, Samuelsson U. Longer breast-feeding is an independent protective factor against development of type 1 diabetes mellitus in childhood. Diabetes Metab Res Rev. 2004;20:150-7.

[74] Gunderson EP, Greenspan LC, Faith MS, Hurston SR, Quesenberry CP Jr. SWIFT Offspring Study Investigators. Breastfeeding and growth during infancy among offspring of mothers with gestational diabetes mellitus: a prospective cohort study. Pediatr Obes. 2018;13:492-504.

[75] Stupin JH. Bedeutung des Stillens für diabetische Mütter und ihre Kinder. Diabetologe. 2016;12:13-21.

[76] Dugas C, Kearney M, Mercier R, Perron J, Tchernof A, et al. Early life nutrition, glycemic and anthropometric profiles of children exposed to gestational diabetes mellitus in utero. Early Hum Dev. 2018;118:37-41.

[77] Butte NF, Garza C, Burr R, Goldman AS, Kennedy K, et al. Milk composition of insulin-dependent diabetic women. J Pediatr Gastroenterol Nutr. 1987;6:936-41.

[78] Jovanovic-Peterson L, Fuhrmann K, Hedden K, Walker L, Peterson CM. Maternal milk and plasma glucose and insulin levels: studies in normal and diabetic subjects. J Am Coll Nutr. 1989;8:125-31.

[79] Neubauer SH. Lactation in insulin-dependent diabetes. Prog Food Nutr Sci. 1990;14:330-70.

[80] van Beusekom CM, Zeegers TA, Martini IA, Velvis HJ, Visser GH, et al. Milk of patients with tightly controlled insulin-dependent diabetes mellitus has normal macronutrient and fatty acid composition. Am J Clin Nutr. 1993;57:938-43.

[81] Plagemann A, Harder T, Franke K, Kohlhoff R. Long-term impact of neonatal breast-feeding on body weight and glucose tolerance in children of diabetic mothers. Diabetes Care. 2002;25:16-22.

[82] Rodekamp E, Harder T, Kohlhoff R, Franke K, Dudenhausen JW, et al. Long-term impact of breast-feeding on body weight and glucose tolerance in children of diabetic mothers: role of the late neonatal period and early infancy. Diabetes Care. 2005;28:1457-62.

[83] Stettler N, Stallings VA, Troxel AB, Zhao J, Schinnar R, et al. Weight gain in the first week of life and overweight in adulthood: a cohort study of European American subjects fed infant formula. Circulation. 2005;111:1897-903.

[84] Deutsche Diabetes Gesellschaft (DDG), Deutsche Gesellschaft für Gynäkologie und Geburtshilfe (DGGG). S3-Leitlinie Gestationsdiabetes mellitus (GDM), Diagnostik, Therapie und Nachsorge. 2. Aufl. AWMF-Registernummer 057–008; 2018. Im Internet: https://www.awmf.org/uploads/tx_szleitlinien/057-008l_S3_Gestationsdiabetes-mellitus-GDM-Diagnostik-Therapie-Nachsorge_2018-03.pdf; Zugriff: 01.05.2019

[85] Kleinwechter H, Bührer C, Hunger-Battefeld W, Kainer F, Kautzky Willer A, et al. Diabetes und Schwangerschaft. S3-Leitlinie, AWMF-Registernummer 057–023; Stand 12/2014.

6.5 Perinatale Programmierung

Claudia Eberle, Jens H. Stupin

6.5.1 Definitionen und Mechanismen

„Gene mögen die Klaviatur des Lebens darstellen, aber die Umweltbedingungen in der frühen
Entwicklung komponieren die Melodie."
(Theodora Emily Colborn, 1927–2014, Biologin)

Im Sinne dieser Metapher stellt die Perinatalzeit eine vulnerable materno-fetale Phase dar, in der externe Störungen (z. B. mütterliche Risikofaktoren) zu Veränderungen des intrauterinen Milieus mit ggf. lebenslangen und unumkehrbaren Konsequenzen in der nachfolgenden Generation führen können [1,2]. Mit Blick auf die nächste Generation spricht man deshalb von einer generationsübergreifenden „Programmierung" (Abb. 6.9, Abb. 6.10) [1].

Während sich der Begriff „fetale Programmierung" ursprünglich auf die Fetalentwicklung bezog, wurde mit dem Begriff „perinatale Programmierung" die „vulnerable Phase" auf die Perinatalperiode, beginnend vor der Konzeption bis zum Abschluss der Stillperiode, erweitert. Diese generationsübergreifenden Programmierungszusammenhänge wurden inzwischen durch eine große Zahl von epidemiologischen, tierexperimentellen und klinischen Studien untersucht [3–15]. Im erweiterten Sinn wird auch, vor allem im anglo-amerikanischen Sprachraum, von den Developmental Origins of Health and Disease (DoHaD), dem entwicklungsbedingten Ursprung von Gesundheit und Krankheit gesprochen [16].

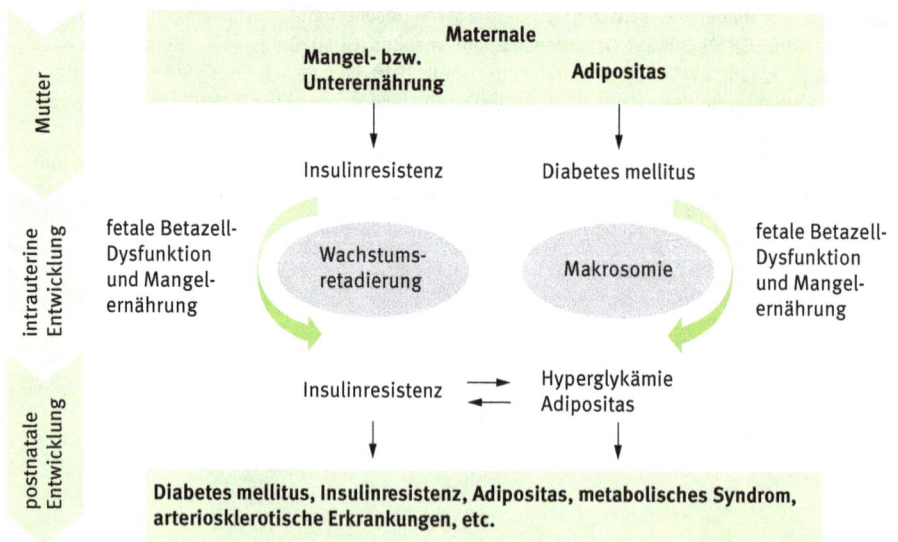

Abb. 6.9: Generationsübergreifende Programmierung (nach [2]).

Die Prozesse der perinatalen Programmierung umfassen u. a. strukturelle, morphologische, funktionelle, endokrine und neuro-endokrine Mechanismen, die generationsübergreifend definiert, und nicht zufällig erfolgen. Diese sogenannte „Fehl- oder Malprogrammierung" kann mit chronischen Erkrankungen bei den Nachkommen, wie z. B. Diabetes mellitus, Adipositas, kardiovaskulären Erkrankungen, assoziiert sein. Als mütterliche Einflussfaktoren gelten beispielsweise das präkonzeptionelle Körpergewicht, Diabetes mellitus Typ 1 und Typ 2 (T1DM, T2DM), Gestationsdiabetes (GDM), Hypercholesterinämie, Stress, Rauchen, exzessive Gewichtszunahme während der Schwangerschaft, bestimmte Ernährungsgewohnheiten, das mütterliche Geburtsgewicht [1,2,5,6,10,11,13,15,17]. Dies zeigt generationsübergreifende Strukturen und Mechanismen im Sinne der maternalen perinatalen Programmierung.

Aber auch paternale Risikofaktoren werden mit der metabolischen Programmierung ihrer Nachkommen in Verbindung gebracht. In diesem Zusammenhang werden z. B. ein väterlicher T2DM, eine Hypercholesterinämie, ein erhöhter Body-Mass-Index (BMI), Rauchen, bestimmte Ernährungsgewohnheiten diskutiert [18,19].

Die Schwangerschaft stellt somit ein einzigartiges Fenster (window of opportunity) in die künftige Gesundheit von Mutter und Kind dar. Nur eine konsequente Fortsetzung des Umdenkens in der materno-fetalen Medizin in Richtung (Primär-, Sekundär- und Tertiär-)Prävention kann die damit verbundenen Möglichkeiten vollständig erkennen und im Sinne einer vollumfassenden Prävention und Salutogenese nutzen [20].

In diesem Zusammenhang spielen sowohl die epigenetische Plastizität der Entwicklung des menschlichen Phänotyps, die in frühen Entwicklungsstadien besonders hoch ist, als auch die epigenetische Weitergabe von durch intrauterine und perinatale Prägung erworbenen Eigenschaften eine entscheidende Rolle [21,22].

Der Begriff „Epigenetik" wurde erstmals von dem Entwicklungsbiologen Conrad Waddington verwendet, um die Interaktion der Gene mit ihrer Umwelt, die den Phänotyp hervorbringt, zu beschreiben [23]. Dabei werden der Frage nach den Faktoren, die die Aktivität eines Gens und damit die Entwicklung der Zelle zeitweilig festlegen, nachgegangen und Änderungen der Genfunktion, die nicht auf den Veränderungen der DNA-Sequenz (z. B. durch Mutation) beruhen und trotzdem an die Tochterzellen weitergegeben werden, untersucht. Epigenetische Effekte lassen sich nicht im Genotyp (DNA-Sequenz), sondern nur im Phänotyp beobachten. Im Fokus stehen Vererbung und Variation von Genexpressionszuständen und damit verbundener Veränderungen des Phänotyps, die beispielsweise durch DNA-Methylierung und Chromatin-Modifikationen gesteuert werden.

Epigenetische Mechanismen sind beispielsweise die DNA-Methylierung, die Modifikation von Histonen und die Regulation von microRNAs [1,3,24–29] (Abb. 6.10).

Das bisher am besten untersuchte System ist die Methylierung von Cytidin-Basen in Cytosin-Guanosin-Nukleotid-Dimeren (CpG) (DNA-Methylierung). In den meisten Fällen bewirken stark methylierte DNA-Regionen (besonders die sogenannten Promotor-Regionen) eine Reduzierung der Genexpression. Für DNA-Methylierung zeichnen

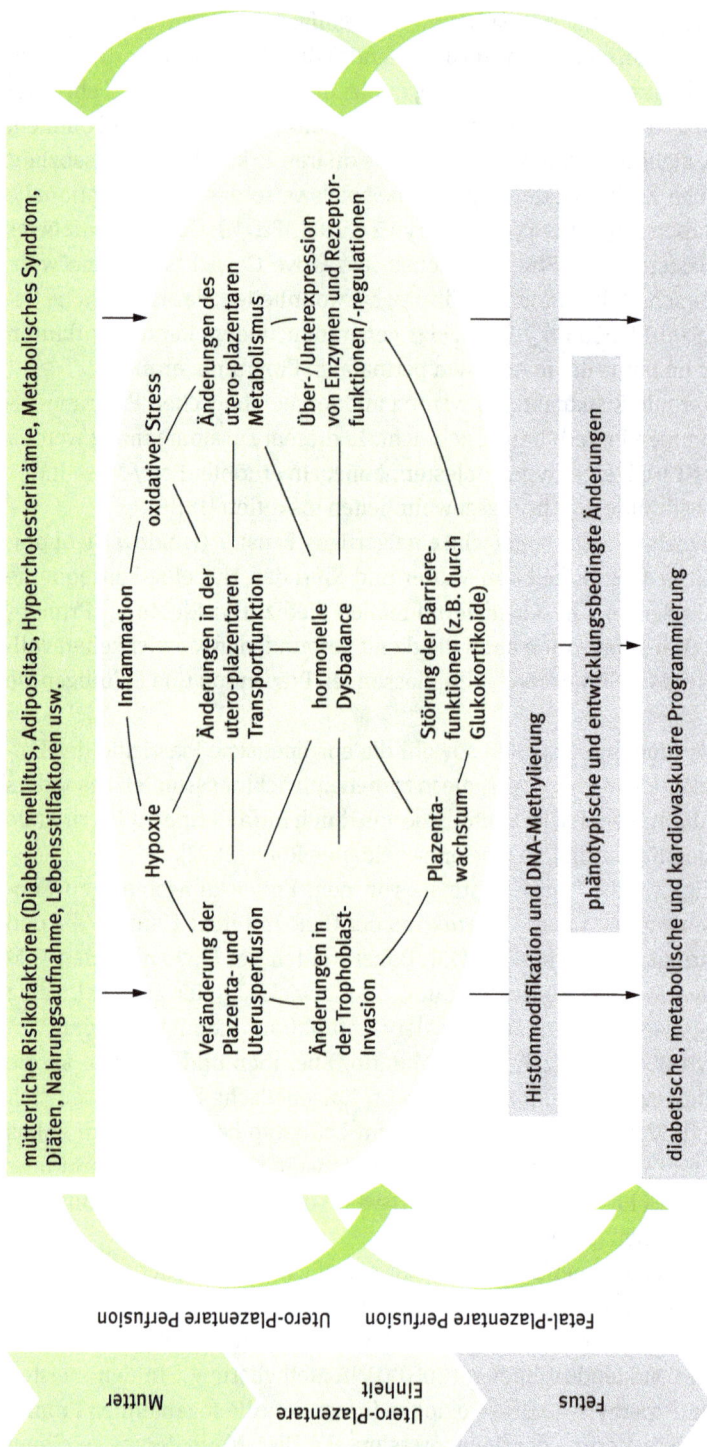

Abb. 6.10: Mechanismen, die das intrauterine Milieu verändern und diabetische, metabolische und kardiovaskuläre Programmierung verursachen können (nach [1]).

bestimmte Enzyme, DNA-Methyltransferasen (DNMTs), verantwortlich. Änderungen des Methylierungsstatus von Genen sind zum Teil über mehrere Generationen nachweisbar (Transgenerationseffekt) [29–31]. Posttranslationale Modifikationen von Histonen umfassen Interaktionen von u. a. Azetylierung, Phosphorylierung und Methylierung, die zu einer Modifikation der Chromatinstruktur und -funktion führen [32]. MicroRNA-Moleküle beeinflussen die Proteintransaktion durch posttranskriptionelle mRNA-Hemmung.

6.5.2 Historische Determination

Bereits 1809 schrieb der französische Biologe Jean-Baptiste Lamarck über die Vererbung erworbener Eigenschaften und legte damit den Grundstein für die Erforschung einer umweltbedingten Programmierung phänotypischer Merkmale [33].

In seiner Anti-Utopie „Brave New World" entwarf Aldous Huxley 1932 eine Zukunft, in der durch die Veränderung der Zusammensetzung des Fruchtwassers Einfluss auf die künftige Entwicklung der Nachkommen genommen werden kann [34]. Ebenfalls in den 1930er Jahren wurzeln die Arbeiten von Konrad Lorenz, der den Begriff der verhaltensbiologischen „Prägung" einführte [35].

Nur zwanzig Jahre später, 1952, beschrieb Jørgen Pedersen in Kopenhagen an einem Kollektiv von Schwangeren mit T1DM die Auswirkungen einer maternalen Hyperglykämie in der Schwangerschaft auf den Fetus: Die erhöhte Blutglukose der Mutter erreicht durch die Plazenta den fetalen Kreislauf und bewirkt im Pankreas des Fetus eine vermehrte Insulinausschüttung, resultierend in einer Hyperinsulinämie mit sich nachfolgend entwickelnder Makrosomie, diabetischer Fetopathie und neonataler Hypoglykämie [36].

Dieses Konzept wurde in den 1970er Jahren durch Forschungen von Günter Dörner an der Berliner Charité sowie Norbert Freinkel und Boyd Metzger an der Universität Chicago erweitert. Dörner wies nach, dass ein T2DM signifikant häufiger über die mütterliche als über die väterliche Familienseite übertragen wird [37]. Mit der Einführung des Begriffs „intrauterine Programmierung" und Kopplung an das Konzept der „funktionellen Teratologie" schlug Dörner nicht nur eine neue Terminologie vor, sondern postulierte, dass das hypothalamische neuro-endokrine Regulationssystem im fetalen / neonatalen Gehirn hormonvermittelt (endokrin) „programmiert" werden kann. Hormone in unphysiologischen Konzentrationen (z. B. Insulin) können in kritischen Entwicklungsphasen als Teratogene agieren, die über „Fehlprogrammierungen" dieser Regulationssysteme (z. B. für Nahrungsaufnahme, Körpergewicht, Stoffwechselvorgänge) zu entsprechenden Erkrankungen im späteren Leben führen können [38–44]. Ähnlich waren die Schlussfolgerungen, die Freinkel und Metzger aus Forschungen zum Gestationsdiabetes als Paradigma für pränatale „Fehl- und Überernährung" zogen. Im Sinne einer „fuel-mediated teratogenesis" fassten sie Vorstellungen über anatomisch-funktionelle Langzeiteffekte durch ein u. a. infolge Hyperglykämie bzw. -insulinämie gestörtes intrauterines Milieu zusammen, die das spätere Risiko für Adipositas und T2DM erhöhen können [45].

Die historische Dutch-Famine-Studie von Ravelli et al. konnte im Jahr 1976 an 300.000 Rekruten zeigen, dass das spätere Erkrankungsrisiko auch vom Zeitpunkt der intrauterinen Exposition abhängt [46]. Waren die Mütter der Hungersnot in den Niederlanden (1944–1945) in der ersten Schwangerschaftshälfte ausgesetzt, zeigten die Söhne eine signifikant erhöhte Prävalenz für Adipositas, beispielsweise im Alter von 19 Jahren. Die Nachkommen der Schwangeren, die sich am Beginn der Hungersnot im 3. Trimenon oder den ersten 5 postpartalen Lebensmonaten befanden, hatten hingegen niedrigere Adipositas-Prävalenzen.

Erst durch die Arbeiten von David Barker und Charles Nicholas Hales, die Anfang der 1990er Jahre postulierten, dass ein niedriges Geburtsgewicht mit postnatalen kardiovaskulären Erkrankungen bzw. assoziierten Risikofaktoren assoziiert ist, gewann das Forschungsfeld zunehmende öffentliche Aufmerksamkeit [47,48]. Ausgangspunkt war die retrospektive Beobachtung eines bis zu 50 % erhöhten Risikos für kardiovaskuläre Ereignisse im Erwachsenenalter nach erniedrigtem gegenüber normalem Geburtsgewicht in einer Kohorte von 16.000 Männern und Frauen in Hertfordshire (United Kingdom) [49–51]. Hales und Barker erweiterten diese Beobachtung mit der Thrifty Phenotype Hypothesis [48]: Intrauterin mangelversorgte Feten werden auf einen sparsamen Umgang, d. h. maximale Energiegewinnung aus dem verfügbaren Nährstoffangebot geprägt. Ein postnatales Überangebot bzw. eine frühe postnatale Überernährung führt zu beschleunigtem Aufholwachstum (catch-up growth), was deletäre Auswirkungen im späteren Lebensalter haben kann [52,53] (Abb. 6.11). Diese Hypothese haben Peter Gluckman und Mark Hanson zur „Mismatch Theory" weiterentwickelt, die die gesundheitlichen Auswirkungen des Übergangs von einer Mangelsituation *in utero* zum späteren Leben in der Überflussgesellschaft beschreibt [54,55].

Der „Dutch Hunger Winter" leistete aber auch einen wesentlichen Beitrag zum Verständnis der Thrifty Phenotype Hypothesis. Ravelli et al. [46] zeigten, dass diejenigen Erwachsenen eine Glukosetoleranzstörung bzw. einen Diabetes mellitus entwickelten, deren Mütter während des Zweiten Weltkriegs eine reduzierte Energiezufuhr von ca. 400–800 kcal/Tag zur Verfügung hatten [2]. Die betroffenen Personen fielen bereits bei Geburt durch ein niedrigeres Geburtsgewicht auf und entwickelten im Verlauf des Lebens eine Glukosetoleranzstörung bzw. einen Diabetes mellitus [56]. Ferner ergänzten Ravelli et al. ihre Beobachtungen, indem sie die Assoziation des niedrigen Geburtsgewichts mit der Entwicklung einer postnatalen Adipositas erweiterten [56,57].

Weitere Konzepte, die insbesondere die „vegetative bzw. hypothalamische Prägung" betreffen, wurden von Andreas Plagemann vorgestellt [11,15,58]. Er postulierte mit diesen Konzepten vor allem die „Malprogrammierung" der (neuro-)endokrinen Achsen und wies beispielsweise auf die Entwicklung einer zentralen Insulin- und Leptinresistenz hin, die das Hunger- und das Sättigungsgefühl der Nachkommen

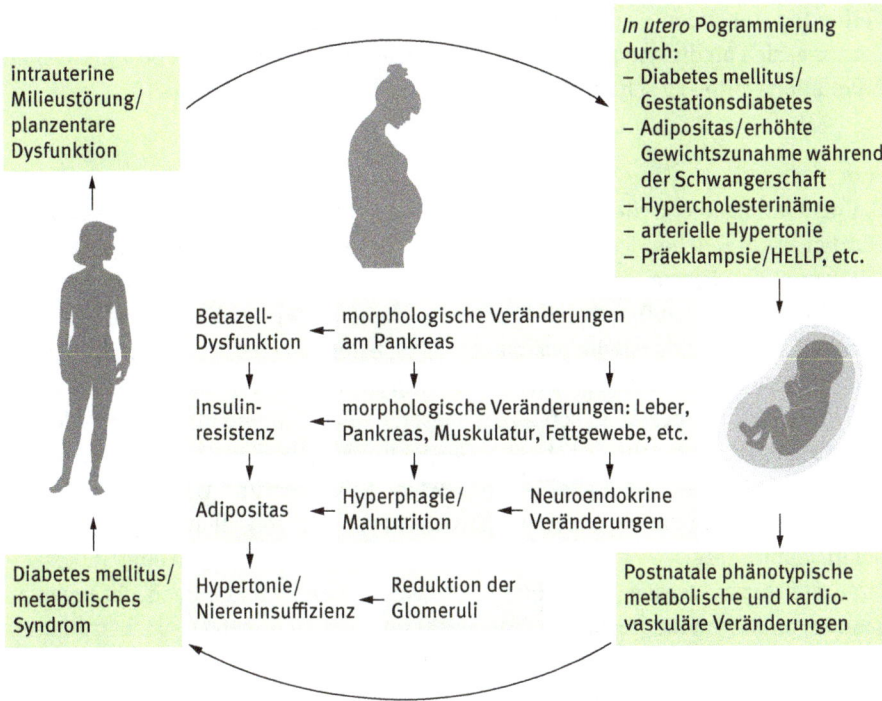

In utero Pogrammierung durch:
– Diabetes mellitus/ Gestationsdiabetes
– Adipositas/erhöhte Gewichtszunahme während der Schwangerschaft
– Hypercholesterinämie
– arterielle Hypertonie
– Präeklampsie/HELLP, etc.

intrauterine Milieustörung/ planzentare Dysfunktion

Betazell-Dysfunktion ← morphologische Veränderungen am Pankreas

Insulin-resistenz ← morphologische Veränderungen: Leber, Pankreas, Muskulatur, Fettgewebe, etc.

Adipositas ← Hyperphagie/ Malnutrition ← Neuroendokrine Veränderungen

Diabetes mellitus/ metabolisches Syndrom

Hypertonie/ Niereninsuffizienz ← Reduktion der Glomeruli

Postnatale phänotypische metabolische und kardio-vaskuläre Veränderungen

Abb. 6.11: Thrifty Phenotype Hypothesis (nach 2]).

„programmiert" und somit einen wesentlichen Anteil an der metabolischen Programmierung einnimmt [59–66]. Ebenso zeigte Plagemann, dass maternaler Stress als Risikofaktor in Bezug auf die neuro-endokrine Achse mit o. g. metabolischen Konsequenzen betrachtet werden kann [67].

6.5.3 Perinatale Programmierung des Diabetes mellitus Typ 2

Barker und Hales stellten mit der Thrifty Phenotype Hypothesis die generationsübergreifende Assoziation zwischen Geburtsgewicht und postnataler Entwicklung eines T2DM bzw. eines metabolischen Syndroms vor (Abb. 6.9, Abb. 6.11) [2,49,68,69]. Dieses Konzept berücksichtigt, dass bei einem Fetus, dem während der Schwangerschaft eine reduzierte Energiezufuhr zur Verfügung steht, zunächst lebenswichtige Organsysteme perzentilengerecht und nachrangige Organe, wie zum Beispiel das endokrine Pankreas, gemäß den noch zur Verfügung stehenden Ressourcen „programmiert" werden [69–71]. Ebenso wird das gesamte Wachstum des Kindes beeinflusst. Diesem Konzept folgend, etablierten Gluckman und Hanson die „Predictive Adaptive Response"-Hypothese, die einen dynamischen Prozess zwischen dem Fetus und den ihm zur

Verfügung stehenden Ressourcen vorstellt. Somit ist der Fetus bereits intrauterin in der Lage, sich an die entsprechenden Ressourcen zu adaptieren und postnatal einen Adaptationsvorteil zu schaffen [2,71,72].

Einfluss des niedrigen Geburtsgewichts

Die generationsübergreifenden Zusammenhänge der Thrifty Phenotype Hypothesis wurden in zahlreichen klinischen Untersuchungen analysiert [2,69,70,73]. Dazu gehören auch Studien mit Zwillingen, in denen der Zwilling mit niedrigerem Geburtsgewicht postnatal häufiger einen T2DM entwickelte [71,74]. Die Korrelation des niedrigen Geburtsgewichts mit der postnatalen Manifestation eines T2DM konnte auch bei eineiigen Zwillingen festgestellt werden [71,74]. In weiteren Studien wurde diese Assoziation nicht nur bestätigt, sondern insbesondere bei Kindern mit dokumentiertem niedrigen Geburtsgewicht ein schneller Gewichtsanstieg gezeigt [57]. In einer Analyse von Kindern, die ein niedriges Geburtsgewicht aufwiesen und während der ersten Lebensjahre durch einen schnellen Gewichtszuwachs, den „catch-up growth", auffielen, konnte gezeigt werden, dass diese bereits im Alter von 7 Jahren eine Glukosetoleranzstörung aufwiesen [71,75]. Diese Entwicklung konnte durch Beobachtungen an Kindern mit einem niedrigen Geburtsgewicht und einer schnellen Gewichtszunahme in den ersten Lebensjahren, die bereits im Alter von acht Jahren eine Insulinresistenz aufwiesen, bestätigt werden [71,76]. Die positive Korrelation eines niedrigen Geburtsgewichts mit postnatalen metabolischen Störungen im Vergleich zu normalgewichtigen Neugeborenen und deren postnatalem Gewichtsverlauf beschreiben und bestätigen weitere Studien [2,71,77,78].

Der Zusammenhang zwischen einer frühen postnatalen Überernährung von Neugeborenen mit niedrigem Geburtsgewicht als Ursache des „catch-up growth", einer schnellen Gewichtszunahme im Säuglingsalter, und einem späteren Übergewichtsrisiko steht bereits seit den 1970er Jahren im Fokus des wissenschaftlichen Interesses. Dörner und Mohnike konnten eine positive Korrelation zwischen der Gewichtszunahme in den ersten drei Lebensmonaten und dem Körpergewicht im Alter von 6 Jahren herstellen [79]. Hatten Kinder in dieser Phase viel zugenommen (> 3 kg), nahm auch die Adipositas-Prävalenz zu und lag im Alter von 15 Jahren bei 18 %. Bestätigt wurden diese Befunde später durch eine Studie, die zeigte, dass sowohl das Geburtsgewicht als auch der starke Gewichtsanstieg in den ersten 4 Lebensmonaten mit einem erhöhten späteren Übergewichtsrisiko assoziiert sind [80]. Das höchste Risiko fand sich hier bei Kindern, die sich sowohl in den höchsten Quintilen des Geburtsgewichts als auch der frühen Gewichtszunahme befanden.

6.5.4 Perinatale Programmierung durch maternale Adipositas, Ernährung und Hyperglykämie

Zwei verschiedene Entitäten, fetaler und neonataler Hyperinsulinismus (hervorgerufen durch maternale Schwangerschaftshyperglykämie und / oder prä- und neonatale Überernährung infolge einer maternalen Überflusssituation aufgrund einer präkonzeptionell bestehenden Adipositas und / oder einer diabetischen Stoffwechsellage der Mutter) auf der einen Seite und intrauterine Wachstumsrestriktion (IUGR) und / oder maternale nutritive Mangelsituation mit einem „catch-up growth" durch frühe postnatale Überernährung auf der anderen Seite, können zu dauerhafter „Fehlprogrammierung" zentralnervöser Kontrollsysteme für Stoffwechsel, Nahrungsaufnahme und Körpergewicht führen [11,81,82]. Das Ergebnis ist in beiden Fällen eine perinatal erworbene lebenslange Disposition für Übergewicht und Adipositas und assoziierte metabolische Störungen, wie Hyperinsulinämie, Insulinresistenz, T2DM, metabolisches Syndrom und kardiovaskuläre Erkrankungen, über mehrere Generationen [1,2,10,11,13,15,83–85]. Wichtig erscheinen in diesem Zusammenhang der Zeitpunkt und die Dauer der Schädigung. Neuroendokrine Regelmechanismen werden relativ spät in der Schwangerschaft ausgebildet. Obwohl eine fetale Insulinproduktion bereits ab 11 Schwangerschaftswochen (SSW) nachweisbar ist, kann eine Störung der neuroendokrinen Regulation erst ab 20 SSW erfolgen, da erst hier eine zunehmende Stimulierbarkeit der fetalen Insulinsekretion mit nachfolgendem Hyperinsulinismus auftritt. Eine kurzfristige Erhöhung des fetalen Insulins über Stunden bis Tage scheint keine Fehlprogrammierung nach sich zu ziehen. Ein länger andauernder Hyperinsulinismus kann jedoch zu einer zentralen Fehlprogrammierung der Nahrungsaufnahme und peripherer Störung der Insulinproduktion in den β-Zellen des Pankreas führen [86].

Maternale Adipositas als Risikofaktor im Sinne der perinatalen Programmierung
Die Prävalenzen von Übergewicht und Adipositas sind in den letzten 40 Jahren weltweit dramatisch angestiegen. Die Global Burden of Disease Study [87] fand einen Anstieg der Prävalenz eines BMI ≥ 25 kg/m2 bei erwachsenen Männern und Frauen (≥ 20 Jahre) zwischen 1980 und 2013 von 28,8 auf 36,9 % bzw. von 29,8 auf 38,0 %. Auch Kinder und Jugendliche (2–19 Jahre) sind von dieser Entwicklung nicht ausgenommen. Hier stieg die Prävalenz zwischen 1980 und 2013 in den entwickelten Ländern bei Jungen und Mädchen von 16,9 auf 23,8 % bzw. von 16,2 auf 22,6 %. Ähnlich war die Tendenz in Entwicklungsländern, wo die Prävalenz bei Jungen und Mädchen von 8,1 auf 12,9 % bzw. 8,4 auf 13,4 % anstieg. Diese Entwicklung betrifft auch Frauen im gebärfähigen Alter. Der Nationalen Verzehrsstudie II (2005–2007) zufolge waren in Deutschland 29 % der 20- bis 29-jährigen Frauen übergewichtig und 8,7 % adipös. Bei Frauen zwischen 30 und 39 Jahren waren sogar 35,3 % übergewichtig und 14,3 % adipös [88].

Erkenntnisse aus epidemiologischen, klinischen und tierexperimentellen Studien weisen auf die Bedeutung der Ernährung während der pränatalen und frühkindlichen Entwicklung und ihren „prägenden" Einfluss auf die Entstehung von Übergewicht, Adipositas, T2DM und kardiovaskulären Erkrankungen hin [3,7,11,12,17,89]. Dabei spielen sowohl das maternale Körpergewicht, die Gewichtszunahme in der Schwangerschaft, ein Diabetes während der Schwangerschaft und die Art der Ernährung des Kindes in der Neonatalperiode (z. B. Stillen und dessen Langzeitwirkung) eine Rolle [14,90–93].

Mit Blick auf die metabolische Programmierung haben, neben genetischen Faktoren, Ernährung und Ernährungszustand der Mutter während der Schwangerschaft einen entscheidenden Einfluss auf die intrauterine Entwicklung des Kindes und damit auf das Geburtsgewicht. Dieses zeigte in den Industriestaaten in den letzten 30 Jahren einen mittleren Anstieg von bis zu 126 g. Dabei stieg die Makrosomierate um bis zu 25 % pro Dekade [94–97]. Aufgrund der entwicklungsbiologisch kurzen Zeitspanne werden – neben Lifestyle- und Verhaltensänderungen – epigenetische Ursachen dafür verantwortlich gemacht.

Bei Kindern adipöser und massiv adipöser Frauen ist das Makrosomierisiko (Geburtsgewicht > 4.000 g) mehr als verdoppelt bzw. verdreifacht [98]. Auch unabhängig vom Ausgangsgewicht der Schwangeren korreliert die Körpergewichtszunahme während der Schwangerschaft positiv mit dem Geburtsgewicht des Kindes [96,99]. Wie epidemiologische Studien zeigten, erhöht eine übermäßige Gewichtszunahme in der Schwangerschaft das Risiko für eine Makrosomie auf das Zwei- bis Dreifache [96,100]. Auch bei normalem maternalen BMI stellt die übermäßige Gewichtszunahme in der Schwangerschaft einen unabhängigen Risikofaktor für spätere Adipositas der Nachkommen dar, insbesondere, wenn diese im 1. Trimenon erfolgte [101–103].

Die durch maternale Adipositas bedingte fetale Makrosomie stellt eine große Hypothek hinsichtlich des Adipositasrisikos der Kinder im späteren Leben dar, weil epidemiologische Studien eine positive Korrelation des Geburtsgewichts mit dem relativen Körpergewicht im Erwachsenenalter nachwiesen [104,105]. Eine Metaanalyse an insgesamt 643.902 Individuen zwischen 1 und 75 Jahren in 66 Studien aus 26 Ländern auf fünf Kontinenten ergab, dass in 89,4 % (59 Studien) ein positiv linearer Zusammenhang zwischen Geburtsgewicht und späterem Übergewichtsrisiko besteht, also ein erhöhtes Geburtsgewicht (> 4.000 g) mit einem erhöhten Übergewichtsrisiko im späteren Leben assoziiert ist. In vier Studien (6,1 %) wurde kein Zusammenhang beobachtet. In drei Studien (4,5 %) wurde eine U-förmige Beziehung, d. h. eine gleichartige Risikoerhöhung bei untergewichtigen (< 2.500 g) wie auch bei makrosomen Neugeborenen gefunden. Eine linear inverse Beziehung wurde jedoch in keiner Studie beobachtet. Nach adjustierter Schätzung zeigte sich eine näherungsweise Verdopplung (Odds Ratio, OR 1,96; 95-%-KI: 1,43–2,67) des Übergewichtsrisikos im späteren Leben bei Kindern mit erhöhtem Geburtsgewicht verglichen mit Kindern normalen Geburtsgewichts (2.500–4.000 g) [104].

Eine weitere Metaanalyse zum Zusammenhang zwischen Geburtsgewicht und dem späteren Risiko für T2DM zeigte einen U-förmigen Zusammenhang in allen bisher publizierten Studien. Ein erhöhtes Risiko, im späteren Leben einen T2DM zu entwickeln, wiesen also sowohl die Kinder mit einem niedrigen Geburtsgewicht, als auch makrosome Kinder auf [106].

Im Sinne eines *Circulus vitiosus* ist Adipositas in der Schwangerschaft der Beginn einer Kausalkette, die zur Entstehung eines maternalen GDM und daraus folgend zu einem erhöhten Geburtsgewicht bei den Nachkommen führen kann. Diese können dann im späteren Leben ebenfalls vermehrt übergewichtig oder adipös werden und assoziierte diabetische Stoffwechselstörungen zeigen, im Falle weiblicher Nachkommen beispielsweise einen GDM [107–111].

Maternale Hyperglykämie als Risikofaktor im Sinne der perinatalen Programmierung

Sowohl die Schwangerschaft als auch Übergewicht und Adipositas haben einen starken Einfluss auf das endokrine System. Bei Übergewicht und Adipositas treten eine erhöhte Insulinresistenz und nach einem anfänglichen Hyperinsulinismus eine Verminderung der Insulinsekretion durch die β-Zellen des Pankreas auf, was zu einer Glukosetoleranzstörung bzw. zu einem manifesten T2DM führen kann [112,113]. In definierten Phasen der Schwangerschaft sind beide Phänomene bis zu einem bestimmten Grad physiologisch, um genügend Glukose für den sich entwickelnden Fetus bereitzustellen [114]. Bei übergewichtigen und adipösen Schwangeren besteht jedoch ein hohes Risiko, dass diese physiologischen Veränderungen in den pathologischen Zustand eines GDM umschlagen können [115]. In verschiedenen Beobachtungsstudien wurde eine enge Korrelation von Übergewicht bzw. Adipositas und dem Risiko für einen GDM gefunden [116,117]. Ein GDM tritt nur bei 2,3 % der normalgewichtigen gegenüber 9,5 % der adipösen Schwangeren auf [118]. Eine Metaanalyse fand ein 3,76-fach erhöhtes Risiko für GDM bei adipösen verglichen mit nicht-adipösen Schwangeren, mit einer Prävalenzsteigerung des GDM um 0,82 % pro BMI-Anstieg von 1 kg/m² [119].

Das Hormon Insulin wirkt als peripheres Sättigungssignal. Ein fetaler oder perinataler Hyperinsulinismus kann zu einer Resistenz der hypothalamischen Regelungssysteme vor allem im *Nucleus arcuatus hypothalami* (ARC) und damit neuroendokrinen „Fehlprogrammierung" mit der Folge einer dauerhaften Disposition zu Hyperphagie, Adipositas und kardiometabolischen Erkrankungen führen [15]. Hier zeigt sich die zentrale Rolle des Insulins bei der perinatalen Organisation, d. h. „Prägung" der lebenslangen Stoffwechselsituation. Durch den fetalen Insulinspiegel wird ein „Sollwert" programmiert, der die Aktivierung der Insulinsekretion auf einen Stimulus im Kindes- und Erwachsenenalter bestimmt. Diese kann bei entsprechender „Fehlprogrammierung" zu hoch oder zu niedrig ausfallen [15,85,120].

Als Folge eines diabetischen intrauterinen Milieus wurden im Tiermodell des T2DM u. a. eine Störung der hypothalamischen Regulation der Energiehomöostase, eine veränderte β-Zellmasse und -funktion, aber auch endotheliale Dysfunktionen und ein erhöhter Blutdruck gefunden [121,122]. Durch Gabe von Streptozotocin und nachfolgender Zerstörung der β-Zellen wurde bei Ratten eine diabetische Stoffwechsellage ausgelöst, die bei den Nachkommen Veränderungen der Insulinsekretion, Hyperinsulinismus und Insulinresistenz hervorriefen [77,123].

Silverman et al. zeigten, dass eine diabetische Stoffwechsellage in der Schwangerschaft, unabhängig davon ist, ob es sich um einen GDM oder einen präexistenten Diabetes mellitus handelt, in langfristiger Konsequenz eine gestörte Glukosetoleranz der Nachkommen hervorruft. Die ätiopathogenetische Rolle des Hyperinsulinismus in der Schwangerschaft wurde eindrücklich bei diabetischen Schwangeren deutlich, die mittels Amniozentese eine Fruchtwasserinsulin-Untersuchung im 3. Trimenon erhielten [124,125]. Im Alter von 14 bis 17 Jahren zeigte sich hier bei Kindern, die erhöhten Fruchtwasserinsulin-Spiegeln ausgesetzt waren, also einen Hyperinsulinismus aufwiesen, eine 3,6-fach erhöhte Diabetesprävalenz und Adipositas. Demgegenüber lag die Häufigkeit gestörter Glukosetoleranz bei Kindern von diabetischen Müttern mit normalen Fruchtwasserinsulin-Spiegeln auf dem Niveau der Kontrollgruppe.

Bei Pima-Indianern, einer Population mit hoher Diabetes-Suszeptibilität, konnte gezeigt werden, dass ein diabetisches intrauterines Milieu in der Schwangerschaft bei den Nachkommen bereits im Kindesalter erhöhte HbA1c-Werte und eine gesteigerte Albuminausscheidung sowie erhöhte systolische Blutdruckwerte hervorrufen kann [126,127]. An Geschwisterpaaren, die jeweils geboren wurden, bevor und nachdem die Mutter einen T2DM entwickelt hatte, wiesen Dabelea et al. im Erwachsenenalter einen deutlich erhöhten BMI sowie ein mehr als 3-fach erhöhtes Risiko für die Entwicklung eines T2DM bei den Geschwistern nach, die intrauterin dem maternalen Diabetes ausgesetzt waren [107].

In einer dänischen Follow-up-Studie konnten Clausen et al. ein 2-fach erhöhtes Übergewichtsrisiko sowie ein 4- und 2,5-fach erhöhtes Risiko für ein metabolisches Syndrom bei den Nachkommen von Frauen mit diätetisch eingestelltem GDM und T1DM im Vergleich zu einer gesunden Hintergrundpopulation zeigen [132]. Im selben Studienkollektiv fanden die Autoren für die Nachkommen von Frauen mit diätetisch eingestelltem GDM ein 7,7- bzw. T1DM ein 4-fach erhöhtes Risiko für die spätere Entwicklung eines T2DM [133].

6.5.5 Epigenetische Veränderungen bei Gestationsdiabetes und Adipositas auf molekularer Ebene

Seit einigen Jahren wird der Beitrag epigenetischer Mechanismen zur fetalen metabolischen Programmierung verstärkt auf molekulare Ebene untersucht [24,130–139]. So fanden sich bei Plazenten von Gestationsdiabetikerinnen Modifikationen in der Methylierung des Leptin- und des Adiponektin-Gens (LEP, ADIPOQ), die als Kandidatengene für Adipositas und GDM gelten [131,134]. Erstmals konnte auch gezeigt werden, dass die Methylierung in der Plazenta von adipösen Schwangeren signifikant höher ist als bei normalgewichtigen Schwangeren [136]. Eine quantitative Beurteilung der gesamten plazentaren Methylierung in mehr als 1.000 Plazentaproben zeigte, dass eine plazentare DNA-Hypermethylierung unabhängig von etablierten Risikofaktoren mit einem GDM korreliert [138].

Eine weitere Studie fand eine signifikant niedrigere DNA-Methylierung bzw. Hypomethylierung des maternalen MEST Gens in Plazentagewebe und Nabelschnurblut von Frauen mit GDM verglichen mit gesunden Frauen [135]. Da auch adipöse Erwachsene im Vergleich zu normalgewichtigen Kontrollen eine MEST-Hypomethylierung im Blut aufwiesen, könnte eine epigenetische Fehlprogrammierung von MEST bei Neugeborenen von Gestationsdiabetikerinnen zu einer Prädisposition für Adipositas im späteren Leben beitragen.

Assoziationen zwischen der DNA-Methylierung von Lipoproteinlipase (LPL) und Veränderungen maternaler Glukose- und Lipid-Profile wurden in Plazentaproben von Frauen mit GDM gefunden [137]. Hier zeigte sich eine LPL-DNA-Hypomethylierung gegenüber einer 1,6-fach höheren LPL-Expression in Plazentaproben gesunder Frauen. Da die fetale plazentare DNA-Methylierung am LPL-Genlokus positiv mit dem anthropometrischen Profil (Körpergewicht, Fettmasse) der Kinder im Alter von 5 Jahren korreliert, lässt diese GDM-induzierte plazentare LPL-Epivariation auf eine fetale metabolische Programmierung der kindlichen Adipositas schließen.

All diese Veränderungen sind wahrscheinlich funktioneller Natur und haben dauerhafte Effekte auf die Regulation des Stoffwechsels der Nachkommen, wenn sie denn wirklich eine DNA-Methylierung in anderen Geweben reflektieren und dadurch die Entwicklung chronischer metabolischer Erkrankungen wie der Adipositas triggern.

In einer genomweiten Assoziationsstudie an einer Subpopulation (n = 188) der Dänischen Nationalen Geburtskohorte wurden bei Nachkommen von Frauen mit GDM im Vergleich zu gesunden Frauen 76 verschieden methylierte CpG-Stellen gefunden, von denen 13 Methylierungsvarianten unabhängig mit einem maternalen GDM assoziiert waren [139].

6.5.6 HAPO (Hyperglycemia and Adverse Pregnancy Outcome)-Studie und Follow-up-Studien bei Gestationsdiabetes

Einen kontinuierlichen Zusammenhang zwischen der maternalen Glukosekonzentration in der Schwangerschaft, auch unterhalb diabetesdiagnostischer Grenzwerte, und einem erhöhten Geburtsgewicht zeigte die weltweite multizentrische HAPO (Hyperglycemia and Adverse Pregnancy Outcome)-Studie [140]. Hier konnten Daten von n = 23.316 Schwangeren ausgewertet werden, die zwischen 24 und 28 SSW einen 75 g-oGTT erhalten hatten und bei deren Neugeborenen das Geburtsgewicht erfasst, das C-Peptid im Nabelschnurblut bei Geburt gemessen und eine neonatale Hypoglykämie festgestellt wurde. Ein hochsignifikanter linearer Zusammenhang wurde zwischen maternaler Hyperglykämie, fetaler Hyperinsulinämie, einem Geburtsgewicht > 90. Perzentile für das Gestationsalter (large for gestational age, LGA) und neonataler Adipositas gefunden [141]. In einer weiteren Auswertung des HAPO-Kollektivs zeigten Catalano et al., dass das Risiko für eine Makrosomie der Nachkommen bei Adipositas und GDM verdoppelt, jedoch bei einer Komorbidität zu einem 5-fach erhöhten Makrosomierisiko bei der Geburt führt [142].

Gegenstand laufender Untersuchungen ist die Frage, ob der maternale GDM ein unabhängiger Risikofaktor für die Entwicklung einer Adipositas bei den Nachkommen ist. Obwohl zahlreiche Studien auf ein erhöhtes kindliches Übergewichts- und Adipositasrisiko nach GDM hinweisen [143–145], ist in einigen Studien nach Einbeziehung des maternalen BMI dieser Zusammenhang nicht mehr oder nur abgeschwächt nachweisbar [146–148]. In einer großen prospektiven finnischen Geburtskohorte waren Kinder normalgewichtiger Mütter mit GDM postpubertär nicht vermehrt übergewichtig oder adipös, im Gegensatz zu Kindern übergewichtiger Mütter oder Väter. Präkonzeptionelles maternales Übergewicht wurde als unabhängiger Risikofaktor für eine abdominelle Adipositas der Kinder im Alter von 16 Jahren identifiziert [149].

Demgegenüber zeigten Langzeitdaten von 4.832 Kindern im Alter von 10–14 Jahren in der HAPO FUS (HAPO Follow-up Study), deren Mütter an der HAPO-Studie teilgenommen hatten, dass die Exposition gegenüber höheren maternalen Blutglukosewerten *in utero* signifikant mit kindlichem Übergewicht / Adipositas unabhängig vom maternalen BMI assoziiert war [150]. Ebenso bestand eine signifikante Assoziation von höheren maternalen Blutglukosewerten mit kindlichen Blutglukosewerten und Insulinresistenz unabhängig von maternalem und kindlichem BMI oder einer positiven Familienanamnese für T2DM [151].

Nachuntersuchungen von Kindern, deren Mütter in randomisierten Interventionsstudien (Mild-GDM Study, ACHOIS Study) wegen eines milden GDM therapiert wurden und die postpartal weniger LGA und Hypoglykämien aufwiesen, zeigten im Alter von 5–10 Jahren keinen Einfluss der pränatalen Interventionen auf Glukosetoleranz und Übergewicht [152–154]. Eine adäquate Therapie des GDM kann dem LGA, das ebenso wie der elterliche BMI ein unabhängiger Prädiktor für kindliches Übergewicht ist [145], vorbeugen, scheint allein aber eine spätere Adipositas des Kindes bei ebenfalls adipösen Eltern nicht zu verhindern.

6.5.7 Prävention

Primär- und sekundärpräventive Therapieansätze sollten zukünftig nicht nur „glukozentrisch" orientiert sein, sondern ein multimodales therapeutisches Konzept verfolgen.

Schon im Kindes- und Jugendalter sollten die praktische Vermittlung von Wissen hinsichtlich gesunder Ernährung und die Vermeidung von Übergewicht und Adipositas beginnen.

Im Rahmen der Primärprävention muss die präkonzeptionelle Beratung von Frauen mit Kinderwunsch künftig einen größeren Stellenwert einnehmen. Frauen sollten über gesunde Ernährung, die Vermeidung von Überernährung, ausreichend körperliche Aktivität und die gesundheitlichen Folgen von Übergewicht / Adipositas informiert werden. Dazu gehört auch die Empfehlung zur Gewichtsnormalisierung an adipöse Frauen mit Kinderwunsch bis hin zu einer Beratung über bariatrische

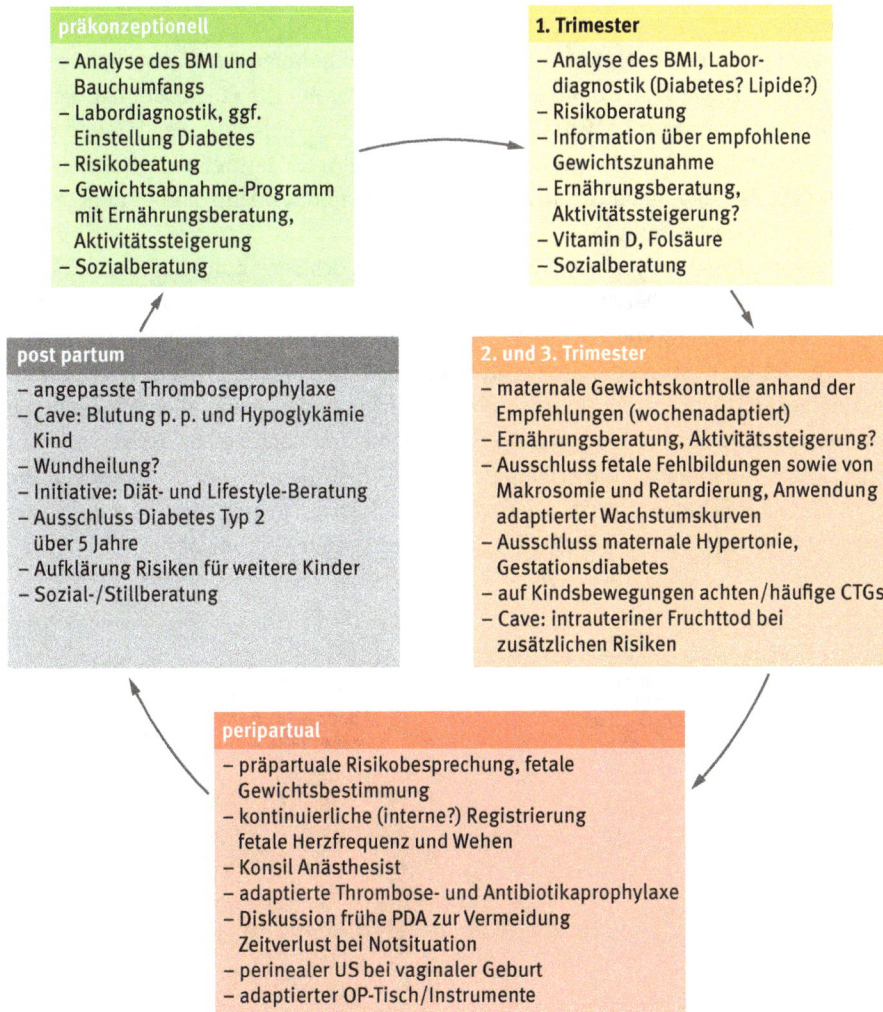

präkonzeptionell
- Analyse des BMI und Bauchumfangs
- Labordiagnostik, ggf. Einstellung Diabetes
- Risikobeatung
- Gewichtsabnahme-Programm mit Ernährungsberatung, Aktivitätssteigerung
- Sozialberatung

1. Trimester
- Analyse des BMI, Labordiagnostik (Diabetes? Lipide?)
- Risikoberatung
- Information über empfohlene Gewichtszunahme
- Ernährungsberatung, Aktivitätssteigerung?
- Vitamin D, Folsäure
- Sozialberatung

post partum
- angepasste Thromboseprophylaxe
- Cave: Blutung p. p. und Hypoglykämie Kind
- Wundheilung?
- Initiative: Diät- und Lifestyle-Beratung
- Ausschluss Diabetes Typ 2 über 5 Jahre
- Aufklärung Risiken für weitere Kinder
- Sozial-/Stillberatung

2. und 3. Trimester
- maternale Gewichtskontrolle anhand der Empfehlungen (wochenadaptiert)
- Ernährungsberatung, Aktivitätssteigerung?
- Ausschluss fetale Fehlbildungen sowie von Makrosomie und Retardierung, Anwendung adaptierter Wachstumskurven
- Ausschluss maternale Hypertonie, Gestationsdiabetes
- auf Kindsbewegungen achten/häufige CTGs
- Cave: intrauteriner Fruchttod bei zusätzlichen Risiken

peripartual
- präpartuale Risikobesprechung, fetale Gewichtsbestimmung
- kontinuierliche (interne?) Registrierung fetale Herzfrequenz und Wehen
- Konsil Anästhesist
- adaptierte Thrombose- und Antibiotikaprophylaxe
- Diskussion frühe PDA zur Vermeidung Zeitverlust bei Notsituation
- perinealer US bei vaginaler Geburt
- adaptierter OP-Tisch/Instrumente

Abb. 6.12: Vorschläge einer Therapie von Frauen mit Diabetes / Adipositas und Kinderwunsch sowie Müttern prä-, peri-, postnatal (nach [158]).

Chirurgie. Frühzeitig könnte hier auch die Diagnostik und Therapie eines bereits bestehenden Prä-Diabetes, eines Hypertonus oder metabolischen Syndroms im Sinne der Sekundärprävention von nicht-übertragbaren Erkrankungen (non-communicable diseases, NCD; z. B. manifester T2DM) erfolgen [3,155–159] (Abb. 6.12).

In der Schwangerschaft selbst ist die konsequente Umsetzung des seit 2012 in den Mutterschaftsrichtlinien vorgesehenen Glukoseintoleranz-Screenings notwendig, um rechtzeitig die mögliche Diagnose „Gestationsdiabetes" zu erhalten und eine konsekutive Therapie beginnen zu können. Hierzu gehören zuvorderst eine Ernährungs- und Bewegungsberatung. Schwangere sollten nicht „für zwei" essen; ab dem 3. Trimenon sind zusätzlich 200–300 kcal/Tag ausreichend [159]. Wichtig ist ebenso die Beratung zu einer an den Empfehlungen des Institute of Medicine angelehnten adäquaten Gewichtszunahme [160]. Dass solche Maßnahmen durchaus wirkungsvoll sein können, zeigte eine Studie an schwangeren Ratten, die einem Bewegungsprogramm unterzogen wurden, was positive Effekte auf den metabolischen Phänotyp der Nachkommen hatte [161]. So waren der prozentuale Anteil fettfreier Körpermasse bei männlichen Nachkommen von schwangeren Ratten mit Bewegungsprogramm erhöht und die Fettmasse vermindert.

Die von Nicolaides vorgeschlagene Verlagerung des Screenings auf fetale Erkrankungen vom 2. bzw. 3. bereits in das 1. Trimenon der Schwangerschaft in Kombination mit der Durchführung von Frühscreenings auf Diabetes und Präeklampsie unter dem Konzept der Umkehrung der „pyramid of prenatal care" kommt den o. g. Bemühungen entgegen [162] (Abb. 6.13). Durch ein breites frühes Screening aller Schwangeren könnten so frühzeitig diejenigen mit vorhandenen oder potenziellen Risiken erkannt und zielgerichtet weiter engmaschig überwacht therapiert werden, wohingegen die große Zahl der Schwangeren mit niedrigerem Risikoprofil dessen nicht bedürfen, was auch zu einer Senkung von Kosten im Gesundheitswesen führen könnte.

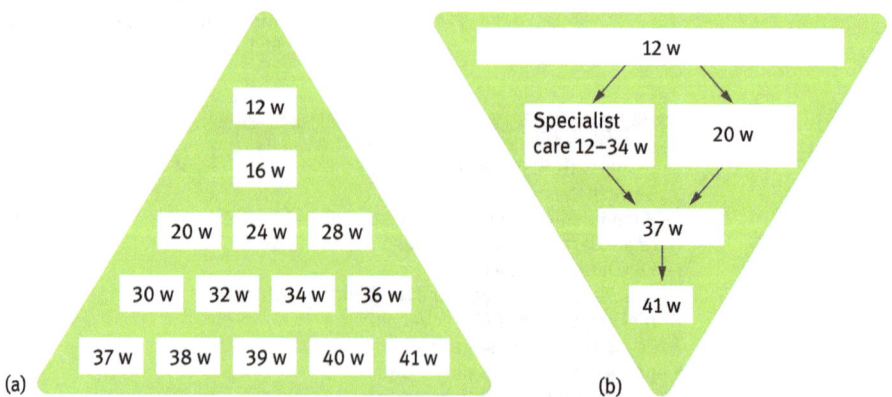

Abb. 6.13: Konzept der Umkehrung der „pyramid of prenatal care". (a) Herkömmliche Schwangerenvorsorge, seit 1929 etabliert, (b) Vorschlag eines neuen Konzepts (nach [162]); w = Schwangerschaftswochen (SSW).

Auch die Propagierung des Stillens als natürlicher Form der Neugeborenenernährung und Protektion des späteren Übergewichts- und Adipositasrisikos, sollte breiten Raum einnehmen [163] (ausführlich siehe Kapitel 6.4).

Ebenso wichtig ist die regelmäßige Nachsorge von durch schwangerschaftsinduzierte Erkrankungen, wie GDM oder Präeklampsie, betroffenen Müttern, um rechtzeitig Lifestyle-Interventionen zu implementieren und die künftige Entwicklung von NCDs (z. B. eine Konversion eines GDM in einen manifesten T2DM) zu verhindern [155,158].

Literatur

[1]   Eberle C, Ament C. Diabetic and metabolic programming: mechanisms altering the intrauterine milieu. ISRN Pediatr. 2012;2012:975685.

[2]   Eberle C. Fetale Programmierung des Diabetes mellitus Typ 2: Intrauterine Wachstumsretardierung als Risikofaktor? MMW Fortschr Med. 2010;152:76-82.

[3]   Franzago M, Fraticelli F, Stuppia L, Vitacolonna E. Nutrigenetics, epigenetics and gestational diabetes: consequences in mother and child. Epigenetics. 2019;14:215-35.

[4]   Friedman JE. Developmental programming of obesity and diabetes in mouse, monkey, and man in 2018: where are we headed? Diabetes. 2018;67(11):2137-51.

[5]   Paauw ND, van Rijn BB, Lely AT, Joles JA. Pregnancy as a critical window for blood pressure regulation in mother and child: programming and reprogramming. Acta Physiol (Oxf). 2017;219:241-259.

[6]   Costa-Silva JH, Simões-Alves AC, Fernandes MP. Developmental origins of cardiometabolic diseases: role of the maternal diet. Front Physiol. 2016;7:504.

[7]   Kappil M, Wright RO, Sanders AP. Developmental origins of common disease: epigenetic contributions to obesity. Annu Rev Genomics Hum Genet. 2016;17:177-92.

[8]   Padmanabhan V, Cardoso RC, Puttabyatappa M. Developmental programming, a pathway to disease. Endocrinology. 2016;157:1328-40.

[9]   Dötsch J. Perinatal programming – myths, fact, and future of research. Mol Cell Pediatr. 2014;1:2.

[10] Eberle C, Merki E, Yamashita T, Johnson S, Armando, et al. Mütterliche Immunmodulierung zeigt protektive Effekte auf die maternale sowie infantile Entwicklung einer Insulinresistenz am in vivo-Modell. Diabetologie und Stoffwechsel. 2013;8 - FV26.

[11] Plagemann A. Toward a unifying concept on perinatal programming: Vegetative imprinting by environment-dependent biocybernetogenesis. In: Plagemann A, editor. Perinatal programming. The state of the art. Berlin: de Gruyter; 2012. p. 243-82.

[12] Plagemann A, Harder T, Schellong K, Schulz S, Stupin JH. Early postnatal life as a critical time window for determination of long-term metabolic health. Best Pract Res Clin Endocrinol Metab. 2012;26:641-53.

[13] Eberle C, Merki E, Yamashita T, Johnson S, Armando AM, et al. Maternal immunization affects in utero programming of insulin resistance and type 2 diabetes. PLoS One. 2012;7:e45361.

[14] Stupin JH, Harder T, Plagemann A. Fetal programming during diabetic pregnancy. Adipositas. 2011;5:134-40.

[15] Plagemann A. ‚Fetal programming‘ and ‚functional teratogenesis‘: on epigenetic mechanisms and prevention of perinatally acquired lasting health risks. J Perinat Med. 2004;32:297-305.

[16] Barker DJ. Developmental origins of adult health and disease. J Epidemiol Community Health. 2004;58:114-5.

[17] Plagemann A. Fetale Programmierung und funktionelle Teratologie. In: Ganten D, Ruckpaul K, Wauer R, Hrsg. Molekularmedizinische Grundlagen von fetalen und neonatalen Erkrankungen. Berlin: Springer; 2005. S. 325-44.

[18] Eberle C, Kirchner M. Paternale Programmierung: Präkonzeptionelle Risikofaktoren in Bezug auf das Diabetes-Risiko der Nachkommen. Diabetologie und Stoffwechsel. 2019;14(S01):S57.

[19] Herden R, Eberle C. Paternale Einflussfaktoren auf das Diabetes-Risiko der Nachkommen. Diabetologie und Stoffwechsel. 2018;13(S01):S56.

[20] Hod M, Lieberman N. Maternal-fetal medicine--how can we practically connect the „M" to the „F"? Best Pract Res Clin Obstet Gynaecol. 2015;29:270-83.

[21] Saffery R, Novakovic B. Epigenetics as the mediator of fetal programming of adult onset disease: what is the evidence? Acta Obstet Gynecol Scand. 2014;93:1090-8.

[22] Bateson P, Barker D, Clutton-Brock T, Deb D, D'Udine B, et al. Developmental plasticity and human health. Nature. 2004;430:419-21.

[23] Waddington CH. The epigenotype. Endeavour. 1942;1:18-20.

[24] Hjort L, Novakovic B, Grunnet LG, Maple-Brown L, Damm P, et al. Diabetes in pregnancy and epigenetic mechanisms-how the first 9 months from conception might affect the child's epigenome and later risk of disease. Lancet Diabetes Endocrinol. 2019;pii: S2213-8587(19):30078-6.

[25] Ross MG, Desai M. Developmental programming of offspring obesity, adipogenesis, and appetite. Clin Obstet Gynecol. 2013;56:529-36.

[26] Iorio MV, Piovan C, Croce CM. Interplay between microRNAs and the epigenetic machinery: an intricate network. Biochim Biophys Acta. 2010;1799:694-701.

[27] Tobi EW, Lumey LH, Talens RP, Kremer D, Putter H, et al. DNA methylation differences after exposure to prenatal famine are common and timing- and sex-specific. Hum Mol Genet. 2009;18:4046-53.

[28] Delage B, Dashwood RH. Dietary manipulation of histone structure and function. Annu Rev Nutr. 2008;28:347-66.

[29] Bird A. DNA methylation patterns and epigenetic memory. Genes Dev. 2002;16:6-21.

[30] Li E. Chromatin modification and epigenetic reprogramming in mammalian development. Nat Rev Genet. 2002;3:662-73.

[31] Burdge GC, Slater-Jefferies J, Torrens C, Phillips ES, Hanson MA, et al. Dietary protein restriction of pregnant rats in the F0 generation induces altered methylation of hepatic gene promoters in the adult male offspring in the F1 and F2 generations. Br J Nutr. 2007;97:435-9.

[32] Van der Maarel SM. Epigenetic mechanisms in health and disease. Ann Rheum Dis. 2008;67(3):iii97-100.

[33] Lamarck JB. Philosophie zoologique, ou, Exposition des considérations relative à l'histoire naturelle des animaux. Paris: Dentu; 1809.

[34] Huxley A. Brave New World. London: Chatto & Windus; 1932.

[35] Lorenz K. Der Kumpan in der Umwelt des Vogels. Der Artgenosse als auslösendes Moment sozialer Verhaltungsweisen. Journal für Ornithologie. 1935;83:137-213.

[36] Pedersen J. Course of Diabetes during pregnancy. Acta Endocrinol (Copenh). 1952;9:342-64.

[37] Dörner G, Mohnike A. Further evidence for a predominantly maternal transmission of maturity-onset type diabetes. Endokrinologie. 1976;68:121-4.

[38] Dörner G. Hormones and brain differentiation. Amsterdam: Elsevir Scientific Publishing Company; 1976. p. 256-9.

[39] Dörner G. Perinatal hormone levels and brain organization. In: Stumpf W, Grant LD, editors. Anatomical neuroendocrinology. Basel: Karger; 1975. p. 245-52.

[40] Dörner G. Problems and terminology of functional teratology. Acta Biol Med Ger. 1975;34:1093-5.

[41] Dörner G. Possible significance of prenatal and-or perinatal nutrition for the pathogenesis of obesity. Acta Biol Med Ger. 1973;30:K19-22.

[42] Dörner G, Grychtolik H. Significance of early postnatal environmental influences for the late postnatal learning ability in children. Acta Biol Med Ger. 1973;31:K53-6.

[43] Dörner G, Haller H, Leonhardt W. Possible significance of pre- and -or early postnatal nutrition in the pathogenesis of arteriosclerosis. Acta Biol Med Ger. 1973;31:K31-5.

[44] Dörner G, Mohnike A. Possible importance of pre- and-or early postnatal nutrition in the pathogenesis of diabetes mellitus. Acta Biol Med Ger. 1973;31:K7-10.

[45] Freinkel N. Banting Lecture 1980. Of pregnancy and progeny. Diabetes. 1980;29:1023-35.

[46] Ravelli GP, Stein ZA, Susser MW. Obesity in young men after famine exposure in utero and early infancy. N Engl J Med. 1976;295:349-53.

[47] Barker DJ, Winter PD, Osmond C, Margetts B, Simmonds SJ. Weight in infancy and death from ischaemic heart disease. Lancet. 1989;2:577-80.

[48] Hales CN, Barker DJ. Type 2 (non-insulin-dependent) diabetes mellitus: the thrifty phenotype hypothesis. Diabetologia. 1992;35:595-601.

[49] Hales CN, Barker DJ, Clark PM, Cox LJ, Fall C, et al. Fetal and infant growth and impaired glucose tolerance at age 64. BMJ. 1991;303:1019-22.

[50] Barker DJ, Bull AR, Osmond C, Simmonds SJ. Fetal and placental size and risk of hypertension in adult life. BMJ. 1990;301:259-62.

[51] Barker DJ, Osmond C. Infant mortality, childhood nutrition, and ischaemic heart disease in England and Wales. Lancet. 1986;1:1077-81.

[52] Claris O, Beltrand J, Levy-Marchal C. Consequences of intrauterine growth and early neonatal catch-up growth. Semin Perinatol 2010;34:207-10.

[53] Eriksson JG, Forsén T, Tuomilehto J, Winter PD, Osmond C, et al. Catch-up growth in childhood and death from coronary heart disease: longitudinal study. BMJ. 1999;318:427-31.

[54] Gluckman PD, Hanson MA, Cooper C, Thornburg KL. Effect of in utero and early-life conditions on adult health and disease. N Engl J Med. 2008;359:61-73.

[55] Godfrey KM, Lillycrop KA, Burdge GC, Gluckman PD, Hanson MA. Epigenetic mechanisms and the mismatch concept of the developmental origins of health and disease. Pediatr Res. 2007;61(5Pt2):5R-10.

[56] Ravelli AC, van Der Meulen JH, Osmond C, Barker DJ, Bleker OP. Obesity at the age of 50 y in men and women exposed to famine prenatally. Am J Clin Nutr. 1999;70:811-6.

[57] Oken E, Gillman MW. Fetal origins of obesity. Obes Res. 2003;11:496-506.

[58] Plagemann A. Perinatale Programmierung, neuro-endokrine Epigenomik, und Präventive Medizin – Das Konzept der Vegetativen Prägung. Naturwiss Rundsch. 2014;67:612-25.

[59] Davidowa H, Plagemann A. Insulin resistance of hypothalamic arcuate neurons in neonatally overfed rats. Neuroreport. 2007;18(5):521-4.

[60] Plagemann A. A matter of insulin: developmental programming of body weight regulation. J Matern Fetal Neonatal Med. 2008;21:143-8.

[61] Plagemann A, Roepke K, Harder T, Brunn M, Harder A, et al. Epigenetic malprogramming of the insulin receptor promoter due to developmental overfeeding. J Perinat Med. 2010;38:393-400.

[62] Davidowa H, Plagemann A. Inhibition by insulin of hypothalamic VMN neurons in rats overweight due to postnatal overfeeding. Neuroreport. 2001;12:3201-4.

[63] Harder T, Kohlhoff R, Dörner G, Rohde W, Plagemann A. Perinatal ‚programming‘ of insulin resistance in childhood: critical impact of neonatal insulin and low birth weight in a risk population. Diabet Med. 2001;18:634-9.

[64] Plagemann A, Harder T. Hormonal programming in perinatal life: leptin and beyond. Br J Nutr. 2009;101:151-2.

[65] Davidowa H, Plagemann A. Different responses of ventromedial hypothalamic neurons to leptin in normal and early postnatally overfed rats. Neurosci Lett. 2000;293:21-4.

[66] Schmidt I, Schoelch C, Ziska T, Schneider D, Simon E, et al. Interaction of genetic and environmental programming of the leptin system and of obesity disposition. Physiol Genomics. 2000;3:113-20.

[67] Plagemann A, Staudt A, Gotz F, Malz U, Rohde W, et al. Long-term effects of early postnatally administered interleukin-1-beta on the hypothalamic-pituitary-adrenal (HPA) axis in rats. Endocr Regul. 1998;32:77-85.

[68] Barker DJ, Osmond C, Law CM. The intrauterine and early postnatal origins of cardiovascular disease and chronic bronchitis. J Epidemiol Community Health. 1989;43:237-40.

[69] Hales CN, Barker DJ. The thrifty phenotype hypothesis. Br Med Bull. 2001;60:5-20.

[70] Barker DJ, Hales CN, Fall CH, Osmond C, Phipps K, et al. Type 2 (non-insulin-dependent) diabetes mellitus, hypertension and hyperlipidaemia (syndrome X): relation to reduced fetal growth. Diabetologia. 1993;36:62-7.

[71] Jones RH, Ozanne SE. Fetal programming of glucose-insulin metabolism. Mol Cell Endocrinol. 2009;297:4-9.

[72] Gluckman PD, Hanson MA. The consequences of being born small – an adaptive perspective. Horm Res. 2006;65(3):5-14.

[73] McCance DR, Pettitt DJ, Hanson RL, Jacobsson LT, Knowler WC, et al. Birth weight and non-insulin dependent diabetes: thrifty genotype, thrifty phenotype, or surviving small baby genotype? BMJ. 1994;308:942-5.

[74] Poulsen P, Vaag AA, Kyvik KO, Møller Jensen D, Beck-Nielsen H. Low birth weight is associated with NIDDM in discordant monozygotic and dizygotic twin pairs. Diabetologia. 1997;40:439-46.

[75] Crowther NJ, Cameron N, Trusler J, Gray IP. Association between poor glucose tolerance and rapid post natal weight gain in seven-year-old children. Diabetologia. 1998;41:1163-7.

[76] Yajnik C. Interactions of perturbations in intrauterine growth and growth during childhood on the risk of adult-onset disease. Proc Nutr Soc. 2000;59:257-65.

[77] Fernandez-Twinn DS, Ozanne SE. Mechanisms by which poor early growth programs type-2 diabetes, obesity and the metabolic syndrome. Physiol Behav. 2006;88:234-43.

[78] Mericq V, Ong KK, Bazaes R, Peña V, Avila A, et al. Longitudinal changes in insulin sensitivity and secretion from birth to age three years in small- and appropriate-for-gestational-age children. Diabetologia. 2005;48:2609-14.

[79] Dörner G, Mohnike A. Zur Bedeutung der perinatalen Überernährung für die Pathogenese der Fettsucht und des Diabetes mellitus. Dtsch Gesundheitsw. 1977;32:2325-7.

[80] Stettler N, Zemel BS, Kumanyika S, Stallings VA. Infant weight gain and childhood overweight status in a multicenter, cohort study. Pediatrics. 2002;109:194-9.

[81] Dyer JS, Rosenfeld CR. Metabolic imprinting by prenatal, perinatal, and postnatal overnutrition: a review. Semin Reprod Med. 2011;29:266-76.

[82] Thorn SR, Rozance PJ, Brown LD, Hay WW Jr. The intrauterine growth restriction phenotype: fetal adaptations and potential implications for later life insulin resistance and diabetes. Semin Reprod Med. 2011;29:225-36.

[83] Plagemann A. Maternal diabetes and perinatal programming. Early Hum Dev. 2011;87:743-7.

[84] Plagemann A, Harder T, Brunn M, Harder A, Roepke K, et al. Hypothalamic proopiomelanocortin promoter methylation becomes altered by early overfeeding: an epigenetic model of obesity and the metabolic syndrome. J Physiol. 2009;587(Pt20):4963-76.

[85] Dörner G, Plagemann A. Perinatal hyperinsulinism as possible predisposing factor for diabetes mellitus, obesity and enhanced cardiovascular risk in later life. Horm Metab Res. 1994;26:213-21.

[86] Kainer F. Fetale Programmierung: Prävention von perinatal erworbenen Gesundheitsrisiken. Z Geburtsh Neonatol. 2007;211:13-6.

[87] Ng M, Fleming T, Robinson M, Thomson B, Graetz N, et al. Global, regional, and national prevalence of overweight and obesity in children and adults during 1980-2013: a systematic analysis for the Global Burden of Disease Study 2013. Lancet. 2014;384:766-81.

[88] Nationale Verzehrsstudie II. Ergebnisbericht, Teil 1. Karlsruhe: Max-Rubner-Institut, 2008. Im Internet: https://www.mri.bund.de/fileadmin/MRI/Institute/EV/NVS_II_Abschlussbericht_Teil_1_mit_Ergaenzungsbericht.pdf; Zugriff: 01.05.2019

[89] Plagemann A, Harder T, Dudenhausen JW. The diabetic pregnancy, macrosomia, and perinatal nutritional programming. Nestle Nutr Workshop Ser Pediatr Program. 2008;61:91-102.

[90] Badillo-Suárez PA, Rodríguez-Cruz M, Nieves-Morales X. Impact of metabolic hormones secreted in human breast milk on nutritional programming in childhood obesity. J Mammary Gland Biol Neoplasia. 2017;22:171-91.

[91] Plagemann A, Harder T. Fuel-mediated teratogenesis and breastfeeding. Diabetes Care. 2011;34:779-81.

[92] Harder T, Rodekamp E, Schellong K, Dudenhausen JW, Plagemann A. Adipositas und perinatale Programmierung. In: Plagemann A, Dudenhausen JW, Hrsg. Adipositas als Risiko in der Perinatalmedizin. München: Springer; 2010. S. 72-81.

[93] Plagemann A, Harder T. Breast feeding and the risk of obesity and related metabolic diseases in the child. Metab Syndr Relat Disord. 2005;3:222-32.

[94] Sewell MF, Huston-Presley L, Super DM, Catalano P. Increased neonatal fat mass, not lean body mass, is associated with maternal obesity. Am J Obstet Gynecol .2006;195:1100-3.

[95] Harder T, Plagemann A. The intrauterine environmental adipogenesis. J Pediatr. 2004;144:551-2.

[96] Bergmann RL, Richter R, Bergmann KE, Plagemann A, Brauer M, et al. Secular trends in neonatal macrosomia in Berlin: influences of potential determinants. Paediatr Perinat Epidemiol. 2003;17:244-9.

[97] Hesse V, Voigt M, Sälzler A, Steinberg S, Friese K, et al. Alterations in height, weight, and body mass index of newborns, children, and young adults in eastern Germany after German reunification. J Pediatr. 2003;142:259-62.

[98] Cedergren MI. Maternal morbid obesity and the risk of adverse pregnancy outcome. Obstet Gynecol. 2004;103:219-24.

[99] Galtier-Dereure F, Boegner C, Bringer J. Obesity and pregnancy: complications and cost. Am J Clin Nutr. 2000;71(5):1242S-8.

[100] Helms E, Coulson CC, Galvin SL. Trends in weight gain during pregnancy: a population study across 16 years in North Carolina. Am J Obstet Gynecol. 2006;194:e32-4.

[101] Karachaliou M, Georgiou V, Roumeliotaki T, Chalkiadaki G, Daraki V, et al. Association of trimester-specific gestational weight gain with fetal growth, offspring obesity, and cardiometabolic traits in early childhood. Am J Obstet Gynecol. 2015;212:502.e1-14.

[102] Starling AP, Brinton JT, Glueck DH, Shapiro AL, Harrod CS, et al. Associations of maternal BMI and gestational weight gain with neonatal adiposity in the Healthy Start study. Am J Clin Nutr. 2015;101:302-9.

[103] Tie HT, Xia YY, Zeng YS, Zhang Y, Dai CL, et al. Risk of childhood overweight or obesity associated with excessive weight gain during pregnancy: a meta-analysis. Arch Gynecol Obstet. 2014;289:247-57.

[104] Schellong K, Schulz S, Harder T, Plagemann A. Birth weight and long-term overweight risk: systematic review and a meta-analysis including 643,902 persons from 66 studies and 26 countries globally. PLoS One. 2012;7:e47776.

[105] Harder T, Schellong K, Stupin J, Dudenhausen JW, Plagemann A. Where is the evidence that low birthweight leads to obesity? Lancet. 2007;369:1859.

[106] Harder T, Rodekamp E, Schellong K, Dudenhausen JW, Plagemann A. Birth weight and subsequent risk of type 2 diabetes: a meta-analysis. Am J Epidemiol. 2007;165:849-57.

[107] Dabelea D, Hanson RL, Lindsay RS, Pettitt DJ, Imperatore G, et al. Intrauterine exposure to diabetes conveys risks for type 2 diabetes and obesity: a study of discordant sibships. Diabetes. 2000;49:2208-11.

[108] Plagemann A, Harder T, Kohlhoff R, Rohde W, Dörner G. Overweight and obesity in infants of mothers with long-term insulin-dependent diabetes or gestational diabetes. Int J Obes Relat Metab Disord. 1997;21:451-6.

[109] Plagemann A, Harder T, Kohlhoff R, Rohde W, Dörner G. Glucose tolerance and insulin secretion in children of mothers with pregestational IDDM or gestational diabetes. Diabetologia. 1997;40:1094-100.

[110] Silverman BL, Rizzo T, Green OC, Cho NH, Winter RJ, et al. Long-term prospective evaluation of offspring of diabetic mothers. Diabetes. 1991;40(2):121-5.

[111] Pettitt DJ, Baird HR, Aleck KA, Bennett PH, Knowler WC. Excessive obesity in offspring of Pima Indian women with diabetes during pregnancy. N Engl J Med. 1983;308:242-5.

[112] McLaughlin T, Allison G, Abbasi F, Lamendola C, Reaven G. Prevalence of insulin resistance and associated cardiovascular disease risk factors among normal weight, overweight, and obese individuals. Metabolism. 2004;53:495-9.

[113] Abbasi F, Brown BW Jr, Lamendola C, McLaughlin T, Reaven GM. Relationship between obesity, insulin resistance, and coronary heart disease risk. J Am Coll Cardiol. 2002;40:937-43.

[114] Catalano PM, Tyzbir ED, Roman NM, Amini SB, Sims EA. Longitudinal changes in insulin release and insulin resistance in nonobese pregnant women. Am J Obstet Gynecol. 1991;165(6Pt1):1667-72.

[115] Catalano PM, Huston L, Amini SB, Kalhan SC. Longitudinal changes in glucose metabolism during pregnancy in obese women with normal glucose tolerance and gestational diabetes mellitus. Am J Obstet Gynecol. 1999;180:903-16.

[116] Ovesen P, Rassmussen S, Kesmodel U. Effect of prepregnancy overweight and obesity on pregnancy outcome. Obstet Gynecol. 2011;118(2pt1):305-12.

[117] Athukorala C, Rumbold AR, Willson KJ, Crowther CA. The risk of adverse pregnancy outcomes in women who are overweight or obese. BMC Pregnancy Childbirth. 2010;10:56.

[118] Weiss JL, Malone FD, Emig D, Ball RH, Nyberg DA, et al. FASTER Research Consortium. Obesity, obstetric complications and cesarean delivery rate – a population-based screening study. Am J Obstet Gynecol. 2004;190:1091-7.

[119] Torloni MR, Betran AP, Horta BL, Nakamura MU, Atallah AN, et al. Prepregnancy BMI and the risk of gestational diabetes.: a systematic review of the literature with meta-analysis. Obes Rev. 2009;10:194-203.

[120] Plagemann A. Perinatal programming and functional teratogenesis: impact on body weight regulation and obesity. Physiol Behav. 2005;86:661-8.

[121] Ma RC, Tutino GE, Lillycrop KA, Hanson MA, Tam WH. Maternal diabetes, gestational diabetes and the role of epigenetics in their long term effects on offspring. Prog Biophys Mol Biol. 2015;118:55-68.

[122] Franke K, Harder T, Aerts L, Melchior K, Fahrenkrog S, et al. ‚Programming‘ of orexigenic and anorexigenic hypothalamic neurons in offspring of treated and untreated diabetic mother rats. Brain Res. 2005;1031:276-83.

[123] Holemans K, Aerts L, Van Assche FA. Evidence for an insulin resistance in the adult offspring of pregnant streptozotocin-diabetic rats. Diabetologia. 1991;34:81-5.

[124] Silverman BL, Rizzo TA, Cho NH, Metzger BE. Long-term effects of the intrauterine environment. The Northwestern University Diabetes in Pregnancy Center. Diabetes Care. 1998;21(2):B142-9.

[125] Silverman BL, Metzger BE, Cho NH, Loeb CA. Impaired glucose tolerance in adolescent offspring of diabetic mothers. Relationship to fetal hyperinsulinism. Diabetes Care. 1995;18:611-7.

[126] Bunt JC, Tataranni PA, Salbe AD. Intrauterine exposure to diabetes is a determinant of hemoglobin A(1)c and systolic blood pressure in pima Indian children. J Clin Endocrinol Metab. 2005;90:3225-9.

[127] Nelson RG, Morgenstern H, Bennett PH. Intrauterine diabetes exposure and the risk of renal disease in diabetic Pima Indians. Diabetes 1998;47:1489-93.

[128] Clausen TD, Mathiesen ER, Hansen T, Pedersen O, Jensen DM, et al. High prevalence of type 2 diabetes and pre-diabetes in adult offspring of women with gestational diabetes mellitus or type 1 diabetes: the role of intrauterine hyperglycemia. Diabetes Care. 2008;31:340-6.

[129] Clausen TD, Mathiesen ER, Hansen T, Pedersen O, Jensen DM, et al. Overweight and the metabolic syndrome in adult offspring of women with diet-treated gestational diabetes mellitus or type 1 diabetes. J Clin Endocrinol Metab. 2009;94:2464-70.

[130] Hjort L, Martino D, Grunnet LG, Naeem H, Maksimovic J, et al. Gestational diabetes and maternal obesity are associated with epigenome-wide methylation changes in children. JCI Insight. 2018;3(17).

[131] Reichetzeder C, Dwi Putra SE, Pfab T, Slowinski T, Neuber C, et al. Increased global placental DNA methylation levels are associated with gestational diabetes. Clin Epigenetics. 2016;8:82.

[132] Houde AA, Ruchat SM, Allard C, Baillargeon JP, St-Pierre J, et al. LRP1B, BRD2 and CACNA1D: new candidate genes in fetal metabolic programming of newborns exposed to maternal hyperglycemia. Epigenomics. 2015;7:1111-22.

[133] Nomura Y, Lambertini L, Rialdi A, Lee M, Mystal EY, et al. Global methylation in the placenta and umbilical cord blood from pregnancies with maternal gestational diabetes, preeclampsia, and obesity. Reprod Sci. 2014;21:131-7.

[134] El Hajj N, Pliushch G, Schneider E, Dittrich M, Müller T, et al. Metabolic programming of MEST DNA methylation by intrauterine exposure to gestational diabetes mellitus. Diabetes. 2013;62(4):1320-8.

[135] Bouchard L, Hivert MF, Guay SP, St-Pierre J, Perron P, et al. Placental adiponectin gene DNA methylation levels are associated with mothers' blood glucose concentration. Diabetes. 2012;61:1272-80.

[136] Filiberto AC, Maccani MA, Koestler D, Wilhelm-Benartzi C, Avissar-Whiting M, et al. Birthweight is associated with DNA promoter methylation of the glucocorticoid receptor in human placenta. Epigenetics. 2011;6:566-72.

[137] Tobi EW, Heijmans BT, Kremer D, Putter H, Delemarre-van de Waal HA, et al. DNA methylation of IGF2, GNASAS, INSIGF and LEP and being born small for gestational age. Epigenetics. 2011;6:171-6.

[138] Bouchard L, Thibault S, Guay SP, Santure M, Monpetit A, et al. Leptin gene epigenetic adaptation to impaired glucose metabolism during pregnancy. Diabetes Care. 2010;33:2436-41.

[139] Heijmans BT, Tobi EW, Stein AD, Putter H, Blauw GJ, et al. Persistent epigenetic differences associated with prenatal exposure to famine in humans. Proc Natl Acad Sci USA. 2008;105:17046-9.

[140] HAPO Study Cooperative Research Group, Metzger BE, Lowe LP, Dyer AR, Trimble ER, et al. Hyperglycemia and adverse pregnancy outcomes. N Engl J Med. 2008;358:1991-2002.

[141] HAPO Study Cooperative Research Group. Hyperglycemia and adverse pregnancy outcome (HAPO) study: associations with neonatal anthropometrics. Diabetes. 2009;58:453-9.

[142] Catalano PM, McIntyre HD, Cruickshank JK, McCance DR, Dyer AR, et al. HAPO Study Coopera-tive Research Group. The hyperglycemia and adverse pregnancy outcome study: associations of GDM and obesity with pregnancy outcomes. Diabetes Care. 2012;35:780-6.

[143] Page KA, Romero A, Buchanan TA, Xiang AH. Gestational diabetes mellitus, maternal obesity, and adiposity in offspring. J Pediatr. 2014;164:807-10.

[144] Nehring I, Chmitorz A, Reulen H, von Kries R, Ensenauer R. Gestational diabetes predicts the risk of childhood overweight and abdominal circumference independent of maternal obesity. Diabet Med. 2013;30:1449-56.

[145] Schaefer-Graf UM, Pawliczak J, Passow D, Hartmann R, Rossi R, et al. Birth weight and parental BMI predict overweight in children from mothers with gestational diabetes. Diabetes Care. 2005;28:1745-50.

[146] Bider-Canfield Z, Martinez MP, Wang X, Yu W, Bautista MP, et al. Maternal obesity, gestational diabetes, breastfeeding and childhood overweight at age 2 years. Pediatr Obes. 2017;12:171-8.

[147] Nilsson C, Carlsson A, Landin-Olsson M. Increased risk for overweight among Swedish children born to mothers with gestational diabetes mellitus. Pediatr Diabetes. 2014;15:57-66.

[148] Kim SY, England JL, Sharma JA, Njoroge T. Gestational diabetes mellitus and risk of childhood overweight and obesity in offspring: a systematic review. Exp Diabetes Res. 2011;2011:541308.

[149] Pirkola J, Pouta A, Bloigu A, Hartikainen AL, Laitinen J, et al. Risks of overweight and abdominal obesity at age 16 years associated with prenatal exposures to maternal prepregnancy over-weight and gestational diabetes mellitus. Diabetes Care. 2010;33:1115-21.

[150] Lowe WL Jr, Lowe LP, Kuang A, Catalano PM, Nodzenski M, et al. HAPO Follow-up Study Cooperative Research Group. Maternal glucose levels during pregnancy and childhood adiposity in the hyperglycemia and adverse pregnancy outcome follow-up study. Diabetologia. 2019;62:598-610.

[151] Scholtens DM, Kuang A, Lowe LP, Hamilton J, Lawrence JM, et al. HAPO Follow-up Study Coope-rative Research Group. Hyperglycemia and adverse pregnancy outcome follow-up Study (HAPO FUS): maternal glycemia and childhood glucose metabolism. Diabetes Care. 2019;42:381-92.

[152] Landon MB, Rice MM, Varner MW, Casey BM, Reddy UM, et al. Eunice Kennedy Shriver National Institute of Child Health and Human Development Maternal-Fetal Medicine Units (MFMU) Network. Mild gestational diabetes mellitus and long-term child health. Diabetes Care. 2015;38:445-52.

[153] Gillman MW, Oakey H, Baghurst PA, Volkmer RE, Robinson JS, et al. Effect of treatment of gesta-tional diabetes mellitus on obesity in the next generation. Diabetes Care. 2010;33:964-8.

[154] Malcolm JC, Lawson ML, Gaboury I, Lough G, Keely E. Glucose tolerance of offspring of mother with gestational diabetes mellitus in a low-risk population. Diabet Med. 2006;23:565-70.

[155] Hod M, Roura LC. Non-communicable diseases in maternal fetal medicine: volume I. Preface issue 29.1. Best Pract Res Clin Obstet Gynaecol. 2015;29:1-4.

[156] Hadar E, Ashwal E, Hod M. The preconceptional period as an opportunity for prediction and prevention of noncommunicable disease. Best Pract Res Clin Obstet Gynaecol. 2015;29:54-62.

[157] Stupin JH, Arabin B. Overweight and obesity before, during and after pregnancy: part 1: pathophysiology, molecular biology and epigenetic consequences. Geburtshilfe Frauenheilkd. 2014;74(7):639-45.

[158] Arabin B, Stupin JH. Overweight and obesity before, during and after pregnancy: part 2: evidence-based risk factors and interventions. Geburtshilfe Frauenheilkd. 2014;74:646-55.

[159] Plagemann A. Prävention beginnt im Mutterleib. Mechanismen der perinatalen Programmie-rung und ihre gesundheitlichen Folgen. Aktuel Ernahrungsmed. 2013;38(1):S16-20.

[160] Institute of Medicine (IOM). Weight gain during pregnancy: re-examining the guidelines. Committee to Reexamine IOM Pregnancy Weight Guidelines. Washington: National Research Council; 2009.

[161] Nathanielsz PW, Ford SP, Long NM, Vega CC, Reyes-Castro LA, et al. Interventions to prevent adverse fetal programming due to maternal obesity during pregnancy. Nutr Rev. 2013;71(1):S78-87.

[162] Nicolaides K. Turning the pyramid of prenatal care. Fetal Diagn Ther. 2011;29:183-96.

[163] Harder T, Bergmann R, Kallischnigg G, Plagemann A. Duration of breastfeeding and risk of overweight: a meta-analysis. Am J Epidemiol. 2005;162:397-403.

6.6 Langzeitprognose Mutter

Jürgen Harreiter, Alexandra Kautzky-Willer

6.6.1 Vorbemerkung

Frauen mit gestörtem Glukosemetabolismus haben nach der Schwangerschaft ein erhöhtes Risiko für die Entwicklung von kardiometabolen Erkrankungen, die bei Durchführung von keinerlei entsprechenden Screening- und Präventionsmaßnahmen auch zu manifesten makro- und mikrovaskulären, metabolen und hepatalen Erkrankungen führen können. Gelegentlich bildet sich bei gleichzeitigem Vorliegen von entsprechenden Risikofaktoren die in der Schwangerschaft aufgetretene Glukosetoleranzstörung nicht zurück. Ebenso geht aus Studien ein erhöhtes Risiko für psychische Erkrankungen – wie zum Beispiel Depressionen – hervor. Im folgenden Abschnitt wird die Langzeitprognose von Frauen mit Glukosestoffwechselstörungen in der Schwangerschaft – mit vornehmlich Bezug auf den GDM – beschrieben.

6.6.2 Risiko für Folgekrankheiten

Erhöhtes Risiko für manifeste Diabetesformen nach Gestationsdiabetes

Bisherige Studienergebnisse aus einer bereits älteren Metaanalyse zeigen ein 7,5-fach erhöhtes Risiko nach GDM an T2DM zu erkranken [1]. Die eingeschlossenen Studien, die in dieser Metaanalyse zusammengefasst wurden, verwendeten aber inhomogene und ältere Diagnosekriterien für GDM, die nicht so restriktiv waren, wie die seit dem Jahr 2013 von der WHO empfohlenen IADPSG-Kriterien basierend auf der HAPO-Studie [2,3]. Bisher fehlten Daten, die ein erhöhtes Typ-2-Diabetesrisiko mit den neuen IADPSG-/WHO-2013-Kriterien belegen konnten. Rezente Studienergebnisse aus der HAPO-Follow-up-Studie zeigen, dass auch bei Verwendung von IADPSG-/WHO-2013-Diagnosekriterien ein fast 3,5-fach erhöhtes Risiko für T2DM oder Prädiabetes nach mehr als 10 Jahren Beobachtungszeit besteht [4]. Oft persistiert die in der Schwangerschaft aufgetretene Glukosetoleranzstörung auch nach der Entbindung. Eine Studie mit mehr als 20 % Glukosetoleranzstörungen bei Frauen nach GDM im postpartalen oralen Glukosetoleranztest zeigte bei Bestehen von zwei oder mehr Risikofaktoren ein fast 90%iges Vorliegen eines T2DM [5]. Diese unabhängigen Risikofaktoren sind Adipositas (BMI ≤ 30 kg/m²), frühe (< 24. Schwangerschaftswoche) Diagnose, antenataler 1 h-Glukosewert > 200 mg/dl im oGTT und Insulintherapie während der Gravidität [5].

Ebenso wird nach GDM ein erhöhtes Risiko für die Entwicklung von T1DM berichtet [6]. Positive Autoimmunantikörper gegen die Betazelle bei Entbindung sind hoch prädiktiv für die Entwicklung eines T1DM und das Risiko wird in einer deutschen Studie mit 3 % nach 9 Monaten und 7 % nach 2 Jahren beziffert [6]. Interessanterweise waren in dieser Studie 18 % aller 437 Frauen mit GDM positiv für einen von drei gemessenen Autoantikörpern (GAD, ICA, IA2A), wobei in der insulintherapierten Gruppe dieser Anteil deutlich größer war als in der diätetisch therapierten Gruppe. Eine finnische Studie mit 435 Teilnehmerinnen stellte nach rund 6 Jahren ein Risiko von 4,5 % für die Entwicklung eines T1DM nach GDM fest und zeigte Assoziationen zwischen Alter ≤ 30 Jahren, Insulintherapie bei GDM, und positiven Autoantikörpern (ICA und GAD) und erhöhtem Typ-1-Diabetesrisiko [7]. Ein Autoantikörperscreening bei GDM wird daher von den Studienautoren zur Früherkennung eines T1DM gefordert [6,8]

Nach GDM besteht ein erhöhtes Risiko eines GDM-Rezidivs, weshalb eine frühe Testung vor der 20. Schwangerschaftswoche bei neuerlicher Gravidität absolut zu empfehlen ist [9]. Das Risiko wird in einer systematischen Übersichtsarbeit mit 30–84 % genannt, wobei kaukasische Frauen ein geringeres Risiko haben [10]. Als weitere wichtigste Risikofaktoren werden Insulintherapie, BMI, Multiparität, Makrosomie und Gewichtszunahme zwischen Schwangerschaften gezählt [11].

Aus einer Subanalyse der Diabetes Prevention Study geht hervor, dass bei vorangegangenen GDM die Inzidenzrate für T2DM 71 % höher war als bei Frauen ohne GDM, obwohl bei Studienbeginn kein Unterschiede in den Glukosewerten vorlagen [12]. T2DM tritt nach 5–10 Jahren bei bis zu 70 % der Frauen mit GDM auf [13], weswegen regelmäßige Kontrollen und Screening-Maßnahmen bei allen Frauen nach GDM empfohlen werden [14,15]. Alle zwei Jahre sollte ein Glukosetoleranztest durchgeführt werden, oder zumindest Nüchternglukose und HbA1c-Testung. Bei erhöhtem HbA1c ≥ 5,7 % sollte allenfalls ein oraler Glukosetoleranztest erfolgen.

Metabolisches Syndrom

Das metabolische Syndrom kann je nach den verwendeten Diagnosekriterien unterschiedlich definiert werden [16]. Im Allgemeinen ist eine Kombination aus mehreren Faktoren, wie zentrales Übergewicht / zentrale Adipositas (erhöhter Bauchumfang), Hypertonie, Dyslipidämie und Glukosestoffwechselstörung, zur Feststellung erforderlich. Bereits ältere Daten aus einer dänischen Studie weisen darauf hin, dass unabhängig von den Diagnosekriterien ein etwa dreifach höheres Auftreten von metabolischem Syndrom in der GDM-Gruppe im Vergleich zur Kontrollgruppe zu finden war (OR 3,4; 95 %KI 2,5–4,8 für MEtSy nach WHO) [17]. Am deutlichsten war dies in der Gruppe mit BMI > 30 kg/m² mit mehr als siebenfach erhöhtem Risiko ausgeprägt. Auch unter Verwendung der IADPSG-/WHO-2013-Diagnosekriterien für GDM konnte ein dreifach erhöhtes Risiko für das metabolische Syndrom nach ATP-III-Kriterien festgestellt werden [18]. Auswertungen aus der Nurses Health Study II mit mehr als 25.000 Teilnehmerinnen und 16 Jahren Follow up zeigen ein 26 % erhöhtes Risiko für Hypertonie nach GDM [19]. Nicht nur GDM (OR 2,05; 95-%-KI: 1,07–3,94) sondern auch bereits eine milde Glukosetoleranzstörung (positiver 50 g-Challenge-Test, jedoch negativer Folgetest, OR 2,16; 95-%-KI: 1,05–4,42) sind 3 Monate *post partum* mit einem erhöhten Risiko für ein metabolisches Syndrom unabhängig assoziiert [20]. Eine ältere Studie konnte ebenso ein erhöhtes Risiko für metabolisches Syndrom (OR 3,28; 95-%-KI: 2,10–5,12) und der Entwicklung von T2DM (OR 10,08; 95-%-KI: 6,04–16,83) feststellen [21].

Makrovaskuläre Outcomes

Rezente und ältere Studienergebnisse, sowie Übersichtsarbeiten zeigen deutlich ein erhöhtes Risiko für kardiovaskuläre Erkrankungen nach GDM [22,23]. In der ersten Dekade *post partum* ist das Risiko für ein kardiovaskuläres Event mehr als 2-fach erhöht [23]. Entsprechende Studien, die einen Zusammenhang mit kardiovaskulären Erkrankungen und GDM zeigen und deren relevante Resultate sind in Tab. 6.4 dargestellt. Nach GDM sind neben offensichtlichen Veränderungen in Surrogatparametern für kardiovaskuläre Erkrankungen, wie Lipide, Glukose und Blutdruck, bereits auch kurz nach Entbindung vaskuläre und endotheliale Dysfunktion mit Erhöhung endothelialer Adhäsionsmoleküle, Dysfibrinolyse, erhöhte Inflammationsparameter, Änderung der Adipokinsezernierung und Veränderungen in der NO-Bioaktivität im Vergleich zu normaler Glukosetoleranz in der Schwangerschaft zu beobachten [22].

Mikrovaskuläre Outcomes

Eine populationsbezogene Studie mit fast 98.000 Frauen und mehr als 11 Jahren Follow-up konnte zeigen, dass nach GDM eine unabhängige Assoziation mit höherem Folgerisiko für eine renale Erkrankung vorliegt (OR 2,3; 95-%-KI: 1,4–3,7; p < 0,001) [32]. Das Risiko nahm dabei mit der Anzahl der Schwangerschaften mit GDM signifikant zu. Dieselbe Arbeitsgruppe konnte zudem ein Risiko für eine höhere Inzidenz von ophthalmologischen Erkrankungen, wie Glaukom, diabetische Retinopathie oder Netzhautablösung feststellen und den GDM als einen unabhängigen Risikofaktor identifizieren (adj HR 2,0; 95-%-KI: 1,5–2,8; p < 0,001) [33].

Eine weitere populationsbasierte Studie mit mehr als 1.500.000 Teilnehmerinnen konnte ein erhöhtes Risiko für Hämodialyse (HR 7,52; 5,24–10,81) bei Frauen mit GDM, die einen T2DM entwickelten, feststellen [26]. Ebenso wurde eine höheres Risiko für Fußinfektionen (HR 4,32; 3,42–5,46) und Vitrektomie oder Photokoagulation (HR 4,49; 95-%-KI: 3,90–5,17) beobachtet [9] .

Eine kanadische Arbeitsgruppe konnte eine erhöhte Inzidenz für Katarakt bei Frauen mit GDM verglichen zur gesunden Kontrollgruppe (HR 1,15; 95-%-KI: 1,04–1,28) beobachten. Bei Frauen mit Entwicklung eine T2DM nach GDM ist das Risiko

Tab. 6.4: Studien mit Hinweisen eines Zusammenhangs zwischen GDM und kardiovaskulären maternalen Erkrankungen.

Autor	Population	Design	Outcome
Carr DB et al. Diabetes Care 2006 [21]	GDM: n = 332 kein GDM: n = 663	Cross-sektionale Analyse	erhöhtes Risiko für kardiovaskuläre Erkrankungen (KHK oder Insult) OR 1,85 95 %KI 1,21–2,82, nach GDM unabhängig vom Auftreten vom Metabolischen Syndrom oder T2DM verglichen zu NGT
Shah BR et al. Diabetes Care 2008 [24]	GDM: n = 8.191 kein GDM: n = 81.262 Frauen ohne GDM	retrospektiv ge- matchte Kohorten- studie medianes Follow-up 11,5 Jahre	erhöhtes Risiko von kardiovasku- lären Events HR 1,71; 95-%-KI: 1,08–2,69 bei GDM auch nach Adjustierung für T2DM
Kessous R et al. Heart 2013 [25]	n = 47.909 Schwan- gerschaften, davon GDM: n = 4928	retrospektiv, populationsbasiert, 10 Jahre Follow-up	höheres Risiko für kardiovaskuläre Events OR = 2,7 95 %KI 2,4 –3,1) und Hospitalisierungen aufgrund kardio- vaskulärer Erkrankungen (OR = 2,3; 95-%-KI: 2,0–2,5), Präeklampsie, Adipositas, GDM sind unabhängig assoziiert mit Hospitalisierungen
Retnarkaran R et al. Diabetes Care 2017 [26]	total n = 1.515.079, GDM mit T2DM: n = 15.585, GDM kein T2DM: n = 41.299; kein GDM mit T2DM: n = 49.397, kein GDM kein T2DM: n = 1.408.798	retrospektiv, popu- lationsbezogen, medianes Follow-up 10 Jahre	erhöhtes Risiko für kardiovaskuläre Erkrankung – GDM mit T2DM: HR 2,82; 2,41–3,30; GDM kein T2DM: HR 1,30; 1,07–1,59 Risiko für koronare Herzkrank- heit – GDM mit T2DM: HR 3,54; 2,96–4,23 und GDM kein T2DM: HR 1,41; 1,11–1,80
Tobias DK et al. JAMA Intern Med 2017 [27]	total: n = 89.479 GDM: n = 5.292	observative Kohor- tenstudie, Nurses Health Study II, Follow up 25 Jahre	erhöhtes Risiko für nichtfatale und fatale Myokardinfarkte und Schlag- anfälle: HR 1,43; 95 %KI, 1,12–1,81 nach GDM, stärker erhöht bei mani- festem T2DM nach GDM: HR 4,02; 95 %KI 1,94–8,31
Shostrom DCV et al. Front Endocrinol 2017 [28]	total: n = 8.127	NHANES, observa- tive Kohortenstudie, Follow-up 23 Jahre, basierend auf Fra- gebogendaten	erhöhtes Risiko für kardiovaskuläre Erkrankung nach GDM (OR 1,63 95 %KI 1,02–2,62)

Tab. 6.4: (fortgesetzt) Studien mit Hinweisen eines Zusammenhangs zwischen GDM und kardiovaskulären maternalen Erkrankungen.

Autor	Population	Design	Outcome
McKenzie-Sampson S et al. Acta Diabetol 2018 [29]	total: n = 1.070.667 GDM: n = 67.356	retrospektive Kohortenstudie, Follow-up 25 Jahre	erhöhte kumulative Inzidenz für Hospitalisierungen für kardiovaskuläre Erkrankungen bei GDM vs. NGT 190,8 versus 117,8 pro 1.000, erhöhtes Risiko für ischämische Herzerkrankung (HR 1,23 95 %KI 1,12–1,36), Myokardinfarkt (HR 2,14 95 %KI 1,15–2,47), Koronarangioplastie (HR 2,23 95 %KI 1,87–2,65) und Bypass-Operation (HR 3,16 95 %KI 2,24–4,47)
Li J et al. Diabetes Res Clin Pract 2018 [30]	total: n = 3.417.020, kardiovaskuläre Events: n = 14.146	systematischer Review, gepoolte Analyse von sieben Studien	erhöhtes Risiko für kardiovaskuläre Erkrankung nach GDM (RR 1,74 95 %KI 1,28–2,35), für koronare Herzkrankheit (RR 2,09 95 %KI 1,56–2,80) und für Schlaganfall (RR 1,25 95 %KI 1,07–1,48)
Kramer CK et al Diabetologia 2019 [23]	total: n = 5.390.591, kardiovaskuläre Events: n = 101.424	systematischer Review, gepoolte Analyse von neun Studien	erhöhtes Risiko für kardiovaskuläre Events bei Frauen mit GDM (RR 1,98 95 %KI 1,57–2,50); auch bei GDM ohne Progression zu T2DM besteht erhöhtes Risiko (RR 1,56 95 %KI 1,04–2,32)
Gasic S. et al Eur J Clin Invest 2007 [31]	GDM: n = 48 NGT: n = 20	prospektive Observationsstudie	Erniedrigte Herzfrequenzvariabilität in 52 % der Frauen mit früherem GDM

um ein Vielfaches höher (HR 3,62; 95-%-KI: 3,01–4,35), jedoch haben auch gesunde Frauen nach GDM ein höheres Risiko als Frauen mit normaler Glukosetoleranz in der Schwangerschaft (HR 1,12; 95-%-KI: 1,00–1,25) [34].

Im Diabetes Control und Complications Trial mit 180 Teilnehmerinnen mit Schwangerschaften mit T1DM und 500 Kontrollen wurde nach 6,5 Jahren Follow-up bei Frauen in der intensivierten Therapiegruppe, die schwanger wurden, ein 1,63-fach (95 %KI 1,01–2,64) erhöhtes Risiko für eine Progression einer Retinopathie im Vergleich zu Frauen festgestellt, die niemals schwanger wurden [35]. Dieses Risiko war 2,48-fach (95 %KI 1,56–3,94) aggraviert in der Gruppe mit schwangeren Frauen, die sich in der konventionellen Therapiegruppe befanden. Am höchsten war das Risiko im zweiten Trimester und hielt bis 12 Monate *post partum* an. Daher werden vermehrte

Kontrollen in und nach der Schwangerschaft sowie eine intensivierte Therapie während der Gravidität unbedingt empfohlen.

Hepatale Erkrankungen

Eine rezent publizierte retrospektive Studie konnte einen Zusammenhang zwischen GDM und zukünftigen Lebererkrankungen feststellen (HR 1,40; 95 %KI 1,01–1,94). In dieser populationsbezogenen Studie mit fast 18.000 Frauen mit GDM und über 680.000 Kontrollen ohne GDM konnte zudem festgestellt werden, dass jene Frauen mit GDM, die einen T2DM nach der Entbindung entwickelten, ein höheres Risiko für eine Lebererkrankung hatten (adjustierte HR = 1,56; 95-%-KI: 1,02–2,39) und jene, die keinen T2DM entwickelten, ein vergleichbares Risiko hatten wie jene Frauen, die niemals einen GDM entwickelten (adjustierte HR = 1,15; 95-%-KI: 0,69–1,91). Interessanterweise haben jedoch auch Frauen ohne GDM, die einen späteren T2DM entwickelten, ein hohes Risiko für Lebererkrankungen (adjustierte HR = 2,48; 95-%-KI: 2,10–2,93), was den Schluss zulässt, dass eine Hyperglykämie außerhalb der Schwangerschaft eine Progression zu Lebererkrankungen begünstigt.

Eine Verdoppelung der intrahepatalen Lipidakkumulation, gemessen mit Magnetresonanzspektroskopie, konnte vier bis fünf Jahre nach Entbindung bei Frauen mit GDM festgestellt werden [36]. Diese war mit dem Körpergewicht positiv und mit der Insulinsensitivität negativ assoziiert. Ebenso wurde eine bis zu 70 % höhere Muskellipidakkumulation bei Frauen mit GDM gemessen [36]. Eine rezente dänische Studie stellte mittels DXA-Ganzkörperscans und Ultraschallmessung bei 24 % der Frauen mit GDM eine NAFLD fest [37]. Die NAFLD-Gruppe hatte, verglichen mit den anderen Gruppen, am meisten viszerales Fett, höheren BMI und Bauchumfang und Insulinresistenz. Eine unabhängige Assoziation zwischen Bauchumfang, Insulinresistenz und NAFLD konnte beobachtet werden. In einer anderen Studie konnte eine starke Assoziation zwischen dem Fatty Liver Index (berechneter validierter Index zur Bestimmung einer Steatosis hepatis) und früherem GDM beobachtet werden. Zudem wurden bei Vorliegen eines hohen Steatosegrads im Fatty Liver Index deutlich erhöhte Inflammationsparameter und erhöhte freie Fettsäuren im Verlauf eines oralen Glukosetoleranztests festgestellt. Ein hoher Steatosegrad war mit einem deutlich erhöhten Risiko einen T2DM zu entwickeln (HR 7,85; 95 %Kl 2,02–30,5) verbunden [38].

Krebs

Hinsichtlich eines erhöhten Krebsrisikos nach GDM existieren widersprüchliche Daten. Einige Studien belegen ein erhöhtes, anderes wiederum geringeres Risiko.

Eine rezent publizierte Studie mit über 50.000 Teilnehmerinnen konnte zwar kein erhöhtes Risiko für Brustkrebs nach einmaligem GDM erkennen, sehr wohl aber nach mehrmaligen GDM-Schwangerschaften (HR 1,68; 95-%-KI: = 1,15–2,44) [39].

Eine retrospektive Datenanalyse der Nurses Health Study II und fast 87.000 Frauen und 22 Jahren Follow-up zeigte eine inverse Assoziation zwischen früherem GDM und invasivem Brustkrebs (HR 0,68; 95-%-KI: 0,55–0,84; $p = 0,0004$) nach Adjustierung für BMI, Reproduktionsfaktoren und anderen Risikofaktoren verglichen zu normaler Glukosetoleranz [40]. In einer kanadischen Studie wurde ebenfalls ein geringeres Risiko für prämenopausalen Brustkrebs festgestellt (HR 0,86; 95-%-KI: 0,75–0,98) [41].

Koreanische Daten aus Gesundheitsregistern mit über 100.000 Frauen weisen ein erhöhtes Risiko für Krebserkrankungen und hierbei vor allem Schilddrüsenkrebs (HR 1,27; 95-%-KI: 1,054–1,532, $p = 0,012$) nach 10 Jahren Follow-up auf [42]. Für Brustkrebs und Ovarialkarzinom wurde kein signifikant erhöhtes Risiko vorgefunden. Auch kanadische Daten mit kürzerem Follow-up von 8 Jahren und fast 150.000 Teilnehmerinnen konnten ein erhöhtes Risiko für Schilddrüsenkrebs (adj. HR 1,24; 95-%-KI: 1,05–1,46) zeigen [41].

Psychische Erkrankungen

Studien weisen auf ein erhöhtes Risiko für psychische Erkrankungen und hier vor allem auf Depressionen hin. Eine prospektive Observationsstudie mit fast 2.500 Teilnehmerinnen zeigte bei GDM kurz nach der Schwangerschaft ein 4,6-fach erhöhtes Risiko (RR 4,62; 95 %KI 1,26–16,98) für eine Post-partum-Depression [43]. Ein erhöhtes Risiko für postpartale Depression nach GDM (OR 2,23; 95 %KI 1,24–4,05) konnte auch in einer rezenten finnischen prospektiven Kohortenstudie mit über 1.000 Frauen erhoben werden [44]. Auch in einer großen schwedischen populationsbasierten Auswertung zeigte sich ein Zusammenhang zwischen GDM und erhöhtem Risiko an Post-partum-Depressionen (RR 1,70; 95 %KI 1,36–2,13) innerhalb eines Jahres nach der Schwangerschaft [45]. In einer kleinen randomisiert kontrollierten Studie mit 71 Frauen wurden bei einem Drittel der Frauen depressive Symptome kurz nach Entbindung und eine Assoziation von Kaiserschnittentbindung (OR 4,32; 95 %KI 1,46–13,99) und Gewichtszunahme in der Schwangerschaft (OR 1,21; 1,02–1,46 pro 2,3 kg Zunahme) mit diesen Symptomen festgestellt [46].

> Makro- und mikrovaskuläre, metabole, hepatale und psychische Erkrankungen können als Folge eines GDM auftreten. Ebenso werden einige Krebsarten in Zusammenhang mit GDM gebracht.

6.6.3 Prävention von T2DM nach GDM

Das Zeitfenster, um nach GDM einen T2DM zu verzögern oder gar zu verhindern, beginnt direkt nach der Entbindung [9,47].

In einer Subanalyse der Diabetes Prevention Study konnte bei Frauen mit GDM-Anamnese sowohl intensivierte Lebensstilmodifikation als auch Metformintherapie im Vergleich zur Plazebogruppe eine Reduktion der Diabetesinzidenz um etwa jeweils 50 % nach 5 Jahren Follow-up erbringen, wohingegen bei Frauen ohne GDM Anamnese Reduktionen von jeweils 49 % und 14 % festgestellt werden konnten [12].

In der 10-Jahres-Analyse konnte immer noch eine Risikoreduktion um 35 % durch Lebensstilmaßnahmen und um 40 % durch Metformintherapie bei Frauen mit GDM-Anamnese beobachtet werden, wohingegen in der Vergleichsgruppe ohne GDM nur in der Lebensstilgruppe eine Risikoreduktion um 30 % zu erreichen war [48]. Diese Daten belegen ganz klar die Effektivität von Lebensstilmaßnahmen, aber auch von Metformin zur Prävention der Entwicklung eines T2DM bei Frauen mit hohem Risiko [9]. Eine rezente Metaanalyse mit 8 Lebensstilinterventionsstudien konnte eine knapp nicht signifikante Risikoreduktion um 25 % (RR 0,75; 95 % 0,55–1,03) feststellen, wobei Studien, welche mit der Lebensstilintervention weniger als 6 Monate nach Entbindung begonnen hatten, dennoch erfolgreich waren (RR 0,61; 95 %KI 0,40–0,94). Auch Stillen kann die Entwicklung eines Diabetes mellitus verhindern beziehungsweise bremsen (siehe dazu Kap. 6.4 Stillen als Diabetes-Prävention).

Präventionsmaßnahmen können die Entstehung eines T2DM nach GDM verzögern oder zumindest bremsen

Nach GDM ist das Risiko um ein Vielfaches höher, einen manifesten Diabetes mellitus zu entwickeln. Zudem ist in einer Folgeschwangerschaft das Risiko, erneut GDM zu entwickeln, höher. GDM ist ein Risikofaktor für kardiovaskuläre, renale, okuläre, hepatale und psychische Erkrankungen. Auch Krebserkrankungen könnten vermehrt auftreten. Präventionsmaßnahmen sind effektiv in der Verzögerung beziehungsweise Verhinderung einer Progression zu T2DM.

Literatur

[1] Bellamy L, Casas JP, Hingorani AD, Williams D. Type 2 diabetes mellitus after gestational diabetes: a systematic review and meta-analysis. Lancet. 2009;373(9677):1773-9.
[2] Metzger BE, Lowe LP, Dyer AR, Trimble ER, Chaovarindr U, et al. Hyperglycemia and adverse pregnancy outcomes. N Engl J Med. 2008;358(19):1991-2002.
[3] World Health Organisation. Diagnostic criteria and classification of hyperglycaemia first detected in pregnancy: a World Health Organization Guideline. Diabetes Res Clin Pract. 2014;103(3):341-63.
[4] Lowe WL Jr, Scholtens DM, Lowe LP, Kuang A, Nodzenski M, et al. Association of gestational diabetes with maternal disorders of glucose metabolism and childhood adiposity. JAMA. 2018;320(10):1005-16.
[5] Schaefer-Graf UM, Klavehn S, Hartmann R, Kleinwechter H, Demandt N, et al. How do we reduce the number of cases of missed postpartum diabetes in women with recent gestational diabetes mellitus? Diabetes Care. 2009;32(11):1960-4.
[6] Fuchtenbusch M, Ferber K, Standl E, Ziegler AG. Prediction of type 1 diabetes postpartum in patients with gestational diabetes mellitus by combined islet cell autoantibody screening: a prospective multicenter study. Diabetes. 1997;46(9):1459-67.
[7] Jarvela IY, Juutinen J, Koskela P, Hartikainen AL, Kulmala P, et al. Gestational diabetes identifies women at risk for permanent type 1 and type 2 diabetes in fertile age: predictive role of auto-antibodies. Diabetes Care. 2006;29(3):607-12.

[8] Nilsson C, Ursing D, Torn C, Aberg A, Landin-Olsson M. Presence of GAD antibodies during gestational diabetes mellitus predicts type 1 diabetes. Diabetes Care. 2007;30(8):1968-71.

[9] Harreiter J, Kautzky-Willer A. Sex and gender differences in prevention of type 2 diabetes. Frontiers in Endocrinology. 2018;9(220).

[10] Kim C, Berger DK, Chamany S. Recurrence of gestational diabetes mellitus: a systematic review. Diabetes Care. 2007;30(5):1314-9.

[11] Schwartz N, Nachum Z, Green MS. Risk factors of gestational diabetes mellitus recurrence: a meta-analysis. Endocrine. 2016;53(3):662-71.

[12] Ratner RE, Christophi CA, Metzger BE, Dabelea D, Bennett PH, et al. Prevention of diabetes in women with a history of gestational diabetes: effects of metformin and lifestyle interventions. J Clin Endocrinol Metab. 2008;93(12):4774-9.

[13] Kim C, Newton KM, Knopp RH. Gestational diabetes and the incidence of type 2 diabetes: a systematic review. Diabetes Care. 2002;25(10):1862-8.

[14] DDG, DGGG. S3-Leitlinie GDM mellitus (GDM), Diagnostik, Therapie und Nachsorge 2. Aufl. 2018. Im Internet: http://www.awmf.org/leitlinien/detail/ll/057-008.html

[15] Kautzky-Willer A, Harreiter J, Bancher-Todesca D, Berger A, Repa A, et al. Gestational diabetes mellitus. Wien Klin Wochenschr. 2016;128(2):S103-12.

[16] Eckel RH, Grundy SM, Zimmet PZ. The metabolic syndrome. Lancet. 2005;365(9468):1415-28.

[17] Lauenborg J, Mathiesen E, Hansen T, Glumer C, Jorgensen T, et al. The prevalence of the metabolic syndrome in a danish population of women with previous gestational diabetes mellitus is three-fold higher than in the general population. J Clin Endocrinol Metab. 2005;90(7):4004-10.

[18] Noctor E, Crowe C, Carmody LA, Kirwan B, O'Dea A, et al. ATLANTIC-DIP: prevalence of metabolic syndrome and insulin resistance in women with previous gestational diabetes mellitus by International Association of Diabetes in Pregnancy Study Groups criteria. Acta Diabetol. 2015;52(1):153-60.

[19] Tobias DK, Hu FB, Forman JP, Chavarro J, Zhang C. Increased risk of hypertension after gestational diabetes mellitus: findings from a large prospective cohort study. Diabetes Care. 2011;34(7):1582-4.

[20] Retnakaran R, Qi Y, Connelly PW, Sermer M, Zinman B, et al. Glucose intolerance in pregnancy and postpartum risk of metabolic syndrome in young women. J Clin Endocrinol Metab. 2010;95(2):670-7.

[21] Carr DB, Utzschneider KM, Hull RL, Tong J, Wallace TM, et al. Gestational diabetes mellitus increases the risk of cardiovascular disease in women with a family history of type 2 diabetes. Diabetes Care. 2006;29(9):2078-83.

[22] Harreiter J, Dovjak G, Kautzky-Willer A. Gestational diabetes mellitus and cardiovascular risk after pregnancy. Womens Health (Lond Engl). 2014;10(1):91-108.

[23] Kramer CK, Campbell S, Retnakaran R. Gestational diabetes and the risk of cardiovascular disease in women: a systematic review and meta-analysis. Diabetologia. 2019;62(6):905-914.

[24] Shah BR, Retnakaran R, Booth GL. Increased risk of cardiovascular disease in young women following gestational diabetes mellitus. Diabetes Care. 2008;31(8):1668-9.

[25] Kessous R, Shoham-Vardi I, Pariente G, Sherf M, Sheiner E. An association between gestational diabetes mellitus and long-term maternal cardiovascular morbidity. Heart. 2013;99(15):1118-21.

[26] Retnakaran R, Shah BR. Role of type 2 diabetes in determining retinal, renal, and cardiovascular outcomes in women with previous gestational diabetes mellitus. Diabetes Care. 2017;40(1):101-8.

[27] Tobias DK, Stuart JJ, Li S, Chavarro J, Rimm EB, et al. Association of history of gestational diabetes with long-term cardiovascular disease risk in a large prospective cohort of US women. JAMA Intern Med. 2017;177(12):1735-42.

[28] Shostrom DCV, Sun Y, Oleson JJ, Snetselaar LG, Bao W. History of gestational diabetes mellitus in relation to cardiovascular disease and cardiovascular risk factors in US women. Front Endocrinol (Lausanne). 2017;8:144.

[29] McKenzie-Sampson S, Paradis G, Healy-Profitos J, St-Pierre F, Auger N. Gestational diabetes and risk of cardiovascular disease up to 25 years after pregnancy: a retrospective cohort study. Acta Diabetol. 2018;55(4):315-22.

[30] Li J, Song C, Li C, Liu P, Sun Z, Yang X. Increased risk of cardiovascular disease in women with prior gestational diabetes: A systematic review and meta-analysis. Diabetes Res Clin Pract. 2018;140:324-38.

[31] Gasic S, Winzer C, Bayerle-Eder M, Roden A, Pacini G, et al. Impaired cardiac autonomic function in women with prior gestational diabetes mellitus. Eur J Clin Invest. 2007;37(1):42-7.

[32] Beharier O, Shoham-Vardi I, Pariente G, Sergienko R, Kessous R, et al. Gestational diabetes mellitus is a significant risk factor for long-term maternal renal disease. J Clin Endocrinol Metab. 2015;100(4):1412-6.

[33] Beharier O, Sergienko R, Kessous R, Szaingurten-Solodkin I, Walfisch A, et al. Gestational diabetes mellitus is a significant risk factor for long-term ophthalmic morbidity. Arch Gynecol Obstet. 2017;295(6):1477-82.

[34] Auger N, Tang T, Healy-Profitos J, Paradis G. Gestational diabetes and the long-term risk of cataract surgery: A longitudinal cohort study. J Diabetes Complications. 2017;31(11):1565-70.

[35] Diabetes C. Effect of pregnancy on microvascular complications in the diabetes control and complications trial. The Diabetes Control and Complications Trial Research Group. Diabetes Care. 2000;23(8):1084-91.

[36] Prikoszovich T, Winzer C, Schmid AI, Szendroedi J, Chmelik M, et al. Body and liver fat mass rather than muscle mitochondrial function determine glucose metabolism in women with a history of gestational diabetes mellitus. Diabetes Care. 2011;34(2):430-6.

[37] Foghsgaard S, Andreasen C, Vedtofte L, Andersen ES, Bahne E, et al. Nonalcoholic fatty liver disease is prevalent in women with prior gestational diabetes mellitus and independently associated with insulin resistance and waist circumference. Diabetes Care. 2017;40(1):109-16.

[38] Bozkurt L, Gobl CS, Tura A, Chmelik M, Prikoszovich T, et al. Fatty liver index predicts further metabolic deteriorations in women with previous gestational diabetes. PLoS One. 2012;7(2):e32710.

[39] Park YM, O'Brien KM, Zhao S, Weinberg CR, Baird DD, et al. Gestational diabetes mellitus may be associated with increased risk of breast cancer. Br J Cancer. 2017;116(7):960-3.

[40] Powe CE, Tobias DK, Michels KB, Chen WY, Eliassen AH, et al. History of gestational diabetes mellitus and risk of incident invasive breast cancer among parous women in the Nurses' Health Study II Prospective Cohort. Cancer Epidemiol Biomarkers Prev. 2017;26(3):321-7.

[41] Bejaimal SA, Wu CF, Lowe J, Feig DS, Shah BR, et al. Short-term risk of cancer among women with previous gestational diabetes: a population-based study. Diabet Med. 2016;33(1):39-46.

[42] Han KT, Cho GJ, Kim EH. Evaluation of the association between gestational diabetes mellitus at first pregnancy and cancer within 10 years postpartum using national health insurance data in South Korea. Int J Environ Res Public Health. 2018;15(12).

[43] Hinkle SN, Buck Louis GM, Rawal S, Zhu Y, Albert PS, et al. A longitudinal study of depression and gestational diabetes in pregnancy and the postpartum period. Diabetologia. 2016;59(12):2594-602.

[44] Ruohomaki A, Toffol E, Upadhyaya S, Keski-Nisula L, Pekkanen J, et al. The association between gestational diabetes mellitus and postpartum depressive symptomatology: a prospective cohort study. J Affect Disord. 2018;241:263-8.

[45] Silverman ME, Reichenberg A, Savitz DA, Cnattingius S, Lichtenstein P, et al. The risk factors for postpartum depression: a population-based study. Depress Anxiety. 2017;34(2):178-87.

[46] Nicklas JM, Miller LJ, Zera CA, Davis RB, Levkoff SE, et al. Factors associated with depressive symptoms in the early postpartum period among women with recent gestational diabetes mellitus. Matern Child Health J. 2013;17(9):1665-72.

[47] Kautzky-Willer A, Harreiter J, Pacini G. Sex and gender differences in risk, pathophysiology and complications of type 2 diabetes mellitus. Endocr Rev. 2016;37(3):278-316.

[48] Aroda VR, Christophi CA, Edelstein SL, Zhang P, Herman WH, et al. The effect of lifestyle intervention and metformin on preventing or delaying diabetes among women with and without gestational diabetes: the Diabetes Prevention Program outcomes study 10-year follow-up. J Clin Endocrinol Metab. 2015;100(4):1646-53.

6.7 Psychosomatik (Schwerpunkt: postpartale Depression)

Christine Klapp

6.7.1 Einleitung

Schwangerschaft, Geburt und insbesondere die erste Zeit mit dem Kind bedeuten vor allem für die Mutter eine Zeit vielfältiger Veränderungen, Umstellungen und Herausforderungen. Die daraus resultierenden Anforderungen bzgl. Anpassung bringen nicht selten psychische Instabilitäten und emotionale Unsicherheiten mit sich, die nachvollziehbar und nicht gleich als psychische Störung anzusehen sind [1].

Psychische Störungen und ihre Behandlungsmöglichkeiten während Schwangerschaft und Geburt werden in der Öffentlichkeit (den Medien) in letzter Zeit etwas mehr erwähnt, sind aber immer noch erheblich schambesetzt (Stigma), sodass das Erkennen einer Depression häufig dadurch erschwert wird, dass Patienten selten spontan über Symptome berichten [2].

Dabei leidet jede 4. Frau im Kontext von Schwangerschaft und Geburt unter einer psychischen Erkrankung. In der Zeit nach der Geburt haben Frauen das höchste Risiko, an einer psychischen Störung mit Hospitalisierungsbedarf zu erkranken. Bei den Erkrankungen finden sich nicht nur Depressionen, sondern auch Angst- und Essstörungen, Zwangsstörungen und in geringerem Ausmaß posttraumatische Belastungsstörungen [3] (Tab. 6.5). Depressionen gehören zu den häufigsten psychischen Störungen in der Schwangerschaft, bei denen auch die besonderen, möglicherweise langanhaltenden Einflüsse auf die Entwicklung des Kindes und des gesamten Familiengefüges beachtet werden müssen. Deshalb ist das frühe Erkennen einer solchen Erkrankung besonders wichtig und die Beachtung bzw. Erhebung von möglichen Risikofaktoren wegweisend.

Tab. 6.5: Die häufigsten psychischen Störungen rund um die Geburt eines Kindes.

Depression (peripartal)	6,5–13 % in ökonomisch schwachen Ländern auch bis zu 19 %
Angststörungen	3,7–20 % häufig als Komorbidität bei der Depression
Zwangsstörungen	2,4 % oft mit quälenden Gedanken, das Kind zu verletzen
Psychosen	0,1–0,2 % sehr selten, oft merklich wahnhafte Symptomatik

6.7.2 Vom Baby-Blues zur Depression

Die üblichen, innerhalb der ersten postpartalen Tage auftauchenden, nicht als Krankheit zu betrachtenden Stimmungsschwankungen wurden früher als „Heultage", zugehörig zum sog. „hyperästhetisch-emotionalen Syndrom" bezeichnet. Seit einigen Jahren findet sich diese „affektive Turbulenz" [1] der psychisch gesunden Frau unter dem deutlich sympathischeren Begriff „Baby-Blues" subsummiert.

Baby-Blues kommt bei 50 bis zu 70 % aller Frauen in den ersten Stunden bis wenigen Tagen nach einer Geburt vor [1,4], wobei Erstgebärende häufiger betroffen sind. Meist beginnt dieser vorübergehende Gefühlszustand um den 3.–5. Tag *post partum*, zu dem die eindrucksvollen hormonellen Umstellungen merkbar werden, mit folgender Symptomatik:
- erhöhte Empfindlichkeit (Affektlabilität)
- scheinbar grundloses Weinen
- subjektiv wenig Muttergefühl
- Empfindlichkeit
- Unruhe
- Ängstlichkeit
- Schlafstörungen
- Konzentrationsmangel
- dauert Stunden bis wenige Tage

Fallvignette 1: Baby-Blues
32j. I. para nach unkomplizierter Spontangeburt, 1 Woche über dem errechneten Termin.
Am 2. Tag fürchtet sie, dem Kind nicht gerecht werden zu können, zeigt hohe Unsicherheit in der Versorgung, ist zwischenzeitlich euphorisch, um dann in Tränen auszubrechen, als der Lebenspartner 10 Minuten nach der angekündigten Uhrzeit zu Besuch kommt. Als dann das Kind physiologisch nach der Geburt Gewicht verliert, bekommt sie Sorge, nicht genug stillen und damit keine gute Mutter sein zu können.
Ein klärendes empathisch supportives Gespräch mit der versorgenden Hebamme entlastet sie. Auch der Partner fühlt sich beruhigt. Nach 5 Tagen wird die Stimmung deutlich stabiler.

Allerdings ist Aufmerksamkeit geboten: Wenn die Blues-Symptomatik länger als 1 Woche dauert und vor allem, wenn die Stimmungsschwankungen eine eher depressive Symptomatik aufweisen, muss man an eine Entwicklung in Richtung Depression denken.

Fallvignette 2: Peripartale Depression

29j. I. para, nach langjährigem Kinderwunsch unkomplizierte Vakuumextraktion (VE), GDM, diätetisch therapiert, nicht optimal eingestellt. Zunächst Zeichen eines Baby-Blues, in der 2. Woche verstärkt mit deutlichen Schuldgefühlen, die sich zunächst auf die VE beziehen, Defizitgefühle als Mutter, fehlende Muttergefühle, glaubt, das Kind würde ohne sie ein glücklicheres Leben führen. Schlafstörungen, mag nicht aufstehen; das Kind zu versorgen, ermüdet sie sehr und sie kann sich kaum dazu aufraffen. Hier sind mehrere Hinweise auf eine Postpartale Depression zu erkennen: Antriebsstörung, Schlafstörung, Suizidalität klären, positive Familienanamnese.

Bei V. a. Suizidalität: unverzüglich Psychiater einschalten, ggf. stationäre Unterbringung nach Psych KG.

Die Fähigkeit zu Freude, das Interesse und die Konzentration sind vermindert – dabei leiden die Frauen vor allem an den fehlenden „Gefühlen von Mutterglück". Ausgeprägte Müdigkeit kann nach jeder kleinsten Anstrengung auftreten. Selbstwertgefühl und Selbstvertrauen sind fast immer beeinträchtigt. Sogar bei der leichten Form kommen Schuldgefühle oder Gedanken über eigene Wertlosigkeit vor [5] (ICD-10: F32 ff) (Abb. 6.14). Abhängig von Anzahl und Schwere der Symptome ist eine depressive Episode als leicht, mittelgradig oder schwer zu bezeichnen.

Nach genetisch epidemiologischen Studien treten depressive Störungen familiär gehäuft auf. Angehörige ersten Grades haben ein etwa 50 % höheres Risiko als die

ICD-10 F32, F33 ff

Hauptsymptome – mindestens 2 über > 2 Wochen bestehend:

- · depressive, gedrückte Stimmung
- · Interessenverlust, Freudlosigkeit
- · Antriebsmangel, erhöhte Ermüdbarkeit

Zusatzsymptome: mindestens 2–≥ 4 der folgenden Symptome:

- · verminderte Konzentration, Aufmerksamkeit
- · vermindertes Selbstwertgefühl, Selbstvertrauen
- · Gefühl von Schuld und Wertlosigkeit
- · negative, pessimistische Zukunftsperspektiven
- · suizidale Gedanken / Handlungen
- · Schlafstörungen
- · verminderter Appetit

Symptome bei peripartaler Depression – oft Inhalte auf die Situation gerichtet:

- · Stillprobleme
- · Zwangsgedanken, -impulse, das Kind betreffend
- · ambivalente Gefühle, Gefühllosigkeit ggü. dem Kind
- · Versagensängste, Insuffizienzgefühle als Mutter
- · häufiges Erwachen vor dem Kind

Abb. 6.14: Peripartale Depression – Symptomatik [8].

Allgemeinbevölkerung, selbst an einer unipolaren depressiven Störung zu erkranken [2], dies weist nochmals auf die Bedeutung der Eigen- und Familienanamnese hin.

Die allgemein bekannten Begriffe „Wochenbettdepression" und „Wochenbettpsychose" sind irreführend, da sie ein eigenständiges Krankheitsbild im Sinne einer nosologischen Entität suggerieren, die so nicht existiert. Vielmehr verlaufen diese Erkrankungen wie solche außerhalb dieser Zeit und sind deshalb im ICD-10/11 [5] auch nicht so bezeichnet, ggf. kann O 99.3 auf die Situation im Wochenbett hinweisen. Im neuen Diagnostic and Statistical Manual of Mental Disorders (DSM)-5 wird die in der Schwangerschaft und bis zu vier Wochen postpartal auftretende Depression als Subkategorie der depressiven Störung klassifiziert.

Die Inhalte sind allerdings oft mit der perinatalen Situation verbunden, viel dreht sich um das Kind, seine Versorgung, um das Stillen und oft steht das Gefühl, eine schlechte Mutter zu sein, im Vordergrund.

Therapie und Verlauf entsprechen denen außerhalb von Schwangerschaft und Geburt. Allerdings sind die Auswirkungen der Krankheit immer auch als potenziell große Belastung für die Entwicklung des Neugeborenen zu sehen. Mütterliche Depression kann sich u. a. schwer beeinträchtigend auf die Mutter-Kind-Bindung auswirken, zu Verminderung von Sprachentwicklung und kognitiven Fähigkeiten sowie zu möglicherweise langdauernden Verhaltensauffälligkeiten führen.

Depressive Mütter können oft auf die Signale ihrer Kinder nicht adäquat antworten. Nicht erkannt und nicht behandelt, kann dies eskalieren und zu mangelnder Sorge und Pflege für sich selbst und das Kind, im schlimmsten Fall auch zu Vernachlässigung und Tötung des Kindes führen [6,7], dabei nicht selten im Rahmen eines „Mitnahmesuizids".

Risikofaktoren für Depression

Depressionen kommen bei diabetischen Patientinnen generell doppelt so häufig vor wie in der nicht-diabetischen Population. Als Ausdruck der allgemeinen bidirektionalen Beziehung zwischen Diabetes und Depression zeigt sich für depressive Patientinnen das Risiko an Diabetes Typ 2 zu erkranken in etwa verdoppelt. Als Ursache dafür werden sowohl inflammatorische Phänomene und eine Dysfunktion der HHN-Achse als auch biologische Verbindungen zwischen Depression und Diabetes diskutiert [8,9].

Im Vergleich zu glukosetoleranten Schwangeren liegt die Rate an postpartalen Depressionen bei Frauen mit GDM, besonders aus sozial schwachem Milieu, bis zu doppelt so hoch [10,11].

Als Suchinstrument für das Vorliegen einer Depression postpartal eignet sich der Befindlichkeitsbogen (Edinburgh Postnatal Depression Scale [EPDS]) in deutscher Sprache, [3,12–14] (Abb. 6.15). Danach weisen alle EPDS-Summenscores von mindestens 10 Punkten auf eine depressive Verstimmung hin. Dieser Verdacht sollte fachspezifisch weiter abgeklärt werden, um eine Therapie rechtzeitig einzuleiten. Als

Screening: Edinburgh Postnatal Depression Scale (EPDS) [3,13,14]

– 10 Multiple Choice Fragen, pro Frage 0 bis 3 Punkte
– Beispielfragen:
Ich war so unglücklich, dass ich nur schlecht schlafen konnte
    – Ja, meistens   *(3 Pkt.)*
    – Ja, gelegentlich   *(2 Pkt.)*
    – Nein, nicht sehr häufig *(1 Pkt.)*
    – Nein, gar nicht   *(0 Pkt.)*
Ich erschrak leicht oder geriet aus unerfindlichen Gründen in Panik
    – Ja, sehf häufig   *(3 Pkt.)*
    – Ja, gelegentlich   *(2 Pkt.)*
    – Nein, kaum   *(1 Pkt.)*
    – Nein, überhaupt nicht *(0 Pkt.)*

– cut-off: > 10 ~ V. a. Depression, in der Literatur auch 9–14 Punkte
– Sensitivität und Spezifität in der Literatur sehr hoch

Abb. 6.15: Auszug aus dem Selbsteinschätzungsbogen.

geeigneter Zeitpunkt für den Einsatz des Befindlichkeitsbogens bietet sich der oGTT-Zeitrahmen 6–12 Wochen nach der Schwangerschaft an.

Ein bereits in der Schwangerschaft erhöhtes Depressionsrisiko wird berichtet [15] und macht ein frühes Screening ggf. auch für den Partner mit nachfolgend unterstützenden Maßnahmen notwendig. Denn sowohl frühere mütterliche psychiatrische Erkrankungen wie auch eine psychiatrische Vorgeschichte beim Partner erhöhen das Erkrankungsrisiko bei beiden Elternteilen. Patientinnen mit den höchsten Werten im Depressionsscreening in der Frühschwangerschaft hatten ein doppelt so hohes Risiko für einen GDM im Vergleich zu Schwangeren ohne Depressionsscore [14,15].

Je mehr depressive Symptome die Frauen in der Frühschwangerschaft aufwiesen, desto größer wurde ihr Diabetesrisiko. Die Frauen, die dann an GDM erkrankten, hatten ein mehr als 4-fach erhöhtes Risiko eine postpartale Depression zu entwickeln [16].

Auch die Ethnizität kann als weiterer Risikofaktor gelten: So haben Frauen hispanischer gegenüber Frauen kaukasischer Herkunft ein signifikant höheres Risiko, und diese wiederum ein signifikant höheres Risiko gegenüber z. B. asiatischen Frauen [17].

Als möglicher Schutzfaktor hat sich soziale Unterstützung erwiesen, für die besonders in der 2. Hälfte der Gravidität und in den ersten 6 postpartalen Monaten gesorgt werden sollte [18].

Prävention / Früherkennung

Bei Frauen mit GDM und vorbestehendem DM Typ 1 bzw. DM Typ 2 sollte bereits in der Schwangerschaft und dann in den ersten Wochen postpartal bzw. beim oGTT 2–3 Monate nach der Geburt ein Screening mit dem Selbsteinschätzungsbogen EPDS (Edinburgh Postnatal Depressive Scale) erfolgen. Das kann das Risiko schwerer Verläufe einer Depression mit Auswirkungen auf die Mutter-Kind-Interaktion nach der Geburt senken [19].

Die gestellten Fragen beziehen sich rückblickend auf die jeweils vergangene Woche. Wenn ein Cut-off von 10 Punkten überschritten wird, sollte eine differenzierte psychiatrische Diagnostik erfolgen, die auch Suizidgedanken näher exploriert.

Therapiemöglichkeiten

Psychosoziale Entlastung, d. h. ambulante Psychotherapie, Kontakt zu Selbsthilfegruppen (z. B. www.schatten-und-licht.de), ist die Basis der Therapie. Neben höchstens im Notfall vorübergehend einsetzbaren Beruhigungsmitteln (z. B. Lorazepam), muss nicht selten mit Antidepressiva therapiert werden (bevorzugt selektive Serotonin-Reuptake-Inhibitoren SSRI), die meist erst nach 2–3 Wochen wirksam sind. Eine stationäre Aufnahme erfolgt meist bei Suizidalität oder wenn die Behandlung im ambulanten Setting oder Tagesklinik nicht möglich ist. Hier und auch in einigen Ambulanzen stehen dann auch die Stabilisierung der Mutter-Kind-Interaktion und Bindungsförderung im Focus [4].

Psychische Erkrankungen rund um Schwangerschaft und Geburt sind häufig. Beachte Risikofaktoren: GDM, DM, Eigen- und Familienanamnese von Depression, niedriger Sozialstatus, fehlende soziale Unterstützung, Stress, Schlafentzug.
Depressions-Screening prä- und postpartal sowie beim oGTT 2–3 Monate postpartal durch Hebamme, Gynäkologe, Pädiater, Psychiater / Psychosomatiker, ggf. Allgemeinarzt.
Die meisten antidepressiven Medikamente dürfen in der Schwangerschaft und oft in der Stillzeit – mit gewissen Einschränkungen – genommen werden. Niemals absetzen ohne Rücksprache mit geburtshilflich erfahrenen Psychiatern / psychiatrisch-psychosomatisch erfahrenen Geburtshelfen und / oder Rücksprache mit www.embryotox.de!

Literatur

[1]   Rohde A, Dorn A. Nach der Entbindung. In: Gynäkologische Psychosomatik und Gynäkopsychiatrie. Schattauer: 2007; S. 183-195.
[2]   Programm für Nationale Versorgungsleitlinien. Unipolare Depression. S3-Leitlinie und Nationale VersorgungsLeitlinie (NVL) Unipolare Depression, 2. Aufl. 2015, updated 2017. Im Internet: https://www.leitlinien.de/nvl/html/depression; Zugriff: 19.05.2019
[3]   Howard LM, Ryan EG, Trevillion K, Anderson F, Bick D, et al. Accuracy of the Whooley questions and the Edinburgh Postnatal Depression Scale in identifying depression and other mental disorders in early pregnancy. The British Journal of Psychiatry. 2018;212:50-6.
[4]   Schipper-Kochems S, Fehm T, Bizjak G, Fleitmann AK, Balan P,et al. Postpartum depressive disorder – psychosomatic aspects. Geburtshilfe und Frauenheilkunde. 2019;79:375-81.
[5]   ICD Code 2019. F32.- Depressive Episode. Kardiologie Hamburg, 2019. Im Internet: http://www.icd-code.de/icd/code/F32.-.html; Zugriff: 19.05.2019
[6]   Slomian J, Honvo G, Emonts P, Reginster JY, Bruyère O. Consequences of maternal postpartum depression: A systematic review of maternal and infant outcomes. Women's Health. 2019;15:1-55.

[7]   Hatters Friedman S, Resnick PJ. Postpartum depression: an update. Women's Health. 2009;5(3):287-95.

[8]   Hübner-Liebermann B, Hausner H, Wittmann M. Peripartale Depressionen erkennen und behandeln. Deutsches Ärzteblatt. 2012;109(24):419-24.

[9]   Abrahamian H, Kautzky-Willer A, Rießland-Seifert A, Fasching P, Ebenbichler C, et al. Leitlinien für die Praxis. Psychische Erkrankungen und Diabetesmellitus. Wiener klinische Wochenschrift. 2019;131:186-95.

[10] Buglione-Corbett R, Deligiannidis KM, Leung K, Zhang N, Lee M, et al. Expression of inflammatory markers in women with perinatal depressive symptoms. Arch Women's Mental Health. 2018;21:671-9.

[11] Kleinwechter H, Schäfer-Graf U, Bührer C, Hoesli I, Kainer F, et al. Gestationsdiabetes mellitus (GDM) –Diagnostik, Therapie und Nachsorge. Praxisleitlinie der Deutschen Diabetes-Gesellschaft (DDG) und der Deutschen Gesellschaft für Gynäkologie und Geburtshilfe (DGGG). Diabetologie und Stoffwechsel. 2014;9(S02):S202-13.

[12] Kozhimannil KB, Pereira MA, Harlow BL. Association between diabetes and perinatal depression among low-income mothers. JAMA. 2009;301(8):842-7.

[13] Cox JL, Holden JM, Sagovsky R. Detection of postnatal depression. Development of the 10-item Edinburgh postnatal depression scale. 1987;150:782-6.

[14] Bergant A, Nguyen T, Heim K, Ulmer H, Dapunt O. Deutschsprachige Fassung und Validierung der „Edinburgh postnatal depression scale". Deutsche Medizinische Wochenschrift. 1998;123:35-40.

[15] Pace R, Rahme E, Da Costa D, Dasgupta K. Association between gestational diabetes mellitus and depression in parents: a retrospective cohort study. Clinical Epidemiology. 2018;10:1827-38.

[16] Azami M, Badfar G, Soleymani A, Rahmati S. The association between gestational diabetes and postpartum depression. A systematic review and meta-analysis. Diabetes Res Clin Pract. 2019;149:147-55.

[17] Walmer R, Huynh J, Wenger J, Ankers E, Bryant Mantha A, et al. Mental health disorders subsequent to gestational diabetes mellitus differ by race/ethnicity. Depression and Anxiety 2015;32:774-82.

[18] Milgrom J, Hirshler Y, Reece J, Holt C, Gemmill AW. Social support—a protective factor for depressed perinatal women? International Journal of Environmental Research and Public Health. 2019;16:1426.

[19] Hinkle SN, Buck Louis GM, Rawal S, Zhu Y, Albert PS, et al. A longitudinal study of depression and gestational diabetes in pregnancy and the postpartum period. Diabetologia. 2016;59:2594-602.

6.8 Gesundheit von Frauen und Kindern nach diabetischer Schwangerschaft: „window of opportunity"

Birgit Arabin

6.8.1 Einführung

Während des letzten Jahrhunderts verlegte sich die Begleitung schwangerer Frauen zunehmend aus den Händen von Hausärzten, die das Schicksal von Familien von der Geburt bis zum Tod überblickten, hin zu einer durch Sozialversicherung und Mutterschutzrichtlinien abgesicherten Schwangerenvorsorge und Geburtsbegleitung bei Hebammen und Gynäkologen. Diese sehen Mutter und Kind jedoch nur in einem definierten Zeitabschnitt. In Europa haben skandinavische Länder große Datenbanken angelegt, die es erlauben, Schwangerschaftskomplikationen mit späteren Gesundheitsrisiken von Müttern und ihrer Nachkommenschaft zu assoziieren. Das ist in deutschsprachigen Ländern bisher nicht realisiert worden. Darum ist hier das Bewusstsein, die Schwangerschaft als Fenster für die Zukunft zu betrachten, unzureichend. Leider werden die rapiden zunehmenden Erkenntnisse über Langzeitrisiken von praktizierenden Ärzten selten studiert und ebenso selten an die Mütter oder das Team von Internisten, Haus- und Kinderärzten kommuniziert.

Unabhängig von genetischen Risiken können epigenetische Prozesse während Schwangerschaft und Geburt kurz- und langfristige Risiken nachkommender Generationen beschleunigen oder verlangsamen. Barker konnte bereits aufzeigen, dass ein niedriges Geburtsgewicht später das Entstehen eines Diabetes begünstigt [1]. Dabei soll nicht nur die fetale Programmierung, sondern auch ein „mismatch" zwischen prä- und postnataler Ernährung eine Rolle spielen [2,3]. Inzwischen ist das Problem der globalen Falsch- oder Überernährung hinzugekommen: Weltweit waren 2014 1,9 Milliarden Erwachsene übergewichtig [4]. Von 1990 bis 2015 stieg die Rate von Todesfällen durch Übergewicht und Adipositas um 28,3 %, von 41,9/100.000 auf 53,7/100.000, wobei neben 4 Millionen Toten auch 120 Millionen durch Krankheit belastete Lebensjahre (disability-adjusted life-years = DALYs) aufgeführt wurden [5]. Übergewicht und Adipositas sind ebenso durch falsche Ernährung und Urbanisierung in Entwicklungsländern und natürlich bei Frauen im gebärfähigen Alter zu finden [6]. In der Schwangerschaft führen Übergewicht, Adipositas und exzessive Gewichtszunahme zu höheren Raten von Gestationsdiabetes (GDM) und hypertensiven Erkrankungen (HDP) [7].

In diesem Kapitel wollen wir kurz die Auswirkungen und den vitiösen Zirkel zwischen GDM, der oft auf Übergewicht und Adipositas beruht, auf die langfristige Gesundheit von Müttern, ihren Kindern und nachfolgenden Generationen aufzeigen. Dabei kann eine Schwangerschaft per se als Screeningtest für spätere Risiken und so als „Fenster in die Zukunft" dienen [8].

6.8.2 Screening mit Algorithmen im 1. Trimester, Definition des metabolischen Syndroms

Algorithmen, die auf biophysikalischen und biochemischen Untersuchungen beruhen, können bereits im 1. Trimester ein erhöhtes Risiko für die Entwicklung eines GDM mit einer Sensitivität von bis zu 80 % nachweisen [9–11]. Dies weist darauf hin, dass vorbestehende Risikoprofile Verläufe von Schwangerschaftserkrankungen bestimmen können. Diese Konstellationen erniedrigen die Schwelle, um im späteren Leben metabolische Auffälligkeiten zu entwickeln [12–14] und erhöhen in Kombination mit fetaler Programmierung während einer Gravidität auch Risiken für non-communicable diseases (NCD) bei Kindern.

Die internationale Diabetes Foundation (IDF) definierte ein metabolisches Syndrom mit folgenden Charakteristika: BMI $\geq 30\,kg/m^2$ oder einem Abdomenumfang $\geq 80\,cm$ (Frauen) und zumindest 2 der folgenden Parameter: Glukosespiegel nüchtern $> 5,6\,mmol/l$ (100 mg/dl) oder T2DM HDL-Cholesterin $\leq 1,3\,mmol/l$ (50 mg/dl) oder eine Medikation wegen eines niedrigen „high density Lipoproteins" (HDL), einem Triglyzeridspiegel von $\geq 1,7\,mmol/l$ (150 mg/dl) oder wegen eines Blutdrucks $\geq 130/85\,mm\,Hg$ [15]. Die Definition der WHO impliziert eine Erhöhung von BMI, Blutdruck, Proteinurie sowie des Triglyzeridspiegels und ein niedriges HDL [16]. Jede Komponente vor der Schwangerschaft erhöht bereits das Risiko für Präeklampsie (PE), besonders bei zusätzlich erhöhtem C-reaktivem Protein [17]. Umgekehrt entwickeln Frauen, die eine PE durchgemacht haben, später häufiger eine Insulinresistenz und eine Dyslipidämie [18–21].

6.8.3 Stillen

Mütter

Stillen führt bei Müttern zu einer Deaktivierung der Stressachse zwischen Hypophyse und Nebenniere, zu vermindertem Blutdruckanstieg bei Stress und zu Fettreduktion [22–24]. Die Dauer der Stillperiode korreliert mit der mütterlichen Gewichtsreduktion nach 18 Monaten und bis zu 7 Jahren *post partum*. Bei Müttern mit GDM hat Stillen einen protektiven Effekt, einen Typ-2-Diabetes [25] und selbst Diabetes mellitus (DM) in den folgenden 2 Jahren zu entwickeln [26] (Tab. 6.6). Eine Erklärung liegt in einem prolaktinbedingten Schutz von β-Zellen (Pankreas), des Endothels und einer Verminderung von entzündlichen Prozessen. In einem systematischen Review (SR), das > 9.000 Publikationen und 29 systematische Reviews mit 400 Studien einschloss, wurde der langfristige Einfluss des Stillens untersucht und ein vermindertes Risiko von postpartaler Depression, Typ-2-Diabetes, Brust- und Ovarialkarzinom gefunden [27]. Es wurde geschätzt, dass eine niedrige Stillrate in den USA jährlich zu 4.981 Fällen mit Brustkrebs, 53.847 Fällen mit Bluthochdruck und 13.946 Fällen mit Myokardinfarkt und so zu einem Kostendefizit von 17,4 Milliarden Dollar pro Jahr führten [28].

Kinder

Kinder, die gestillt werden, profitieren durch die Stimulation von Zellwachstum und -differenzierung. Stillen vermindert die Ausprägung eines Respiratory distress Syndroms (RDS, RR 0,70; 95-%-KI: 0,55–0,88) [29] und führt zu eine Risikoreduktion von Otitis media, Gastroenteritis, atopischer Dermatitis, Asthma, Adipositas, Typ-1- und Typ-2-Diabetes, Leukämie im Kindesalter, plötzlichem Kindstod und nekrotisierender Enterokolitis [27].

Die US-amerikanische Akademie für Pädiatrie empfiehlt daher, 6 Monate voll zu stillen und danach das Stillen noch etwa 6 Monate durch Zusatznahrung zu ergänzen [30]. Das American College of Obstetrics and Gynecology (ACOG) empfiehlt ebenso, mit Hilfe eines multidisziplinären Teams das Stillen vor allem auch in Problemgruppen zu unterstützen [31].

6.8.4 Übergewicht, Adipositas und Gewichtszunahme in der Schwangerschaft

Übergewicht (BMI $\geq 25 \, \text{kg/m}^2$) und Adipositas (BMI $\geq 30 \, \text{kg/m}^2$) stellen ein globales Risiko für das Entstehen von NCDs dar, dies betrifft Mütter und ihre Nachkommenschaft [32].

Mütter

In der Schwangerschaft führt mütterliche Adipositas zu einem Anstieg der maternalen Mortalität; diese Erkenntnis setzt allerdings zunächst einmal eine populationsbasierte obligate Erfassung voraus: > 50 % der maternalen Mortalität in Großbritannien trat bei übergewichtigen oder adipösen Frauen auf [33]. Die Ansammlung von viszeralem Fett korreliert mit einer späteren Insulinresistenz und einem metabolischen Syndrom [34]. Auch eine Schwangerschaft selbst führt statistisch zu Gewichtszunahme und Adipositas: Ungefähr 75 % der Frauen sind ein Jahr nach einer Geburt noch schwerer als vor der Schwangerschaft [35]. Vermehrte abdominale Fettmasse [36], die mit dem Alter zunimmt [37], beeinträchtigt die mütterliche Gesundheit mehr als das absolute Gewicht oder der BMI [38]. Daher wurde während der Schwangerschaft mit Hilfe von Ultraschall ein Body fat Index (BFI) definiert, der genauer als der BMI die Entstehung eines GDM vorhersagt. Die Bestimmung kann bereits im 1. Trimester erfolgen und einen kosteneffektiven Versuch darstellen, vor den üblichen diagnostischen Tests ein Risiko auf GDM zu diagnostizieren [39].

Auch Schwangere mit normalem BMI sollten darauf achten, ihre Gewichtszunahme während der Schwangerschaft innerhalb der Empfehlungen des Instituts of Medicine (IOM) zu begrenzen, leider ist übermäßige Gewichtszunahme häufiger bei Frauen mit vermehrter Fettmasse und Adipositas anzutreffen [40,41]. Unabhängig vom Ausgangsgewicht erhöht exzessive Gewichtszunahme in der Schwangerschaft das Risiko, vermehrtes viszerales Fett in späteren Lebensabschnitten aufzuweisen

[42–45]. Obwohl Stillen Risiken von GDM und Adipositas vermindert, stillen Mütter mit exzessiver Gewichtszunahme seltener und sollten stärker ermutigt werden [46].

In einer Kohortenstudie mit 46.688 Frauen, führte ein BMI ≥ 30 kg/m² nach der Gravidität zu erhöhten Raten kardiovaskulärer Erkrankungen und damit verbundenen Klinikaufnahmen [47]. Eine Adipositas, die durch eine Vermehrung der abdominalen Fettmasse definiert wird, ist im Vergleich zu nur auf einem BMI basierenden Definitionen häufiger mit verschiedenen Krebsrisiken assoziiert [48]. Dies wird durch eine erhöhte Insulinresistenz und chronische Hyperinsulinämie sowie Verfügbarkeit von Steroidhormonen erklärt, da Hormone und Cytokine des Fettgewebes (Leptin, Adiponektin und CRP) mit Mechanismen der Tumorgenese assoziiert sind.

Kinder

Diabetes und mütterliche Adipositas sind bereits mit sonographisch messbaren Veränderungen am fetalen Myokard am Ende des ersten Trimesters verbunden; dies könnte auch die späteren kardiovaskulären Risiken für die Kinder im Erwachsenenalter erklären [49,50]. Kinder von Müttern mit Adipositas und exzessiver Gewichtszunahme in der Schwangerschaft sind im Vergleich zu Kindern von Müttern mit normalem Gewicht / normaler Gewichtszunahme auch bereits im Alter von 16 Jahren häufiger adipös, selbst wenn man mit anderen Risikofaktoren, wie Geschlecht, Geburtsgewicht oder sozialem Umfeld, korrigiert [51]. Wie Daten aus skandinavischen Perinatalregistern zeigen konnten, ist im Erwachsenenalter ihre Lebensqualität eingeschränkt und ihre Lebensdauer verkürzt (HR: 1,35; 95-%-KI: 1,17–1,55) [52]. Diese Daten werden durch Tierexperimente bei Ratten unterstützt, wobei schwangere Tiere vor und während der Gravidität überfüttert wurden. Die Nachkommen bildeten vermehrtes Fettgewebe und verstarben vorzeitig [53]. Mütterliche Adipositas stimuliert in der Schwangerschaft Neuronen im Nucleus arcuatus des Hypothalamus, hierdurch die Appetitbildung der Kinder und damit zusätzliche Risiken für Adipositas [54]. Eine hochkalorische, fettreiche Diät verändert auch das Mikrobiom und damit die Achse zwischen Botschaften des Darms zum Hirn, was wiederum das Entstehen von metabolischen Erkrankungen und Adipositas bei der Nachkommenschaft fördert [55,56]. Dabei ist der Einfluss auf die Kinder geschlechtsabhängig, wie man aus Analysen von Genexpression und Transkription im Gehirn feststellen konnte. Männliche Schaf-Embryos, deren Mütter eine fettreiche Diät verabreicht wurde, zeigten ein signifikant niedrigeres Geburtsgewicht und häufiger genetische zerebrale Deregulation als weibliche Embryos (p < 0,001) [57].

Sehr interessant ist auch eine große Metaanalyse mit 160.757 Mütter-Kind-Paaren, die gezeigt hat, dass Langzeiteffekte auf die Adipositasrate von Kindern nicht durch adipositasassoziierte Schwangerschaftskomplikationen, wie PE oder GDM, per se, sondern nur durch die Komponente der maternalen Adipositas selbst bedingt sind (Tab. 6.6) [58].

6.8.5 Gestationsdiabetes und präexistierender Diabetes

GDM wird als Glukoseintoleranz definiert, die erstmals in der Schwangerschaft diagnostiziert wird. Je nachdem, welche zusätzlichen Faktoren (Adipositas, Lebensstil) mit GDM assoziiert sind, kommt es zu langfristigen Gesundheitsrisiken bei Müttern und Kindern.

Mütter

GDM erhöht gesundheitliche Risiken, wie Hyperinsulinämie, Dyslipidämie, Typ-2-DM, Hypertonus und kardiovaskulären Erkrankungen [59]. Die Assoziation eines DM der Mutter und fetaler Makrosomie wurde bereits in den 1950er Jahren von Pedersen et al. beschrieben [60]. In den 1980er Jahren beschrieben Freinkel und Metzger den langfristigen „Einfluss" von GDM auf die Glukoseintoleranz *post partum* [61–63]. Frauen mit GDM haben danach ein Risiko von ca. 30 %, dass eine Glukoseintoleranz bestehen bleibt und dass sie nach 10 Jahren einen Typ-2-Diabetes entwickeln. Typ-2-Diabetes und Diabetes mellitus können je nach Gesundheitssystem auch unerkannt bereits vor der Schwangerschaft existieren. Die Inzidenz eines GDM variiert daher auch in Abhängigkeit der Gesundheitsfürsorge und der Rate von Adipositas und körperlicher Aktivität [64]. Exzessive Gewichtszunahme während der Schwangerschaft ist mit GDM assoziiert: In einer Fallkontrollstudie mit 800 Frauen führte sie bei Frauen mit ursprünglich normaler Glukosetoleranz zu einer 50%igen Rate von GDM im Vergleich zu Schwangeren mit normaler Gewichtszunahme [21]. Auch bei Frauen mit vorbestehender Adipositas kommt es häufiger zu manifester Glukoseintoleranz und GDM. Die Hypothese, dass präexistente Risikoprofile, also auch genetische Faktoren, eine Rolle spielen, wird durch das Erst-Trimester-Screening mit hohen Voraussagewerten unterstützt [10]. Das Risiko der Frauen mit GDM, einen manifesten Diabetes zu entwickeln, steigt mit zunehmendem Alter etwa 10-mal so schnell als bei Frauen ohne GDM. Dies führt nach 15 Jahren zu einem kumulativen Risiko von 25 % [64]. Ein großes SR mit 675.455 Frauen, davon 10.859 mit Typ-2-DM stellte fest, dass diese während der Schwangerschaft in einem hohen Prozentsatz einen GDM aufwiesen (Tab. 6.6) [65].

Kinder

Die fetale Programmierung bei GDM and DM ist komplex; dies betrifft die Ursache und die Folgen. Das Geburtsgewicht zeigt eine U-förmige Relation zu metabolischen Risiken im Erwachsenenalter: Beide, ein niedriges Geburtsgewicht (OR 2,15; 95-%-KI: 1,29–3,50) und ein hohes Geburtsgewicht (OR: 1,97; 95-%-KI: 1,12–3,45) sind mit dem Entstehen eines GDM bei weiblichem Nachwuchs verbunden [66]. In Familien oder Gegenden, wo es früher keinen GDM gab, kommt es durch einen „epigenetischen mismatch", d. h. eine Unterernährung vor und Überernährung nach der Geburt zu einem Ungleichgewicht und erhöhten Risiken auf Glukoseintoleranz und kardiovaskulären

Erkrankungen. Dies wurde auch als „fetal origin of adult disease" beschrieben [67–71] und suggeriert, dass frühe Fehl- bzw. Unterernährung eine reduzierte Zahl von β-Zellen im Pankreas induziert, wobei das Organ dann bei Überernährung „überfordert" wird [67–72]. Niedriges Geburtsgewicht führt bei Kindern im Erwachsenenalter zu einer Dysfunktion von β-Zellen und Hypertonus [73,74] und dies wird verstärkt bei einem Lebensstil mit wenig Aktivität und hoher Kalorienzufuhr [75]. Außerdem führt es im Vergleich zu Kindern mit normalem Geburtsgewicht zu signifikant niedrigeren Spiegeln von Insulin, C-Peptid und Proinsulin [76].

Die British Maternal Nutrition Study korrelierte eine Unterversorgung mit Mikronährstoffen mit erhöhter Insulinresistenz im Kindesalter: Die Nachkommen von Müttern mit erhöhtem Folsäure- und niedrigem Vitamin B_{12}-Spiegel waren insulinresistent [77]. Auch pränatale Hungerperioden sind mit reduzierter Glukosetoleranz des Kindes bis zum Erwachsenenalter assoziiert [78,79].

Eindrucksvoll ist die Assoziation von GDM und fetaler Makrosomie für die Prognose, die vor allem als Kombination mit einem Anstieg von Adipositas im Kindesalter korreliert (Tab. 6.6) [80]. Insulinresistenz und hohe Triglyzeridspiegel wurden schon bei 21 % der Kinder vor der Pubertät beobachtet [81]; das Risiko für ein metabolisches Syndrom war bei 11 Jahren um den Faktor 3,6 im Vergleich zu einer Kontrollgruppe erhöht [82]. Zusätzlich wurde bei diesen Kindern im Erwachsenenalter ein erhöhtes Risiko für manifesten Diabetes und ein metabolisches Syndrom festgestellt [81,83].

Das Mikrobiom Neugeborener von Schwangeren mit GDM zeigt wie bei ihren Müttern ein unterschiedliches Muster im Vergleich zu Kindern aus unkomplizierter Schwangerschaft. Die Veränderungen korrelieren mit dem Befund des Glukosetoleranztests, sie weisen nicht nur auf eine vertikale Transmission, sondern auch auf die Chance eines Screenings von späteren Gesundheitsrisiken sowie von Versuchen einer Modulation [84].

Neugeborene von Müttern mit GDM zeigten im Vergleich zu einer Kontrollgruppe bei Messungen im MRT selbst nach Korrektur mit pränatalen Größen, Stillen und Geburtsgewicht eine signifikante Zunahme der Fettmenge in den ersten 10 Wochen *post partum*. Dies bedeutet, dass die Fettmenge bei Kindern durch GDM trotz guter Kontrolle des GDM und trotz Stillen zunimmt, sodass neue Konzepte zur Prävention einer frühen Adipositas ein therapeutisches Ziel darstellen müssen [85].

Korrigiert man bei Müttern mit DM die Ergebnisse mit anderen Risiken, sind Kinder im Vergleich zu einer Kontrollgruppe im Hinblick auf das Entstehen kardiovaskulärer Erkrankungen (OR 1,46; 95-%-KI: 1,16–1,83) und eines Diabetes mellitus (aOR 4,7; 95-%-KI: 3,9–5,8) gefährdet [86].

6.8.6 Gruppen mit Fertilitätsbehandlung und Sectio

Primäre Insuffizienz des Ovars und polyzystische Ovarien (PCO) sollen bei Müttern auf ein späteres Risiko kardiovaskulärer und metabolischer Krankheiten hinweisen (Tab. 6.6) [87,88].

Kinder im Alter von 5–6 Jahren haben nach künstlicher Befruchtung im Vergleich zu Kindern nach natürlicher Befruchtung signifikant höhere Glukosespiegel [89].

Tab. 6.6: Auswirkungen von Schwangerschaftsbedingungen auf das Entstehen von späteren Erkrankungen bei der Mutter und dem Kind (prospektive und retrospektive Kohortenstudien und systematische Reviews).

Kriterium	Fallzahl (n)	Literatur (Nr., Jahr)	Definition von Gesundheitsrisiken	Statistik HR oder OR oder RR (95 %KI)
Kriterien mit Einfluss auf metabolisches System Mutter				
Stillen	23.701	[25] 2014	maternal hohes Gewicht noch nach 7 Jahren	$\beta = 0{,}003$ (0,01, 0,003) umgekehrte Beziehung
Stillen in Kombination mit Zufütterung	1.010	[26] 2015	erhöhte Raten von Typ-2-DM nach 2 Jahren	aHR 0,64 P trend = 0,016 (Formula = 1)
Stillen bei vereinzeltem GDM	1.010	[26]		
Stillen vorwiegend bei GDM	1.010	[26]	erhöhte Raten von Typ-2-DM nach 2 Jahren	aHR 0,54 P trend = 0,016
Stillen bei ausschließlich GDM	1.010	[26]	erhöhte Raten von Typ-2-DM nach 2 Jahren	aHR 0,46 P trend = 0,016
Gewichtszunahme				
IOM-Grenze	65.000 [42,45]	[42] 2011	Gewichtszunahme nach 3 Jahren *post partum*	3,06 (1,50–4,63) kg, p < 0,001
> IOM-Grenze	65.000	[42]	erhöhtes Gewicht noch nach 15 Jahren	mittlerer Anstieg von 4,72 (2,94–6,50) kg
GDM	675.455	[65] 2009	manifester Typ-2-DM	RR 7,43 (4,79–11,51)
Adipositas BMI > 30 kg/m²	46.688	[49] 2016	Hospitalisation bei kardiovaskulären Erkrankungen	HR 2,6 (2,0–3,4)
vorzeitige Ovarialinsuffizienz	190.588	[88] 2016	ischämische kardiovaskuläre Erkrankungen	HR 1,69 (1,29–2,21)
	190.588	[88] 2016	totale kardiovaskuläre Erkrankungen	HR 1,61 (1,22–2,12)

Tab. 6.6: (fortgesetzt) Auswirkungen von Schwangerschaftsbedingungen auf das Entstehen von späteren Erkrankungen bei der Mutter und dem Kind (prospektive und retrospektive Kohortenstudien und systematische Reviews).

Kriterium	Fallzahl (n)	Literatur (Nr., Jahr)	Definition von Gesundheitsrisiken	Statistik HR oder OR oder RR (95 %KI)
Kriterien mit Einfluss auf metabolisches System Nachkommen				
Hunger				
im 1. Trimester	2.414	[92] 2011	Anstieg LDL-HDL-Ratio als Erwachsene reduzierte Glukosetoleranz mit 50/58 Jahren	Anstieg 13,9 % (2,6–26,4) Diff = 0,4 mmol/l (0,1–0,7), Geschlecht u. BMI adjustiert
im 2. Trimester	702	[93]		
HDP und Geburtsfaktoren	2.868	[94] 2015 prospektive Kohorte	Übergewicht und Adipositas im Alter von 20	aOR 1,68 (1,18–2,39)
HDP und Risiken bei 20 Jahren				aOR 1,62 (1,05–2,52)
HDP und soziale Risiken				aOR 1,59 (1,02–2,48)
frühe Frühgeburt	1.358	[95] 1996	hohes Insulin bei Geburt	OR 2,05 (1,69–2,42)
	1.358	(132)	hohes Insulin in Kindheit	OR 1,31 (1,10–1,52)
Rauchen der Mutter	17.003	[96] 2014	erhöhter BMI/Bauchumfang bei 32 Jahren	Anstieg 0,57 kg/m^2 /1,46 cm, (p ≤ 0,02)
niedriges Geburtsgewicht				P < 0,05 for all, Chi square test/ ANOVA
Geburtsgewicht < 2 SD + GDM	2.546	[66] 2016	Leptin / Fettmasse, Leptin, DM, Adipositas	OR 2,01 (1.39–2.91)
Geburtsgewicht ≤ 2 SD + GDM	61.311	[66] 2007	GDM als Erwachsene	OR 2,27 (1.38–3.74)
Makrosomie und GDM	179	[82] 2005	metabolisches Syndrom bei 11 Jahren (Insulinresistenz und Adipositas)	OR 10,4 (1,5–74,4)
nach Ovulationsinduktion	2.577	[89] 2014	erhöhte Nüchternwerte Glukose bei 6 Jahren	0,4 mmol/l (0,2–0,6)
nach In-vitro-Fertilisierung	2.577	[89] 2014	erhöhte Nüchternwerte Glukose bei 6 Jahren	0,2 mmol/l (0,0–0,5)

a = adjustiert, BMI = Body Mass Index, CAD = koronare arterielle Erkrankung, CVD = kardiovaskuläre Erkrankung, DM = Diabetes mellitus, GDM = Gestationsdiabetes, HDP = hypertensive Erkrankungen in der Schwangerschaft; HR = Hazard Ratio, OR = Odds Ratio, RR = Risk Ratio (relatives Risiko)

Auch ihr systolischer und diastolischer Blutdruck ist erhöht. Da die Dauer der Unfruchtbarkeit mit dem Blutdruck der Nachkommenschaft, aber auch mit Raten von PE korreliert, werden genetische und epigenetische Faktoren diskutiert [89].

Die steigenden Raten von Kaiserschnitten sind mit steigenden Raten von Adipositas im Kindesalter gekoppelt. Bei der Entstehung der kindlichen Adipositas nach Kaiserschnitt soll die veränderte Besiedlung des Magen-Darm-Traktes mit vaginalen Keimen der Mutter, also das intestinale Mikrobiom eine Rolle spielen [90]. Eine Metaanalyse aus 2018 konnte bis zum Alter von 5 Jahren ein erhöhtes Risiko für Adipositas und bis zum Alter von 12 Jahren ein erhöhtes Asthmarisiko feststellen [91].

6.8.7 Präventive Interventionen: Lebensstil in der Schwangerschaft

Die global steigenden Raten von Übergewicht, Adipositas, GDM und Typ-2-Diabetes erfordern nicht nur medizinische Aktivitäten, sondern auch aktiven Einsatz von Eltern selbst sowie neue Konzeptionen im Bereich der Gesundheitspolitik im Hinblick auf langfristige Konzepte. In dieser Hinsicht ist es eine wichtige Aufgabe von Geburtsmedizinern und Epidemiologen, werdende Mütter über einen adäquaten Lebensstil aufzuklären und Gesundheitspolitiker für eine Intensivierung von langfristigen präventiven Konzepten zu überzeugen.

Für verschiedene Gruppen von schwangeren Mütter wurden randomisierte Studien durchgeführt, um mit Hilfe von psychologischen Interventionen, Beratung in Richtung einer geeigneten Diät und aktiven Lebensweise oder Fitnessprogrammen die Gesundheit von Müttern und Kindern zu fördern und Nebenwirkungen von Adipositas und GDM zu reduzieren. Auf der Basis dieser Studien haben wir bis zum Dezember 2018 nach Nutzung von Medline, Web of Science und der Cochrane Library bereits 17 SRs und Metaanalysen gefunden, die alle die Prävention eines GDM als primäres Outcome definiert hatten. Für medizinisches Personal und noch mehr für Laien ist es schwierig, die oft kontroversen Schlussfolgerungen zu bewerten. Mit Hilfe von speziellen Qualitätskriterien für SRs und Metaanalysen nach AMSTAR-2 [97] bzw. ROBIS [98] haben wir die 4/17 SRs mit der höchsten Punktzahl für die Prä-Registrierung, Fragestellung, Literatursuche, Qualität des „reporting", Datenabstraktion und Evaluation der Ergebnisse selektiert (Tab. 6.7). Diese 4 SRs/Metaanalysen bezogen sich auf Diätberatung [99], Aktivitätsprogramme [100] und die Kombination von Aktivitäts- und Diätberatung [101,102]. Das Cochrane review von Tieu et al. [99], zeigt, dass eine Diätberatung zu Beginn der Schwangerschaft zwar die Rate von GDM nur als Trend vermindern kann, dafür war eine Reduktion von hypertensiven Erkrankungen in der Schwangerschaft signifikant (Tab. 6.7). Auch alle anderen SRs/Metaanalysen zeigten allenfalls trendweise eine Reduktion eines GDM, aber keine signifikante Beeinflussung durch eine isolierte oder zusätzliche Intervention einer Aktivitätssteigerung (Tab. 6.7).

Tab. 6.7: Zusammenfassung von 4/17 systematischen Reviews und Metaanalysen zum Thema Änderung des Lebensstils in der Schwangerschaft (life style interventions) und dem Einfluss auf maternales (Gestationsdiabetes und hypertensive Erkrankungen in der Schwangerschaft) und fetales Outcome.

Autoren / Zahl eingeschlossener RCTs Typ der Studie	Population (n) Charakteristika	Inervention	Effekt auf GDM RR oder OR (95 %CT)	Effekt auf Fetus RR (95 %CT)	Andere Effekte RR/MD (95 %CT)
Tieu et al. 2017 [99] n = 11 SR und Metaanalyse	n = 2.786 alle BMI-Klassen, Untergruppen nach BMI	Diätberatung im Hinblick auf Glukose-Index	Trend zu niedriger Rate von GDM: RR = 0,06 (0,35–1,04)	keine Daten	verminderte hypertensive Erkrankungen: RR = 0,30 (0,10–0,88) verminderte Gewichtszunahme: MD = −4,70 kg (−8,07–1,34)
Han et al. 2012 [100] n = 5 SR und Metaanalyse	n = 1.115 alle BMI-Klassen	physische Aktivität	keine signifikanten Untershiede RR = 1,10 (0,7–1,84)	keine signifikanten Unterschiede	keine Daten
International weight management in pregnancy collaborative group 2017 [101] n = 36 SR und Metaanalyse	n = 12.526 alle BMI-Klassen	Diät u. physische Aktivität	Trend zu niedriger Rate von GDM OR = 0,89 (0,7–1,1)	keine Daten	reduzierte Gewichtszunahme (I) reduzierte Sectionraten (II) I) MD = 0,70 (−0,92–0,48) II) OR = 0,91 (0,83–0,99)
Shepherd at al. 2017 [102] n = 23 SR und Metaanalyse	n = 8.918 alle BMI-Kategorien	Diät u. physische Aktivität	Trend zu niedriger Rate von GDM RR = 0,85 (0,71–1,01)	Trend zu niedriger Rate von LGA: RR = 0,91 (0,81–1,07)	reduzierte Gewichtszunahme MD = 0,89 (−1,39–0,4)

a = adjusted, BP = blood pressure, CHD = coronary heart disease, GDM = gestational diabetes, HR = hazard ratio, HTN = hypertensive disease in pregnancy, LBW = low birth weight, LGA = large for gestational age, OR = odds ratio, SD = Standard deviation, SGA = small for gestational age

Wenn man in Details der Diätstudien schaut, sind die Komponenten der Ernährung für das Entstehen eines GDM entscheidend [103]: Zuckerreiche Drinks und Kartoffeln [104], Tierfette und cholesterolreiche Kost [105], Diäten mit hohem glykämischem Index und faserarme Kost [106] sind mit erhöhtem Risiko für GDM assoziiert; alternativ erniedrigen faserreiche Kost [106], Ersatz von Fleisch durch Fisch [107] und von Kartoffeln durch Gemüse [104] das Risiko für GDM [108].

Die Rate von Frauen, die ohnehin regelmäßig aktiv sind, ist länderabhängig verschieden: In Norwegen betreiben 46,4 % der Frauen Sport, bei 17 Schwangerschaftswochen sind es noch 28 %, bei 30 Wochen noch 20 % [109]. In anderen Ländern, wie Dänemark [110], den USA [111] oder Brasilien [112], war der Rückgang körperlicher Aktivität selbst bei unauffälliger Schwangerschaft noch extremer, wobei dies vor allem in Gruppen mit niedrigem Einkommen deutlich wurde. Insgesamt folgen Schwangere nicht den modernen Empfehlungen zur Aktivität [112].

Entscheidend ist es, auf breiter Ebene Diätberatungen und Stimulation zur Aktivität zu fördern. In keiner Lebenszeit sind die Arztbesuche so häufig wie in der Schwangerschaft. Das sollten Ärzte im Sinne des Gemeinwohls nicht nur für abrechenbare medizinische Handlungen, sondern auch für Beratungen nutzen, die auch im weiteren Leben Risiken reduzieren.

6.8.8 Präventive Konzepte für die Zukunft

Dass Komplikationen während Schwangerschaft und Geburt langfristige Gesundheitsrisiken für Mütter und Kinder nach sich ziehen, ist bisher noch unzureichend im Bewusstsein von Ärzten, Hebammen, Eltern und Gesundheitspolitikern verankert. Sie sind jedoch ein Argument für eine Intensivierung interdisziplinärer Zusammenarbeit und Informationspolitik für medizinisches Personal, Eltern und in Schulen. Nur wenn Mütter verstehen, dass die Schwangerschaft eine Art „Belastungstest" darstellt, können sie diesen Risiken nach der Geburt in Zusammenarbeit mit ihren Hausärzten etwas entgegensetzen. Die Risiken für die Kinder sollten Eltern, aber auch Kinderärzten deutlicher bewusstgemacht werden, um präventive Schritte einzuleiten, bevor es die Kinder selbst tun können. In frühen Entwicklungsphasen sind Kinder empfänglich für epigenetische Einflüsse [113,114]. Daher sollten wir unser Verständnis von präventiven Möglichkeiten und Notwendigkeiten revidieren [115]. Perinatale Datenbanken, die Gesundheitsdaten langfristig erfassen, könnten dabei helfen, Schwellenwerte für Nachuntersuchungen zu definieren und langfristige Interventionen zu planen. Dabei sind zwei Zeitintervalle relevant:

1. Die legendären 1.000 Tage nach der Konzeption öffnen ein Fenster von Möglichkeiten, um in einer Phase hoher Plastizität schädliche Einflüsse auf das Kind zu vermeiden und günstige zu etablieren, um chronische Erkrankungen zu vermeiden [116,117].
2. Die traditionelle Familienanamnese von Kindern, Eltern und Großeltern sollte durch aktive Fragen nach dem Schwangerschaftsverlauf inklusive dem der eigenen Mutter erweitert werden, um individuelle Gesundheitsrisiken von heute und morgen zu verstehen [118].

Eine neue Aufgabe für Geburtsmediziner ist es, die prä- und perinatale Betreuung, um eine langfristige Fürsorge zu erweitern und dabei die interdisziplinäre Zusammenarbeit zu intensivieren. Projekte hierzu sind noch zu spärlich und sollten individuelle Versorgungspfade beinhalten [11,119]. In der USA legt eine Studie (Diabetes Prevention Trial) bereits offen, wie Frauen aus Risikogruppen zu einer ausgeglichenen Diät und einem aktiveren Lebensstil ermutigt werden können, um ein Entstehen von manifestem Diabetes zu vermeiden [120]. Verschiedene Studien untersuchen systematisch diagnostische und therapeutische Modelle nach Risikoschwangerschaften [121–125]. Die Tatsache, dass Schwangere empfänglich für Gesundheitsberatungen sind, sollte genutzt werden [126]. Inzwischen können auch Internetseiten und Apps behilflich sein. Dabei könnte man sich an Konzepten der WHO orientieren [127], angepasste Gesundheitsalgorithmen weiter ausbauen [128,129] und hier eine individuelle und soziale Verantwortung im Sinne einer gerechten Betreuung zu erkennen [130] und eine Erziehung auf breiter Ebene anstreben [131,132]. Hierzu sind auch politische und journalistische Anstrengungen erforderlich. Geburtsmediziner könnten mehr in die Gesundheitserziehung unserer Schwangeren investieren, um die zunehmende Last theoretisch modifizierbarer Risiken für Individuen und Gesellschaft zu verringern [133].

Literatur

[1]   Barker DJ, Osmond C, Golding J, Kuh D, Wadsworth ME: Growth in utero, blood pressure in childhood and adult life, and mortality from cardiovascular disease. BMJ. 1989;298(6673):564-7.

[2]   Dörner GMA. Further evidence for a predominantly maternal transmission of maturity-onset type diabetes. Endokrinologie. 1976;68:121-4.

[3]   Stupin JH, Arabin B. Overweight and Obesity before, during and after Pregnancy: Part 1: Pathophysiology, Molecular Biology and Epigenetic Consequences. Geburtshilfe und Frauenheilkunde. 2014;74(7):639-45.

[4]   Sepulveda J, Murray C. The state of global health in 2014. Science. 2014;345(6202):1275-8.

[5]   Afshin A, Reitsma MB, Murray CJL. Health effects of overweight and obesity in 195 countries. The New England journal of medicine. 2017;377(15):1496-7.

[6]   Forouzanfar MH, Liu P, Roth GA, Ng M, Biryukov S, et al. Global burden of hypertension and systolic blood pressure of at least 110 to 115 mmHg, 1990-2015. Jama. 2017;317(2):165-82.

[7]   Poston L, Caleyachetty R, Cnattingius S, Corvalan C, Uauy R, et al. Preconceptional and maternal obesity: epidemiology and health consequences. Lancet Diabetes Endocrinol. 2016;4(12):1025-36.

[8]   Arabin B, Baschat AA. Pregnancy: an underutilized window of opportunity to improve long-term maternal and infant health – an appeal for continuous family care and interdisciplinary communication. Front Pediatr. 2017;5:69.

[9]   Nanda S, Savvidou M, Syngelaki A, Akolekar R, Nicolaides KH. Prediction of gestational diabetes mellitus by maternal factors and biomarkers at 11 to 13 weeks. Prenatal Diagnosis. 2011;31(2):135-41.

[10] Gabbay-Benziv R, Doyle LE, Blitzer M, Baschat AA. First trimester prediction of maternal glycemic status. Journal of perinatal medicine. 2014;43(3):283-9.

[11] Gabbay-Benziv R, Oliveira N, Baschat AA. Optimal first trimester preeclampsia prediction: a comparison of multimarker algorithm, risk profiles and their sequential application. Prenatal diagnosis. 2016;36(1):34-9.

[12] Sattar N, Greer IA. Pregnancy complications and maternal cardiovascular risk: opportunities for intervention and screening? BMJ 2002;325(7356):157-160.

[13] Rich-Edwards JW, McElrath TF, Karumanchi SA, Seely EW. Breathing life into the life-course approach: pregnancy history and cardiovascular disease in women. Hypertension. 2010;56(3):331-4.

[14] Fleming N, Ng N, Osborne C, Biederman S, Yasseen AS 3 rd, et al. Adolescent pregnancy outcomes in the province of Ontario: a cohort study. JOGC. 2013;35(3):234-45.

[15] Carson MP. Society for maternal and fetal medicine workshop on pregnancy as a window to future health: clinical utility of classifying women with metabolic syndrome. Seminars in Perinatology. 2015;39(4):284-9.

[16] Bonora E. The metabolic syndrome and cardiovascular disease. Annals of medicine 2006;38(1):64-80.

[17] Srinivas SK, Sammel MD, Bastek J, Ofori E, Andrela CM, et al. Evaluating the association between all components of the metabolic syndrome and pre-eclampsia. The Journal of Maternal-Fetal & Neonatal Medicine. 2009;22(6):501-9.

[18] Sattar N, Ramsay J, Crawford L, Cheyne H, Greer IA. Classic and novel risk factor parameters in women with a history of preeclampsia. Hypertension. 2003;42(1):39-42.

[19] Srinivas SK, Sammel MD, Bastek J, Ofori E, Andrela CM, et al. Evaluating the association between all components of the metabolic syndrome and pre-eclampsia. J Matern Fetal Neonatal Med. 2009;22(6):501-9.

[20] Romundstad PR, Magnussen EB, Smith GD, Vatten LJ. Hypertension in pregnancy and later cardiovascular risk: common antecedents? Circulation. 2010;122(6):579-84.

[21] Hedderson MM, Gunderson EP, Ferrara A. Gestational weight gain and risk of gestational diabetes mellitus. Obstetrics and gynecology. 2010;115(3):597-604.

[22] Altemus M, Deuster PA, Galliven E, Carter CS, Gold PW. Suppression of hypothalmic-pituitary-adrenal axis responses to stress in lactating women. The Journal of clinical endocrinology and metabolism. 1995;80(10):2954-9.

[23] Hahn-Holbrook J, Holt-Lunstad J, Holbrook C, Coyne SM, Lawson ET. Maternal defense: breast feeding increases aggression by reducing stress. Psychological Science. 2011;22(10):1288-95.

[24] Stuebe AM, Rich-Edwards JW. The reset hypothesis: lactation and maternal metabolism. American journal of perinatology. 2009;26(1):81-8.

[25] Kirkegaard H, Stovring,H, Rasmussen, KM, Abrams B, Sørensen T, et al. How do pregnancy-related weight changes and breastfeeding relate to maternal weight and BMI-adjusted waist circumference 7 y after delivery? Results from a path analysis. The American journal of clinical nutrition. 2014;99:312-9.

[26] Gunderson EP, Hurston SR, Ning X, Lo JC, Crites Y, et al. Lactation and progression to type 2 diabetes mellitus after gestational diabetes mellitus: a prospective cohort study. Annals of internal medicine. 2015;163(12):889-98.

[27] Ip S, Chung M, Raman G, Chew P, Magula N, et al. Breastfeeding and maternal and infant health outcomes in developed countries. Evidence report/technology assessment. 2007;(153):1-186.

[28] Bartick MC, Stuebe AM, Schwarz EB, Luongo C, Reinhold AG, et al. Cost analysis of maternal disease associated with suboptimal breastfeeding. Obstetrics and gynecology. 2013;122(1):111-9.

[29] Gorlanova O, Thalmann S, Proietti E, Stern G, Latzin P, et al. Effects of breastfeeding on respiratory symptoms in infancy. The Journal of pediatrics. 2016;174:111-7.

[30] Breastfeeding and the use of human milk. Pediatrics. 2012;129(3):e827-41.

[31] ACOG. Committee Opinion No. 570: breastfeeding in underserved women: increasing initiation and continuation of breastfeeding. Obstetrics and gynecology. 2013;122(2Pt1):423-8.

[32] Flegal KM, Carroll MD, Kit BK, Ogden CL. Prevalence of obesity and trends in the distribution of body mass index among US adults, 1999-2010. JAMA. 2012;307(5):491-7.

[33] CEMACH. Confidential enquiry into maternal and child health. In: Saving mother's lives reviewing maternal deaths to make motherhood safer – 2003-2005. London: GL; 2007.

[34] Despres JP. Is visceral obesity the cause of the metabolic syndrome? Annals of medicine. 2006;38(1):52-63.

[35] Endres LK, Straub H, McKinney C, Plunkett B, Minkovitz CS, et al. Postpartum weight retention risk factors and relationship to obesity at 1 year. Obstetrics and gynecology. 2015;125(1):144-52.

[36] Gunderson EP, Sternfeld B, Wellons MF, Whitmer RA, Chiang V, et al. Childbearing may increase visceral adipose tissue independent of overall increase in body fat. Obesity (Silver Spring). 2008;16(5):1078-84.

[37] Wells JC, Griffin L, Treleaven P. Independent changes in female body shape with parity and age: a life-history approach to female adiposity. American journal of human biology. 2010;22(4):456-62.

[38] Pischon T, Boeing H, Hoffmann K, Bergmann M, Schulze MB, et al. General and abdominal adiposity and risk of death in Europe. The New England journal of medicine. 2008;359(20):2105-20.

[39] De Souza LR, Retnakaran R, Berger H, Nathens AB, Maguire JL, et al. First-trimester maternal abdominal adiposity and adiponectin in pregnancy. Diabetic medicine. 2017;34(1):135-7.

[40] Rasmussen KM, Yaktine AL, editors. Committee to reexamine IOM pregnancy weight guidelines food and nutrition board and board on children, youth, and families. Weight gain during pregnancy: reexamining the guidelines. Washington (DC): National Academies Press (US); 2009.

[41] Lederman SA, Paxton A, Heymsfield SB, Wang J, Thornton J, et al. Body fat and water changes during pregnancy in women with different body weight and weight gain. Obstetrics and gynecology. 1997;90(4Pt1):483-8.

[42] Nehring I, Schmoll S, Beyerlein A, Hauner H, von Kries R. Gestational weight gain and long-term postpartum weight retention: a meta-analysis. The American journal of clinical nutrition. 2011;94(5):1225-31.

[43] Takahashi K, Ohkuchi A, Furukawa R, Matsubara S, Suzuki M. Establishing measurements of subcutaneous and visceral fat area ratio in the early second trimester by magnetic resonance imaging in obese pregnant women. The journal of obstetrics and gynaecology research. 2014;40(5):1304-7.

[44] Rasmussen KM, Yaktine AL, editors. Committee to reexamine IOM pregnancy weight guidelines food and nutrition board and board on children, youth, and families. Weight gain during pregnancy: reexamining the guidelines. Washington (DC): National Academies Press (US); 2009.

[45] Arabin B, Stupin JH. Overweight and obesity before, during and after pregnancy: part 2: evidence-based risk factors and interventions. Geburtshilfe und Frauenheilkunde. 2014;74(7):646-55.

[46] Stuebe AM, Horton BJ, Chetwynd E, Watkins S, Grewen K, et al. Prevalence and risk factors for early, undesired weaning attributed to lactation dysfunction. J Womens Health (Larchmt). 2014;23(5):404-12.

[47] Yaniv-Salem S, Shoham-Vardi I, Kessous R, Pariente G, Sergienko R, et al. Obesity in pregnancy: what's next? Long-term cardiovascular morbidity in a follow-up period of more than a decade. The journal of maternal-fetal & neonatal medicine. 2016;29(4):619-23.

[48] Pischon T, Nothlings U, Boeing H. Obesity and cancer. The Proceedings of the Nutrition Society. 2008;67(2):128-45.

[49] Ingul CB, Loras L, Tegnander E, Eik-Nes SH, Brantberg A. Maternal obesity affects fetal myocardial function as early as in the first trimester. Ultrasound in obstetrics & gynecology. 2016;47(4):433-42.

[50] Smith GC, Wood AM, White IR, Pell JP, Hattie J. Birth weight and the risk of cardiovascular disease in the maternal grandparents. American journal of epidemiology. 2010;171(6):736-44.

[51] Reynolds RM. Excess maternal weight gain during pregnancy is associated with overweight/obesity in offspring at age 16 years, but maternal pre-pregnancy obesity has a greater effect. Evidence-based nursing. 2013;16(2):43-4.

[52] Reynolds RM, Allan KM, Raja EA, Bhattacharya S, McNeill G, et al. Maternal obesity during pregnancy and premature mortality from cardiovascular event in adult offspring: follow-up of 1 323 275 person years. BMJ. 2013;347:f4539.

[53] Nathanielsz PW, Ford SP, Long NM, Vega CC, Reyes-Castro LA, et al. Interventions to prevent adverse fetal programming due to maternal obesity during pregnancy. Nutrition reviews. 2013;71(1):S78-87.

[54] Desai M, Han G, Narwani K, Beall MH, Ross MG. Maternal obesity and programmed offspring hyperphagia: differential effects of prenatal and postnatal exposure. American journal of obstetrics and gynecology. 2016;214(1):S108-9.

[55] Prince A, Ma J, Baquero K, Blundell P, Takahashi D, et al. The offspring microbiome is altered by virtue of a high fat maternal diet during gestation. American journal of obstetrics and gynecology. 2016;214(1):S57-79.

[56] Aagaard K, Prince A, Oliva G, Ma J, Ramirez JSB, et al. A high fat maternal diet contributes to microbiomedriven regulation of the offspring gut-brain axis & behavior in primates. Am J Obstet Gynecol. 2016;214(1):S50.

[57] Edlow A, Guedj, F, Sverdlov DY, Neri, C, Daruvala, ST, et al. Sex-specific effects of maternal obesity on embryo size and fetal brain oxidative stress. American journal of obstetrics and gynecology. 2016;214(1):S124-5.

[58] Patro Golab B, Santos S, Voerman E, Lawlor DA, Jaddoe VWV, et al. Influence of maternal obesity on the association between common pregnancy complications and risk of childhood obesity: an individual participant data meta-analysis. Lancet Child Adolesc Health. 2018;2(11):812-21.

[59] Fleming K. Pregnancy: window into women's future cardiovascular health. Can Fam Physician. 2013;59(10):1033-5, 1045-7.

[60] Macfarlane CM, Tsakalakos N. The extended Pedersen hypothesis. Clinical physiology and biochemistry. 1988;6(2):68-73.

[61] Freinkel N, Metzger BE. Gestational diabetes: problems in classification and implications for long-range prognosis. Advances in experimental medicine and biology. 1985;189:47-63.

[62] Freinkel N, Metzger BE, Phelps RL, Dooley SL, Ogata ES, et al. Gestational diabetes mellitus. Heterogeneity of maternal age, weight, insulin secretion, HLA antigens, and islet cell antibodies and the impact of maternal metabolism on pancreatic B-cell and somatic development in the offspring. Diabetes. 1985;34(2):1-7.

[63] Metzger BE, Bybee DE, Freinkel N, Phelps RL, Radvany RM, et al. Gestational diabetes mellitus. Correlations between the phenotypic and genotypic characteristics of the mother and abnormal glucose tolerance during the first year postpartum. Diabetes. 1985;34(2):111-5.

[64] Ashwal E, Hadar E, Hod M. Diabetes in low-resourced countries. Best Pract Res Clin Obstet Gynaecol. 2015;29(1):91-101.

[65] Bellamy L, Casas JP, Hingorani AD, Williams D. Type 2 diabetes mellitus after gestational diabetes: a systematic review and meta-analysis. Lancet. 2009;373(9677):1773-9.

[66] Claesson R, Aberg A, Marsal K. Abnormal fetal growth is associated with gestational dia-
     betes mellitus later in life: population-based register study. Acta obstetricia et gynecologica
     Scandinavica. 2007;86(6):652-6.
[67] Barker DJ. The fetal and infant origins of adult disease. BMJ. 1990;301(6761):1111.
[68] Barker DJ. The effect of nutrition of the fetus and neonate on cardiovascular disease in adult
     life. The Proceedings of the Nutrition Society. 1992;51(2):135-144.
[69] Barker DJ. Intrauterine programming of adult disease. Molecular medicine today.
     1995;1(9):418-23.
[70] Barker DJ, Thornburg KL. Placental programming of chronic diseases, cancer and lifespan: a
     review. Placenta. 2013;34(10):841-5.
[71] Hales CN, Barker DJ. Type 2 (non-insulin-dependent) diabetes mellitus: the thrifty phenotype
     hypothesis. Diabetologia. 1992;35(7):595-601.
[72] Hales CN, Barker DJ. The thrifty phenotype hypothesis. British medical bulletin. 2001;60:5-20.
[73] Huxley RR, Shiell AW, Law CM. The role of size at birth and postnatal catch-up growth in
     determining systolic blood pressure: a systematic review of the literature. Journal of hyper-
     tension. 2000;18(7):815-31.
[74] Law CM, Shiell AW. Is blood pressure inversely related to birth weight? The strength of evidence
     from a systematic review of the literature. Journal of hypertension. 1996;14(8):935-41.
[75] Tappy L. Adiposity in children born small for gestational age. Int J Obes (Lond).
     2006;30(4):S36-40.
[76] Persson B, Pschera H, Binder C, Efendic S, Hanson U, et al. Decreased beta-cell function in
     women with previous small for gestational age infants. Hormone and metabolic research.
     1993;25(3):170-4.
[77] Yajnik CS, Deshpande SS, Jackson AA, Refsum H, Rao S, et al. Vitamin B12 and folate concen-
     trations during pregnancy and insulin resistance in the offspring: the Pune Maternal Nutrition
     Study. Diabetologia. 2008;51(1):29-38.
[78] de Rooij SR, Painter RC, Phillips DI, Osmond C, Michels RP, et al. Impaired insulin secretion
     after prenatal exposure to the Dutch famine. Diabetes Care 2006;29(8):1897-901.
[79] Roseboom T, de Rooij S, Painter R. The Dutch famine and its long-term consequences for adult
     health. Early human development. 2006;82(8):485-91.
[80] Simmons R. Perinatal programming of obesity. Experimental gerontology. 2005;40(11):863-6.
[81] Keely EJ, Malcolm JC, Hadjiyannakis S, Gaboury I, Lough G, et al. Prevalence of metabolic
     markers of insulin resistance in offspring of gestational diabetes pregnancies. Pediatric dia-
     betes. 2008;9(1):53-9.
[82] Boney CM, Verma A, Tucker R, Vohr BR. Metabolic syndrome in childhood: association
     with birth weight, maternal obesity, and gestational diabetes mellitus. Pediatrics.
     2005;115(3):e290-6.
[83] Dabelea D, Knowler WC, Pettitt DJ. Effect of diabetes in pregnancy on offspring: follow-up
     research in the Pima Indians. The Journal of maternal-fetal medicine. 2000;9(1):83-8.
[84] Wang J, Zheng J, Shi W, Du N, Xu X, et al. Dysbiosis of maternal and neonatal microbiota
     associated with gestational diabetes mellitus. Gut. 2018;67(9):1614-25.
[85] Logan KM, Emsley RJ, Jeffries S, Andrzejewska I, Hyde MJ, et al. Development of Early Adiposity
     in Infants of Mothers With Gestational Diabetes Mellitus. Diabetes care. 2016;39(6):1045-51.
[86] Stuart A, Amer-Wahlin I, Persson J, Kallen K. Long-term cardiovascular risk in relation to
     birth weight and exposure to maternal diabetes mellitus. International journal of cardiology.
     2013;168(3):2653-7.
[87] Cobin RH. Cardiovascular and metabolic risks associated with PCOS. Internal and emergency
     medicine. 2013;8(1):S61-4.

[88] Roeters van Lennep JE, Heida KY, Bots ML, Hoek A. Cardiovascular disease risk in women with premature ovarian insufficiency: A systematic review and meta-analysis. European journal of preventive cardiology. 2016;23(2):178-86.

[89] Pontesilli M, Painter RC, Grooten IJ, van der Post JA, Mol BW, et al. Subfertility and assisted reproduction techniques are associated with poorer cardiometabolic profiles in childhood. Reproductive biomedicine online. 2015;30(3):258-67.

[90] Darmasseelane K, Hyde MJ, Santhakumaran S, Gale C, Modi N. Mode of delivery and offspring body mass index, overweight and obesity in adult life: a systematic review and meta-analysis. PloS One. 2014;9(2):e87896.

[91] Keag OE, Norman JE, Stock SJ. Long-term risks and benefits associated with cesarean delivery for mother, baby, and subsequent pregnancies: Systematic review and meta-analysis. PLoS Med. 2018;15(1):e1002494.

[92] Roseboom TJ, Painter RC, van Abeelen AF, Veenendaal MV, de Rooij SR. Hungry in the womb: what are the consequences? Lessons from the Dutch famine. Maturitas. 2011;70(2):141-5.

[93] de Rooij SR, Painter RC, Roseboom TJ, Phillips DI, Osmond C, et al. Glucose tolerance at age 58 and the decline of glucose tolerance in comparison with age 50 in people prenatally exposed to the Dutch famine. Diabetologia. 2006;49(4):637-43.

[94] Davis EF, Lewandowski AJ, Aye C, Williamson W, Boardman H, et al. Clinical cardiovascular risk during young adulthood in offspring of hypertensive pregnancies: insights from a 20-year prospective follow-up birth cohort. BMJ open. 2015;5(6):e008136.

[95] Nordentoft M, Lou HC, Hansen D, Nim J, Pryds O, et al. Intrauterine growth retardation and premature delivery: the influence of maternal smoking and psychosocial factors. American journal of public health. 1996;86(3):347-54.

[96] Dior UP, Lawrence GM, Sitlani C, Enquobahrie D, Manor O, et al. Parental smoking during pregnancy and offspring cardio-metabolic risk factors at ages 17 and 32. Atherosclerosis. 2014;235(2):430-7.

[97] Shea BJ, Reeves BC, Wells G, Thuku M, Hamel C, et al. AMSTAR 2: a critical appraisal tool for systematic reviews that include randomised or non-randomised studies of healthcare interventions, or both. BMJ. 2017;358:j4008.

[98] Whiting P, Savovic J, Higgins JP, Caldwell DM, Reeves BC, et al. ROBIS: a new tool to assess risk of bias in systematic reviews was developed. Journal of clinical epidemiology. 2016;69:225-34.

[99] Tieu J, Shepherd E, Middleton P, Crowther CA. Dietary advice interventions in pregnancy for preventing gestational diabetes mellitus. The Cochrane database of systematic reviews. 2017;1:CD006674.

[100] Han S, Middleton P, Crowther CA. Exercise for pregnant women for preventing gestational diabetes mellitus. The Cochrane database of systematic reviews. 2012;(7):CD009021.

[101] International Weight Management in Pregnancy (i-WIP) Collaborative Group. Effect of diet and physical activity based interventions in pregnancy on gestational weight gain and pregnancy outcomes: meta-analysis of individual participant data from randomised trials. BMJ. 2017;358:j3991.

[102] Shepherd E, Gomersall JC, Tieu J, Han S, Crowther CA, et al. Combined diet and exercise interventions for preventing gestational diabetes mellitus. The Cochrane database of systematic reviews. 2017;11:CD010443.

[103] Zhang C, Ning Y. Effect of dietary and lifestyle factors on the risk of gestational diabetes: review of epidemiologic evidence. The American journal of clinical nutrition. 2011;94(6):1975S-9.

[104] Bao W, Tobias DK, Hu FB, Chavarro JE, Zhang C. Pre-pregnancy potato consumption and risk of gestational diabetes mellitus: prospective cohort study. BMJ. 2016;352:h6898.

[105] Bowers K, Tobias DK, Yeung E, Hu FB, Zhang C. A prospective study of prepregnancy dietary fat intake and risk of gestational diabetes. The American journal of clinical nutrition.
2012;95(2):446-53.

[106] Zhang C, Liu S, Solomon CG, Hu FB. Dietary fiber intake, dietary glycemic load, and the risk for
gestational diabetes mellitus. Diabetes care. 2006;29(10):2223-30.

[107] Bao W, Bowers K, Tobias DK, Hu FB, Zhang C. Prepregnancy dietary protein intake, major
dietary protein sources, and the risk of gestational diabetes mellitus: a prospective cohort
study. Diabetes care 2013, 36(7):2001–2008.

[108] Tobias DK, Zhang C, Chavarro J, Bowers K, Rich-Edwards J, et al. Prepregnancy adherence to
dietary patterns and lower risk of gestational diabetes mellitus. The American journal of clinical
nutrition. 2012;96(2):289-95.

[109] Owe KM, Nystad W, Bo K. Association between regular exercise and excessive newborn birth
weight. Obstetrics and gynecology. 2009;114(4):770-6.

[110] Hegaard HK, Petersson K, Hedegaard M, Ottesen B, Dykes AK, et al. Sports and leisure-time
physical activity in pregnancy and birth weight: a population-based study. Scandinavian
journal of medicine & science in sports. 2010;20(1):e96-102.

[111] Evenson KR, Wen F. Prevalence and correlates of objectively measured physical activity and
sedentary behavior among US pregnant women. Preventive medicine. 2011;53(1-2):39-43.

[112] Domingues MR, Barros AJ. Leisure-time physical activity during pregnancy in the 2004 Pelotas
Birth Cohort Study. Revista de saude publica. 2007;41(2):173-180.

[113] Pozharny Y, Lambertini L, Clunie G, Ferrara L, Lee MJ. Epigenetics in women's health care. The
Mount Sinai journal of medicine. 2010;77(2):225-35.

[114] Pozharny Y, Lambertini L, Ma Y, Ferrara L, Litton CG, et al. Genomic loss of imprinting in first-
trimester human placenta. American journal of obstetrics and gynecology. 2010;202(4):e391-8.

[115] Thilaganathan B. Placental syndromes: getting to the heart of the matter. Ultrasound in obstetrics & gynecology. 2017;49(1):7-9.

[116] Godfrey KM, Reynolds RM, Prescott SL, Nyirenda M, Jaddoe VW, et al. Influence of maternal obesity on the long-term health of offspring. The Lancet Diabetes & Endocrinology.
2017;5(1):53-64.

[117] Hanson M, Müller R. Epigenetic inheritance and the responsibility for health in society. The
Lancet Diabetes & Endocrinology. 2017;5(1):11-2.

[118] Skjærven R. Registry based perinatal epidemiology: the importance of sibling and generation
data. Norsk Epidemiologi. 2015;25:53-62.

[119] Tsiakkas A, Saiid Y, Wright A, Wright D, Nicolaides KH. Competing risks model in screening
for preeclampsia by maternal factors and biomarkers at 30-34 weeks' gestation. Am J Obstet
Gynecol. 2016;215(1):87.e1-17.

[120] Hoskin MA, Bray GA, Hattaway K, Khare-Ranade PA, Pomeroy J, et al. Prevention of diabetes
through the lifestyle intervention: lessons learned from the diabetes prevention program and
outcomes study and its translation to practice. Current nutrition reports. 2014;3(4):364-78.

[121] Smith GN, Saade G. Pregnancy as a window to future health. In: SMFM White Paper. 2015.

[122] Cusimano MC, Pudwell J, Roddy M, Cho CK, Smith GN. The maternal health clinic: an initiative
for cardiovascular risk identification in women with pregnancy-related complications. American
journal of obstetrics and gynecology. 2014;210(5):e431-9.

[123] Smith GN. The maternal health clinic: improving women's cardiovascular health. Seminars in
perinatology. 2015;39(4):316-9.

[124] Johnson K, Posner SF, Biermann J, Cordero JF, Atrash HK, et al. Recommendations to improve
preconception health and health care--United States. A report of the CDC/ATSDR Preconception Care Work Group and the Select Panel on Preconception Care. MMWR Recomm Rep.
2006;55(RR-6):1-23.

[125] Johnson KA, Gee RE. Interpregnancy care. Seminars in perinatology. 2015;39(4):310-5.

[126] Bohrer J, Ehrenthal DB. Other adverse pregnancy outcomes and future chronic disease. Semin Perinatol. 2015;39(4):259-63.

[127] Holland WW, Stewart S, Masseria C, WHO. Policy brief: screening in Europe. Copenhagen: WHO Regional Office for Europe. 2006.

[128] Theilen L, Fraser A, Hollingshaus M, Schliep K, et al. Long-term mortality risk following hypertensive disease of pregnancy (HDP). Am J Obstet Gynecol. 2016;1;214(1):S31-2.

[129] Berwick DM, Nolan TW, Whittington J. The triple aim: care, health, and cost. Health Aff (Millwood). 2008;27:759-69.

[130] Meade TW, Dyer S, Howarth DJ, Imeson JD, Stirling Y. Antithrombin III and procoagulant activity: sex differences and effects of the menopause. British journal of haematology. 1990;74(1):77-81.

[131] Van Ryswyk EM, Middleton PF, Hague WM, Crowther CA. Postpartum SMS reminders to women who have experienced gestational diabetes to test for Type 2 diabetes: the DIAMIND randomized trial. Diabetic medicine. 2015;32(10):1368-76.

[132] Van Ryswyk EM, Middleton PF, Hague WM, Crowther CA. Women's views on postpartum testing for type 2 diabetes after gestational diabetes: Six month follow-up to the DIAMIND randomised controlled trial. Primary care diabetes. 2016;10(2):91-102.

[133] Arabin B. Irresponsible and responsible resource management in obstetrics. Best Pract Res Clin Obstet Gynaecol. 2017;43:87-106.

7 Diabetes und Schwangerschaft bei Migrantinnen

Faize Berger

7.1 Definitionen

Gestationsdiabetes (GDM) ist definiert als eine Glukosetoleranzstörung, die erstmals in der Schwangerschaft diagnostiziert wird [1]. Dabei spielen sowohl genetische als auch Verhältnis-/Verhaltensfaktoren eine Rolle. Bei einigen Ethnien zeigt sich eine verstärkte GDM-Prävalenz, welche wiederum durch die Migrationssituation unterschiedlich stark beeinflusst wird.

Eine Person verfügt laut Statistischem Bundesamt über einen Migrationshintergrund, wenn sie selbst oder mindestens ein Elternteil nicht mit deutscher Staatsangehörigkeit geboren wurde. Im Einzelnen umfasst diese Definition zugewanderte und nicht zugewanderte Ausländerinnen und Ausländer, zugewanderte und nicht zugewanderte Eingebürgerte, (Spät-)Aussiedlerinnen und (Spät-)Aussiedler sowie die als Deutsche geborenen Nachkommen dieser Gruppen. Die Vertriebenen des Zweiten Weltkriegs und ihre Nachkommen gehören nicht zur Bevölkerung mit Migrationshintergrund, da sie selbst und ihre Eltern mit deutscher Staatsangehörigkeit geboren sind [2].

7.2 Ausgangssituation

GDM tritt überdurchschnittlich häufig bei Frauen mit Migrationshintergrund auf [3]. Obwohl wir in Deutschland eine steigende Anzahl an Schwangeren mit Migrationshintergrund haben, liegen keine systematisch durchgeführten Erhebungen zum Vorkommen von GDM hinsichtlich unterschiedlicher Ethnien vor.

> Bei Studien zu Migration ist immer zu beachten, welche Personengruppe untersucht bzw. mit wem verglichen wird. Häufig werden als Migranten nur diejenigen betrachtet, die in einem anderen Land geboren sind, also über eine eigene Migrationserfahrung verfügen. Einige Studien berücksichtigen auch explizit oder implizit, ob ein Migrationshintergrund besteht, also, ob es sich um Menschen der 2. oder 3. Migrationsgeneration handelt.

Laut Statistischem Bundesamt sind in 2015 20 % aller Geburten in Deutschland ausländischen Frauen zuzuordnen. Ferner geht das Amt für den gleichen Zeitraum davon aus, dass bei einem Drittel der Geburten ein Migrationshintergrund der Frauen anzunehmen ist. Diese Fälle konzentrieren sich vor allem auf die Großstädte und auch dort auf bestimmte Stadtteile. So haben in der Stadt Offenbach ca. 80 % aller Kleinkinder einen Migrationshintergrund, während deren Anteil in fast allen deutschen Großstädten bei ca. 50 % liegt. Das lässt den Schluss zu, dass in vielen großstädti-

https://doi.org/10.1515/9783110569186-007

schen Krankenhäusern ungefähr die Hälfte aller Schwangeren, teilweise auch deutlich mehr, einen Migrationshintergrund haben.

Migranten sind eine sehr heterogene Gruppe. Neben den Zuzügen aus anderen europäischen Ländern und der Türkei im Rahmen der Arbeitsmigration sind durch die Flüchtlingswellen der letzten Jahre in hohem Maße auch Menschen nach Deutschland gekommen, die im Vergleich zu den uns vertrauten Herkunftsländern aus anderen Sprach- und Kulturräumen stammen. Die unterschiedlichen Vorstellungen der Migranten von Gesundheit und Krankheit, ihre kulturellen Besonderheiten, ihr Umgang und ihre Erfahrung mit Gesundheitseinrichtungen in den Zuzugsländern, ihr Sozialstatus, ihr Gesundheitszustand und nicht zuletzt ihre Verständigungskompetenzen sind entscheidend für die Bewältigung der zahlreichen Herausforderungen, die sich für die Leistungserbringer und -empfänger gerade auch im Zusammenhang mit Schwangerschaft und Geburt stellen.

> **Merke:** In Zusammenhang mit der Schwangerschaft kommen zahlreiche medizinische, ethische und familiale Beziehungsaspekte zum Tragen, die in der genannten Heterogenität bei der Begleitung des Schwangerschaftsprozesses zu Schwierigkeiten und Konflikten führen können.

7.3 Migrantinnen

Migrantinnen unterscheiden sich im Vergleich zur ansässigen Bevölkerung aber auch untereinander sehr stark. Faktoren, wie die verschiedenen Herkunfts- und Sozialisierungsländer, unterschiedliche Ethnien, der Bildungsgrad, beruflicher Status, die Erwerbssituation, Aufenthaltsstatus, die Gründe für die Migration und die Aufenthaltsdauer im Zuzugsland, sorgen für ein großes Maß an Heterogenität innerhalb der Migrantenpopulation im Vergleich zur autochthonen Bevölkerung. In Zusammenhang mit Diabetes, Schwangerschaft und Migration müssen weitere Faktoren, wie Gesundheitskompetenzen, Krankheits-/Gesundheitsverständnis, Einfluss und Rolle der Familie, Traditionen, Bräuche sowie Rituale, mitbedacht werden. Bei der Gruppe der Frauen, die aus Fluchtgründen migrieren oder papierlos sind, können in diesem Kontext noch weitere Faktoren, wie Traumatisierung, Gewalt und höhere Anzahl von Schwangerschaftsabbrüchen, hinzukommen.

Wie einige andere Subgruppen sind Migrantinnen durch das häufig niedrige Bildungsniveau, Verständigungsdefizite, geringe Gesundheitskompetenzen sowie hohe Erwerbslosigkeit mit einem besonderen Risiko behaftet, da sie sich im Gesundheitswesen ohne professionelle Hilfe schwer zurechtfinden. Sie kennen meistens weder die Versorgungsprozesse und die Bedeutung der Vorbereitung auf eine Schwangerschaft, noch die Geburtsvor- und -nachsorgeuntersuchungen. Ärzte aus dem niedergelassen Bereich berichten, dass jüngere Migrantinnen, die die Versorgungsstrukturen kennen, Vor- und Nachsorgeuntersuchungen wahrnehmen und mindestens eine vergleichbare, wenn nicht sogar signifikant höhere Compliance im Vergleich zu einheimischen Frauen ihres Alters zeigen. Auf der anderen Seite gibt es Frauen, die mit Wehen in eine Geburtsklinik oder Krankenhaus kommen und das behandelnde Team aufgrund von Verständigungsproblemen usw. kaum Informationen über den bisherigen Schwangerschaftsverlauf bekommen kann. Das Team begegnet dieser Schwangeren zum ersten Mal, während sie wiederum während ihrer Schwangerschaft keine oder kaum ärztliche Beratung bzw. Begleitung erfahren hat.

Die Sicherstellung der Verständigung zwischen den Behandlern und Patientinnen, die aus verschiedenen Sprach- und Kulturräumen stammen, ist eine wichtige Voraussetzung für den Behandlungserfolg. Dr. Helmut Jäger ist es in diesem Zusammenhang gut gelungen, durch eine Vielzahl von Falldarstellungen zu veranschaulichen, wie eine erfolgreiche Kommunikation mit Schwangeren aus anderen Kulturen gelingen kann. Er fasst für die erfolgreiche Kommunikation zwischen Hebammen, Ärzten und Schwangeren folgende Punkte zusammen:
„Erst Stress herausnehmen (nonverbal und sofort)
Ruhe ausstrahlen (Anfassen, auf Atemrhythmus einstellen, Stammhirn beruhigen).
Dann Angst nehmen durch Kommunizieren, Reden und Zuhören (Mittelhirn beruhigen)
Dann erst: Informationen einfließen lassen: Sagen, was jetzt zu tun ist (Großhirn einbeziehen)." [4]

7.4 Gestationsdiabetes und Migrantinnen

Die globale Prävalenz von GDM steigt stetig an. Laut der International Diabetes Federation (IDF) wurde 2017 bei 21,3 Millionen (16,2 %) der Lebendgeborenen während der Schwangerschaft der Mütter eine Form von Hyperglykämie diagnostiziert. Schätzungsweise 85,1 % davon sind auf Gestationsdiabetes zurückzuführen [5]. Auffallend ist, dass aufgrund unterschiedlicher Grenzwerte und Messmethoden widersprüchliche Angaben hinsichtlich der Prävalenzen vorliegen [6].

Migrantinnen oder allgemein Frauen mit Migrationshintergrund stellen in ihrer Gesamtheit aufgrund der großen Heterogenität keine besondere Risikogruppe für GDM dar. Allerdings treten bei einigen Subpopulationen gewisse Risikofaktoren einzeln oder in Kombination verstärkt auf. Somit werden diese Subpopulationen zu Risikogruppen.

Gemäß IDF-DAR Practical Guidelines gelten schwangere Frauen mit GDM oder manifestem Diabetes mellitus, wenn sie starken Hyperglykämien unterworfen sind, als Gruppe mit sehr hohem Risiko, denen von einem Fasten während der Schwangerschaft abgeraten wird. Das Fasten im Monat Ramadan ist jedoch eine religiös bedingte Entscheidung der einzelnen Frauen. Sollten Frauen sich dennoch dazu entschließen, ist ein erster Schritt, über die möglichen Auswirkungen auf Mutter und Fetus aufzuklären, sie für Selbstmanagement befähigen, die damit verbundenen Risiken zu minimieren. Es konnte gezeigt werden, dass Frauen mit GDM, die vor dem Fasten mit diätetischen Maßnahmen oder mit Metformin therapiert werden, über ein geringes Risiko für Hypoglykämie verfügen [7].

Im Rahmen einer Pilotstudie erhob eine Forschergruppe der Universität Mainz erstmals Daten zum Ramadan-Verhalten schwangerer Muslimas in Deutschland [8]. Dabei untersuchten sie das Fastenverhalten der 116 türkischen und arabischstämmigen schwangeren und frisch entbundenen Muslimas, wie sie sich über Ramadan in der Schwangerschaft informieren und welche Ratschläge sie vom medizinischen Fachpersonal erhalten. Ungefähr die Hälfte der Frauen hat gefastet und ca. 25 % 20–30 Tage und das obwohl 20 % von ihnen negative Effekte für sich und das Kind erwarten. Fastende Frauen sind signifikant jünger als nicht fastende Frauen und verfügen über einen niedrigeren Bildungsstand.

Zugehörigkeit zu bestimmten ethnischen Gruppen, Übergewicht / Adipositas, Alter, familiäre Vorgeschichte für Diabetes, früherer GDM und Anzahl der Geburten sind die Hauptrisikofaktoren für GDM (Abb. 7.1). Der Umfang des Einflusses ist abhängig von der Prävalenz der einzelnen Risikofaktoren der jeweiligen Ethnie [9].

Die Unterschiedlichkeit der einzelnen Migrantenpopulationen in Zusammenhang mit GDM verdeutlicht eine österreichische retrospektive Auswertung von 3.293 Fällen in einem Universitätsklinikum zwischen den Jahren 2013 und 2015, bei der das Geburtsland der Schwangeren berücksichtigt wurde. Auffallend war, dass das GDM-Risiko für Frauen aus der Türkei doppelt so groß ist wie das der Schwangeren, die in Österreich geboren wurden. Frauen aus Rumänien, Ungarn und Mazedonien zeigten ein ca. 1,5-fach höheres Risiko als die Einheimischen [3].

Vorrangig für Migrantinnen aus der Türkei, dem Nahen und Mittleren Osten sowie aus Afrika treffen Risikofaktoren, die eine Entstehung GDM begünstigen, deutlich stärker zu als bei Nicht-Migrantinnen und Migrantinnen aus europäischen Ländern. Sie haben nicht nur genetisch bedingt ein höheres Risiko im Laufe ihres Lebens an Typ-2-Diabetes-mellitus zu erkranken, sie sind häufig übergewichtig / adipös, haben eine höhere Parität und in der Folge ein nochmals höheres GDM-Risiko. Das gleiche gilt für die Entwicklungswahrscheinlichkeit eines manifesten Typ-2-Diabetes-mellitus nach der Entbindung im Laufe ihres Lebens.

Nach einem GDM entwickeln zwischen 35 und 60 % der betroffenen Frauen im Laufe von 10 Jahren einen manifesten Diabetes mellitus [1].
Fast die Hälfte aller Frauen mit GDM entwickelte bei weiteren Schwangerschaften wieder einen GDM. Frauen mit einem rekurrierenden GDM waren älter und hatten häufiger einen Migrationshintergrund [10].

Risiken für das Kind | Im Mutterleib | Risiken für die Mutter

Gestationsdiabetes (GDM)

Hauptrisikofaktoren →

Weitere Risikofaktoren

- Genetik
- familiäre Diabeteserkrankungen
- Ethnizität
- (mütterliches) Alter
- (mütterliches) Übergewicht
- hormonelle Veränderungen
- GDM in einer vorherigen Schwangerschaft
- Parität

- präkonzeptionelle Stoffwechselstörung wie Prädiabetes
- vor Schwangerschaft bestehende Dyslipidämie
- arterielle Hypertonie oder Einnahme von blutdrucksenkenden Medikamenten
- polyzystisches Ovarialsyndrom oder andere Erkrankungen, die mit Insulinresistenz in Zusammenhang stehen
- Abortus habitualis
- Geburtsgewicht des Kindes > 4.500 g
- Z. n. intrauterinem Fruchttod oder kongenitale Fehlbildungen (mit unauffälligem Karyotyp)
- nichtkaukasische Abstammung (z. B. Süd- und Südost-Asien, Lateinamerika etc.)
- Anamnese mit koronarer Herzkrankheit, peripherer arterieller Verschlusskrankheit, zerebraler arterieller Durchblutungsstörung
- Einnahme von Glukokortikoiden oder anderer Medikation in der Schwangerschaft, die zur Hyperglykämie führen können

- Bluthochdruck
- Harnwegsinfekte aufgrund des erhöhten Zuckergehalts im Urin
- ein höheres Risiko für Frühgeburten und Kaiserschnittentbindungen
- Frauen mit insulinpflichtigem GDM und adipöse Frauen haben ein noch höheres Risiko, in den Jahren nach der Entbindung an Typ-2-Diabetes zu erkranken
- erhöhtes GDM-Wiederholungsrisiko in Folgeschwangerschaften

- Fehlentwicklung als Folge einer „intrauterinen Programmierung": Der kindliche Stoffwechsel kann gestört werden, sodass in späteren Jahren Übergewicht und Typ-2-Diabetes entstehen kann

- Erhöhtes Risiko für ein höheres Geburtsgewicht
- Langfristig ein erhöhtes Risiko für Übergewicht und Typ-2-Diabetes

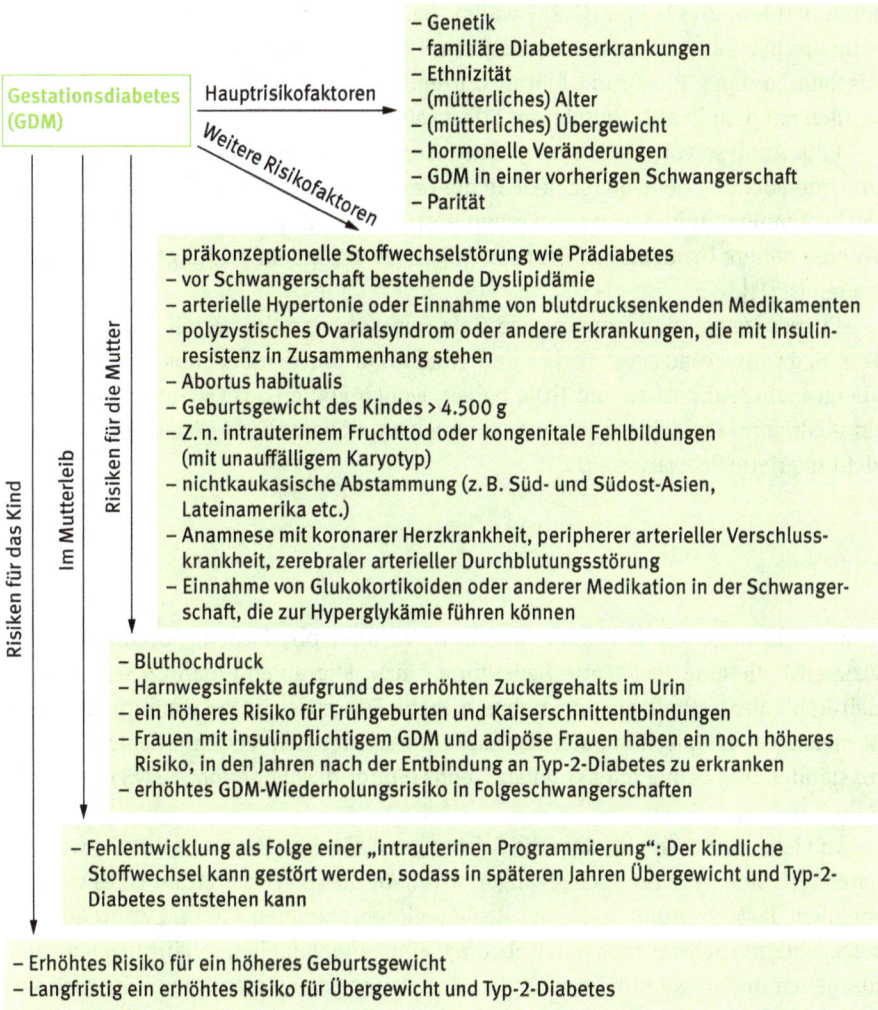

Abb. 7.1: Risiko-Mapping bei Gestationsdiabetes.

7.4.1 Übergewicht / Adipositas

Zahlreiche Studien zeigen eine deutlich höhere Prävalenz für Übergewicht und Adipositas in bestimmten Migrantenpopulationen. Dazu zählen vor allem Frauen aus dem Mittleren Osten, der Türkei sowie Nord- und Südafrika. Dies gilt auch weitestgehend für Schwangere, wie beispielsweise eine breitangelegte norwegische Beobachtungsstudie aus dem Jahr 2019 mit über 200.000 untersuchten Müttern zeigt. So waren 30,8 % bzw. 13,5 % der Schwangeren, die in diesen Gebieten geboren wurden, übergewichtig bzw. adipös, während es bei den Schwangeren, die in Norwegen geboren wurden, 22,3 % bzw. 12,2 % waren. Bei Migrantinnen aus anderen, vor allem europäischen Ländern, ist das Gewicht der Schwangeren im Vergleich zu den Einheimischen geringer. Ein Grund hierfür dürften vergleichbare Lebensverhältnisse verbunden mit dem Healthy Immigrant Effect sein.

Eine Analyse von Abrechnungsdaten der AOK Berlin zwischen 2005 und 2007 zur Untersuchung der Unterschiede in der Gestationsdiabetesinzidenz zwischen türkischstämmigen und deutschen Frauen ergab, dass Adipositas ein wichtiger Grund für eine höhere Inzidenz von Gestationsdiabetes besonders bei jüngeren türkischen Frauen ist [11].

Ebenso zeigte eine französische Geburten-Kohorten-Studie mit 18.000 Frauen, dass Schwangere aus der Türkei und Nordafrika ein deutlich höheres Risiko für Übergewicht / Adipositas und GDM haben, jedoch Frauen aus Osteuropa und Asien ein niedrigeres Gewichtsrisiko, aber dennoch ein höheres GDM-Risiko aufweisen als nicht-migrierte Schwangere [12].

7.4.2 Ernährung

In der Schwangerschaft kommt Ernährung in ihrer physischen, psychischen und sozialen Rolle eine gesteigerte Bedeutung hinzu. Migranten ernähren sich tendenziell kohlenhydrathaltiger und nehmen mehr Fett zu sich. Ihr Ernährungsmuster ist meistens eine Mischung aus den Esskulturen ihrer Heimats- und denen ihrer Zuzugsländer, was häufig mit aktuellen Trends (Softdrinks, Superfood usw.) einhergeht (Abb. 7.2).

In vielen Kulturen gilt, dass die Schwangere „für zwei isst" und den Schwangerschaftsgelüsten bewusst nachgegangen wird. Vor diesem Hintergrund ist es wichtig, vor allem bei Migrantinnen, die aus Risikoregionen stammen, vor und während einer beabsichtigten Schwangerschaft unbedingt einen individuellen Ernährungsplan auszuarbeiten und dessen Umsetzung und Anpassung eng zu monitoren. Ein „One size fits it all"-Konzept ist angesichts des starken Einflusses des Gewichts bzw. der Gewichtszunahme im Rahmen der Schwangerschaft nicht angebracht.

7.4.3 Polyzystisches Ovarialsyndrom

Eine umfangreiche Metaanalyse zeigt, dass die Prävalenz des polyzystischen Ovarialsyndroms (PCOS) bei verschiedenen diagnostischen Kriterien und zwischen den ethnischen Gruppen unterschiedlich ist. Es lassen sich allerdings keine gesicherten Angaben zur Prävalenz von PCOS für bestimmte ethnische Gruppen machen. Die Autoren gehen auf die Notwendigkeit von ethnizitätsspezifischen Richtlinien für PCOS ein, um eine Unter- oder Überdiagnose des Zustands zu verhindern. Während eine Unterdiagnose zu einer schnellen Entwicklung von Stoffwechselstörungen führen kann, kann eine Überdiagnose negative psychologische Auswirkungen auf die Patientinnen haben, wobei sich die Symptome von PCOS noch verstärken [13].

> Die Zusammenhänge zwischen den Ursachen und den Risikofaktoren sind nicht vollständig erforscht. Beispielsweise kann nicht eindeutig belegt werden, ob Migrantinnen oder bestimmte Ethnien mit polyzystischem Ovarialsyndrom mehr oder weniger von GDM getroffen sind. Außerdem liegen keine eindeutigen Erkenntnisse vor, ob das vorschwangerschaftliche Ernährungsverhalten ein Haupteinflussfaktor für eine GDM-Entwicklung darstellt.

7.4.4 Vitamin-D-Mangel

Menschen, die aus dem indisch-asiatischen Raum, dem Nahen und Mittleren Osten sowie aus Afrika nach Europa kommen, sind aus ihrer Heimat eine deutlich höhere Sonneneinstrahlung gewöhnt und in Europa häufig von Vitamin-D-Mangel betroffen. Aus ihren Heimatländern sind sie es gewohnt, ihre Haut durch Kleidung vor der Sonne zu schützen und direkte Sonne zu meiden. Insbesondere bei Schwangeren aus diesen Gebieten zeigt sich immer wieder ein ausgeprägter Vitamin-D-Mangel.

Studien zum Einfluss eines Vitamin-D-Mangels auf GDM zeigen allerdings sehr inkonsistente Ergebnisse. Die Arbeiten von Eggemoen et al. verstärken den Ein-

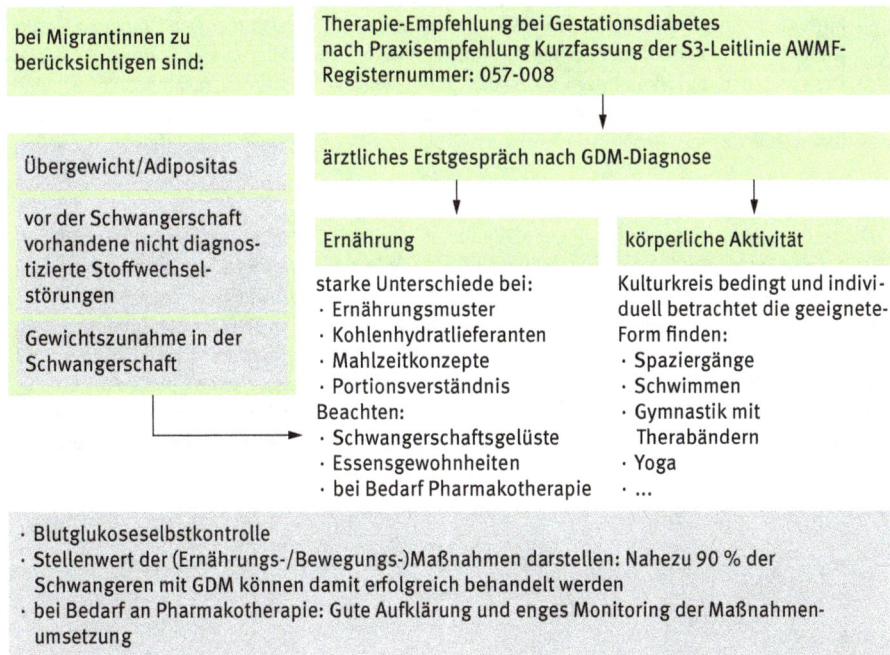

Abb. 7.2: Schwerpunkte bei der Therapieempfehlung GDM.

druck, dass ein Vitamin-D-Mangel im Allgemeinen keinen wesentlichen Einfluss auf die Pathogenese von GDM hat [14]. In der vorliegenden Studie wurde zwar ein starkes gleichzeitiges Auftreten eines Vitamin-D-Mangels und einer Insulinresistenz beobachtet, aber bei Berücksichtigung weiterer intervenierender Variablen (Ethnie, Fettgewebe usw.) ließ sich kausalanalytisch kein wesentlicher Einfluss eines Vitamin-D-Mangels auf GDM feststellen. Es lässt sich allerdings nicht ausschließen, dass es in bestimmten Subgruppen bzw. bei bestimmten Ethnien nicht doch einen Einfluss gibt. Darüber hinaus kann sich ein ausgeprägter Vitamin-D-Mangel auf andere Aspekte von Mutter und Kind auswirken. Da ein Vitamin-D-Mangel ein generell vermeidbares Gesundheitsrisiko darstellt, sollte insbesondere bei schwangeren Migrantinnen aus bestimmten Regionen an eine Risikominimierung gedacht werden.

7.4.5 Stillen

Das Stillen des Neugeborenen für mindestens drei Monate mindert das Diabetes-mellitus-Risiko der Mutter, wie Wissenschaftler des Instituts für Diabetesforschung am Helmholtz-Zentrum München, zeigen konnten [15]. Die World Health Organisation (WHO) empfiehlt mindestens 6 Monate lang voll zu stillen.

> Erste Analysen des in KiGGS erhobenen Stillverhaltens haben ergeben, dass Kinder mit Migrationshintergrund häufiger und auch länger gestillt werden als jene ohne Migrationshintergrund. Mit einem Anteil von 88,1 % bzw. 79,3 % wurden sowohl russlanddeutsche Kinder als auch Kinder türkischer Herkunft häufiger gestillt als Kinder ohne Migrationshintergrund (76,2 %). Dass lediglich drei Viertel der Kinder, die unter „sonstige" Migranten zusammengefasst sind, Muttermilch erhielt, verweist eindrücklich auf die Heterogenität innerhalb der Migrantenpopulation [16].

> Migranten bilden eine sehr heterogene Population. Frauen mit Migrationshintergrund verfügen über ein teilweise deutlich erhöhtes Risiko für GDM. Zur Reduzierung des GDM-Risikos von Frauen mit Migrationshintergrund müssen diese bereits im Vorfeld einer Schwangerschaft auch hinsichtlich möglicher individueller Risikofaktoren sensibilisiert und auf den Einfluss von Ernährung und Bewegung hingewiesen werden. In der Beratung, Diagnose und Therapie müssen Frauen zunächst dort „abgeholt werden, wo sie individuell und kulturell stehen". Beispielsweise sollten die Ernährungsempfehlungen auf ihre Essgewohnheiten aufbauend entwickelt bzw. angepasst oder umgestellt werden. Außerdem sollte aktiv auf den protektiven Einfluss eines mind. 3-monatigen Stillens hingewiesen werden.

Literatur

[1] Schäfer-Graf U, et al. Gestationsdiabetes mellitus (GDM), Diagnostik, Therapie und Nachsorge. Diabetologie. 2018;13(2):S174-84.

[2] Wer ist eine Person mit Migrationshintergrund? https://www.destatis.de/DE/ZahlenFakten/ GesellschaftStaat/Bevoelkerung/MigrationIntegration/MigrationIntegration.html; Zugriff: 21.01.2019

[3] Weiss C, Oppelt P, Mayer RB. The participation rate of migrant women in gestational diabetes screening in Austria: a retrospective analysis of 3293 births. Arch Gynecol Obstet. 2019;299:345.

[4] Jäger H. Versorgung geflüchteter Frauen. Im Internet: http://www.medizinisches-coaching. net/wp-content/uploads/2014/02/Jaeger_Migration_Geburtshilfe_040416.pdf; Zugriff: 09.03.2018

[5] 1. International Diabetes Federation. IDF Diabetes Atlas, 8th edn. Brussels, Belgium: International Diabetes Federation, 2017. Im Internet: https://www.idf.org/our-activities/care-prevention/gdm; Zugriff: 29.03.2019

[6] Berger F. Typ-2-Diabetes und Migranten: Menschen aus verschiedenen Sprach- und Kulturräumen. Diabetologie. 2018;13:241-55.

[7] Hassanein M, Al-Arouj M, Hamdy O, Bebakar WMW, Jabbar A, et al. Diabetes and ramadan: practical guidelines. Diabetes Research and Clinical Practice. 2017;126:303-16.

[8] Ramadan during pregnancy in Germany: a survey study about fasting behavior and involvement of medical personnel. 4th International Meeting of the German Association of Midwifery Science (DGHWi). Mainz, 16.-16.02.2018. Im Internet: https://www.egms.de/static/en/meetings/dghwi2018/18dghwi03.shtml; Zugriff: 30.03.2019

[9] Pu J, Zhao B, Wang EJ, Nimbal V, Osmundson S, et al. Racial/ethnic differences in gestational diabetes prevalence and contribution of common risk factors. Paediatr Perinat Epidemiol. 2015;29(5):436-43.

[10] England L, Kotelchuck M, Wilson HG, Diop H, Oppedisano P, et al. Estimating the recurrence rate of gestational diabetes mellitus (GDM) in Massachusetts 1998-2007: methods and findings. Matern Child Health J. 2015;19(10):2303-13.

[11] Reeske A, Zeeb H, Razum O, Spalle J. Differences in the incidence of gestational diabetes between women of Turkish and German origin: an analysis of health insurance data from a statutory health insurance in Berlin, Germany (AOK), 2005-2007. Geburtsh Frauenheilk. 2012;72:305-10.

[12] El-Khoury Lesueur F, Sutter-Dallay AL, Panico L, Azira E, Van der Waerden J, et al. The perinatal health of immigrant women in France: a nationally representative study. International Journal of Public Health. 2018;63(9):1027-36.

[13] Ding T, Hardiman PJ, Petersen I, Wang FF, Qu F, et al. The prevalence of polycystic ovary syndrome in reproductive- aged women of different ethnicity: a systematic review and meta-analysis. Oncotarget. 2017;8(56):96351-8.

[14] Eggemoen AR, Wiegels Waage C, Sletner L, Gulseth HL, Jenum AK. Vitamin D, gestational diabetes and measures of glucose metabolism in a population-based multiethnic cohort. J Diabetes Res. 2018;2018:8939235.

[15] Ziegler A-G, Wallner M, Kaiser I, Rossbauer M, Harsunen MH, et al. Long-term protective effect of lactation on the development of type 2 diabetes in women with recent gestational diabetes mellitus. Diabetes. 2012;61(12):3167-71.

[16] Lange C, Schenk L, Bergmann R. Verbreitung, Dauer und zeitlicher Trend des Stillens in Deutschland. Ergebnisse des Kinder- und Jugendgesundheitssurveys (KiGGS). Bundesgesundheitsbl. 2007;50:624.

8 Einsatz neuer Technologien in Diagnostik und Therapie: Diabetes-Smartphone-Apps

Claudia Eberle

App (Application Software) bezeichnet eine Anwendungssoftware, die gezielt auf die Lösung individueller Nutzerbedarfe zugeschnitten ist. Der Begriff „App" wurde im Jahr 2007 mit der Einführung des iPhones geprägt.

Mobile App (mApp) bezeichnet eine Anwendungssoftware im Bereich mobiler Endsysteme (z. B. Smartphone, Tablet) und eignet sich besonders für eine personalisierte Unterstützung des jeweiligen Nutzers.

Mobile-Health (mHealth)-App bezeichnet eine Anwendungssoftware im Bereich mobiler Endsysteme, die eine personalisierte Unterstützung des jeweiligen Nutzers im Bereich des Gesundheitswesens anbietet.

Weltweit steigt die Prävalenz des Gestationsdiabetes (GDM) sowie anderer Diabetesformen in Bezug auf die Schwangerschaft stetig an [1]. Die individuelle Diabetestherapie spielt, unter Beachtung der jeweiligen individuellen Gegebenheiten, sowohl für die Patientinnen als auch für die Therapeuten eine zentrale Rolle. Für diese Optimierung des individuellen Diabetesregimes gewinnen mHealth-Apps stark an Bedeutung und werden von Patientinnen, die sich mit der Thematik „Kinderwunsch und Schwangerschaft" beschäftigen – auch unter dem Aspekt der individuellen Gegebenheiten – zunehmend unterstützend herangezogen. Während der Smartphone-Nutzeranteil aller Diabetespatienten derzeit weltweit nur bei ca. 11 % liegt [9], liegt der Nutzeranteil der Schwangerschafts-Apps im Mittel bereits bei ca. 319 %, entspr. ca. 3 Apps pro Nutzer [10].

8.1 Funktionen einer mHealth-App

Hinsichtlich der möglichen Funktionen der mHealth-Apps differenziert Abb. 8.1 zwischen den von den Nutzern angewandten Schwangerschafts- und Diabetes-Apps. Der Funktionsumfang pro App hat seit 2015 sowohl bei Diabetes-Apps [3–5,7–9] als auch bei Schwangerschafts-Apps [2,6,10] zugenommen. Die „Tracking"-Funktion ist mit über 75 % die jeweils am häufigsten genutzte Funktion einer mHealth-App (Abb. 8.1) [10]. Die Funktionen „Ernährung" und „Bewegung" finden sich deutlich häufiger bei Diabetes- im Vergleich zu Schwangerschafts-Apps. Mangels kombinierter App-Lösungen ist derzeit in Deutschland eine individualisierte Diabetestherapie während der Schwangerschaft nur durch Kombination einer Diabetes- und Schwangerschafts-App möglich.

https://doi.org/10.1515/9783110569186-008

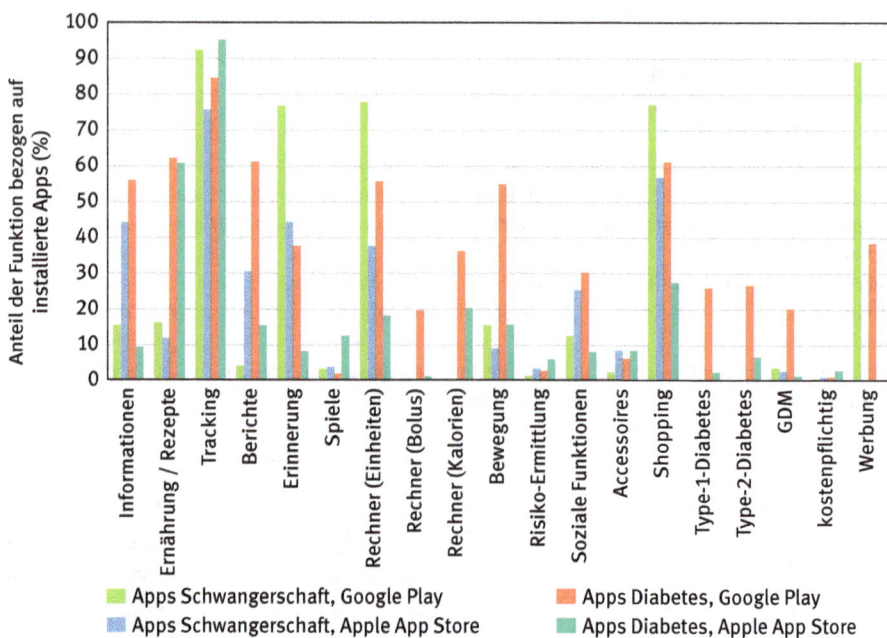

Abb. 8.1: Prozentualer Anteil der mHealth-App-Funktionen bezogen auf die Zahl der Installationen (Google Play und App Store).

8.2 Mögliche Funktionen des Smartphones

Entsprechend Abb. 8.2 kann auch ein Smartphone unterschiedliche Funktionen einnehmen bzw. folgende Funktionen (an-)bieten [2]:

1. *Informationen* – Apps bieten Informationen zu bestimmten Themen (z. B. Diabetes mellitus oder Schwangerschaft) an. Herkunft, Verfasser, Quellenangaben, Qualität etc. der Informationen sollten sichergestellt und für den Nutzer erkennbar sein.

2. *Soziale Funktionen* – Ermöglicht den Erfahrungsaustausch mit anderen Nutzern, z. B. durch Foren oder Chat-Funktionen.

3. *Tagebuch* – Die Möglichkeit, ein digitales Diabetikertagebuch zu führen, ist derzeit die zentrale Funktion einer Diabetes-App. Zum Beispiel lassen sich Glukosemessungen, Nahrungsaufnahmen, Bewegungsinformationen, Insulindosierungen etc. mit Ort, Datum, Zeitpunkt und anderen Notizen individuell aufzeichnen. Zum Teil können diese Daten nicht nur auf dem Smartphone, sondern auch auf dem Server des App-Anbieters gespeichert werden (Cave: Datenschutz!).

4. *Ernährung* – Auf Basis einer Nahrungsmittel-Datenbank können beispielsweise kcal, kJ oder K(H)E-Werte (und weitere ernährungsmedizinische Informationen) für einzelne Lebens- und Nahrungsmittel sowie Mahlzeiten ermittelt werden.

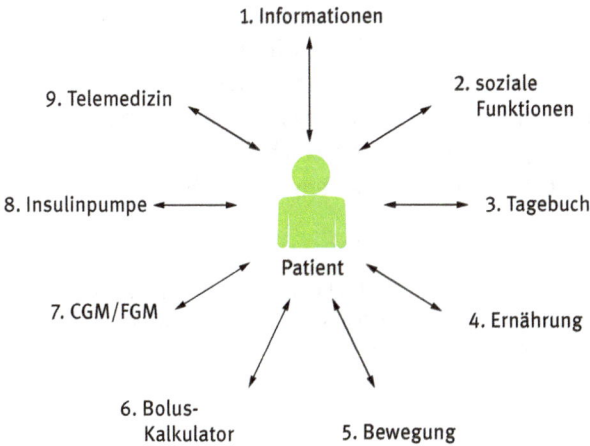

Abb. 8.2: Mögliche Funktionen des Smartphones.

5. *Bewegung* – Berechnung z. B. des Energieverbrauchs (kcal, kJ) abhängig von der Art und Dauer der körperlichen Aktivität. Gegebenenfalls kann dies auch bei manchen Sportarten, wie z. B. Joggen, durch separate Schrittzähler oder Fitness-Apps ergänzt werden.

6. *Bolus-Kalkulator* – Unterstützt die rein rechnerische Bolus-Berechnung z. B. auf Basis der Daten aus den Punkten 4. und 5. Eine medizinische (ohne ärztliche) Therapieempfehlung auf Basis des rein rechnerischen Bolus-Kalkulators ist derzeit in Deutschland nicht zugelassen.

7. *Auslesen eines CGM-/FGM-Sensors* – Diese Apps lesen CGM-/FGM-Messungen der Glukosekonzentrationen aus, dokumentieren diese und zeigen entsprechende Messwerte absolut und graphisch an. Sie sind meist herstellerspezifisch und werden mittlerweile für viele CGM-/FGM-Systeme angeboten.

8. *Bedienung von Insulinpumpen* – Grundsätzlich wäre es möglich, mit Hilfe einer App die Insulinpumpen zu bedienen. Aus juristischer Sicht ist diese ebenfalls als Bestandteil eines Medizingerätes zu verstehen (Cave: Medizinprodukt!). Eine medizinische (ohne ärztliche) Therapieempfehlung ist derzeit in Deutschland nicht zugelassen.

9. *Telemedizin* – Das Smartphone ermöglicht die Interaktion mit einem medizinischen Experten. Grundsätzlich wird diese Smartphone-Funktion in der Zukunft eine zunehmende Bedeutung erlangen.

8.3 Therapeutischer Nutzen

Diabetes- und Schwangerschafts-Apps werden heute zumeist in der Funktion genutzt, ein individuelles Diabetes-Selbstmanagement zu betreiben. Nach Miremberg et al. wird eine engmaschige smartphoneunterstützte GDM-Therapie (in Abstimmung mit einem multidisziplinären ärztlichen Team) mit einer verbesserten Compliance, einer optimierten glykämischen Kontrolle, weniger „Off-Target"-Messungen, insgesamt geringeren Insulindosierungen sowie niedrigeren Komplikationsraten bei Gestationsdiabetikerinnen und deren Kindern (im Vergleich zur Kontrollgruppe ohne smartphonebasierte Unterstützung) in Verbindung gebracht [11]. Weitere kontrolliert randomisierte Studien werden detailliert kurz- und langfristige Outcomes analysieren.

Smartphone-Apps können im Setting „Hyperglykämie und Schwangerschaft" einen wesentlichen Beitrag zur individuellen Optimierung der glykämischen Kontrolle sowie des Selbstmanagements leisten. Zukünftig stellen Smartphone-Apps aber nur ein Element eines modernen digitalen Diabetesmanagements dar.

Literatur

[1]   International Diabetes Federation (IDF): www.idf.org

[2]   Eberle C, Ament C. Diabetes & Schwangerschaft – Individualisierte Nutzung von diabetes-spezifischen mHealth-Apps. Diabetologie und Stoffwechsel. 2015;10-FV7.

[3]   Eberle C, Ament C. Individualisierte Nutzung von diabetes-spezifischen mHealth-Apps. Diabetologie und Stoffwechsel. 2015;10-P147.

[4]   Eberle C, Ament C. Digitale Diabetologie – Spezifische Analyse von Diabetes-Apps hinsichtlich ihrer Funktionen und Nutzerbewertungen. Diabetologie und Stoffwechsel. 2016;11-P117.

[5]   Eberle C, Ament C. Digitale Diabetologie – Update zur individuellen Nutzungsanalyse diabetes-spezifischer mHealth-Apps. Diabetologie und Stoffwechsel. 2017;12(S01):S1-84.

[6]   Eberle C, Ament C. Diabetes & Schwangerschaft 4.0 – Individualisierte Nutzungsanalyse von mHealth-Apps. Diabetologie und Stoffwechsel. 2017;12(S01):S1-84.

[7]   Eberle C, Ament C. Digitale Diabetologie – Die „Epidemiologie" diabetes-spezifischer mHealth-Apps im Zeitraum von 2015 bis 2018. Diabetologie und Stoffwechsel. 2018;13(S01):S36.

[8]   Eberle C, Ament C. Digitale Diabetologie – Individuelle Nutzungsanalyse diabetesspezifischer mHealth-Apps. Diabetologie und Stoffwechsel. 2018;13(S01):S65.

[9]   Eberle C, Ament C. Digitale Diabetologie – Eine quantitative Analyse diabetes-spezifischer mHealth-Apps. Diabetologie und Stoffwechsel. 2019;14(S01):S9.

[10] Eberle C, Ament C. Schwangerschaft und Digitalisierung – Individualisierte Nutzungsanalyse von Schwangerschafts- und GDM-Apps. Diabetologie und Stoffwechsel. 2019;14(S01):S56.

[11] Miremberg H, Ben-Ari T, Betzer T, et al: The impact of a daily smartphone-based feedback system among women with gestational diabetes on compliance, glycemic control, satisfaction, and pregnancy outcome: a randomized controlled trial. Am J Obstet Gynecol. 2018;218:453. e1-7.

9 Fallbeispiele aus der Praxis

9.1 Fall: Gestationsdiabetes mellitus (GDM) bei Adipositas Grad 3 nach WHO

Helmut Kleinwechter, Norbert Demandt

9.1.1 Fallbeschreibung

Eine 22-jährige, seit der Pubertät adipöse Verwaltungsangestellte suchte ihre Frauenärztin auf, um sich ein effektives Kontrazeptivum rezeptieren zu lassen. Sie hatte seit kurzem einen festen Partner. Der BMI betrug bei 105 kg Körpergewicht und 165 cm Körpergröße 38,5 kg/m². Die junge Frau war ansonsten gesund, Nichtraucherin, Menarche mit 13 Jahren, regelmäßiger Zyklus. Mehrfache Versuche, mit einer Diät Gewicht abzunehmen, führten nach kurzen Erfolgen zu einer erneuten Gewichtzunahme mit dem Ergebnis, dass sie über die Jahre noch weiter an Gewicht zunahm. Die Frauenärztin verordnete eine Kombinationspille mit einem Östrogenanteil von 30 µg und Levonorgestrel als Gestagen.

Die Patientin hatte beruflich eine sitzende Tätigkeit am PC, fuhr mit dem Auto von der Wohnung zur Arbeit und zurück, war in der Freizeit Stubenhockerin („couch potato"), schaute abends viel Fernsehen oder DVDs, aß dabei häufig Käse-Nachos, Erdnussflips oder Lakritzkonfekt, trank Softgetränke und ernährte sich am Wochenende überwiegend von Fertiggerichten aus dem Supermarkt, vorzugsweise Pizza. Unter der Woche nahm sie am Kantinenessen teil oder ging in ein Fast-Food-Restaurant, da Pommes Frites zu ihren Lieblingsspeisen gehören.

9.1.2 Verlauf

Mit 26 Jahren zog sie mit ihrem Partner in eine gemeinsame Wohnung. Ihre Frauenärztin suchte sie auf, nachdem sie wegen Kinderwunschs die Pille abgesetzt hatte und nach zwei Zyklen die Menses ausblieb. Es wurde eine Schwangerschaft in der 7. SSW diagnostiziert, der BMI betrug 42,3 kg/m². Die Frauenärztin erläuterte ihrer Patientin neben allgemein erhöhten Schwangerschaftsrisiken auch das erhöhte Diabetesrisiko und veranlasste eine Nüchtern-Blutglukosemessung wenige Tage später, diese war mit 90 mg/dl (5,0 mmol/l) unauffällig. Sie fordert die Schwangere auf, sich selbst jede Woche ohne Kleidung zu Haus zu wiegen und das Gewicht zu dokumentieren. Als Ziel der maximalen Gewichtszunahme bis zur Geburt wurden 5 kg vereinbart.

Mit 24 + 0 SSW erhielt die Schwangere nachmittags einen 50 g-Suchtest (Glucose Challenge Test, GCT) auf GDM im nicht-nüchternen Zustand entsprechend der Vorschrift der Mutterschaftsrichtlinien. Bis zu diesem Zeitpunkt hatte sie bereits 10 kg an

https://doi.org/10.1515/9783110569186-009

Gewicht zugenommen. Das Screening war mit 144 mg/dl (8,0 mmol/l) positiv und drei Tage später ergab der 75 g-oGTT die GDM-Diagnose: nüchtern 105 mg/dl (5,8 mmol/l), nach 1 Stunde 224 mg/dl (12,4 mmol/l), nach 2 Stunden 180 mg/dl (10,0 mmol/l). Nach Überweisung in eine Diabetes-Schwerpunktpraxis erfolgte dort ein ausführliches Aufklärungsgespräch über die Bedeutung der Glukosetoleranzstörung für Mutter und Kind; am selben Tag noch ergänzt durch die Einweisung in die Blutglukoseselbstkontrolle, eine Ernährungsberatung und weitere Informationen zur Bewegung und Lebensführung in der Schwangerschaft.

Im weiteren Verlauf gelang es trotz ausreichender Diät-Disziplin nicht, die Blutglukosewerte in den Zielbereichen nüchtern < 95 mg/dl (5,3 mmol/l) und 1 Stunde postprandial < 140 mg/dl (7,8 mmol/l) zu halten. Zusätzlich wurde bei der fetalen Biometrie mit 27 SSW ein disproportionales Wachstum mit einem fetalen Abdominalumfang im Bereich der 90. Perzentile und einer KU/AU-Ratio von ca. 8. Perzentile festgestellt. Nach diesen Befunden wurde eine intensivierte konventionelle Insulintherapie mit 0,4 I.E. Humaninsulin pro aktuellen kg Körpergewicht eingeleitet, bei 115 kg waren dies 46 I.E. Insulin/Tag zu Beginn. Mit der Insulintherapie konnten zwar die Blutglukosewerte zielgerecht eingestellt, das fetale Wachstum aber nicht mehr günstig beeinflusst werden. Mit 38 + 0 SSW lag das geschätzte Geburtsgewicht bei 4.550 g, sodass wegen des erhöhten Risikos einer Schulterdystokie der Schwangeren zu einer elektiven Sectioentbindung geraten wurde. Die geplante primäre Sectio erfolgte mit 39 + 0 SSW in einer Klinik mit der Anerkennung als Perinatalzentrum Level 1.

Es wurde ein gesundes, aber makrosomes Mädchen von 4.670 g geboren (> 99. Perzentile), Apgar 9/10/10, pH Nabelarterie 7,32, welches nach Frühanlegen im Kreißsaal keine Hypoglykämie entwickelte, aber wegen eines Ikterus neonatorum eine Phototherapie erhielt. Nach der Geburt wurde das Insulin bei der Mutter abgesetzt, weitere Blutglukosekontrollen zeigten Normoglykämie. Das Neugeborene konnte wegen voluminöser Brüste und flacher Brustwarzen in den folgenden Tagen nicht ausreichend trinken, daher wurde zugefüttert und nach 4 Wochen ganz abgestillt.

Der oGTT der Mutter 10 Wochen nach der Geburt ergab bei einem normalen Nüchternwert einen 2 h-Wert von 184 mg/dl (10,2 mmol/l), entsprechend einer gestörten Glukosetoleranz (IGT) mit einem Konversionsrisiko in einen manifesten Diabetes von ca. 10 % pro Jahr. Zu diesem Zeitpunkt wurde der BMI mit 44,8 kg/m² gemessen. Die Patientin wurde in eine Adipositasambulanz überwiesen. Dort erhielt sie ein multimodales Gewichtsreduktionprogramm mit Umstellung der Ernährung (über einige Wochen Eiweißdrinks, dann kalorienbeschränkte, ballaststoffreiche Mischkost), ein trainerangeleitetes Bewegungsprogramm in der Gruppe (Nordic Walking, Aquagymnastik) und ein kognitives Verhaltenstraining in der Gruppe. Innerhalb von einem Jahr nahm sie mit hoher Eigenmotivation 15 kg ab, ein erneuter oGTT 2 Jahre nach der Geburt zeigte eine normale Glukosetoleranz, ihr BMI betrug nun 32,7 kg/m².

9.1.3 Folgende Fragen stellten sich uns

1. Welches sind die wichtigsten Risiken für die Schwangerschaft durch eine morbide Adipositas allein?
2. Reicht eine Nüchternblutglukose in der Frühschwangerschaft aus, um eine therapiebedürftige Hyperglykämie zu identifizieren?
3. Welche Bedeutung hat eine exzessive Gewichtszunahme in der Schwangerschaft?
4. Soll der oGTT vollständig durchgeführt werden, wenn bereits der Nüchternblutglukosewert erhöht ist?
5. Mit welcher Insulindosis wird die Einstellung des GDM begonnen?
6. Unter welchen Umständen ist die Planung einer primären Sectio vor errechnetem Geburtstermin indiziert?
7. Welche Bedeutung hat das Stillen für die Mutter?
8. Wie effektiv ist eine Lebensstilintervention bei einer postpartalen IGT?

9.1.4 Antworten und Fazit aus diabetologischer Sicht

Eine Adipositas per se erhöht z. B. die Risiken für GDM, Präeklampsie, peripartale Morbidität und – was häufig nicht bekannt ist – auch für kongenitale Fehlbildungen [1].

Die Frage, ob es einen „frühen" GDM gibt, speziell im 1. Trimenon, ist umstritten. Es fehlen hierzu epidemiologische Daten und Interventionsstudien vor 24 + 0 SSW. Während die WHO im Jahr 2013 die IADPSG-Kriterien für die gesamte Schwangerschaft akzeptiert hat, haben sich Repräsentanten der IADPSG für die Frühschwangerschaft davon distanziert [2]. Eine hinreichende Evidenz liegt vor, dass bei Nüchternwerten ≥ 110 mg/dl (6,1 mmol/l) eine Therapie wie bei einem GDM eingeleitet werden kann [3], sofern sich der Wert bei einer Zweitmessung bestätigt. Wenn der V. a. auf einen unerkannten, manifesten Typ-2-Diabetes besteht, so ist jederzeit ein primärer 75 g-oGTT indiziert, ggf. ergänzt durch einen HbA1c-Wert.

Eine Gewichtszunahme oberhalb der IOM-Kriterien ist mit erhöhter Rate an LGA-Geburten und Sectio-Entbindungen assoziiert [4]. Ein früh in der Schwangerschaft zugelegtes Körpergewicht erhöht außerdem das GDM-Risiko. Die Datenbasis der IOM-Kriterien ist allerdings kritisiert worden und die Zuverlässigkeit der Empfehlungen für adipöse Frauen wurde angezweifelt [5].

Es empfiehlt sich, den oGTT bis zu einem Nüchternwert von 125 mg/dl (6,9 mmol/l) vollständig zu absolvieren. Denn ein 1 h-Wert ≥ 200 mg/dl zeigt ein erhöhtes Risiko der Mutter an, bereits im 1. Jahr nach der Geburt einen manifesten Diabetes zu entwickeln [6]. Und bei einem 2 h-Wert ≥ 200 mg/dl (11,1 mmol/l) besteht der V. a. auf einen manifesten Diabetes, der durch eine Blutglukose-Zweitmessung oder einen HbA1c-Wert abgesichert werden muss. Hier ist meist sofort eine Insulintherapie erforderlich und später eine erweiterte geburtsmedizinische Betreuung.

Die vorhandene Evidenz belegt, dass die Startdosis Insulin möglichst auf das aktuell gemessene Körpergewicht bezogen werden sollte, nach Studien und Empfehlungen in einer Größenordnung von 0,3–0,5 I. E. Insulin pro kg Körpergewicht [7], bei reinem Basisinsulin zur Nacht 0,1–0,2 I. E./kg KG. Erste empirische Daten mit den aktuellen GDM-Diagnosekriterien bestätigen, dass bei der so gewählten Dosierung weder ein erhöhtes Risiko für mütterliche Hypoglykämien noch eine erhöhte Rate an SGA-Neugeborenen besteht, sofern die Insulinindikation kritisch gestellt wird [8].

Ab einem geschätzten Geburtsgewicht von 4.250 g bei einer Geburt am Termin steigt das Risiko für eine Schulterdystokie und assoziierte geburtstraumatische Verletzungen, bei einer Schätzung ≥ 4.500 g ist eine Diskussion mit der Schwangeren über eine primäre Sectio verpflichtend. Allerdings sind die Schätzungen mit hohen Fehlern behaftet und können zu einer erhöhten iatrogenen Sectiorate führen [9]. Zukünftig kann von einer Geburtsgewichtsschätzung auf der Basis einer 3-D-Ultraschallvermessung eines fetalen Extremitäten-Segmentes eine höhere Genauigkeit erwartet werden [10].

Müttern nach GDM kann mit auf den Weg gegeben werden, dass vollständiges Stillen ≥ 3 Monate die Rate an Typ-2-Diabetes nach 15 Jahren im Vergleich zu nicht stillenden Müttern absolut um 30 % senkt (NNT 3) [11]. Von daher sind eine präpartale, professionelle Stillberatung und eine intensive postpartale Stillbegleitung indiziert, besonders bei adipösen Frauen, die seltener und kürzer stillen als normgewichtige Frauen.

Durch eine multimodale Lebensstilintervention kann gemäß Diabetes Prevention Program (DPP) die Rate an Diabetes in 3 Jahren relativ um 50 % (NNT 5) und in 10 Jahren um 35 % reduziert werden (NNT 11) [12]. Eine Beratung allein reicht nicht aus. Die Frauen müssen in eine angeleitete Gruppe integriert werden und sich für eine gewisse Zeit regelmäßig treffen. Es handelt sich also um ein aktives und begleitetes Präventionsmanagement.

Zusammenfassend bieten Frauen mit einer Adipositas im reproduktiven Alter allein hierdurch erhöhte Risiken für Schwangerschaft, Geburt und die Zeit danach. Das umfassende modulare Adipositasprogramm konnte in diesem Fall erst nach der Schwangerschaft greifen und diente der Reduktion des Risikos für die Manifestation eines Typ-2-Diabetes und der Vorbereitung auf eine Folgeschwangerschaft. Da eine Gewichtsabnahme den Grundumsatz reduziert, muss ein Leben lang eine kalorienbeschränkte Kost fortgesetzt werden, um das abgenommen Gewicht zu halten. Hierzu die Frauen zu motivieren und über die Reproduktionsphase zu begleiten, einschließlich der notwendigen Kontrollen, das ist eine neue Herausforderung für die frauenärztliche Betreuung. Sind adipöse Frauen ansonsten gesund, werden sie keinen Grund sehen, zum Internisten oder Diabetologen zu gehen. Hätten die hier durchgeführten Maßnahmen keinen Erfolg gebracht die morbide Adipositas zu therapieren, so wird man heute gerade jungen Frauen auch die Möglichkeit einer bariatrisch-metabolischen Operation aufzeigen müssen.

Literatur

[1] Poston L, Caleyachetty R, Cnattingius S, Corvalán C, Uauy R, et al. Preconceptional and maternal obesity: epidemiology and health consequences. Lancet Diabetes Endocrinol. 2016; 4(12):1025-1036.

[2] McIntyre D, Sacks D, Barbour L, Feig DS, Catalano PM, et al. Issues with the diagnosis and classification of hyperglycemia in early pregnancy. Diabetes Care. 2016;39:53-4.

[3] Immanuel J, Simmons D. Screening and treatment for early-onset gestational diabetes mellitus: a systematic review and meta-analysis. Curr Diab Rep. 2017; 17(11):115.

[4] Goldstein R, Abell S Ranasinha S, Misso M, Boyle JA, et al. Association of gestational weight gain with maternal and infant outcomes. A systematic review and meta-analysis. JAMA. 2017;317:2207-25

[5] Koletzko B, Bauer C, Bung P, et al. Ernährung in der Schwangerschaft – Teil 1. Handlungsempfehlungen des Netzwerks „Gesund ins Leben – Netzwerk junge Familie". DMW. 2016;137:1309-13.

[6] Schaefer-Graf U, Klavehn S, Hartmann R, Kleinwechter H, Demandt N, et al. How do we reduce the number of missed postpartum diabetes in women with recent gestationaldiabetes? Diabetes Care. 2009;32:1960-4.

[7] Jovanovic L. Role of diet and insulin treatment of diabetes in pregnancy. Clin Obstet Gynecol. 2000;43:46-55.

[8] Kleinwechter H, Ratjen I, Nolte A, Demandt N. Gestationsdiabetes mellitus nach WHO-2013-Kriterien – Qualitätsanalyse von 1074 Einzelschwangerschaften aus einer Diabetes-Schwerpunktpraxis (prospektive Kohortenstudie 2012-2017). Diabetologie. 2019. doi: 10.1055/a-0867-9541

[9] Scifres C, Feghali M, Dumont T, et al. Large-for-gestational-age ultrasound diagnosis and risk for cesarean delivery in women with gestational diabets mellitus. Obstet Gynecol. 2015;126:978-86.

[10] Lee W, Balasubramaniam M, Deter R, Hassan SS, Gotsch F, et al. Fractional limb volume--a soft tissue parameter of fetal body composition: validation, technical considerations and normal ranges during pregnancy. Ultrasound Obstet Gynecol. 2009;33:427-40.

[11] Ziegler A, Wallner M, Kaiser I, Rossbauer M, Harsunen MH, et al. Long-term protective effect of lactation on the development of type 2 diabetes in women with recent gestational diabetes mellitus. Diabetes. 2012;61(12):3167-71.

[12] Aroda V, Christophi C, Edelstein S, Zhang P, Herman WH, et al. The effect of lifestyle intervention and metformin on preventing or delaying diabetes among women with and without gestational diabetes: the diabetes prevention program outcomes study 10-year follow-up. J Clin Endocrinol Metab. 2015; 100(4):1646-53.

9.2 Fall: Typ-1-Diabetes mit multiplen Folgekomplikationen

Norbert Demandt, Helmut Kleinwechter

9.2.1 Fallbeschreibung

Eine 40-jährige, seit 13 Jahren in unserer Betreuung befindliche Patientin mit Typ-1-Diabetes, Nullipara, stellte sich mit 5 + 1 SSW nach frauenärztlicher Bestätigung der Schwangerschaft zur Absprache der weiteren Betreuung vor.

Mit 8 Lebensjahren wurde der Typ-1-Diabetes diagnostiziert (Diabetesdauer 32 Jahre). Nach anfänglicher konventioneller Insulintherapie im Kindesalter wurde in der Pubertät auf eine ICT umgestellt. Zum Zeitpunkt der Erstvorstellung bestand eine proliferierende diabetische Retinopathie mit Z. n. beidseits multipler Laserkoagulation und Vitrektomie, ein Sekundärglaukom, eine Makroalbuminurie bei normalen Nierenfunktionswerten (diabetische Nephropathie Stadium G2 A3 nach KDIGO), eine Hypercholesterinämie und eine inaktive Necrobiosis lipoidica bds. prätibial. Der HbA1c-Wert betrug 8,5 %, der unbehandelte Blutdruck wurde mit 140–160 mmHg systolisch und 105–110 mmHg diastolisch gemessen. Sie hatte eine reduzierte Hypoglykämiewahrnehmung und erlitt bis dahin zweimal eine schwere Hypoglykämie mit der Notwendigkeit von Fremdhilfe.

Die Patientin nahm an einer strukturierten Schulung zur ICT teil und wurde wegen unzureichender HbA1c-Absenkung bereits 1 Jahr später im Rahmen einer Pumpenschulung auf eine CSII eingestellt. Der Blutdruck ließ sich mit Ramipril kontinuierlich < 140/80 mmHg zielgerecht führen. Mit 38 Lebensjahren befand sie sich in einer stabilen und glücklichen Partnerschaft, äußerte Kinderwunsch und erhielt gemeinsam mit ihrem Partner eine ausführliche präkonzeptionelle Beratung. In diesem Rahmen erfolgte eine augenärztliche Vorstellung und diese ergab einen stabilen Befund. Auch nach nephrologischer Beurteilung hatte sich das Nephropathie-Stadium nicht verschlechtert; Ramipril wurde abgesetzt und durch α-Methyldopa ersetzt. Die kardiologische Untersuchung ergab weder Hinweise für eine KHK noch für eine hypertensive Kardiomyopathie oder eine Einschränkung der linksventrikulären Funktion. Wegen der eingeschränkten Hypoglykämiewahrnehmung haben wir ein HbA1c-Ziel von 7 % vereinbart und die Einnahme von 800 μg Folsäure zur Prophylaxe von Neuralrohrfehlbildungen empfohlen. Nach Erreichen der vereinbarten Ziele und im Übrigen vorbildlicher Termin-Compliance wurde die Verhütung (Kondome) abgesetzt.

In dieser Vorbereitungsphase auf die Schwangerschaft erlitt die Patientin mehrfach völlig überraschende Bewusstseinsverluste, z. T. mit Grand-Mal-Anfällen und Zungenbiss und wiederholt über Tage anhaltenden Reorientierungsproblemen. Diese Zustände wurden nach jeweils stationären Aufnahmen mit dem Rettungsdienst als Hypoglykämien mit kompliziertem Verlauf gedeutet, aber es konnte rückblickend nicht immer gleichzeitig eine Hypoglykämie gesichert werden. Im Abstand von einem

Jahr kam es zu zwei Schwangerschaften, die jeweils durch Frühaborte endeten. Bei der dritten Schwangerschaft hatte die Patientin einen präkonzeptionellen HbA1c-Wert von 7,2 %, im Verlauf der Schwangerschaft lag sie bei 6,8–7,2 %, der Insulinbedarf verdoppelte sich ab der 16. SSW allmählich. Die gewünschte Chorionzottenbiopsie mit 12 SSW war unauffällig. In der Frühphase der Schwangerschaft kam es zweimal zu einer schweren Hypoglykämie, erneut mit 25 SSW, zweimal dabei aus dem Schlaf heraus, trotz Glukagon-Injektion durch den Ehemann wurde in allen drei Fällen der Rettungsdienst zugezogen.

Der Fehlbildungs-Ultraschall DEGUM II mit 21 SSW war unauffällig, allerdings zeigte die Dopplersonographie der Aa. uterinae einen erhöhten umbilikoplazentaren Widerstand und ein bilaterales Notching (postsystolische Gefäßwiderstandserhöhung), sodass wegen des belegten Hochrisikos für eine Präeklampsie eine Prophylaxe mit ASS 100 mg/Tag eingeleitet wurde. Eine geplante primäre Sectio wurde für 38 + 0 SSW vereinbart, die stationäre Aufnahme im Perinatalzentrum Level I aber wegen ansteigender Blutdruckwerte und auffälliger CTG-Befunde vorgezogen. In der Nacht vor der geplanten Sectio setzten Wehen ein und bei Geburtsstillstand wurde eine sekundäre Sectio durchgeführt. Es wurde ein Junge von 3.165 g (40. Perzentile) geboren, Körperlänge 49 cm, APGAR 9/9/10, pH Nabelarterie 7,26.

Der Junge wurde für einige Wochen mit Zufütterung gestillt, die Insulindosis postpartal innerhalb weniger Tage nahezu wieder auf das präkonzeptionelle Niveau angepasst. Gut 3 Wochen nach der Geburt erlitt die Patientin erneut aus dem Mittagsschlaf heraus einen Bewusstseinsverlust mit Grand Mal, ohne dass eine Hypoglykämie zweifelsfrei gesichert werden konnte. Die zeitnah veranlasste neurologische Untersuchung ergab durch EEG- und MRT-Untersuchungen ein komplexes Anfallsleiden mit fronto-temporaler Lokalisation. Die Epilepsie wurde mit Lamotrigin unter Kontrolle der Blutspiegel eingestellt, danach blieb die Patientin anfallsfrei. Auch schwere Hypoglykämien sind nicht neu aufgetreten. Etwa ein Jahr nach der Geburt signalisierte die Patientin, dass sie sich glücklich schätze, unter so schwierigen Umständen ein gesundes Kind geboren zu haben und mit ihrem Ehemann die Familienplanung nun abgeschlossen habe.

9.2.2 Folgende Fragen stellten sich uns

1. Welche Bedeutung hat die präkonzeptionelle Beratung?
2. Besteht bezüglich der stabilen Retinopathie ein Risiko für eine erneute Progression durch die Schwangerschaft per se? Ist ein schnelles Absenken eines erhöhten Hba1c-Wertes ein Progressionsrisiko?
3. Wie ist das Risiko durch die Nephropathie und die arterielle Hypertonie einzuschätzen? Wann sollen RAS-Blocker ersetzt werden?
4. Ist ASS eine evidenzbasierte Prophylaxe für eine Präeklampsie?

5. Was kann bei einer Hypoglykämie-Wahrnehmungsstörung zusätzlich angeboten werden?
6. Ist die CSII besser als eine ICT?
7. Soll bei einer vermeintlichen Hypoglykämie mit erstmalig auftretenden Krampfanfällen immer eine neurologische Untersuchung veranlasst werden? Wenn ja, in welcher Zeit nach dem Anfall?

9.2.3 Antworten und Fazit aus diabetologischer Sicht

Entscheidende Faktoren für die Geburt eines gesunden Kindes trotz der Folgeschäden und Begleiterkrankungen waren die präkonzeptionelle Beratung sowie die interdisziplinäre Betreuung. Folsäure wurde in ausreichend hoher Dosis (800 µg) und ausreichend lange (mehr als 8 Wochen) vor der Schwangerschaft eingenommen, ebenso später ASS zur Präeklampsie-Prophylaxe. Nach heutigem Stand empfiehlt sich für alle Schwangeren mit vorbestehendem Diabetes die Einnahme von ASS 150 mg/d ab 11–14 SSW bis zur 36 + 0 SSW [1], der signifikante Effekt hinsichtlich Reduzierung einer frühen Präeklampsie / schweren Präeklampsie oder einer assoziierten fetalen Wachstumsretardierung ist dosisabhängig. Die Umstellung des ACE-Hemmers sollte, ebenso wie anderer nicht für die Schwangerschaft geeigneter Antihypertensiva, präkonzeptionell erfolgen. Damit können mögliche Blutdruckschwankungen in der Umstellungsphase während der Schwangerschaft ebenso wie mögliche embryotoxische Effekte der Medikation vermieden werden. Eine Schwangerschaft birgt sowohl bei einer Retinopathie als auch bei einer Nephropathie das Risiko einer zumindest passageren Verschlechterung – hier war eine engmaschige Überwachung erforderlich. Insbesondere bei vorbestehender Retinopathie und zu Schwangerschaftsbeginn unzureichender Stoffwechsellage kann es durch die notwendige starke HbA1c-Senkung zu einer Progression (early worsening) kommen. Hier ist dennoch, da ohne Vorteil, keine graduelle HbA1c-Absenkung angezeigt [2]. Eine gestörte Hypoglykämiewahrnehmung besteht bei 20–25 % der Patienten mit Typ-1-Diabetes und ist mit einem drei- bis sechsfach erhöhten Risiko schwerer Hypoglykämien verknüpft [3]. Während der Schwangerschaft ereignen sich 80 % der schweren Hypoglykämien in den ersten 20 Wochen. Dabei konzentrieren sich auf 10 % der Schwangeren 60 % der Ereignisse [4]. Auch in unserem Fall wäre die Teilnahme an einer entsprechenden Schulung (BGAT, HyPOS) empfehlenswert gewesen, was der Patientin jedoch aus zeitlichen Gründen nicht möglich war. Eine geeignete Schulung hat das Potenzial, die Ereignisrate um rund 50 % zu senken [5]. Die Patientin führte bereits eine Pumpentherapie durch, die ebenfalls das Potenzial zur Reduktion schwerer Hypoglykämien hat [6,7], allerdings fehlt ein entsprechender Nachweis für Schwangerschaften noch. Der geschilderte Fall ereignete sich vor der Kostenübernahe kontinuierlicher Messsysteme durch die Krankenkassen, sodass dies für die Patientin leider keine Option war. Auch für den Einsatz dieser Systeme konnte bislang für den Zeitraum der Schwangerschaft keine Verringerung von Hypoglykämien nachgewiesen werden [8]. Wenn verwendet, scheinen Realtime-CGM-Systeme gegenüber intermittierend scannenden CGM-Systemen vorteilhaft zu sein [9]. Durch Erfassung der Gewebszuckerwerte während der Krampfanfälle wären sicherlich eher Zweifel an Hypoglykämien als alleiniger Ursache für diese gekommen und die Epilepsie früher diagnostiziert worden. Per se scheint das Risiko für Epilepsien bei Patienten mit Typ-1-Diabetes erhöht zu sein [10]. Bei bekannter Epilepsie kommt es in 15–20 % während der Schwangerschaft zu einer Verschlechterung [11]. Berücksichtigt werden muss auch, dass Hypoglykämien eine Epilepsie demaskieren und epilepsiebedingte Krampfanfälle triggern können. Lamotrigen ist in der Schwangerschaft, wenn ausreichend effektiv, Mittel der Wahl. Vermeintlich hypoglykämieassoziierte Krampfanfälle bedürfen grundsätzlich, zumindest beim erstmaligen Auftreten, einer raschen neurologischen Abklärung, am besten innerhalb von 24 h nach dem Krampfanfall.

Literatur

[1]   Roberge S, Nicolaides K, Demers S, Hyett J, Chaillet N, et al. The role of aspirin dose on the prevention of preeclampsia and fetal growth restriction: systematic review and meta-analysis. Am J Obstet Gynecol. 2017;214:110-20.

[2]   Hammes H-P. Medikamentöse Therapie der diabetischen Retinopathie – Die diabetologische Perspektive. Diabetologe. 2018;14:568-76.

[3]   McNeilly AD, McCrimmon RJ. Impaired hypoglycemia awareness in type 1 diabetes: lessons from the lab. Diabetologia. 2018;61:743-50.

[4]   Ringhol L, Pedersen-Bjergaard U, Thorsteinsson B, Damm P, Mathiesen ER, et al. Hypoglycaemia during pregnancy in women with Type 1 diabetes. Diabet Med. 2012;29:558-66.

[5]   Iqbal A, Heller SR. The role of structured education in the management of hypoglycemia. Diabetologia. 2018;61:751-60.

[6]   Pickup J, Sutton A. Severe hypoglycaemia and glycaemic control in Type 1 diabetes: meta-analysis of multiple daily insulin injections compared with continuous subcutaneous insulin infusion. Diabet Med. 2008;25:765-74.

[7]   Pickup J. Is insulin pump therapy effective in Type 1 diabetes? Diabet Med. 2019;36:269-78.

[8]   Feig D, Donovan K, Corcoy R, Murphy KE, Amiel SA, et al. Continuous glucose monitoring in pregnant women with type 1 diabetes (CONCEPTT): a multicentre international randomised controlled trial. Lancet. 2017;390(10110):2347-2359.

[9]   Reddy M, Jugnee N, El Laboudi A, Spanudakis E, Anantharaja S, et al. A randomized controlled pilot study of continuous glucose monitoring and flash glucose monitoring in people with Type 1 diabetes and impaired awareness of hypoglycaemia. Diabet Med. 2018;35:483-90.

[10] I-Ching Chou, Chu-Hsing Wang, Wei-De Lin, et al. Risk of epilepsy in type 1 diabetes mellitus: a population cohort study. Diabetologia. 2016;59:1196-203.

[11] Suttner S. Epilepsie und Schwangerschaft: Prä- und intrapartales Management. Frauenarzt. 2014;55:854-7.

9.3 Fall: GCK-MODY (MODY 2)

Jens H. Stupin

9.3.1 Fallbeschreibung

Eine 26-jährige I Gravida/0 Para stellte sich in der 28. Schwangerschaftswoche (SSW) in der Diabetessprechstunde für Schwangere eines Perinatalzentrums vor.

Die Schwangere war mit einem Ausgangs-BMI: 23,1 kg/m² (Größe 1,69 m, Gewicht 66 kg) normalgewichtig und hatte außer einer Allergie auf Gräser- und Birkenpollen keine chronischen Vorerkrankungen und keinen Hypertonus. Ein Nikotinabusus lag nicht vor. In der Familie war sowohl bei der Mutter als auch der Großmutter mütterlicherseits der Patientin ein diätetisch therapierter Diabetes mellitus Typ 2 bekannt.

Der Schwangerschaftsverlauf war bis auf rezidivierende vaginale Blutungen in der Frühschwangerschaft, die jedoch nach einer Phase der Ruhe und Schonung sistierten, unauffällig. Ebenso unauffällig zeigte sich eine in der 22. SSW durchgeführte sonographische Fehlbildungsdiagnostik (DEGUM II). Die behandelnde Fachärztin führte in der 26 + 2 SSW einen 75 g-oGTT durch. Hier fiel eine isoliert erhöhte Nüchternblutglukose von 136 mg/dl (7,5 mmol/l) auf. Trotzdem wurde der oGTT fortgeführt. Die 1- und 2 h-Werte waren mit 129 mg/dl (7,2 mmol/l) und 84 mg/dl (4,7 mmol/l) unauffällig. Daraufhin erfolgte die Überweisung in die Spezialsprechstunde.

Die Patientin erhielt hier zunächst eine Beratung zu Ernährung und Anleitung zu körperlicher Aktivität sowie die Einweisung in die Blutglukose-Selbstmessung. In den über einen Zeitraum von einer Woche durchgeführten Blutzuckertagesprofilen fielen weiterhin erhöhte Nüchternblutglukosewerte (bis 140 mg/dl bzw. 7,8 mmol/l) bei normalen postprandialen Werten auf. Außerdem wurde in der fetalen Biometrie bei Wiedervorstellung in 28 + 5 SSW ein dysproportionales Wachstum des Abdomens mit einem Abdomenumfang (AU) nahe der 85. Perzentile festgestellt. Eine zeitgleich erfolgte Bestimmung des HbA1c ergab einen Wert von 6,3 %.

9.3.2 Woran müssen Sie bei diesem Fall denken?

Isoliert erhöhte Nüchternwerte zwischen 100 und 150 mg/dl (5,6–8,3 mmol/l), ein relativ geringer Blutglukoseanstieg < 83 mg/dl (< 4,6 mmol/l) im oGTT, leicht erhöhte HbA1c-Werte 5,8–7,6 % bei normalgewichtigen Schwangeren sowie ein milder Typ-2-Diabetes über drei Generationen in der Familienanamnese sollten immer die Frage nach einem in der Schwangerschaft demaskierten monogenen bzw. MODY-Diabetes, Maturity-Onset Diabetes of the Young, aufwerfen [1–5].

In der Diabetesklassifikation der American Diabetes Association (ADA) [6] wird dieser unter „Andere spezifische Diabetes-Typen" subsumiert. Inzwischen sind durch Verfahren der Gendiagnostik 14 verschiedene Varianten, denen autosomal-dominant, meist heterozygot, vererbte Mutationen zugrunde liegen, aufgedeckt worden. Insel-Autoantikörper lassen sich nicht nachweisen.

Häufigste, in der Schwangerschaft oft als Gestationsdiabetes falsch klassifizierte Variante ist der GCK-MODY, früher auch als MODY 2 bezeichnet, der bei ca. 2 % der Schwangeren mit GDM auftritt [1,2,7,8]. Hier liegt eine Mutation des Glukokinase (GCK)-Gens (Chromosom 7p15-p13) vor. Das Enzym Glukokinase fungiert als Glukosesensor der β-Zelle [9]. Es ist das Schlüsselenzym bei der Umwandlung von Glukose in Glukose-6-Phosphat und löst das Signal für die Insulinausschüttung aus [9,10]. Bei den Betroffenen ist der Sollwert der Nüchternblutglukose auf 100 bis 150 mg/dl (5,6,-8,3 mmol/l) verändert, außerdem liegt eine milde Hyperglykämie vor [1,11]. Nach Mahlzeiten oder im oGTT erfolgt eine adäquate Insulinausschüttung und ein geringer Glukoseanstieg, was den Defekt maskiert. Meist ist nur der HbA1c leicht erhöht. Der milde Verlauf der Krankheit und das weitgehende Fehlen von diabetesspezifischen Folgekomplikationen erfordern nur eine Ernährungsumstellung und vermehrte Bewegung aber keine medikamentöse Therapie [12].

Chakara et al. [2] schlagen nach Auswertung der britisch-irischen populationsbasierten Atlantic Diabetes in Pregnancy (Atlantic DIP)-Studie als Cut-off für die Differenzierung zwischen GCK-MODY und GDM eine Nüchternblutglukose ≥ 99 mg/dl (5,5 mmol/l) bzw. 99–144 mg/dl (5,5–8,0 mmol/l) und einen BMI < 25,0 kg/m^2 vor. Damit ließe sich ein GCK-MODY mit einer Sensibilität von 68 % und einer Spezifität von 96 % erkennen. 2,7 Frauen müssten getestet werden, um einen Fall mit GCK-MODY zu entdecken.

9.3.3 Therapiebeginn und weiterer Verlauf

Nach eingehender Bewertung der vorgenannten Befunde wurde unverzüglich eine Insulintherapie mit Basalinsulin abends 0–0–0–8 I. E. begonnen. Im weiteren Verlauf wurde das Basalinsulin auf 0–0–0–42 I. E. gesteigert. Darunter konnten Nüchternblutglukosewerte um 95 mg/dl (5,3 mmol/l) erreicht werden. Das fetale Wachstum konnte auf der 85.–90. Perzentile gehalten werden, was durch zwei- bis dreiwöchentliche Ultraschalluntersuchungen kontrolliert wurde. Ab der 32 + 0 SSW erfolgte einmal pro Woche eine CTG-Kontrolle.

Die bei der Schwangeren durchgeführte Genanalyse bestätigte den V. a. eine GCK-Genmutation.

Nach vorzeitigem Blasensprung kam es in 39 + 3 SSW zu einem unkomplizierten Spontanpartus eines gesunden männlichen Neugeborenen aus Schädellage mit einem Nabelarterien-pH von 7,19, einem Apgar-Score 8/9/10 und einem Geburtsgewicht von 3.820 g, Länge: 51 cm, Kopfumfang: 35 cm (eutroph, 10.–90. Perzentile). Die Insulintherapie war bereits nach Einsetzen der Wehen beendet worden.

Die erste neonatale Blutglukosemessung (2 h *post partum*) ergab einen Wert von 28 mg/dl (1,6 mmol/l). Daraufhin wurde das Neugeborene zur Überwachung auf die neonatale Intensivstation verlegt, wo es einen peripheren Venenzugang und eine Dauerinfusion mit einer Elektrolyt-/Glukoselösung erhielt. In der Kontrolle zeigte sich ein Blutglukosewert von 42 mg/dl (2,3 mmol/l). Im weiteren Verlauf war das Neugeborene normoglykämisch und konnte am 3. Lebenstag zusammen mit der Mutter entlassen werden. Das Neugeborene wurde insgesamt 6 Monate exklusiv gestillt.

Die Mutter stellte sich zeitnah nach Entlassung in einer diabetologischen Schwerpunktpraxis vor. Eine Insulintherapie ist nicht notwendig, da sich unter bewusster Ernährung und ausreichend körperlicher Bewegung die Stoffwechselsituation ohne medikamentöse Therapie weiterhin stabil zeigt.

Inzwischen hat eine Gendiagnostik des Kindes ergeben, dass dieses nicht von der Mutation betroffen ist, während eine Diagnostik von Großmutter und Mutter der Patientin das vermutete Vorliegen eines GCK-MODY bestätigte.

9.3.4 Diagnose

In der Schwangerschaft diagnostizierter monogener Diabetes GCK-MODY. Der Fetus bzw. das Neugeborene ist von der Mutation nicht betroffen.

9.3.5 Rationale der Therapie und Diskussion des therapeutischen Vorgehens

Zur individuellen Therapieplanung und Durchführung der Insulintherapie im vorliegenden Fall trugen die erhöhte maternale Nüchternblutglukose, der leicht erhöhte HbA1c, der normale BMI, der gendiagnostische Nachweis der GCK-Mutation bei der Mutter, sowie das Vorliegen eines fetalen LGA (large for gestational age) mit AU > 75. Perzentile, das vermuteten ließ, dass der Fetus von der Mutation nicht betroffen ist.

Bei V. a. eine Genmutation der Schwangeren sollte eine Genanalyse nach Aufklärung entsprechend Gendiagnostikgesetz erfolgen [5]. Eine invasive fetale Genotypisierung nach Amniozentese, die das Abortrisiko erhöhen würde, ist nicht indiziert.

Unabhängig vom Geschlecht wird die Mutation an 50 % der Nachkommen vererbt [1]. Das Geburtsgewicht des Kindes ist abhängig von der Kombination der fetalen, maternalen und paternalen Genotypen. Insofern bietet eine Gendiagnostik der Schwangeren die Chance frühzeitiger Klarheit und Beginn einer individuellen Therapie inklusive verbessertem Management der Geburt und fundierter Abschätzung der Prognose.

Trägt die Mutter die Anlage für eine GCK-Mutation, der Fetus aber nicht, besteht das Risiko für ein LGA des Neugeborenen in 39 bzw. 41 % mit einem im Mittel um 600 bzw. 700 g höheren Geburtsgewicht im Vergleich zu Schwangerschaften ohne GCK-MODY [13,14]. Wenn Mutter und Fetus die Mutation tragen, resultiert ein normales Wachstum des Fetus. Hat der Fetus die Mutation vom Vater als Anlageträger bei gesunder Mutter geerbt, besteht das Risiko einer Wachstumsverzögerung mit einem bis

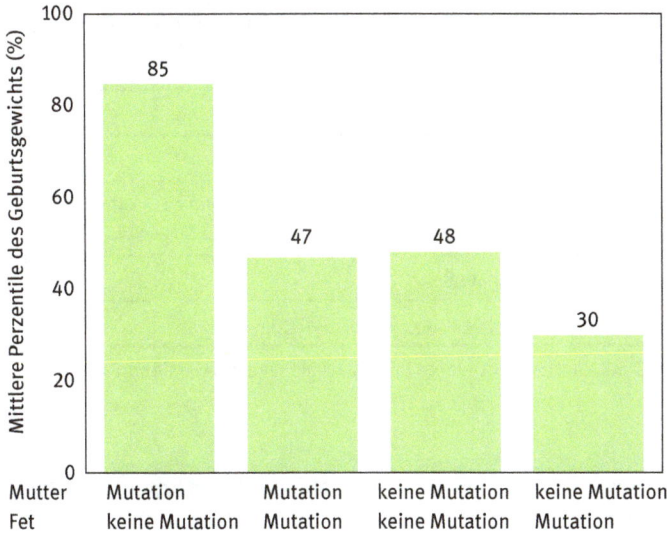

Abb. 9.1: Mittlere Geburtsgewichtsperzentile (%) bei nicht- bzw. betroffenen Nachkommen von Frauen mit und ohne Glukokinase (GCK)-Mutation [nach 14].

zu 500 g niedrigeren Geburtsgewicht bedingt durch den vermehrten Glukosebedarf [14,15] (Abb. 9.1).

Langzeitfolgen für die Nachkommen durch die maternale Hyperglykämie sind bisher nicht beobachtet worden [16,17].

Das Management von Schwangeren mit GCK-MODY richtet sich nach dem fetalen Genotyp, der bestimmt, wie der Fetus auf die maternale Hyperglykämie reagiert. Da dieser meist unbekannt ist, sind ultrasonographische Messungen des AU ab dem 2. Trimenon aufschlussreich. Ein AU > 75. Perzentile lässt darauf schließen, dass der Fetus die Mutation nicht trägt, während ein normales Wachstum auf denselben erhöhten Glukose-Setpoint und damit einer Mutationsträgerschaft wie bei der Mutter hinweist. Im ersten Fall ist eine Insulintherapie angezeigt, im zweiten nicht, da hierdurch eine Wachstumsverzögerung hervorgerufen werden kann [18–20].

Tab. 9.1 enthält einen Vorschlag für das praktische Vorgehen in der Schwangerschaft. Daraus leitet sich ab, dass bei bekannter Mutation der Mutter, aber meist unbekannter Mutation des Fetus, eine Insulintherapie nur bei einem beginnenden LGA mit AU > 75. Perzentile indiziert ist, deren Monitoring durch zweiwöchentliche sonographische Kontrollen ab 26. SSW erfolgen sollte [1,5].

Die bislang größte Studie zum Schwangerschaftsverlauf bei GCK-MODY [21] stützt dieses, sich in Einklang mit der aktuellen S3-Leitlinie „Gestationsdiabetes" befindliche therapeutische Vorgehen. In eine retrospektive Auswertung von Daten des seit 2008 existierenden US Monogenic Diabetes Registry der Universität Chicago, USA, konnten von den darin erfassten n = 205 Schwangeren mit bekannter GCK-Mutation n = 54 Frauen, die über 128 Schwangerschaften berichteten, aufgenommen werden. Signifikant niedrigere Geburtsgewichte wurden bei reifgeborenen Feten mit GCK-

Tab. 9.1: Therapeutisches Vorgehen in der Schwangerschaft in Abhängigkeit des Vorliegens einer GCK-Mutation.

Mutter	Kind	Folgen	Therapie
GCK-Mutation			
+	–	Anteil LGA ca. 40 %, GGW: + 700 g	Insulin nach Ultraschall, wenn AU > 75. P.
+	+	normales Wachstum	keine
–	+	Wachstumsverzögerung, GGW: –500 g	keine

+ = GCK-Mutation, - = keine GCK-Mutation, LGA = large for gestational age, GGW = Geburtsgewicht, AU = Abdomenumfang

Mutation gefunden, deren Mütter mit Insulin oder Sulfonylharnstoffen therapiert wurden. Demgegenüber zeigten sich bei Feten ohne GCK-Mutation sowohl bei Insulin- als auch keiner Therapie höhere Geburtsgewichte. Die Autoren vermuten, dass ohne aggressive Insulintherapie, die wiederum in 23 % der Fälle schwere Hypoglykämien hervorrief, eine suboptimale Blutglukosekontrolle zu LGA-Feten auch unter Insulintherapie führt. Gerade hier zeigt sich die Herausforderung einer Therapie von Schwangeren mit GCK-Mutation, da oft hohe Insulindosen zur Überwindung des erhöhten Glukose-Setpoints benötigt werden. Ein wichtiges Ergebnis ist weiterhin die mit der US-amerikanischen Normalpopulation vergleichbare Abort- (19 %) und Fehlbildungsrate. Eine präkonzeptionelle, blutglukosesenkende Therapie von Frauen mit bekannter GCK-Mutation zur Verminderung des Abortrisikos erscheint somit nicht notwendig.

Ein GCK-MODY tritt in 2 % aller Schwangerschaften mit Gestationsdiabetes auf und wird häufig fälschlich als solcher eingeordnet und therapiert. Typisch sind folgende Kennzeichen:
- Nüchternwerte zwischen 100 und 150 mg/dl (5,6–8,3 mmol/l)
- Blutglukoseanstieg < 83 mg/dl (4,6 mmol/l) im oGTT
- HbA1c-Werte 5,8–7,6 %
- BMI < 25,0 kg/m^2
- milder Diabetes mellitus Typ 2 über drei Generationen
- Insel-Autoantikörper negativ

Bei der Kombination aus Nüchtern-Blutglukose ≥ 99 mg/dl (5,5 mmol/l) und BMI < 25,0 kg/m^2 sollte auf GCK-Mutation getestet werden.
Bei Kenntnis der maternalen Mutation ist eine Therapie nur bei einer sich im Ultraschall abzeichnenden Makrosomie bzw. LGA (AU > 75. P.) des Fetus indiziert.
Bestimmung von Insel-Autoantiköper zum Ausschluss eines Diabetes mellitus Typ 1 erwägen.

Literatur

[1] Chakera AJ, Steele AM, Gloyn AL, Shepherd MH, Shields B, et al. Recognition and management of individuals with hyperglycemia because of a heterozygous glucokinase mutation. Diabetes Care. 2015;38:1383-92.

[2] Chakera AJ, Spyer G, Vincent N, Ellard S, Hattersley AT, et al. The 0,1% of the population with glucokinase monogenic diabetes can be recognized by clinical characteristics in pregnancy: the Atlantic Diabetes in Pregnancy cohort. Diabetes Care. 2014;37:1230-6.

[3] Steele AM, Wensley KJ, Ellard S, Murphy R, Shepherd M, et al. Use of HbA1c in the identification of patients with hyperglycaemia caused by a glucokinase mutation: observational case control studies. PLoS ONE. 2013;8:e65326.

[4] Murphy R, Ellard S, Hattersley AT. Clinical implications of a molecular genetic classification of monogenic beta-cell diabetes. Nat Clin Pract Endocrinol Metab. 2008;4:200-13.

[5] Deutsche Diabetes Gesellschaft (DDG), Deutsche Gesellschaft für Gynäkologie und Geburtshilfe (DGGG). S3-Leitlinie Gestationsdiabetes mellitus (GDM), Diagnostik, Therapie und Nachsorge. 2. Aufl. AWMF-Registernummer 057–008; 2018. Im Internet: https://www.awmf.org/uploads/tx_szleitlinien/057-008l_S3_Gestationsdiabetes-mellitus-GDM-Diagnostik-Therapie-Nachsorge_2018-03.pdf; Zugriff: 01.05.2019

[6] American Diabetes Association (ADA). 2. Classification and diagnosis of diabetes. Diabetes Care. 2017;40(1):S11-24.

[7] Fajans SS, Bell GI, Polonsky KS. Molecular mechanisms and clinical pathophysiology of maturity-onset diabetes of the young. N Engl J Med. 2001;345:971-80.

[8] Spyer G, Hattersley AT, Sykes JE, Sturley RH, MacLeod KM. Influence of maternal and fetal glucokinase mutations in gestational diabetes. Am J Obstet Gynecol. 2001;185:240-1.

[9] Matschinsky FM, Glaser B, Magnuson MA. Pancreatic beta-cell glucokinase: closing the gap between theoretical concepts and experimental realities. Diabetes. 1998;47:307-15.

[10] Nolan CJ, Prentki M. The islet beta-cell: fuel responsive and vulnerable. Trends Endocrinol Metab. 2008;19:285-91.

[11] Prisco F, Iafusco D, Franzese A, Sulli N, Barbetti F. MODY 2 presenting as neonatal hyperglycaemia: a need to reshape the definition of „neonatal diabetes"? Diabetologia. 2000;43:1331-2.

[12] Steele AM, Shields BM, Wensley KJ, Colclough K, Ellard S, et al. Prevalence of vascular complications amaong patients with glucokinase mutations and prolonged, mild hyperglycemia. JAMA. 2014;311:279-86.

[13] de Las Heras J, Martínez R, Rica I, de Nanclares GP, Vela A, et al. Heterozygous glucokinase mutations and birth weight in Spanish children. Diabet Med. 2010;27:608-10.

[14] Spyer G, MacLeod KM, Shepherd M, Ellard S, Hattersley AT. Pregnancy outcome in patients with raised blood glucose due to a heterozygous glucokinase gene mutation. Diab Med. 2009;26:14-8.

[15] Hattersley AT, Beards F, Ballantyne E, Appleton M, Harvey R, et al. Mutations in the glucokinase gene of the fetus result in reduced birth weight. Nat Genet. 1998;19:268-70.

[16] Singh R, Pearson ER, Clark PM, Hattersley AT. The long-term impact of exposure to hyperglycemia in utero due to maternal glucokinase gene mutations. Diabetologia. 2007;50:620-4.

[17] Velho G, Hattersley AT, Froguel P. Maternal diabetes alters birth weight in glucokinase-deficient (MODY 2) kindred but has no influence on adult weight, height, insulin secretion or insulin sensitivity. Diabetologia. 2000;43:1060-3.

[18] Dickens LT, Naylor RN, Clinical management of women with monogenic diabetes during pregnancy. Curr Diab Rep. 2018;18:12.

[19] Bacon S, Schmid J, McCarthy A, Edwards J, Fleming A, et al. The clinical management of hyperglycemia in pregnancy complicated by maturity-onset diabetes of the young. Am J Obstet Gynecol. 2015;213:236.e1-7.

[20] Stride A, Shields B, Gill-Carey O, Chakera AJ, Colclough K, et al. Cross-sectional and longitudinal studies suggest pharmacological treatment used in patients with glucokinase mutations does not alter glycaemia. Diabetologia. 2014;57:54-6.

[21] Dickens LT, Letourneau LR, Sanyoura M, Greeley SAW, Philipson LH, et al. Management and pregnancy outcomes of women with GCK-MODY enrolled in the US Monogenic Diabetes Registry. Acta Diabetologia. 2019;56:405-11.

9.4 Fall: Manifestation eines fulminanten Typ-1b-Diabetes in der Schwangerschaft

Michael Hummel

9.4.1 Fallbeschreibung

Bei einer schwangeren Frau aus Asien tritt innerhalb weniger Tage ein Diabetes mit schwerer Ketoazidose auf. Der Fetus verstirbt in der Ketoazidose. Diese fulminante Typ-1b-Diabetesform wird vermutlich durch Viren ausgelöst und tritt nahezu ausschließlich bei Asiaten auf. Die Diabetes-Autoantikörper sind negativ, C-Peptid ist nicht nachweisbar, die Pankreas-Lipase massiv erhöht. Therapie der Wahl ist die intensivierte Insulinersatztherapie. Die Kenntnis dieses Krankheitsbildes ist wichtig, um fatale Ausgänge für Mutter und Kind vermeiden zu können.

Anamnese und Befund: Eine gesunde 39-jährige Taiwan-Chinesin stellt sich in der 27. Schwangerschaftswoche (SSW), II Gravida/I Para, zum Routine-oGTT in der Diabetologischen Schwerpunktpraxis vor. Der erste Sohn ist zwei Jahre alt und wurde per primärer Sectio gesund entbunden. Der 75 g-oGTT ergab folgendes Ergebnis: Blutglukose nach 0/60/120 Minuten: 86/120/83 mg/dl. Ein Gestationsdiabetes (GDM) konnte somit ausgeschlossen werden.

In der 37. SSW. stellt sich die normalgewichtige Taiwan-Chinesin ambulant in der Notaufnahme eines Krankenhauses vor. Sie berichtet von erhöhter Temperatur mit 38 °C, Gliederschmerzen und „Ziehen im Bauch". Die von den Gynäkologen gemessene Temperatur beträgt 37,4 °C, der Blutdruck liegt bei 100/60 mmHg. Das CTG ist regelrecht, die gynäkologische Untersuchung unauffällig. Der Ultraschall / Doppler ist ohne pathologischen Befund. Das Labor zeigt folgende Auffälligkeiten: CRP 7,94 mg/dl (Norm bis 0,5 mg/dl), Blutbild unauffällig, Leber- und Nierenwerte und Gerinnung im Normbereich, Blutglukose nicht bestimmt. Urin-Stix: Eiweiß (+), Glukose negativ, Ketone + +. Unter dem Verdacht eines fieberhaften Infekts wurde die Patientin aus der ambulanten Behandlung wieder nach Hause entlassen.

Nur 4 Tage später wird die Patientin mit dem Krankenwagen wieder in die Notaufnahme eingeliefert. Die Patientin berichtet nun von Bauchschmerzen, am Vortag be-

stand Übelkeit, jetzt Erbrechen und Tachypnoe. Seit dem Vorabend wird keine Kindes-
bewegung mehr verspürt. Folgender Befund wird erhoben: Blutdruck 150/81 mmHg,
Herzfrequenz 106/min, Temperatur 35,6 °C (Ohr), Sauerstoffsättigung 100 %, Atem-
frequenz 33/min, massive Tachypnoe, Pulmo auskultatorisch frei. Es zeigt sich eine
trockene Zunge, keine Zyanose, kein Ikterus. Die Laboruntersuchungen ergeben
folgendes Ergebnis: Die Blutgasanalyse (RL) zeigt eine schwere ketoazidotische Ent-
gleisung mit einem pH von 6,9, Kalium 6,5 mmol/l, Lactat 2,0 mmol/l. Die Blutglukose
(RL) beträgt 642 mg/dl, die Labormessung ergibt 586 mg/dl. Im Urin-Stix Leukozyten
negativ, Glukose + + + + und Keton + + + +. Der HbA1c beträgt 6,1 %, CRP 15,4 mg/dl,
Leukozyten 13,4 G/l, Lipase 1.232 U/l (Normbereich 12–53 U/l), Kalium 6,59 mmol/l,
Natrium 126 mmol/l. Das sonstige Labor inklusive Prokalzitonin und IgG4 ist ohne
pathologischen Befund. Bezüglich der Familienanamnese ergibt sich abgesehen von
einem primären Hyperaldosteronismus bei der Schwester der Patientin keine familiäre Belastung. Im Krankenhaus wird nun die Verdachtsdiagnose Diabetes Typ 1 DD
Typ 3 mit Ketoazidose bei Pankreatitis unklarer Genese gestellt.

Die Patientin wird für die nächsten drei Tage auf die Intensivstation verlegt. Es
wird ein Abdomen-CT mit Kontrastmittel durchgeführt: Hier zeigt sich im Bereich des
homogen kontrastierten Pankreas kein auffälliger Befund. Im Abdomen keine freie
Flüssigkeit, keine freie Luft und es ergibt sich abgesehen von einer geringen fokalen
Mehrverfettung der Leber ein Normalbefund. In den folgenden Tagen wird die technische Diagnostik ergänzt: Auch der Röntgen-Thorax sowie das Schädel- und Thorax-
CT sind ohne wegweisenden Befund. Ebenso zeigt das Abdomen-Sonogramm keinen
auffälligen Befund: Das außerordentlich gut darstellbare Pankreas ist unauffällig, der
Pankreasgang ist nicht erweitert, kein Nachweis einer intra- oder extrahepatischen
Gallengangserweiterung, kleine Gallensteine ohne Cholezystitis, keine Entzündung,
ansonsten unauffälliger Befund. Das Herzecho ist ohne pathologischen Befund.

Leider können die Gynäkologen bei dem ungeborenen Kind keine Vitalzeichen
feststellen. Am Tag nach der stationären Aufnahme wird der verstorbene Fetus bei
Plazenta praevia partialis per Sectio entbunden (Mädchen, 2.820 g, 49 cm Länge,
32,5 cm Kopfumfang, APGAR 0/0/0).

Die diabetische Ketoazidose wird auf der Intensivstation auf übliche Weise mit
Flüssigkeitsersatz, Insulin-i.v.-Gabe und Elektrolytausgleich komplikationslos re-
kompensiert. Die erhöhten Lipasewerte fallen rasch und kontinuierlich ab. Die Entlassung erfolgt 26 Tage nach der stationären Aufnahme mit folgendem Insulinsche-
ma: Insulin glargin 0–0–0–18, Insulin glulisin 2,5–1,5–2,0 IE/BE.

Die Patientin wird 3 Tage nach der Entlassung in unserer Praxis vorgestellt und wir
ergänzen die Diagnostik. Die Analysen zeigen folgende Ergebnisse: Glutamatdecar-
boxylase-Antikörper negativ, Antikörper gegen die Tyrosinphosphatase IA2 negativ,
Zink-Transporter-8-Antikörper negativ und Insulin-Autoantikörper negativ, C-Peptid
wiederholt nicht nachweisbar (< 0,1 µg). Die HLA-Typisierung ergibt folgendes Ergebnis: Haplotyp HLA DRB1*1202-DQB1*0301 (bei Asiaten Typ-1a-Diabetes protektiv) und
Haplotyp HLA DRB1*0803-DQB1*0601 (Typ-1a-Diabetes neutral).

Diagnose. Wir stellen aufgrund der typischen Konstellation die Diagnose eines fulminanten Typ-1b-Diabetes. Im Rahmen der Manifestation mit schwerer Ketoazidose kam es zum intrauterinen Fruchttod in der 37. SSW.

Therapie und Verlauf. Im weiteren Verlauf wurde dann drei Monate nach der Manifestation des Diabetes bei symptomatischer Cholezystolithiasis eine laparoskopische Cholezystektomie nach Steinabgang durchgeführt. Eine TPO-negative latente Hypothyreose wurde diagnostiziert und wird mit L-Thyroxin 75 1-0-0 therapiert.

Der aktuelle BMI beträgt 23,4 kg/m^2. Die Untersuchung auf mikroangiopathische diabetologische Folgeerkrankungen zeigt keine Mikroalbuminurie, keine Retinopathia diabetica und keine periphere Neuropathie. Zunächst wurde ambulant die Insulintherapie mit Inulin glulisin circa 10–7–10 IE und Insulin glargin 0–0–0–14 weitergeführt. Bei weiterhin und wiederholt nicht nachweisbarem C-Peptid und ausgeprägter Sprachbarriere stellte sich die Blutglukoseeinstellung zunächst instabil und nicht einfach dar. Bei erneutem Kinderwunsch (und zwischenzeitlich verbesserten Sprachkenntnissen) wurde dann auf eine Insulinpumpentherapie (mit chinesischem Display) und konsekutiv CGMS umgestellt. Hierunter zeigen sich bei der motivierten Patientin sehr gute Blutglukosetagesprofile sowie ein HbA1c von 6,5 % bei geringer Hypoglykämiefrequenz. Circa ein Jahr später wurde die Frau erneut schwanger und von einem gesunden Kind entbunden.

9.4.2 Diskussion

Der fulminante Typ-1b-Diabetes (FT1D) wurde im Jahre 2000 durch den Japaner A. Imagawa definiert [6]. Die aktuellen Kriterien lauten folgendermaßen [5]:
1. Extrem rapider Beginn √
2. Sehr kurze Dauer der Diabetes-Symptome (< 7 Tage) √
3. Blutglukose > 288 mg/dl und HbA1c < 8,5 % √
4. Azidose bei Manifestation √
5. C-Peptid < 0,3 ng/ml √
6. Diabetes-Antikörper negativ √
7. Serum Pankreas-Enzyme erhöht (in 98 % der Fälle) √
8. Grippe-artige oder abdominelle Symptome (70 %) √
9. DRB1*04:05-DQB1*04:01 bei 32,6 % der Patienten positiv (Odds Ratio 2,9)

Der √ zeigt an, dass bei der vorgestellten Patientin das jeweilige Kriterium erfüllt ist. Es sind alle Kriterien erfüllt, der Fallbericht zeigt einen klassischen Fall dieser relativ seltenen Erkrankung.

9.4.3 Risikofaktor Schwangerschaft

Ein typischer Risikofaktor für die Manifestation des fulminanten Diabetes ist die Schwangerschaft! Meist tritt der Diabetes im 3. Trimenon (oder kurz nach Entbindung) auf. In Japan waren nahezu alle Typ-1-Diabetes-Manifestationen in der Schwangerschaft ein fulminanter Typ-1b-Diabetes. Bei 21 % aller Frauen mit Erstmanifestation eines FT1D zwischen 13 und 49 Jahren trat die Erkrankung in der Schwangerschaft auf [1,7].

Eine Arbeit aus dem Jahr 2006 beschreibt die Manifestation von FT1D bei Frauen [10]. Verglichen wurden Frauen, die bei der Manifestation schwanger oder nicht schwanger waren. Bei Schwangeren mit FT1D zeigen sich im Vergleich folgende Kennzeichen:
- arterieller pH niedriger
- Amylase-Werte höher
- 18 Frauen entwickelten den FT1D während der Schwangerschaft (im Mittel mit 26,3 Wochen; Spanne 7–38 Wochen), vier Frauen direkt nach Entbindung (im Mittel 10,5 Tage nach Entbindung; Spanne 7–14 Tage)
- 12/18 mit Totgeburt (67 %)
- ⅚ der überlebenden Kinder wurden mit Sectio entbunden
- DRB1*0901-DQB1*0303 bei Schwangeren häufiger
- DRB1*0405-DQB1*0401 bei Nicht-Schwangeren häufiger

Es lässt sich festhalten, dass bei der Manifestation des FT1D in der Schwangerschaft die Symptome ausgeprägter sind als außerhalb der Schwangerschaft und dass die Prognose für den Fetus sehr schlecht ist.

Vermutlich ist die Erkrankung viral bedingt.

Während der Typ-1a-Diabetes autoimmun bedingt ist, wird vermutet, dass beim FT1D Viren eine akute Zerstörung der β-Zellen auslösen. Eine aktuelle Publikation stellt 23 Fälle mit nachgewiesener Virusinfektion vor. Verschiedene virale Erreger konnten hierbei beschrieben werden, zum Beispiel Coxsackievirus A5, A6, B1, B3, B4 und aktuell A2, Rotavirus, Cytomegalievirus, EBV, Hepatitis-A-Virus, Mumpsvirus, Parainfluenza-3-Virus, HHV6- und HHV7-Virus und Parvovirus B19 [9]. Auch im vorgestellten Fall zeigte die Patientin vier Tage vor der stationären Krankenhausaufnahme klinisch das Bild eines viralen Infekts. Leider wurde zum Zeitpunkt der Manifestation keine serologische Virusdiagnostik durchgeführt.

9.4.4 Klinische Einordnung

Durch die oben genannten Kriterien unterscheidet sich der FT1D vom klassischen T1D, dem autoimmun bedingten Typ-1a-Diabetes. Im vorgestellten Fall zeigt sich deutlich der Namensgebende – fulminante – Verlauf: Bei der ambulanten Aufnahme mit den Zeichen eines viralen Infektes wurde zwar keine Blutglukose gemessen, aber die Uringlukose war negativ, was vermuten lässt, dass die Blutglukose unter 180 mg/dl (Nierenschwelle, die in der Schwangerschaft aber oft noch niedriger ist) lag. Bestätigt wird der rapide Verlauf auch durch den niedrigen HbA1c-Wert von 6,1 % bei massiv erhöhtem Blutglukosewert vier Tage später. Dieser rasante Verlauf lässt sich nur über eine akute Zerstörung aller β-Zellen – wie oben diskutiert vermutlich durch einen Virus getriggert – erklären.

Beim klassischen autoimmunen Typ-1-Diabetes hingegen verläuft die Zerstörung der β-Zellen über Monate bis viele Jahre [4,11]. Das spiegelt sich auch darin wider, dass bei Diagnose eines autoimmunen Diabetes deutlich höhere HbA1c-Werte gemessen werden [5,7]. Obwohl der HbA1c-Wert bei Manifestation des FT1D niedriger ist, findet sich aufgrund der raschen β-Zellzerstörung eine geringere C-Peptid-Reserve als bei autoimmunen T1D [7]. Dementsprechend wird im Mittel bei der Behandlung des FT1D anfangs auch mehr Insulin als bei autoimmunen T1D benötigt [7]. Im vorgestellten Fall war der HbA1c mit 6,1 % nur minimal erhöht, C-Peptid aber nicht nachweisbar. Entsprechend dem absoluten Insulinmangel kommt es bei der Manifestation regelhaft zur vitalen Bedrohung durch eine Ketoazidose.

Typischerweise ist bei schwangeren Patienten dann die fetale Sterblichkeit erhöht, wobei unklar ist, welche Problematik – Ketoazidose, Elektrolytverschiebung, veränderte Osmolarität – letztendlich das fetale Risiko vermittelt. Warum die Schwangerschaft einen Risikofaktor für die FT1D-Erkrankung darstellt, ist unklar.

Vermutlich bedingt der virale Befall der β-Zellen und des Pankreas den massiven Anstieg der Pankreasenzyme. Dieses Phänomen wird in 98 % der Fälle von FT1D beobachtet. Unter anderem die vollkommen unauffällige Bildgebung schließt auch im geschilderten Fall eine andere Ursache – Steinabgang, klassische Pankreatitis – für die Entstehung des Diabetes aus.

20 % aller Japaner mit Typ-1-Diabetes sind an einem FT1D, 80 % an einem autoimmunen T1D erkrankt. Ebenfalls werden in China, Korea und Taiwan sowie in Südostasien (Malaysia, Vietnam) Fälle von FT1D beschrieben. Lediglich drei kaukasische Fälle (drei französische Frauen) sowie im Jahr 2018 ein der vorgestellten Patientin sehr ähnlicher Fall einer deutschen Schwangeren wurden in Publikationen bisher beschrieben [8]. Der vorgestellte Fall ist womöglich der erste, bei dem eine Asiatin in Europa (die Patientin war länger als ein Jahr vor der Erkrankung nicht außerhalb Europas gewesen) erkrankt ist. Auch in Australien wurden zwei Fälle von FT1D bei zugewanderten Asiaten beobachtet [2]. Warum die Erkrankung gehäuft bei Asiaten auftritt, ist nicht abschließend geklärt, aber eine genetische Ursache ist naheliegend.

Aufgrund der Globalisierung erscheint es wichtig, dass Ärzte in Notaufnahmen sowie Diabetologen und Gynäkologen das Krankheitsbild des FT1D kennen [2,3]. Nur so kann die Differenzialdiagnose rechtzeitig, also möglichst bereits bei Zeichen eines viralen Infekts bei Personen mit asiatischer Abstammung in Betracht gezogen werden. Grundsätzlich sollte bei Asiaten bei Zeichen eines viralen Infekts zumindest auch eine Blutglukosemessung durchgeführt werden.

9.4.5 Fazit für die Praxis

Ein fulminanter Typ-1b-Diabetes ist in Europa extrem selten, aber insbesondere durch die zunehmende Völkerwanderung und Reisetätigkeiten dürfte die Erkrankung auch gelegentlich in Europa auftreten. Entscheidend ist, das Krankheitsbild zu kennen, da die frühe Diagnose und Therapie die Prognose relevant verbessern kann. Typisch sind folgende Kennzeichen:

– extrem rapider Beginn
– Ketoazidose bei Manifestation, Diabetes-Antikörper negativ
– Blutglukose hoch, HbA1c niedrig, C-Peptid < 0,3 ng/ml
– Serum-Pankreas-Enzyme erhöht (98 %)
– grippeartige oder abdominelle Symptome (70 %)
– Risikofaktor Schwangerschaft!
– betrifft in der Regel Asiaten

Literatur

[1]   Cen LW, Niu YJ, Wang L. Fulminant type 1 diabetes mellitus associated with pregnancy in China. Int J Gynaecol Obstet. 2015;129:173-4.
[2]   Farrant MT, Rowan JA, Cundy T. Fulminant type 1 diabetes in pregnancy. Intern Med J. 2016;46:1212-5.
[3]   Hanafusa T, Imagawa A. Fulminant type 1 diabetes: a novel clinical entity requiring special attention by all medical practitioners. Nat Clin Pract Endocrinol Metab. 2007;3:36-45.
[4]   Hummel M, Bonifacio E, Schmid S, Walter M, Knopff A, et al. Islet autoantibody development and risk for childhood type 1 diabetes In offspring of affected parents. Annals of Internal Medicine. 2004;140:882-6.
[5]   Imagawa A, Hanafusa T, Awata T. Report of the committee of Japan diabetes society on the research of fulminant and acute-onset type 1 diabetes mellitus: new diagnostic criteria of fulminant type 1 diabetes mellitus. J Diabetes Invest. 2012;3:536-9.
[6]   Imagawa A, Hanafusa T, Miyagawa J, Matsuzawa Y. A novel subtype of type 1 diabetes mellitus characterized by a rapid onset and an absence of diabetes-related antibodies. Osaka IDDM Study Group. N Engl J Med. 2000;342:301-7.
[7]   Imagawa A, Hanafusa T, Uchigata Y, Kanatsuka A, Kawasaki E, et al. Fulminant type 1 diabetes: a nationwide survey in Japan. Diabetes Care. 2003;26:2345-52.
[8]   Beuttler C. Fulminanter Typ-1b-Diabetes bei einer europäischen Schwangeren. Der Diabetologe. 2018;14:493-6.
[9]   Ohara N, Kaneko M, Nishibori T, Sato K, Furukawa T, et al. Fulminant type 1 diabetes mellitus associated with coxsackie virus type A2 infection: a case report and literature review. Intern Med. 2016;55:643-6.
[10] Shimizu I, Makino H, Imagawa A, Iwahashi H, Uchigata Y, et al. Clinical and immunogenetic characteristics of fulminant type 1 diabetes associated with pregnancy. J Clin Endocrinol. Metab. 2006;91:471-6.
[11] Ziegler AG, Nepom GT. Prediction and pathogenesis in type 1 diabetes. Immunity. 2010;32:468-78.

10 Länderspezifische Besonderheiten im deutschsprachigen Raum

10.1 Österreich

Alexandra Kautzky-Willer

In Österreich wurden lange Zeit regional bzw. krankenhausabhängig unterschiedliche Strategien und Kriterien zur Diagnose eines Gestationsdiabetes (GDM) angewendet. Die WHO- oder die ADA-Kriterien, Screeningtests mit 50 g Glukose oder eine gewichtsabhängige Glukosebelastung kamen ebenso wie einzeitige Glukosetoleranztests zur Anwendung. In Graz wurden eine Zeit lang auch regelmäßig Amniozentesen zur Bestimmung der fetalen Hyperinsulinämie durchgeführt.

In Österreich findet sich ein starkes Ost-West-Gefälle mit erhöhtem Krankheitsrisiko im Osten für Adipositas und Diabetes im Allgemeinen, das sich auch beim GDM wiederfindet. Im Tiroler Diabetesregister, das aber nicht flächendeckend Tiroler Gesundheitsdaten beinhaltet, zeigte sich zuletzt eine Rate von 7,4 % bei einem nicht selektionierten Patientinnenkollektiv [1].

In Österreich wurde eine Rate von 17 % Adipösen bei Schwangeren festgestellt [2]. Die hohe Rate an übergewichtigen Frauen im Vergleich zu anderen Ländern mag auch die relativ hohe GDM-Prävalenz in verschiedenen Studien, vor allem in Schwerpunktzentren, erklären. So wurde bei Frauen mit BMI ab 29 kg/m² in der europäischen DALI-Studie in Österreich bei 23 % der Frauen schon in der frühen Schwangerschaft eine Hyperglykämie diagnostiziert [3]. Es zeigt sich auch, dass die Zahl der GDM Schwangeren in den letzten Jahren ansteigt. Ursachen sind einerseits eine Änderung der Klassifikationsgrenzen und andererseits ein immer älter werdendes Schwangerenkollektiv sowie die Zunahme von Übergewicht und Adipositas im gebärfähigen Alter. Aus all diesen Gründen wurden in Österreich sehr unterschiedliche GDM-Prävalenzraten, variierend zwischen 3 und 30 %, publiziert (Tab. 10.1). Es fehlen Prävalenzdaten der Gesamtpopulation, obwohl seit Anfang 2010 das routinemäßige GDM-Screening im Mutter-Kind-Pass für jede Schwangere vorgesehen ist. Leider ist bis jetzt eine zentrale Erfassung und Analyse dieser Daten nicht möglich.

Die Leitlinie für die Diagnose und Behandlung des GDM der österreichischen Diabetes Gesellschaft (ÖDG) ist bereits seit 2009 an die Empfehlungen der International Association of Diabetes Pregnancy Study Groups (IADPSG) angepasst und wird regelmäßig aktualisiert [14]. Die ÖDG-Empfehlungen sehen bei jeder Schwangeren eine Risikoevaluierung bereits bei der Erstvorstellung beim Frauenarzt im ersten Schwangerschafts-Trimenon vor. Ein Screening auf unerkannten manifesten Diabetes bei der ersten pränatalen Kontrolle wird besonders bei Anamnese eines GDM oder Prädiabetes, Fehlbildungen, Totgeburt, wiederholte Aborte oder Geburtsgewicht über 4.500 g in früheren Schwangerschaften, Adipositas, metabolischem Syndrom, Alter

https://doi.org/10.1515/9783110569186-010

GDM-Prävalenz in Österreich.

Publikation	GDM-Prävalenz
Festa A et al. 1995 [4]	5,9 %
Weijers RM et al. 1998 [5]	3,5 %
Hoppichler L et al. 2001 [6]	3–12 %
Weiss PAM 2002 [7]	8,8 % Graz 11,4 % Wien
Kautzky-Willer A et al. 2003 [8]	5–7 %
Leipold H et al. 2004 [9]	30,5 %
Leipold H et al. 2005 [10]	18,5 %
Kautzky-Willer A et al. 2008 [11]	21–29 %, je nach Kriterien
Vellinga A et al. 2012 [12]	28 % (29 % davon adipös)
Harreiter J et al. 2016 [3]	22,9 %
Egan AM et al. 2017 [13]	36 % (BMI ≥ 29 kg/m²) 20 % (< 20. Schwangerschaftswoche) 17 % (24.–26. Schwangerschaftswoche) 13 % (35.–37. Schwangerschaftswoche)
Delmarko I et al. 2018 [1]	7,4 %

über 45 Jahre, bei Gefäßerkrankungen, Auftreten von Diabetessymptomen, wie Glukosurie, sowie bei ethnischer Zugehörigkeit zu Gruppen mit hohem Risiko empfohlen. Hier soll, wenn nicht gleich ein oraler Glukosetoleranztest (oGTT) durchgeführt wird, zumindest die Nüchternglukose und der HbA1c-Wert bestimmt werden. Übersteigt die Nüchternglukose den Wert von 92 mg/dl, so spricht man von GDM, ab einem Wert von 126 mg/dl wird ein manifester Diabetes angenommen. Letzteres gilt auch, wenn der HbA1c über den Wert von 6,5 % hinausgeht, oder der 2 h-Wert beim oGTT vor der 20. Schwangerschaftswoche 200 mg/dl übersteigt. In all diesen Fällen wird sofort eine Behandlung initiiert.

In Österreich wird kein Screeningtest mit 50 g Glukose empfohlen, sondern nur ein einzeitiger 2 h-Test mit 75 g-Glukose. Ein einziger erhöhter Wert ist für die Diagnose ausreichend und bedarf bereits einer strikten Stoffwechselkontrolle. Nach bariatrischer Operation wird aufgrund der Gefahr einer postprandialen Hypoglykämie die Durchführung eines oGTT nicht empfohlen. Der oGTT in der 24.–28. Schwangerschaftswoche ist ansonsten generell für alle schwangeren Frauen mit bisher unauffälligem Glukosetoleranzstatus im Rahmen der Mutter-Kind-Pass-Untersuchungen verpflichtend für den Erhalt des vollen Kinderbetreuungsgelds.

Postpartal ist bei allen Frauen mit GDM 6 bis 12 Wochen nach der Geburt die Durchführung eines oGTT zur Reklassifikation der Glukosetoleranz und zur Beurteilung der weiteren Maßnahmen vorgeschrieben. Leider sind auch hier keine Daten zu diesen Tests verfügbar, nach Studien nehmen ca. 30–70 % der Frauen an den ersten Nachkontrollen teil. In einem multizentrischen österreichischen Projekt zeigten postpartal 76,1 % eine normale Glukosetoleranz, 21,4 % Prädiabetes und 2,5 % Typ-2-Diabetes [11].

Literatur

[1] Delmarko I, Harrasser A, Leo M, Pfeifer C, Kernteam des Diabetesregisters Tirol, Fachbeirat des Diabetesregisters Tirol. Diabetesregister Tirol: Jahresbericht 2016 und Gesamtübersicht 2006 bis 2016. Innsbruck: Institut für Integrierte Versorgung der Tirol Kliniken GmbH, Institut für klinische Epidemiologie. 2018.

[2] Poston L, Caleyachetty R, Cnattingius S, Corvalan C, Uauy R, et al. Preconceptional and maternal obesity: epidemiology and health consequences. Lancet Diabetes Endocrinol. 2016;4(12):1025-36.

[3] Harreiter J, Simmons D, Desoye G, Corcoy R, Adelantado JM, et al. IADPSG and WHO 2013 gestational diabetes mellitus criteria identify obese women with marked insulin resistance in early pregnancy. Diabetes Care. 2016;39(7):e90-2.

[4] Fest A, Schernthaner G. The clinical relevance of gestational diabetes mellitus. Diabetes und Stoffwechsel. 1995;4(1):21-9.

[5] Weijers RN, Bekedam DJ, Oosting H. The prevalence of type 2 diabetes and gestational diabetes mellitus in an inner city multi-ethnic population. Eur J Epidemiol. 1998;14(7):693-9.

[6] Hoppichler F, Lechleitner M. Counseling programs and the outcome of gestational diabetes in Austrian and Mediterranean Turkish women. Patient Educ Couns. 2001;45(4):271-4.

[7] Weiss PAM. Diabetes und Schwangerschaft. Wien: Springer-Verlag; 2002.

[8] Kautzky-Willer A, Bancher-Todesca D. Gestationsdiabetes. Wien Med Wochenschr. 2003;153(21-22):478-84.

[9] Leipold H, Kautzky-Willer A, Ozbal A, Bancher-Todesca D, Worda C. Fetal hyperinsulinism and maternal one-hour postload plasma glucose level. Obstet Gynecol. 2004;104(6):1301-6.

[10] Leipold H, Worda C, Gruber CJ, Kautzky-Willer A, Husslein PW, et al. Large-for-gestational-age newborns in women with insulin-treated gestational diabetes under strict metabolic control. Wien Klin Wochenschr. 2005;117(15-16):521-5.

[11] Kautzky-Willer A, Bancher-Todesca D, Weitgasser R, Prikoszovich T, Steiner H, et al. The impact of risk factors and more stringent diagnostic criteria of gestational diabetes on outcomes in central European women. J Clin Endocrinol Metab. 2008;93(5):1689-95.

[12] Vellinga A, Zawiejska A, Harreiter J, Buckley B, Di Cianni G, et al. Associations of body mass index (Maternal BMI) and gestational diabetes mellitus with neonatal and maternal pregnancy outcomes in a multicentre European database (diabetes and pregnancy vitamin D and lifestyle intervention for gestational diabetes mellitus prevention). ISRN Obes. 2012;2012:424010.

[13] Egan AM, Vellinga A, Harreiter J, Simmons D, Desoye G, et al. Epidemiology of gestational diabetes mellitus according to IADPSG/WHO 2013 criteria among obese pregnant women in Europe. Diabetologia. 2017;60(10):1913-21.

[14] Kautzky-Willer A, Harreiter J, Bancher-Todesca D, Berger A, Repa A, et al. Gestationsdiabetes (GDM). Wien Klin Wochenschr. 2016;128(2):103-12.

10.2 Schweiz

Irene Hösli, Evelyn A. Huhn

10.2.1 Gestationsdiabetes in der Schweiz

In der Schweiz beträgt die Prävalenz von Schwangerschaftsdiabetes (GDM) etwa 10–12 % [1,2] und hat sich nach der Umstellung des Screening mit Einführung der International Association for Diabetes in Pregnancy Study Group (IADPSG)-Empfehlungen in der 24.–28. Schwangerschaftswoche mittels 75 g-oralen-Glukosetoleranztests (oGTT) fast vervierfacht [2].

10.2.2 Screening des Gestationsdiabetes

Bereits im Jahr 2009 hatte die Schweizerische Gesellschaft für Endokrinologie und Diabetologie (SED) die Erkenntnisse aus der Hyperglycemia and Adverse Pregnacy Outcome (HAPO)-Studie [3] übernommen [4]. Nachfolgend überarbeitete die Akademie für materno-fetale Medizin im Auftrag der Qualitätssicherungskommission der Schweizer Gesellschaft für Gynäkologie und Geburtshilfe (SGGG) zusammen mit der SED die Empfehlungen der IADPSG [5] und im Jahr 2011 wurde der Expertenbrief Nr. 37 „Screening des Gestationsdiabetes" veröffentlicht (Tab. 10.2). Grundlegend wurden alle Empfehlungen der IADPSG [5] zum Screening eines präexistenten Diabetes bei der ersten Schwangerschaftskontrolle und das universelle Screening auf GDM in den 24.–28. Schwangerschaftswochen übernommen. Als mögliche Alternative zum erwähnten Screening und zum Einsparen von Ressourcen, kann auch ein Zweistufenkonzept auf der Basis der Nüchternblutglukose erwogen werden: Ein 75 g-oGTT muss somit nur bei den Frauen durchgeführt werden, bei denen der Nüchternwert zwischen 4,4 und 5,0 mmol/l liegt. Mit dieser Strategie würden 40–45 % (< 4,4 mmol/l: 35 % und ≥ 5,1 mmol/l: 8,3 %) der Frauen die Glukosebelastung ohne eine erhebliche Verschlechterung der Detektionsrate (Sensibilität von 95 %) eingespart werden können. Eine große Studie aus Basel und Genf mit über 2.000 Teilnehmerinnen zeigte jedoch, dass mittels dieser Methode bei 21,5 % der Schwangeren kein GDM diagnostiziert worden wäre [1]. Die Strategie führte jedoch zu einer hohen Einsparung von 63,9 % der Glukosebelastung. Die zweite im Expertenbrief beschriebene Alternative ist die Durchführung des oGTT mit alleiniger Abnahme der Nüchternblutglukose und der 1 h-Blutglukose zulasten einer niedrigeren Sensibilität von 87 %. Entwickeln sich im Verlauf der Schwangerschaft sonographische Auffälligkeiten, wie Makrosomie und / oder Polyhydramnion, kann ein zweites Screening mittels Nüchternblutglukose oder einem weiteren 75 g-oGTT erwogen werden. Trotz der Einführung der mit Deutschland und Österreich gemeinsam erstellten S3-Leitlinie der Arbeitsgemeinschaft der Wissenschaftlichen Medizinischen Fachgesellschaften (AWMF) in

2018 [6], wird schweizweit weiterhin auch an den Empfehlungen des Expertenbriefes Nr. 37 festgehalten (Tab. 10.3). Das in der AWMF-Leitlinie empfohlene frühe Screening für GDM mit einer Nüchternblutglukose ≤ 5,1 mmol/l wird nur an einem der 5 Zentren durchgeführt. Ein weiteres Zentrum stellt die Diagnose GDM mittels erhöhten Postprandialwerten, aber nicht mit der Nüchternblutglukose. Bei einem dritten Universitätsspital wird zumindest eine Beratung bezüglich Lebensstiländerungen bei einer Nüchternblutglukose ≤ 5,6 oder einen HbA1c ≤ 5,7 % durchgeführt. Die restlichen zwei Universitätsspitäler stellen die Diagnose GDM erst in den 24.–28. Schwangerschaftswochen mit Hilfe des Standardscreenings.

Tab. 10.2: Empfehlungen Expertenbrief Nr. 37 – generelles Screening 24.–28. SSW.

Standard	Grenzwerte im venösen Plasma:
	− Nüchtern-BG ≤ 5,1 mmol/l
	− 1-Stunden-BG ≤ 10,0 mmol/l
	− 2-Stunden-BG ≤ 8,5 mmol/l
	(ein pathologischer Wert notwendig)
Alternative 1 = Sensibilität 95 %	Zweistufentest anhand Nüchtern-BG
	< 4,4 mmol/l → kein 75 g-oGTT notwendig
	4,4–5,0 mmol/l → 75 g-oGTT notwendig
	≤ 5,1 mmol/l → Diagnose Gestationsdiabetes bestätigt
Alternative 2 = Sensibilität 87 %	Bestimmung nur der Nüchtern- und der 1 h-BG

*Abkürzungen: BG: Blutglukose; oGTT: oraler Glukosetoleranztest.

Tab. 10.3: Screening an den 5 Schweizer Universitätsspitälern.

Universitätsspital	Basel	Bern	Genf	Lausanne	Zürich
Screening 24–28 SSW					
Standard	ja	ja	ja	ja	ja
Alternative 1	nein	nein	ja	ja	ja
Alternative 2	nein	nein	nein	nein	ja
Screening im 1. Trimenon					
auf präexistenten Diabetes mellitus (risikobasiert)	ja Nüchtern-BZ ≥ 7,0 mmol/l und / oder zufälligem/ 2-Stunden-BZ ≥ 11,1 mmol/l (zu bestätigen durch HbA1c ≥ 6,5 %)	ja HbA1c ≥ 6,5 %	ja Nüchtern-BZ ≥ 7,0 mmol/l und / oder zufälligem/ 2-Stunden-BZ ≥ 11,1 mmol/l	ja Nüchtern-BZ ≥ 7,0 mmol/l und/oder zufälligem/ 2-Stunden-BZ ≥ 11,1 mmol/l oder HbA1c ≥ 6,5 %	ja Nüchtern-BZ ≥ 7,0 mmol/l und/oder zufälligem/ 2-Stunden-BZ ≥ 11,1 mmol/l oder HbA1c ≥ 6,5 %
auf Gestationsdiabetes bzw. Prä-Diabetes	ja 1-Stunden-BZ ≥ 10,0 mmol/l und 2-Stunden-BZ ≥ 8,5 mmol/l	nein	nein	ja HbA1c ≥ 5,7 % oder Nüchtern-BZ ≥ 5,6 mmol/l	ja Nüchtern-BZ ≥ 5,1 mmol/l
Screening bei Makrosomie und / oder Polyhydramnion	ja 75 g-oGTT	ja 75 g-oGTT	ja 2-Stunden- oder zufälliger BZ („random") ≥ 11,1 mmol/l	ja 75 g-oGTT < 32. SSW und/ oder 4-P-BZ-Messungen über 1 Woche ≥ 32. SSW	ja eine Woche 6-P-BZ-Messungen oder 75 g-oGTT
Screening *post partum*	ja 12 Wochen pp mittels HbA1c und Nüchtern-BZ	ja 4–6 Wochen pp mittels 75 g-oGTT	ja 6 Wochen pp 75 g-oGTT oder 12 Wochen pp mit HbA1c	ja 5–7 Wochen pp mittels HbA1c, 75 g-oGTT	ja 6 Wochen pp mittels 75 g-oGTT

*Abkürzungen: BZ: Blutzucker; HbA1c: glykosyliertes Hämoglobin 1c; oGTT: oraler Glukosetoleranztest; pp: *post partum*

10.2.3 Therapie und Management des Gestationsdiabetes

Nach der anfänglichen Ernährungsberatung und den Empfehlungen zu regelmäßiger moderater körperlicher Aktivität werden an allen Schweizer Zentren die Glukose-zielwerte der SED umgesetzt [4], die kapillären Zielwerte mit Nüchternblutgluko-se < 5,3 mmol/l, 1 h-Blutglukose < 8,0 mmol/l und einer 2 h-Blutglukose < 7,0 mmol/l empfiehlt. Standardtherapie bei > 10–25 % des Anteils nicht erreichter Zielwerte pro Woche (4- oder 6-Punkt-Blutglukosemessungen je nach Zentrum) ist der Beginn mit Insulin. Orale Antidiabetika wie Metformin werden in der Schweiz im Off-Label-Use und nicht systematisch eingesetzt.

10.2.4 Wahl der Geburtsklinik

Schwangere mit insulinpflichtigem GDM sollten in einer Klinik mit neonatologischer Versorgung im Level II A oder B (Neonatologie mit neonataler Standard Care Station oder neonataler Intermediate Care Station) gebären oder im Level III (Perinatalzen-trum). Eine Überweisung an die Zentrumsklinik soll dann erfolgen, wenn der GDM schlecht eingestellt ist und/oder gemäß Experten-Ultraschall Zeichen der diabeti-schen Fetopathie vorliegen [6].

10.2.5 Geburtsmodus

Neben den Empfehlungen der S3-Leitlinie existieren hierzu keine zusätzlichen na-tionalen Empfehlungen.

10.2.6 Postpartales Screening auf persistierenden Diabetes mellitus

Der Expertenbrief Nr. 37 gibt auch Empfehlungen zum postpartalen Screening mit-tels Durchführung eines 75 g-oGTT 4–8 Wochen postpartal (Nüchternblutgluko-se ≤ 7,0 mmol/l oder 2 h-Blutglukose ≤ 11,1 mmol/l) oder die Abnahme eines HbA1c-Wertes (> 6,5 %) mit Wiederholung in Abhängigkeit der Ergebnisse und Vorliegen von Risikofaktoren alle 1–3 Jahre.

10.2.7 Zusammenfassung

Die Einführung der IADPSG-Empfehlungen mit der Durchführung des 75 g-oGTT bei allen Schwangeren in den 24.–28. Schwangerschaftswochen stieß in der Schweiz auf breite Akzeptanz und führte zu einer zeitnahen Umsetzung. Wegen des hohen Kosten- und Personalaufwands wird in einigen Zentren auf die im Expertenbrief Nr. 37 vorgeschlagenen Alternativen zurückgegriffen. Uneinigkeit herrscht jedoch bezüglich des frühen Screenings vor 24 SSW sowie bezüglich der geeigneten Methode des postpartalen Screenings auf Glukoseintoleranz oder persistierendem Diabetes mellitus der Mütter.

Danksagung: Wir bedanken uns bei folgenden Kolleginnen und Kollegen für ihre Mitwirkung: Prof. Dr. med. L. Raio, Universitätsspital, Inselspital Bern, Dr. med. F. Krähenmann Universitätsspital Zürich, Prof. Dr. med. J. Puder, Universitätsspital Lausanne, Prof. Dr, med, M. Boulvain Universitätsspital Genf, Schweiz.

Literatur

[1] Ryser Rüetschi J, Jornayvaz FR, Rivest R, Huhn EA, Irion O, et al. Fasting glycaemia to simplify screening for gestational diabetes. BJOG. 2016;123(13):2219-22.

[2] Huhn EA, Massaro N, Streckeisen S, Manegold-Brauer G, Schoetzau A, et al. Fourfold increase in prevalence of gestational diabetes mellitus after adoption of the new International Association of Diabetes and Pregnancy Study Groups (IADPSG) criteria. J Perinat Med. 2017;45(3):359-66.

[3] Metzger BE, Lowe LP, Dyer AR, Trimble ER, Chaovarindr U, et al. Hyperglycemia and adverse pregnancy outcomes. N Engl J Med. 2008;358(19):1991-2002.

[4] Lehmann R, Troendle A, Brändle M. New insights into diagnosis and management of gestational diabetes mellitus: recommendations of the Swiss Society for Endocrinology and Diabetes. Ther Umsch. 2009;66(10):695-706.

[5] Metzger BE, Gabbe SG, Persson B, Lowe LP, Dyer AR, et al. International association of diabetes and pregnancy study groups recommendations on the diagnosis and classification of hyperglycemia in pregnancy. Diabetes Care. 2010;33(3):676-82.

[6] Schäfer-Graf UM, Gembruch U, Kainer F, Groten T, Hummel S, et al. Gestational Diabetes Mellitus (GDM) – diagnosis, treatment and follow-up. Guideline of the DDG and DGGG (S3 Level, AWMF Registry Number 057–008, February 2018). Geburtshilfe Frauenheilkd. 2018;78(12):1219-31.

11 Anhang: Tabellen und Flowcharts für die Praxis

11.1 Präexistenter Diabetes mellitus Typ 1 und Typ 2 und Schwangerschaft

Tab. 11.1: Blutglukosezielwerte (kapilläre Messung als Plasmaäquivalent) nach Eintritt der Schwangerschaft [1,2].

Zeit	mg/dl	mmol/l
nüchtern, präprandial	65–95	3,6–5,3
1 Stunde postprandial	< 140	< 7,7
2 Stunden postprandial	< 120	< 6,6
vor dem Schlafen	90–120	5,0–6,6
nachts 2:00–4:00 Uhr	> 65	> 3,6
mittlere Blutglukose (MBG)	90–110	5,0–6,1

Tab. 11.2: Handlungsliste zu Kinderwunsch, Schwangerschaft, Geburt [2].

Zeitpunkt / Ereignis	Was tun?

Kinderwunsch	– Beratung beim Diabetologen und Gynäkologen
	– Begleitrisiken analysieren
	  – Retinopathie (Überweisung zum Agenarzt)
	  – Nephropathie (Urinalbumin, Serum-Kreatinin, GFR nach MDRD-Formel)
	  – Neuropathie (Anamnese und klinische Untersuchung)
	– KHK (Klinik, EKG, Ergometrie, Echokardiographie)
	– 0,4–0,8 mg Folsäure/Tag verordnen, Beratung zu folatreicher Kost
	– orale Antidiabetika gegen Insulin tauschen
	– Schulungsstand überprüfen, Angehörige in Glukagon-Set einweisen
	– Schilddrüsenfunktion mit TSH-Screening
	– Jodid 200 μg/Tag verschreiben, Jodsalz empfehlen, Ernährungsberatung
	– Stoffwechsel optimieren (HbA1c < 7 %) für mindestens 3 Monate
	– Hochdrucktherapie umstellen (ACE-Hemmer/AT-1-Antagonisten gegen alpha-Methyldopa tauschen)
	– Glargin gegen NPH-Insulin tauschen

Diagnose der Schwangerschaft	– Beratung beim Diabetologen und Gynäkologen – Information über Blutglukose-Zielwerte – augenärztliche Untersuchung – Urinalbumin-Screening, danach am Beginn jedes Trimenons
alle 4–8 Wochen	Blutglukose-Selbstmessgerät mit Kontrolllösung überprüfen
8.–12. SSW	Ultraschall: Intaktheit der Schwangerschaft überprüfen

https://doi.org/10.1515/9783110569186-011

Tab. 11.2: (fortgesetzt) Handlungsliste zu Kinderwunsch, Schwangerschaft, Geburt [2].

Zeitpunkt / Ereignis	Was tun?
11.–14. SSW	Ultraschall: optional Nackentransparenz-Messung (NT) durchführen
ab 16. SSW	Insulindosis bei steigendem Bedarf anpassen
19.–22. SSW	differenzierte Organdiagnostik (Level DEGUM II)
20.–24. SSW	augenärztliche Untersuchung
ab 24. SSW	alle 2–4 Wochen Biometrie
ab 32. SSW	CTG-Kontrolle, individuell vorgehen
32.–36. SSW	Kontaktaufnahme mit Perinatalzentrum (mindestens Level 2)
34.–36. SSW	augenärztliche Untersuchung
36.–38. SSW	Geburtsgewicht schätzen (> 4.500 g: primäre Sectio diskutieren)
vorzeitige Wehen	stationäre Aufnahme, Bettruhe, Tokolyse p. o.: Nifedipin (Off Label Use), i.v.-Atosiban (Therapie der Wahl)
drohende Früh-geburt	fetale Lungenreife-Induktion mit 2 × 12 mg Betamethason über 24 h, Insulin-dosis anpassen (+ 20–40 %)
Gestationshyper-tonie Präeklampsie	– zur Prävention ASS 100 mg/Tag bei hohen Risiken, Hochdrucktherapie ab 160/100 mmHg, früher bei Symptomen (Führung durch Perinatalzentrum) – adäquate Überwachung
Entbindungsklinik	rechtzeitige Vorstellung (spätestens mit 36. SSW), bei Insulintherapie Peri-natalzentrum Level 2 oder Level 1
Geburt	Spontangeburt wird angestrebt, bei Geburtsbeginn kein langwirksames Insulin mehr injizieren, Pumpe weiter verwenden (Basalrate auf 50 %)
Einleitung	bei Überschreiten des errechneten Entbindungstermins
Sectio	primär und sekundär nur aus geburtsmedizinischer Indikation
Kind	– Bereitschaft zur Atmungshilfe (O_2, CPAP) – Untersuchung und Beurteilung durch Neonatologen innerhalb 24 h nach Geburt, bei klinischer Auffälligkeit sofort – Frühanlegen mit 30 Minuten – erste Blutglukosemessung nach 2 Lebensstunden
Stillen	Empfehlung für 6–12 Monate, dabei in jeder Beziehung unterstützen
Dokumentation	Basisdaten Diabetes und Daten Schwangerschaftsverlauf / Geburt / Neu-geborenes dokumentieren

11.2 Gestationsdiabetes

Tab. 11.3: Grenzwerte im venösen Plasma nach IADPSG-Konsensus-Empfehlungen [3,4].

Zeitpunkt 24 + 0 – 27 + 6 SSW	Grenzwerte IADPSG/WHO venöses Plasma	
	mg/dl	mmol/l
nüchtern	≥ 92	≥ 5,1
nach 1 Stunde	≥ 180	≥ 10,0
nach 2 Stunden	≥ 153	≥ 8,5

Tab. 11.4: Empfohlener Bereich der Gewichtszunahme während der Schwangerschaft (nach den aktualisierten Empfehlungen des IOM) [5].

Präkonzeptioneller BMI kg/m² /WHO	Gewichtszunahme gesamt in der Schwangerschaft (kg)	Gewichtszunahme/Woche 2. und 3. Trimenon* (kg)
< 18,5	12,5–18,0	0,5–0,6
18,5–24,9	11,5–16,0	0,4–0,5
25,0–29,9	7,0–11,5	0,2–0,3
≥ 30	5,0–9,0	0,2–0,3

*hierbei wird von einer Gewichtszunahme von 0,5–2,0 kg im 1. Trimenon ausgegangen

Tab. 11.5: Blutglukose-Einstellungsziele nach Selbstmessungen (plasmakalibrierte Geräte) [4].

Zeit	Plasma-Äquivalent	
	mg/dl	mmol/l
nüchtern, präprandial	65–95	3,6–5,3
1 Stunde postprandial	≤ 140	≤ 7,8
2 Stunden postprandial	≤ 120	≤ 6,7

Nüchtern-BZ		**HbA$_{1c}$**	

```
┌─────────────┬──────────────┬──────────────────┬──────────────────┐
│ ≥ 92 mg/dl  │ < 5,9 %      │ 5,9–< 6,5 %      │ ≥ 6,5 %          │
│ ≥ 5,1 mmol/l│ < 41 mmol/mol│ 41–< 48 mmol/mol │ ≥ 48 mmol/mol    │
└─────────────┴──────────────┴──────────────────┴──────────────────┘
```

Nüchtern-BZ Zweitmessung	←	Nüchtern-BZ	oGTT Beurteilung nach IADPSG

```
┌──────────────┬──────────────────┬──────────────┐
│ < 92 mg/dl   │ 92–125 mg/dl     │ ≥ 126 mg/dl  │
│ 5,1 mmol/l   │ 5,1–6,9 mmol/l   │ ≥ 7,0 mmol/l │
└──────────────┴──────────────────┴──────────────┘
```

oB	Früher GDM Ernährungsberatung weitmaschige BZ-Selbstkontrolle	Diabetes	Diabetes Nü-BZ-Bestimmung

bei oB:
GDM-Screening 24–28 SSW

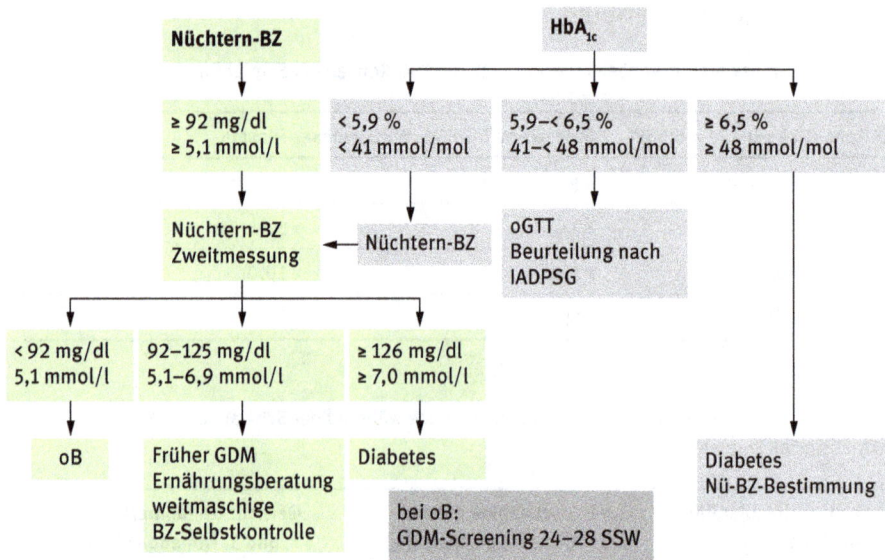

Abb. 11.1: Diabetesscreening in der Frühschwangerschaft bei Risiko für Diabetes mellitus oder GDM [4].

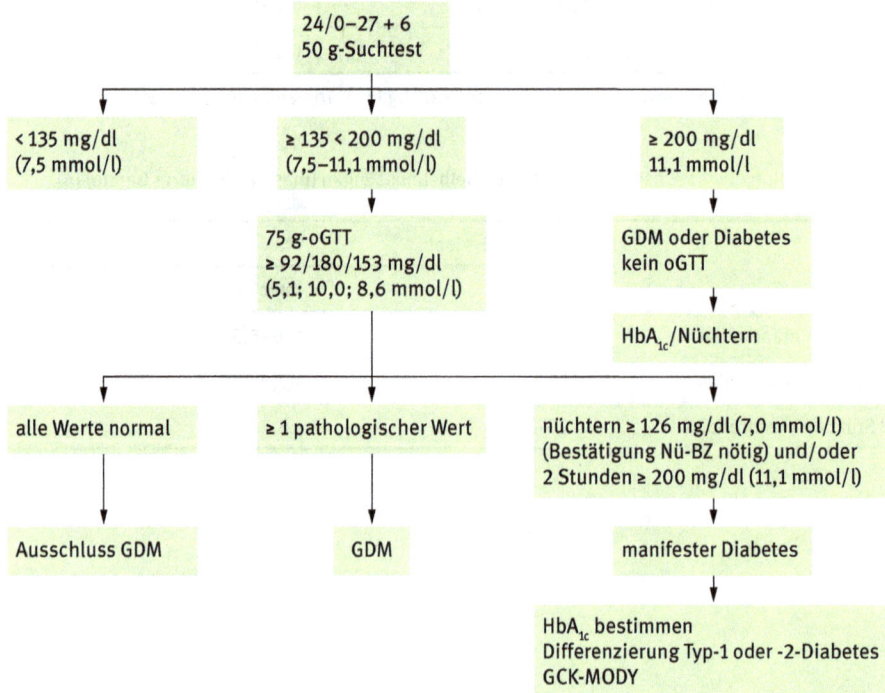

24/0–27 + 6
50 g-Suchtest

```
┌──────────────┬─────────────────────┬──────────────────┐
│ < 135 mg/dl  │ ≥ 135 < 200 mg/dl   │ ≥ 200 mg/dl      │
│ (7,5 mmol/l) │ (7,5–11,1 mmol/l)   │ 11,1 mmol/l      │
└──────────────┴─────────────────────┴──────────────────┘
```

75 g-oGTT
≥ 92/180/153 mg/dl
(5,1; 10,0; 8,6 mmol/l)

GDM oder Diabetes
kein oGTT

HbA$_{1c}$/Nüchtern

alle Werte normal	≥ 1 pathologischer Wert	nüchtern ≥ 126 mg/dl (7,0 mmol/l) (Bestätigung Nü-BZ nötig) und/oder 2 Stunden ≥ 200 mg/dl (11,1 mmol/l)

Ausschluss GDM	GDM	manifester Diabetes

HbA$_{1c}$ bestimmen
Differenzierung Typ-1 oder -2-Diabetes
GCK-MODY

Abb. 11.2: Screening auf Gestationsdiabetes im 3. Trimenon nach den deutschen Mutterschaftsrichtlinien [4].

bei allen Schwangeren
75 g-oGTT
24 + 0−27 + 6 SSW

Grenzwerte
≥ 92/180/153 mg/dl
(5,1; 10,0; 8,6 mmol/l)

orientierend Nü-BZ
mit Handmessgerät:
bei Nü-BZ ≥ 126 kein oGTT

alle Werte
normal

≥ 1 pathologischer
Wert

nüchtern ≥ 126 mg/dl (6,9 mmol/l)
und/oder 2 Stunden ≥ 200 mg/dl
(11,1 mmol/l)

Ausschluss
GDM

GDM

Diabetes in SS diagnostiziert
HbA$_{1c}$ bestimmen
Betreuung wie Typ-1 oder -2

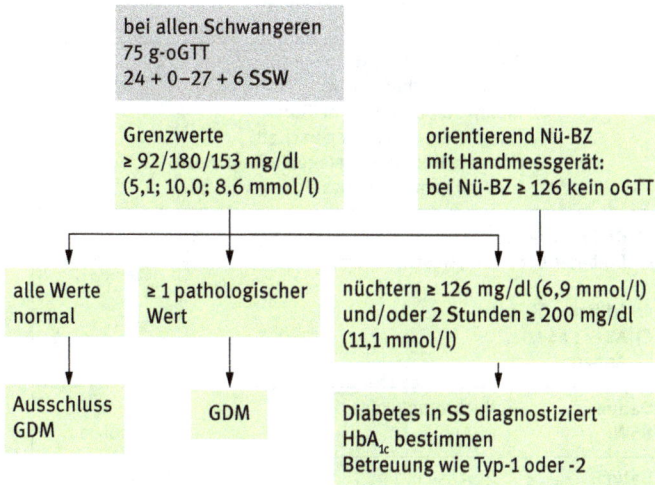

Abb. 11.3: Evidenzbasiertes Screening- und Diagnostikprocedere; Screening ohne Vortest, GDM-Diagnose nach IADPSG-Kriterien (92/180/153 mg/dl bzw. 5,1/10,0/8,6) [4].

Datum:	ET:

Dignose i. d. SSW:
Dignose i. d. SSW:
Dignose i. d. SSW:
 	
Dignose i. d. SSW:
	O **Gestationsdiabetes**
	O **oGTT Normalbefund**
	O **Manifester Diabetes mellitus**
	  (Diagn. in der Schwangerschaft)
	O **Normale Nüchtern/Gelegenheitsglukose**
	  (i. d. Frühschwangerschaft)

Risikofaktoren für Diabetes:	O **BMI ≥ 30 kg/m²** O **Diabetes bei Eltern/Geschwistern:** O **Früherer GDM** O **Alter ≥ 45 J.** O **Andere**
Früh-Screening (bei RF) < 24. SSW	**Datum:** Nüchternglukose: mg/dl **SSW:** HbA$_{1c}$: %/mmol/mol
50 g GCT SSW 24^{+0}–27^{+6}	**Datum:** Glukose n. 1 h: mg/dl **SSW:** Nüchternglukose: mg/dl
Oraler Glukosebelastungs Test (75 g-oGTT)	**Datum:** nüchtern: mg/dl **SSW:** nach 60 min: mg/dl nach 120 min: mg/dl
Gewicht	vor der Schwangerschaft: _____ kg BMI: _____ kg/m² bei Diagnose des GDM: _____ kg **Individuell empfohlene Gewichtszunahme** nach Ausgangs-BMI in Ihrer Schwangerschaft: _____ kg bis _____ kg
weitere Befunde	RR: mmHg HbA$_{1c}$: %/mmol/mol; TSH mU/l

Vorgehen/Therapie/ Schulung:	O **keine Maßnahmen erforderlich**
	O **Wiederholung oGTT** bei klinischem Verdacht auf GDM
	  in der _____. SSW
	O **Beratung Ernährung und Bewegung.**
	  Blutglukose-Selbstkontrolle. Blutzuckerzielwerte:
	  Nüchtern: 65–95 mg/dl/1 h postprandial: < 140 mg/dl
	O **Insulintherapie und -schulung ab:**
	  Normal-Insulin:
	  Basal-Insulin:

Andere Diagnosen: **Medikamente und sonstiges:**	
Behandelnder/de Diabetes-Arzt/Ärztin: O O O _____ *(Unterschrift/Datum)*	

Abb. 11.4: Einlegebogen Mutterpass für die Kommunikation zwischen Diabetologen und Gynäkologen (Blutglukosewerte in mg/dl) [4]. (a) Vorderseite.

Angaben Frauenärzte: Bitte hier Ultraschallbefunde eintragen! Danke!

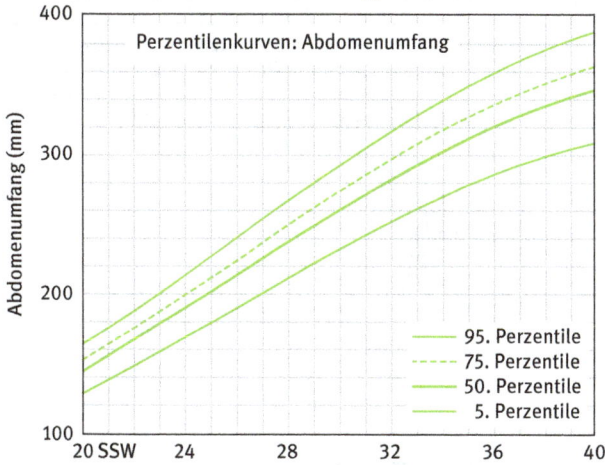

Snijders, R. J. & Nicolaides, K. H. Fetal biometry at 14–40 weeks gestation.
Ultrasound Obstet Gynecol 4, 34–48 (1994)

Bauchumfang					Kopfumfang				
SSW	10.P	50.P	75.P	95.P	SSW	10.P	50.P	75.P	95.P
24	173	189	199	213	24	204	216	223	233
25	184	201	211	226	25	215	228	235	246
26	195	213	223	239	26	226	240	247	258
27	205	225	236	253	27	236	251	259	271
28	216	237	248	266	28	247	262	270	282
29	227	248	261	279	29	257	272	281	294
30	238	260	273	292	30	266	282	291	304
31	248	271	284	304	31	275	291	301	314
32	258	282	296	316	32	283	300	309	323
33	267	292	307	328	33	290	308	317	332
34	276	302	317	339	34	296	314	324	339
35	285	312	327	350	35	302	320	330	345
36	293	320	336	359	36	306	325	335	351
37	300	328	344	368	37	310	329	339	355
38	307	336	352	376	38	312	331	342	357
39	313	342	358	383	39	314	333	343	359
40	318	347	364	389	40	314	333	344	359

Bewertung der Biometrie: Zutreffendes ankreuzen								
Datum								
SSW								
Kopfumfang								
Abd.umfang								
Makrosomie								
Normosom								
Wachstumsretardierung								

Abb. 11.4: (Fortsetzung) Einlegebogen Mutterpass für die Kommunikation zwischen Diabetologen und Gynäkologen [4]. (a) Vorderseite.

Datum	Verlauf						
	ärztliches Erstgespräch, Erstschulung Schwangerschaftsdiabetes: Blutglukoseselbstkontrolle, Ernährungsberatung, Gewichtszielbereich festlegen						
	Ernährungsschulung und Besprechung der Blutzuckerwerte						
	+	(+)	(−)	?	Insulin	O ja	O nein
	ärztliche Sprechstunde						
	+	(+)	(−)	?	Insulin	O ja	O nein
	+	(+)	(−)	?	Insulin	O ja	O nein
	+	(+)	(−)	?	Insulin	O ja	O nein
	+	(+)	(−)	?	Insulin	O ja	O nein
	+	(+)	(−)	?	Insulin	O ja	O nein
	+	(+)	(−)	?	Insulin	O ja	O nein
	+	(+)	(−)	?	Insulin	O ja	O nein
	+	(+)	(−)	?	Insulin	O ja	O nein

+ = Blutzuckerwerte im Zielbereich
(+) = nur einzelne Blutzuckerwerte oberhalb des Zielbereichs
(−) = Blutzuckerwerte überwiegend oberhalb des Zielbereichs
? = Blutzuckerdokumentation erlaubt keine Beurteilung der Stoffwechsellage

Abb. 11.4: (Fortsetzung) Einlegebogen Mutterpass für die Kommunikation zwischen Diabetologen und Gynäkologen [4]. (b) Rückseite.

Datum	Verlauf							
	+	(+)	(–)	?	Insulin	O ja	O nein	
	+	(+)	(–)	?	Insulin	O ja	O nein	
	Schulung Entbindung und Diabetesprävention							
	+	(+)	(–)	?	Insulin	O ja	O nein	
	Ärztliches Gespräch vor der Entbindung Gewichtszunahme bis zur _____. SSW: _____ kg HbA1 (optional): _____ %/mmol/mol Komplikationen:							

Termin Postpartales Diabetes-Screening/Untersuchung des Zucker-Stoffwechsels nach der Entbindung mit Glukosebelastungstest (bitte Nüchtern kommen!):

Glukose Challenge Test (50 g-GCT)
Wird 1 Stunde nach Trinken von 50 g Glukose (in 200 ml Wasser) eine venöse Plasmaglukose ≥ 135 mg/dl gemessen, ist die Durchführung eines 75 g-OGT indiziert.

Die Diagnose „Gestationsdiabetes" wird gestellt, wenn
im 75 g-Glukosebelastungstest (mit Trinken von 300 ml Zuckerlösung) einer der folgenden Werte erreicht oder überschritten wird (DDG, 2011):

Nüchtern-Glukose	≥ 92 mg/dl	gemesen in venösen Plasma/ven. Vollblut mit plasmakalibrierten Werten
nach 60 min	≥ 180 mg/dl	
nach 120 min	≥ 153 mg/dl	

Es liegt ein manifester Diabetes mellitus vor, wenn:

Nüchtern-Plasmaglukose (2 Messungen)	≥ 126 mg/dl
Nach 120 min (o. Gelegenheitspl.glukose)	≥ 200 mg/dl

Behalten Sie diesen Bogen in Ihrem Mutterpass und legen ihn bei jedem Besuch bei uns und Ihrem Frauenarzt vor. Bringen Sie uns bitte immer Ihre aktuellen Ultraschallbefunde, Untersuchungsergebnisse und Ihr Blutzuckerbuch mit. Bei Fragen zwischen Ihren Terminen sind wir für Sie telefonisch erreichbar.

Bitte vereinbaren Sie einen Termin für einen Zuckerbelastungstest ca. 6–12 Wochen nach der Entbindung!
Bringen Sie zu diesem Termin Ihren Mutterpass und wenn möglich den Entbindungsbericht mit.

Frauenarzt:

Entbindungsklinik:

Hebamme:

Abb. 11.4: (Fortsetzung) Einlegebogen Mutterpass für die Kommunikation zwischen Diabetologen und Gynäkologen [4]. (b) Rückseite.

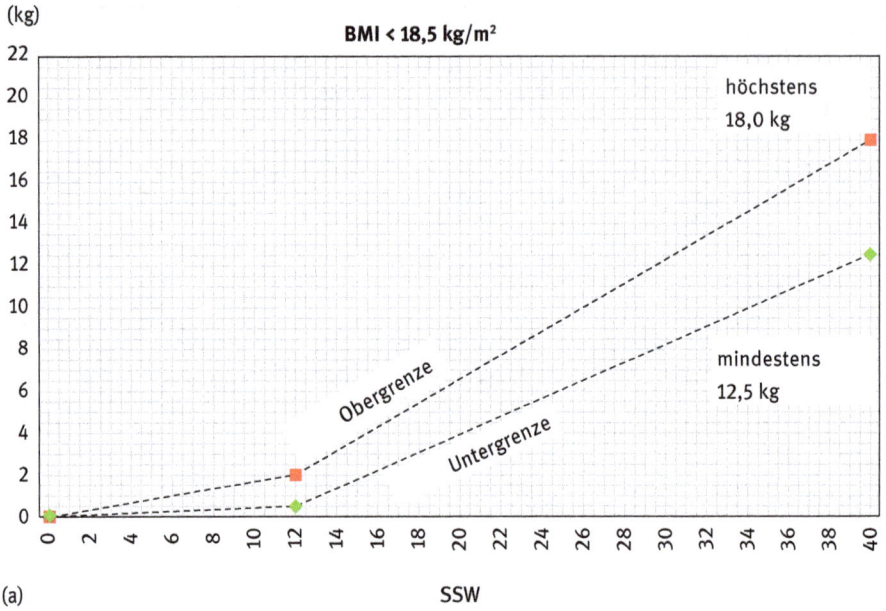

(a) SSW

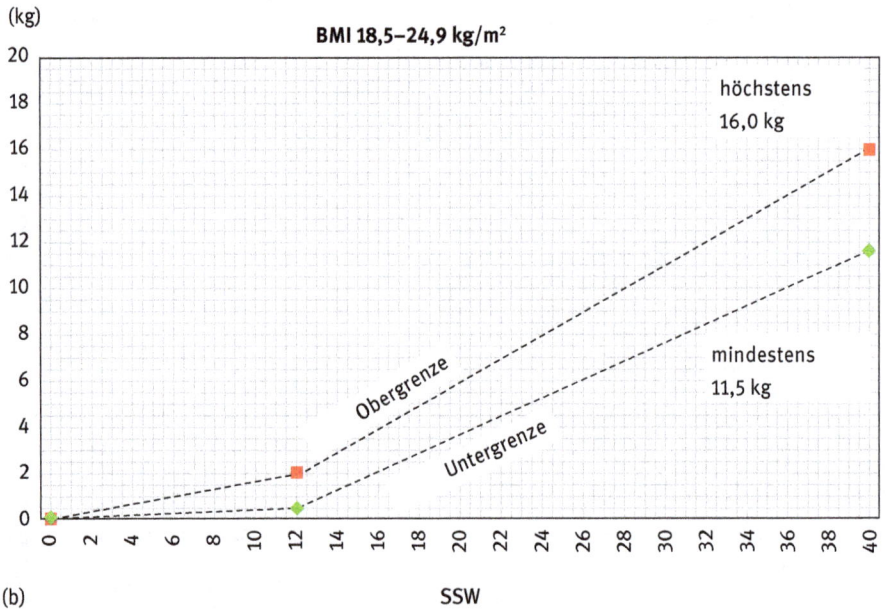

(b) SSW

Abb. 11.5: BMI-Perzentilen für die Gewichtszunahme in der Schwangerschaft nach IOM [4,5] zum Einlegen in den Mutterpass. (a) präkonzeptioneller BMI < 18,5 kg/m2 (Untergewicht), (b) präkonzeptioneller BMI 18,5–24,9 kg/m2 (Normalgewicht).

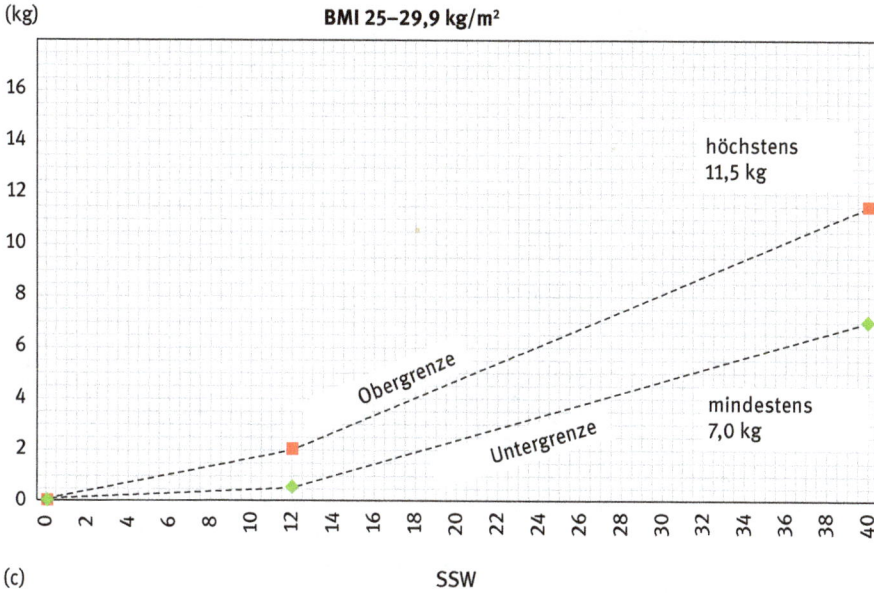

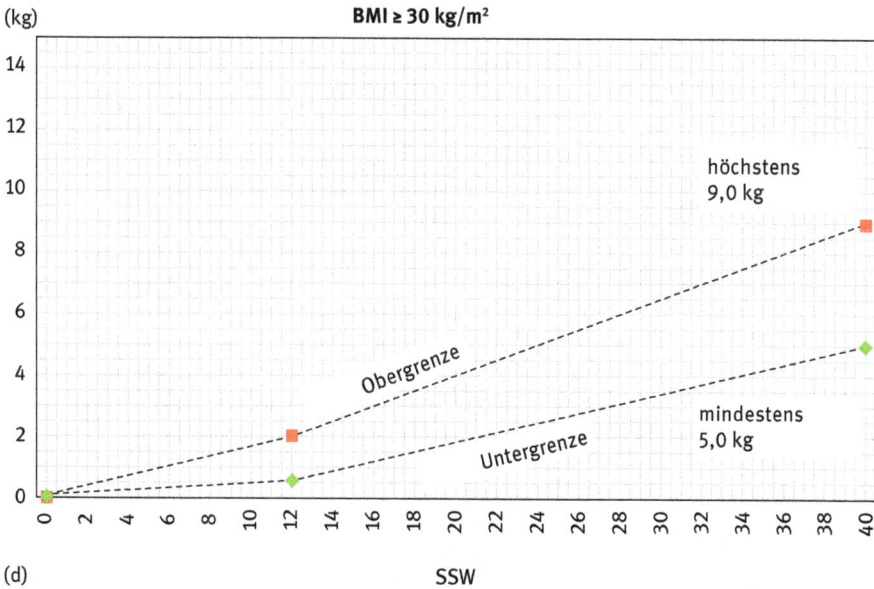

Abb. 11.5: (Fortsetzung) (c) präkonzeptioneller BMI 25–29,9 kg/m2 (Übergewicht), (d) präkonzeptioneller BMI ≥ 30,0 kg/m2 (Adipositas).

Edinburgh Depressions-Fragebogen nach der Geburt (EPDS)	
Diabetes-Schwerpunkteinrichtung:	ID Name, Vorname Geb.-Datum: Geb.-Datum des Kindes:

Vor wenigen Wochen ist Ihr Kind geboren worden. Heute möchten wir gerne wissen, wie Sie sich fühlen. Bitte beurteilen Sie die Antworten zu den Fragen so, dass diese Ihr Gefühl **in den letzten 7 Tagen** beschreiben, **nicht**, wie Sie sich gerade **heute** fühlen.

Hier ist eine bereits beantwortete **Beispielfrage:**

Ich fühle mich glücklich:

☐ Ja, die ganze Zeit
☑ Ja, die überwiegende Zeit
☐ Nein, nicht so oft
☐ Nein, überhaupt nicht

Dies bedeutet: „Ich habe mich in der vergangenen Woche die meiste Zeit glücklich gefühlt" Bitte beantworten Sie die 10 Fragen in der gleichen Weise. Vielen Dank!

In den letzten 7 Tagen:

1. Ich konnte lachen und das Leben von der heiteren Seite sehen:

☐ Genauso oft wie früher
☐ Nicht ganz so oft wie früher
☐ Eher weniger als früher
☐ Überhaupt nie

2. Es gab vieles, auf das ich mich freute:

☐ So oft wie früher
☐ Eher weniger als früher
☐ Viel seltener als früher
☐ Fast gar nicht

3. Ich habe mich unberechtigterweise schuldig gefühlt, wenn etwas danebenging:

☐ Ja, sehr oft
☐ Ja, manchmal
☐ Nicht sehr oft
☐ Nein, nie

4. Ich war ängstlich und mache mir unnötige Sorgen:

☐ Nein, nie
☐ Ganz selten
☐ Ja, manchmal
☐ Ja, sehr oft

5. Ich fühle mich verängstigt und wurde panisch ohne wirklichen Grund:

☐ Ja, ziemlich oft
☐ Ja, manchmal
☐ Nein, fast nie
☐ Nein, überhaupt nie

6. Mir ist alles zuviel geworden:

☐ Ja, ich wusste mir überhaupt nicht mehr zu helfen
☐ Ja, ich wusste mir manchmal überhaupt nicht zu helfen
☐ Nein, ich wusste mir meistens zu helfen
☐ Nein, ich konnte alles so gut wie immer bewältigen

7. Ich war so unglücklich, dass ich kaum schlafen konnte:

☐ Ja, fast immer
☐ Ja, manchmal
☐ Nein, nicht sehr oft
☐ Nein, nie

8. Ich war traurig und fühlte mich elend:

☐ Ja, sehr oft
☐ Ja, ziemlich of
☐ Nein, nicht sehr oft
☐ Nein, nie

9. Ich war so unglücklich, dass ich weinen musste:

☐ Ja, sehr oft
☐ Ja, ziemlich oft
☐ Nur manchmal
☐ Nein, nie

10. Gelegentlich kam mir der Gedanke, mir etwas anzutun:

☐ Ja, oft
☐ Manchmal
☐ Selten
☐ Nein, nie   Score: ☐

Abb. 11.6: Edinburgh Depressions-Fragebogen nach der Geburt (EPDS) [6,7]. (a) Fragebogen

Edinburgh Depressions-Fragebogen nach der Geburt (EPDS)

Auswertung (Punktzahl steht vor der Antwort)

1. Ich konnte lachen und das Leben von der heiteren Seite sehen:

0 ☐ Genauso oft wie früher
1 ☐ Nicht ganz so oft wie früher
2 ☐ Eher weniger als früher
3 ☐ Überhaupt nie

2. Es gab vieles, auf das ich mich freute:

0 ☐ So oft wie früher
1 ☐ Eher weniger als früher
2 ☐ Viel seltener als früher
3 ☐ Fast gar nicht

3. Ich habe mich unberechtigterweise schuldig gefühlt, wenn etwas danebenging:

3 ☐ Ja, sehr oft
2 ☐ Ja, manchmal
1 ☐ Nicht sehr oft
0 ☐ Nein, nie

4. Ich war ängstlich und mache mir unnötige Sorgen:

0 ☐ Nein, nie
1 ☐ Ganz selten
2 ☐ Ja, manchmal
3 ☐ Ja, sehr oft

5. Ich fühle mich verängstigt und wurde panisch ohne wirklichen Grund:

3 ☐ Ja, ziemlich oft
2 ☐ Ja, manchmal
1 ☐ Nein, fast nie
0 ☐ Nein, überhaupt nie

6. Mir ist alles zuviel geworden:

3 ☐ Ja, ich wusste mir überhaupt nicht mehr zu helfen
2 ☐ Ja, ich wusste mir manchmal überhaupt nicht zu helfen
1 ☐ Nein, ich wusste mir meistens zu helfen
0 ☐ Nein, ich konnte alles so gut wie immer bewältigen

7. Ich war so unglücklich, dass ich kaum schlafen konnte:

3 ☐ Ja, fast immer
2 ☐ Ja, manchmal
1 ☐ Nein, nicht sehr oft
0 ☐ Nein, nie

8. Ich war traurig und fühlte mich elend:

3 ☐ Ja, sehr oft
2 ☐ Ja, ziemlich oft
1 ☐ Nein, nicht sehr oft
0 ☐ Nein, nie

9. Ich war so unglücklich, dass ich weinen musste:

3 ☐ Ja, sehr oft
2 ☐ Ja, ziemlich oft
1 ☐ Nur manchmal
0 ☐ Nein, nie

10. Gelegentlich kam mir der Gedanke, mir etwas anzutun:

3 ☐ Ja, oft
2 ☐ Manchmal
1 ☐ Selten
0 ☐ Nein, nie

Beurteilung Gesamtpunktzahl (Score):	0–9	Wahrscheinlichkeit für Depression gering
	10–19	Wahrscheinlichkeit für Depression mäßig vorhanden
	≥ 13	Wahrscheinlichkeit für Depression hoch

Besonderheit Frage 10

Mit dieser Frage können schnell Frauen identifiziert werden, die Selbstmordgedanken haben. Wurden hier überhaupt Punkte vergeben, muss genau nachgefragt werden, ob es sich um Selbstverletzungen, Lebensüberdruss oder richtige Selbstmordgedanken handelt.

Allgemein

Sind die depressiven Symptome weniger schwer oder weniger als 2 Wochen vorhanden, kann auch eine Anpassungsstörung, Minordepression oder Angststörung vorliegen.
Ursächlich für depressive Symptome können auch Anämie, Schlafentzug, Schilddrüsenfunktionsstörung, Trauerreaktion, fehlende Unterstütung durch den Partner/die Familie oder soziale Isolierung sein, bitte daran denken.

Sozial erwünschte Beantwortung

Möglich bei einem Gesamt-Score von „0". Im Zweifel nachfragen und genauer abklären.

Abb. 11.6: (Fortsetzung) (b) Auswertung.

Alter 30 min: Anlegen/Füttern; bei hohem Hypoglykämierisiko evtl. Glukosegel bukkal weitere Mahlzeiten alle 2–3 Std.

Alter 2–3 Std.: Glukose-Bestimmung (noch im Kreißsaal bzw. OP) vor nächster Mahlzeit

< 30 mg/dl (< 1,7 mM)

Hypoglykämie-Symptome u/o Z. n. perinataler Azidose (pH < 7.1)
30–45 mg/dl (1,7–2,5 mM)

Keine Hypoglykämie-Symptome, keine perinatale Azidose
30–35 mg/dl (1,7–1,9 mM) | > 35 mg/dl (≥ 2,0 mM)

Glukose sofort oral/bukkal, Kinderarzt zuziehen, Glukoseinfusion Blutglukose > 45 mg/dl (2,5 mM) halten

Anlegen, Füttern, evtl. Glukosegel

Symptome persistieren

weitere Mahlzeiten alle 2–3 Std., davor Glukosemessung

Bei Rezidiv
< 45 mg/dl (2,5 mM)/≤ 35 mg/dl (< 2,0 mM)

Keine weiteren Routinemessungen, wenn zwei Messungen *hintereinander* ≥ 45 mg/dl (2,5 mM)/> 35 mg/dl (≥ 2,0 mM)

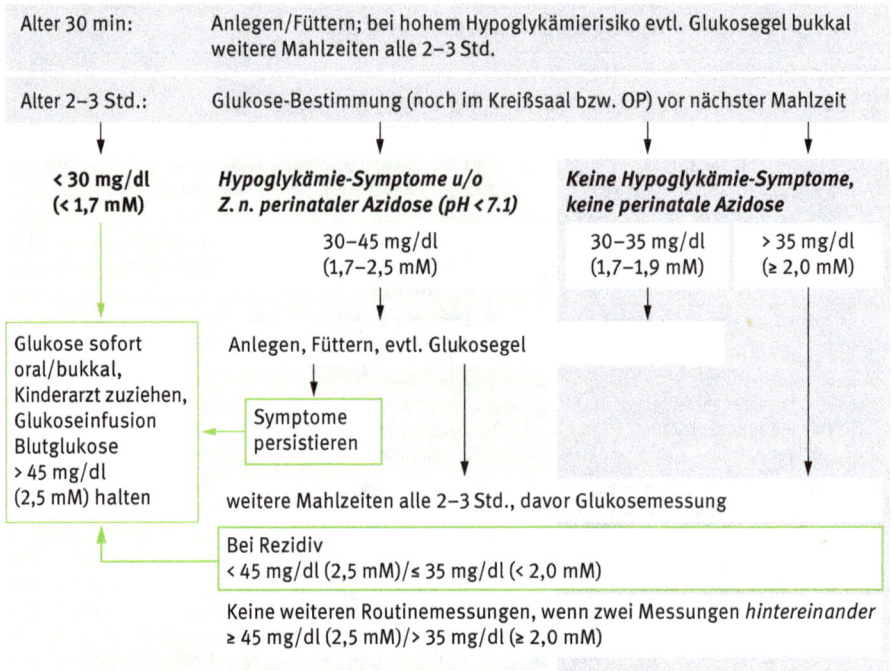

Abb. 11.7: Ablaufschema für die Betreuung Neugeborener diabetischer Mütter [8].

Literatur

[1] Kleinwechter H, Bührer C, Hunger-Battefeld W, Kainer F, Kautzky Willer A, et al. Diabetes und Schwangerschaft. S3-Leitlinie, AWMF-Registernummer 057–023; Stand 12/2014.

[2] Kleinwechter H, Schäfer-Graf U, Bührer C, Hoesli I, Kainer F, et al. DDG Praxisempfehlung Diabetes und Schwangerschaft. Diabetologie. 2018;13(2):S166-73.

[3] International Association of Diabetes and Pregnancy Study Groups Consensus Panel, Metzger BE, Gabbe SG, Persson B, Buchanan TA, et al. International association of diabetes and pregnancy study groups recommendations on the diagnosis and classification of hyperglycemia in pregnancy. Diabetes Care. 2010;33:676-82.

[4] Deutsche Diabetes Gesellschaft (DDG), Deutsche Gesellschaft für Gynäkologie und Geburtshilfe (DGGG). S3-Leitlinie Gestationsdiabetes mellitus (GDM), Diagnostik, Therapie und Nachsorge. 2. Aufl. AWMF-Registernummer 057–008; 2018. Im Internet: https://www.awmf.org/uploads/tx_szleitlinien/057-008l_S3_Gestationsdiabetes-mellitus-GDM-Diagnostik-Therapie-Nachsorge_2018-03.pdf; Zugriff: 01.05.2019

[5] Institute of Medicine (IOM). Weight gain during pregnancy: re-examining the guidelines. Committee to reexamine IOM pregnancy weight guidelines. Washington: National Research Council; 2009.

[6] Cox JL, Holden JM, Sagovsky R. Detection of postnatal depression. Development of the 10-item Edinburgh postnatal depression scale. Br J Psychiatry. 1987;150:782-6.

[7] Bergant AM, Nguyen T, Heim K, Ulmer H, Dapunt O. German language version and validation of the Edinburgh postnatal depression scale. Dtsch Med Wochenschr. 1998;123:35-40.

[8] Gesellschaft für Neonatologie und pädiatrische Intensivmedizin e.V. (GNPI), Deutsche Gesellschaft für Perinatale Medizin (DGPM), Deutsche Diabetesgesellschaft (DDG), Deutsche Gesellschaft für Hebammenwissenschaft (DGHW), Deutscher Hebammenverband (DHV), Deutsche Gesellschaft für Kinder- und Jugendmedizin (DGKJ), Deutsche Gesellschaft für Gynäkologie und Geburtshilfe (DGGG). S2k-Leitlinie Betreuung von Neugeborenen diabetischer Mütter. AWMF-Leitlinien-Register Nr. 024/006; 2017. Im Internet: https://www.awmf.org/uploads/tx_szleitlinien/024-006l_S2k_Betreuung_von_Neugeborenen_diabetischer_Muetter_2017-10.pdf; Zugriff: 01.05.2019

Stichwortverzeichnis